Christine Riesner (Hrsg.)
Dementia Care Mapping (DCM)

Verlag Hans Huber
Programmbereich Pflege

Beirat
Angelika Abt-Zegelin, Dortmund
Jürgen Osterbrink, Salzburg
Doris Schaeffer, Bielefeld
Christine Sowinski, Köln
Franz Wagner, Berlin

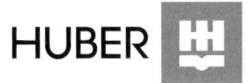

Christine Riesner
(Herausgeberin)

Dementia Care Mapping (DCM)

Evaluation und Anwendung im deutschsprachigen Raum

Unter Mitarbeit von

Christian Müller-Hergl
Iris Hochgraeber
Renate Kirchgäßner
Milena von Kutzleben
Lieseltraud Lange-Riechmann
Stefan Ortner
Tina Quasdorf

Beate Radzey
Christine Riesner
Detlef Rüsing
Johannes van Dijk
Claudia Zemlin
Maria Zörkler

Verlag Hans Huber

Christine Riesner (Hrsg.) Dr. rer., Dr. rer. medic., BScN, MSEN, MScN, DCM Strategic Lead Germany
Deutsches Zentrum für Neurodegenerative Erkrankungen e. V. (DZNE)
in Kooperation mit der Universität Witten/Herdecke
Standort Witten
Stockumer Str. 12
DE-58453 Witten
Tel.: +49 23 02 926 175
Fax: +49 23 02 926 318
Web: http://www.dzne.de
E-Mail: christine.riesner@dzne.de

Lektorat: Jürgen Georg, Andrea Weberschinke
Bearbeitung: Swantje Kubillus
Herstellung: Daniel Berger
Titelillustration: pinx. Winterwerb und Partner, Design-Büro, Wiesbaden
Satz: Claudia Wild, Konstanz
Druck und buchbinderische Verarbeitung: Hubert & Co., Göttingen
Printed in Germany

Bibliografische Information der Deutschen Nationalbibliothek
Die Deutsche Nationalbibliothek verzeichnet diese Publikation in der Deutschen Nationalbibliografie; detaillierte bibliografische Angaben sind im Internet über http://dnb.d-nb.de abrufbar.

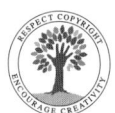

Dieses Werk, einschließlich aller seiner Teile, ist urheberrechtlich geschützt. Jede Verwertung außerhalb der engen Grenzen des Urheberrechtes ist ohne schriftliche Zustimmung des Verlages unzulässig und strafbar. Das gilt insbesondere für Kopien und Vervielfältigungen zu Lehr- und Unterrichtszwecken, Übersetzungen, Mikroverfilmungen sowie die Einspeicherung und Verarbeitung in elektronischen Systemen.
Die Verfasser haben größte Mühe darauf verwandt, dass die therapeutischen Angaben insbesondere von Medikamenten, ihre Dosierungen und Applikationen dem jeweiligen Wissensstand bei der Fertigstellung des Werkes entsprechen.
Da jedoch die Pflege und Medizin als Wissenschaften ständig im Fluss sind, da menschliche Irrtümer und Druckfehler nie völlig auszuschließen sind, übernimmt der Verlag für derartige Angaben keine Gewähr. Jeder Anwender ist daher dringend aufgefordert, alle Angaben in eigener Verantwortung auf ihre Richtigkeit zu überprüfen.
Die Wiedergabe von Gebrauchsnamen, Handelsnamen oder Warenbezeichnungen in diesem Werk berechtigt auch ohne besondere Kennzeichnung nicht zu der Annahme, dass solche Namen im Sinne der Warenzeichen-Markenschutz-Gesetzgebung als frei zu betrachten wären und daher von jedermann benutzt werden dürfen.

Anregungen und Zuschriften bitte an:
Verlag Hans Huber
Lektorat Pflege
z. H.: Jürgen Georg
Länggass-Strasse 76
CH-3000 Bern 9
Tel: 0041 (0)31 300 4500
Fax: 0041 (0)31 300 4593
juergen.georg@hanshuber.com
http://verlag-hanshuber.com

1. Auflage 2014
© 2014 by Verlag Hans Huber, Hogrefe AG, Bern
(E-Book-ISBN_PDF 978-3-456-95344-1)
(E-Book-ISBN_EPUB 978-3-456-75344-7)
ISBN 978-3-456-85344-4

Inhaltsverzeichnis

Geleitwort		11
Vorwort der deutschen Herausgeberin		13
1.	**DCM im Kontext von Konzepten zur Lebensqualität von Menschen mit Demenz**	
	Christian Müller-Hergl	15
1.1	Einleitung	15
1.2	Pflegequalität, Subjektivität und wertorientierte Entwicklung	15
1.3	Lebensqualität als multidimensionales Konstrukt	16
1.4	Von der Selbstbekundung zur Fremdeinschätzung	17
1.5	Beobachtung	19
1.6	Es gibt keine «Cadillac-Version»	20
1.6.1	Sind Selbstauskünfte unhinterfragbar?	21
1.6.2	Um was geht es bei der Erhebung von Lebensqualität	22
1.7	Personsein	23
1.8	Entwicklung einer wertorientierten Pflegekultur	24
1.8.1	Wie man lebt, nicht (nur), wie es geht …	25
1.9	Fazit	26
2.	**DCM – Instrument und Methode**	
	Christine Riesner	31
2.1	Einleitung	31
2.2	Hintergrund – Dialektik der Demenz	31
2.2.1	Maligne Sozialpsychologie und Personsein	32
2.2.2	Positive Personenarbeit und Wohlbefinden	35
2.3	DCM – Das Instrument	36
2.3.1	DCM – Die Verhaltenskategorien	37
2.3.2	DCM Wohlbefinden	41
2.3.3	DCM – Sozialpsychologie und Beziehungsqualität	41
2.4	DCM – Die Methode	44
2.5	Ethik	47
2.6	Psychometrische Untersuchungen zu DCM	47
2.6.1	Diskussion der psychometrischen Untersuchungen von DCM	49
2.7	Einsatzgebiete von DCM	51
2.8	Zusammenfassung und Ausblick	53

3.		**Biografie, psychobiografisches Pflegemodell nach Böhm und DCM**	
		Claudia Zemlin und Beate Radzey	57
3.1		Einleitung	57
3.2		Theoretischer Zugang zu Biografie und person-zentrierter Pflege	57
3.2.1		Biografisches Arbeiten und Erinnerungspflege in der Altenhilfe	58
3.2.2		Die Biografie eines Menschen im psychobiografischen Pflegemodell	60
3.2.3		Grundlagen des Modells	61
3.3		Praxisbeispiel eines trägerinternen Implementierungsprozesses	62
3.3.1		Einführung	62
3.3.2		Ausgangssituation	62
3.3.3		Neuausrichtung auf person-zentrierte Pflege und Einführung von DCM	62
3.3.4		Einführung des psychobiografischen Pflegemodells	63
3.3.5		Die Verknüpfung der beiden Ansätze	63
3.3.6		Kitwoods und Böhms Ansatz: Was verbindet sie?	65
3.3.7		Konzeptionelle und inhaltliche Weiterentwicklungen	65
3.3.8		Ergebnisqualität: DCM-Ergebnisse und Mitarbeiterhaltung	67
3.4		Fazit	70
4.		**Der Einfluss von Umgebungsfaktoren auf das Wohlbefinden**	
		Beate Radzey	71
4.1		Einführung	71
4.2		Theoretische Konzepte zur Konzeptualisierung von Mensch-Umwelt-Beziehungen	72
4.3		Die Bedeutung der Umgebungsbedingungen	73
4.3.1		Ausgewogenheit sensorischer Umweltstimuli	74
4.3.2		Vermeidung akustischer Überstimulation	74
4.3.3		Licht für besseres Sehen	75
4.3.4		Licht am Tag für besseres Schlafen in der Nacht	75
4.3.5		Vermeidung von Blendung	76
4.3.6		Gerüche schaffen Atmosphäre	76
4.3.7		Thermische Behaglichkeit	77
4.4		Anregungen und Handlungsmöglichkeiten bieten	77
4.4.1		Wohnküchen	78
4.4.2		«Aktivitätsecken»	78
4.4.3		Bewegungsraum	79
4.4.4		Freibereiche	79
4.5		Räumlich-soziales Verhalten	80
4.5.1		Respektieren des persönlichen Raums	80
4.5.2		Stresserleben durch eine zu große soziale Dichte	81
4.5.3		Sitzordnung und Position im Raum	81
4.6		Sich vertraut und heimisch fühlen	82
4.6.1		Gestalterische Assoziationen an Häuslichkeit	82
4.6.2		Möglichkeiten zur Entwicklung bedürfnisorientierter Nutzungs- und Verhaltensmuster	83
4.6.3		Die Bedeutung von «Lieblingsplätzen»	83

4.7	Person-zentrierte Pflege und Milieutherapie als sich ergänzende Rahmenkonzepte	84
4.8	Ausblick	85
5.	**Erfassung des Erlebens von Menschen mit Demenz durch DCM und Interviews – Ergebnisse und Erfahrungen am Beispiel eines Betreuungsangebotes** *Iris Hochgraeber*	89
5.1	Einleitung	89
5.2	Hintergrund	89
5.3	Ziel und Fragestellung	90
5.4	Methodik	90
5.4.1	Untersuchungsfeld	90
5.4.2	Erhebung und ethische Aspekt	90
5.4.3	Analyse	91
5.5	Ergebnisse	91
5.5.1	Teilnehmende Personen	91
5.5.2	DCM-Erhebungen	92
5.5.3	Interviews	97
5.6	Diskussion	100
5.7	Limitationen der Studie	102
5.8	Fazit	102
6.	**DCM im Krankenhaus – Erfahrungen in Deutschland im internationalen Kontext** *Detlef Rüsing und Claudia Zemlin*	105
6.1	Einleitung	105
6.2	Demenz im Krankenhaus	106
6.2.1	Die Situation von Menschen mit Demenz im Krankenhaus	106
6.2.2	Projekte und Studien zur Verbesserung der Versorgung in der Akutversorgung	107
6.3	DCM im Krankenhaus	108
6.3.1	Dementia Care Mapping – Instrument und Methode	108
6.3.2	Anwendung der DCM-Methode im Krankenhaus	109
6.3.3	DCM – Studien zur Anwendung in Krankenhäusern	110
6.4	Fazit	112
7.	**DCM in der Tagespflege – Ein Erfahrungsbericht** *Tina Quasdorf und Milena von Kutzleben*	115
7.1	Einleitung	115
7.2	Tagespflege als ein Angebot der teilstationären Versorgung für Menschen mit Demenz	115
7.3	Die Tagespflege am Turm in Sprockhövel als beispielhaftes Setting für eine DCM-Beobachtung	117
7.4	Ergebnisse	118
7.4.1	Gruppenbezogene Ergebnisse – Darstellung im Tagesverlauf	119
7.4.2	Zusammenfassung der Daten	119

7.4.3	Tagesverlauf	119
7.4.4	Psychologische Bedürfnisse	121
7.4.5	Diskussion und Zwischenfazit	122
7.5	Fallbeispiel I – Herr A	122
7.5.1	Zusammenfassung der Daten	122
7.5.2	Tagesverlauf	123
7.5.3	Psychologische Bedürfnisse	124
7.5.4	Diskussion und Zwischenfazit	124
7.6	Fallbeispiel II – Frau B	125
7.6.1	Zusammenfassung der Daten	125
7.6.2	Tagesverlauf	126
7.6.3	Psychologische Bedürfnisse	126
7.6.4	Diskussion und Zwischenfazit	127
7.7	Reflexion der Zusammenarbeit mit den Mitarbeiterinnen und des Feedbackgesprächs	127
7.8	Diskussion und Fazit	128
8.	**Die DCM-Evaluation ist zu lang – geht es auch kürzer?** *Johannes van Dijk und Claudia Zemlin*	**133**
8.1	Einleitung	133
8.2	Gründe dafür, dass DCM nicht angewendet wird	133
8.2.1	Potentiell interessierte Einrichtungen, die DCM nicht einsetzen	134
8.2.2	Einrichtungen, die DCM anfangen und damit später wieder aufhören	134
8.3	Was kostet DCM?	135
8.4	Zeitbedarf für eine Beobachtung über sechs Stunden	137
8.5	Können mit weniger Zeitaufwand ausreichend gute Ergebnisse erzielt werden?	138
8.6	Erfahrungen mit Kurz-DCM	140
8.6.1	Kurz-DCM in der Stunde vor dem Mittagessen	140
8.6.2	Untersuchungsergebnisse von sieben Kurz-DCM-Modellen	140
8.6.3	Parallelmappings	141
8.6.4	Ein positives Praxisbeispiel von Kurz-DCM	142
8.6.5	Schriftliche Befragung der Mitarbeiter zur Einschätzung von Kurz-DCM	143
8.6.6	Wenn aus Voll-DCM nur ein Teil benutzt wird	145
8.7	Empfehlung zu Einsatzmöglichkeiten von Kurzmappings	146
9.	**Angehörige im DCM-Prozess beteiligen** *Stefan Ortner*	**149**
9.1	Einleitung	149
9.2	Angehörige in den DCM-Prozessaufbau integrieren	149
9.2.1	Aufbau des DCM-Prozesses mit Angehörigen	150
9.2.2	Organisation von Feedbackgesprächen im DCM mit Angehörigen	151
9.2.3	Der Ablauf des Angehörigenfeedback	152
9.3	Die Teilnehmenden des Angehörigenfeedback, ihre Rollen und Anliegen	153
9.3.1	Die Vertreter des Pflegeteams	153
9.3.2	Die Angehörigen und ihre Anliegen	154
9.3.3	Die Beobachter als Moderatoren und Advokaten des dementen Bewohners	155

9.3.4	Die Beobachter als Moderatoren: Konflikte und verdeckte Anliegen	157
9.4	Die Beobachter als Advokaten: Perspektiven differenzieren	158
9.5	Die Dynamik der Öffnung im Angehörigenfeedback	159
9.6	Zugang zum biografischen Verstehen im Angehörigenfeedback	161
9.7	Abschluss	162
10.	**DCM in innovativen Versorgungsformen – Das Beispiel häuslicher Tagespflege**	
	Maria Zörkler und Renate Kirchgäßner	165
10.1	Einleitung	165
10.2	Ausgangssituation	165
10.3	Die Erprobung qualitätsgesicherter häuslicher Tagespflege	166
10.3.1	Zufriedenheit der Gäste und Angehörigen	169
10.3.2	Zufriedenheit und Belastungserleben der Betreuungspersonen	170
10.3.3	Wohlbefinden der Gäste	172
10.4	Fazit und Ausblick	179
11.	**DCM unter ökonomischer Betrachtung**	
	Lieseltraud Lange-Riechmann	183
11.1	Einleitung	183
11.2	Ökonomie und die Zufriedenheit aller Betroffenen	183
11.2.1	Nachweis der Zufriedenheit	184
11.3	Ökonomische Effizienz für Unternehmen und Organisationen	188
11.3.1	Personalkosten und die Weiterentwicklung einer Dienstleistung in Unternehmen	188
11.4	Veränderungen von Hierarchien	193
11.5	Humankapital	193
11.6	Bedeutung von Wissensmanagement für die ökonomische Effizienz in Unternehmen	195
11.7	Marketingaspekt von DCM im Unternehmen	199
11.8	Preisfindung	201
11.9	Gesellschaftliche Verantwortung	203
11.10	Zusammenfassung	204
12.	**Vernetzung von DCM-Partnern**	
	Lieseltraud Lange-Riechmann	207
12.1	Einleitung	207
12.2	Das Implementierungsprojekt	207
12.3	Der Landkreis Minden-Lübbecke	207
12.4	Das Projekt	208
12.4.1	Projekt-Evaluation	212
12.5	Case- und Caremanagement	213
12.6	Umsetzung in die Praxis	214
12.6.1	Bewertung der Umsetzung in die Praxis	216
12.6.2	Finanzierung	216
12.7	SWOT-Analyse	217
12.7.1	SWOT-Analyse des Unternehmens	217
12.7.2	SWOT-Analyse aus Sicht der Mapper	218

12.8	Zusammenfassung	219
12.9	Ausblick	220

Deutschsprachige Literatur, Adressen und Links zum Thema «Demenz»	223
Adressenverzeichnis	235
MitarbeiterInnenverzeichnis	241
Sachwortverzeichnis	245

Dementia Care Mapping – Erfahrungen und Anwendung in deutschen Versorgungskontexten

Demenz – eine der großen Herausforderungen für die gesamte Gesellschaft. Nach derzeitigen Schätzungen leben bis zu 1,4 Millionen Menschen in Deutschland, mit der Diagnose Demenz. Vor dem Hintergrund der Tatsachen, dass die Ursachen für das Entstehen der Erkrankung immer noch unklar sind und eine effektive Therapie demnach auf sich warten lässt, kommt insbesondere psycho-sozialen Interventionen sowie einem person-zentrierten Betreuungsansatz eine herausragende Rolle zu. Genau hier setzt die vorliegende Publikation an.

Dementia Care Mapping (DCM), eine seit 1998 international erfolgreich eingesetzte Beobachtungsmethode, die die Möglichkeit bietet, den Alltag eines Menschen mit Demenz abzubilden. DCM geht auf die theoretischen Ausführungen von Kitwood zur person-zentrierten Pflege zurück. Mit Hilfe dieser Methode gelingt es, detaillierte Auskunft darüber zu erhalten, welche Vorlieben oder Abneigungen eine Person hat oder wie Pflege und Betreuung erlebt wird. DCM setzt damit unmittelbar am Erleben der von Demenz betroffenen Person an und räumt dem Wohlbefinden einen zentralen Stellenwert ein. Ziel dieser Vorgehensweise ist es, ein individuell angepasstes Angebot anbieten zu können und somit auch die Qualität von Pflege und Betreuung zu erhöhen.

Dementia Care Mapping bedient zwei Ergebnisebenen: Erstens, das Wohlbefinden des Menschen mit Demenz, verstanden als Ergebnis für eine person-zentrierte Pflege und Betreuung. Gleichwohl sei angemerkt, dass noch Forschungsbedarf besteht hinsichtlich der Generalisierbarkeit der Aussagen sowie der Frage danach, ob eine quantitative Zusammenfassung aller auf das Wohlbefinden ausgerichteter Fragen methodisch hinreichend abgesichert ist. Zweitens, die detaillierte Abbildung des Alltags mit konkreten Hinweisen auf das Verhalten und Erleben von Pflege und Betreuung sowie der Beziehungsqualität. Hierbei handelt es sich um quantitative wie auch qualitative Daten, die gehaltvoll für die Praxis und den Pflegeprozess sind.

Dementia Care Mapping verbindet Praxisanforderungen sinnvoll mit Forschungsfragen: Es wird von den Praktikern geschätzt, da es wertvolle Erkenntnisse für die Gestaltung von Pflege und Betreuung liefert. Es wurde aus der Praxis heraus entwickelt und fand dann Einzug in die Pflegeforschung. Es ist in der Pflegeforschung international akzeptiert. Gleichwohl handelt es sich um eine sehr komplexe Beobachtungsmethode, die sowohl personal- als auch zeitintensiv ist. Bedingt durch ihren Anspruch person-zentrierte Pflege und Betreuung nicht nur zu erfassen, sondern auch deren Umsetzung im Alltag zu befördern, geht mit einer Implementierung ein Sinneswandel einher, d.h. weg von einer vorwiegend funktionalen, hin zu einer den Anforderungen der Person mit Demenz orientierten Alltagsgestaltung.

Der Herausgeberin ist es gelungen, Autorinnen und Autoren zu gewinnen, um die Vielzahl der unterschiedlichen DCM Anwendungsgebiete zusammenfassend darzustellen. Somit verdeutlichen die einzelnen Beiträge in diesem Buch einerseits, wie Dementia Care Mapping in verschiedenen Betreuungs- und Pflegesettings (u. a. stationäre Pflege, Tagespflege, Krankenhaus) eingesetzt werden kann. Andererseits werden theoretische und methodische Herausforderungen von Dementia Care Mapping erläutert. Somit bedient diese Publikation sowohl Anforderungen der Praxis als auch der Forschung und stellt einen wertvollen Beitrag für die weitere Diskussion hinsichtlich noch offener Fragen und Anwendungsbereiche dar.

Witten, 1. Oktober 2013
Prof. Dr. Martina Roes

Vorwort der Herausgeberin

Die personzentrierte Pflege bei Demenz und das Dementia Care Mapping (DCM) sind in Deutschland schon viele Jahre bekannt. Erste DCM Basiskurse, in denen das Kodieren, Analysieren und Feedback-Geben mit DCM erlernt werden, fanden seit dem Jahr 1998 statt. Seit diesen Anfängen wird DCM in der Praxis und in wissenschaftlichen Qualifizierungsarbeiten behandelt oder es werden Evaluationen mit DCM durchgeführt. Wohlbefinden für Menschen mit Demenz hat sich zu einem wesentlichen Qualitätsmerkmal guter Demenzpflege entwickelt und auch dies hängt mit Kitwoods Theorie person-zentrierter Pflege und dem DCM Instrumentarium zusammen.

In der (Demenz)Versorgung wird die Auseinandersetzung um wissenschaftlich und/oder praktisch nutzbare Assessment-Instrumente fortlaufend geführt. Die Anforderungen an ein Assessment können sich je nach Praxis- oder wissenschaftlicher Nutzung unterscheiden. Die Frage der Adaptierbarkeit in einen Praxiskontext ist beispielsweise eher ein Kriterium für die Praxisanwendung. Dieser Aspekt soll später noch einmal aufgegriffen werden. An dieser Stelle ist es wichtig, festzuhalten, dass DCM unter Beteiligung der Praxis für die Praxis entwickelt wurde. Es sind hierfür viele Stunden für Feldversuche, Diskussionen mit Praktikern und Assessment-Anpassungen verwendet worden. So ist ein komplexes Instrumentarium entstanden, welches auch wissenschaftlichen Anforderungen der Validität und Reliabilität standhält, aber seine volle Kapazität erst in der Praxisentwicklung entfalten kann.

In Deutschland sind bisher hauptsächlich aus dem Englischen übersetzte Werke zu Kitwoods Theorie personzentrierter Pflege und DCM erhältlich. Das vorliegende Buch stellt die erste Sammlung von Erfahrungen mit Themen der personzentrierten Pflege unter Verwendung von DCM in Deutschland dar. Es enthält Beiträge, die sich, wie DCM selbst, in der Verbindung zwischen Praxis und Wissenschaft bewegen. Beispielsweise wird eine eher wissenschaftstheoretische Auseinandersetzung um Konstrukte der Lebensqualität bei Demenz und DCM im ersten Kapitel geführt. Die Theorie personzentrierter Pflege und ihre Konzepte, das Assessmentinstrument DCM mit seinen Konstrukten und psychometrischen Eigenschaften und die DCM Methode wird in Kapitel 2 bearbeitet. Eine wissenschaftliche Qualifizierungsarbeit beschäftigt sich mit dem Erleben von Menschen mit Demenz in niedrigschwelligen Betreuungsangeboten in Kapitel 5. Evaluationen der Praxis werden mit verschiedenen Fragestellungen in mehreren Kapiteln behandelt. Erkenntnisse zu Versorgungsthemen durch die DCM Anwendung, wie z. B. die Einbeziehung Angehöriger, den Einfluss des Milieus auf das Erleben von Menschen mit Demenz oder den Einsatz von DCM im Krankenhaus finden in weiteren Kapiteln statt. Eine praxisnahe Auseinandersetzung mit Fragen der Ressourcen und Lösungsmöglichkeiten für die DCM Anwendung wird in Kapitel 8 geführt und Kapitel 11 befasst sich mit der ökonomischen Analyse von DCM Einsätzen. Die Darstellung der Netzwerkarbeit unter Verwendung von DCM wird in Kapitel 12 besprochen. Es ist also zusammenfassend ein umfangreiches Werk entstanden, in dem viele Anwendungen und Erfahrungen mit DCM und personzentrierter Pflege in Deutschland zusammengeführt wurden. Darin besteht auf der abstrakteren Ebene der Wert dieses Werks, denn es zeigt, dass DCM heute auch in Deutschland zum Versorgungsalltag bei Demenz gehört. Auf einer detaillierteren Ebene ist ein facettenreiches Bild gelungener Ansätze, interessanter Erkenntnisse und zukunftsweisender Fragen zur Gestaltung des Alltags für Menschen mit Demenz entstanden, die sowohl praktische Impulse setzen als auch zu weiterer wissenschaftlicher Auseinandersetzung anregen.

Das Thema der Implementierung von DCM wurde in dieser Publikation nicht intensiv behandelt, denn hierzu stehen viele wissenschaftliche Erkenntnisse noch aus. In einer DCM Implementierungsstudie besteht ein häufig verwendetes Design in der Schulung von Mitarbeitern in personzentrierter Pflege und in der Anwendung der DCM Methode bestehend aus einer Einführung, der DCM Anwendung, des anschließenden Feedbacks und danach erfolgenden Erstellung eines Handlungsplans. Teilweise wird zusätzlich die Veränderung der Haltung und Einstellung der Mitarbeitenden zu Menschen mit Demenz (Attitudes to Dementia Questionnaire ADQ) oder die personzentrierte Umgebung (PCAT) erfasst. Die Ergebnisse dieser Studien stellen eine wichtige Basis für die Praxisimplementierung dar, allerdings sind viele Fragen hier noch nicht beantwortet. So ist die Frage nach Kriterien für das Bereitsein der Organisation (organizational readyness) für eine erfolgversprechende DCM Implementierung noch offen. Ebenso ist unklar, wie engmaschig DCM angewendet werden sollte, um eine Verbesserung im Hinblick auf person-zentrierte Pflege erreichen zu können. Fragen beispielsweise nach den Grundanforderungen an einen DCM-Ergebnisbericht und an einen DCM-Handlungsplan schließen sich an. Hier werden gegenwärtig in verschiedenen Ländern Studien durchgeführt, deren Ergebnisse das Wissen zur DCM Anwendung vermehren werden.

Wuppertal, 1. Oktober 2013
Dr. Christine Riesner

1. DCM im Kontext von Konzepten zur Lebensqualität von Menschen mit Demenz

Von Christian Müller-Hergl

1.1 Einleitung

Ziel dieses Kapitels ist es, DCM im Kontext der Diskussion um Lebensqualität und ihre Darstellung zu verorten. In Abgrenzung zu Befragungen von Menschen mit Demenz und Einschätzungen seitens der Angehörigen oder Professionellen soll der besondere Beitrag von DCM zur Qualitätsdiskussion herausgearbeitet werden. Die ausgeprägte Verknüpfung von Prozess und Ergebnis lässt Anknüpfungspunkte für die Verbesserung der Praxis besonders deutlich werden. Daraus begründet sich der Anspruch des DCM-Verfahrens, in besonderer Weise zur entwicklungsbezogenen Evaluation von Einrichtungen beizutragen.

1.2 Pflegequalität, Subjektivität und wertorientierte Entwicklung

Pflegequalität entwickelt sich an dem Anspruch, die Bedürfnisse und Erwartungen der Klienten möglichst zu erfüllen. Dazu gehört auch, nicht nur die Werte und die Lebensgeschichte eines Menschen zu kennen, sondern auch zu wissen, wie er die Krankheit erlebt und was diese für ihn unter den konkreten Lebensbedingungen, beispielsweise einer stationären Einrichtung, bedeutet (Holst/Hallberg, 2003). Für Menschen mit Demenz ergibt sich die besondere Herausforderung, dass Erinnerung und Urteilsfähigkeit, Sprache und Einsicht beeinträchtigt sind. Dennoch liegen inzwischen viele Belege dafür vor, dass Menschen mit leichter und mittelschwerer Demenz über ihre Erfahrungen – auch mit der Pflege – berichten können (van Baalen et al., 2011).

Die Beziehung von Pflege- und Lebensqualität ist komplex: Pflegequalität ist eine notwendige, nicht aber hinreichende Voraussetzung von Lebensqualität. Erstere kann ausgezeichnet ausfallen, ohne dass eine hohe Lebensqualität resultiert (Edelman et al., 2005). Andererseits wird in der Regel die Lebensqualität als Teilaspekt der Pflegequalität betrachtet: So gilt sensorische Überstimulation als Mangel in der Pflegequalität aber auch als Mangel der Lebensqualität.

Für viele Klientinnen und Klienten, gerade mit Demenz, ist subjektiv die klinische, funktionale Pflege weniger wichtig, sie verbinden psychosoziale Zuwendung und sinnvolle Betätigung mit Lebensqualität (vgl. Müller-Hergl, 2010). Dies gilt weniger für das sehr späte Stadium der Demenz im Kontext palliativer Pflege, bei der eher die Durchführung der Pflege als möglicher Hinweis auf Lebensqualität gilt (Volicer et al., 2000). Menschen mit mittlerer bis schwerer Demenz sind insgesamt eher zufrieden mit Umwelt und Komfort, weniger zufrieden mit Aktivitäten, Privatheit, Individualität und bedeutsamen Beziehungen: die Lebensqualität, insbesondere in Hinblick auf emotionales Wohlbefinden, nimmt mit der Schwere der Demenz eher ab (Abrahamson et al., 2012). Insgesamt nimmt das Thema Lebensqualität in betonter Weise die Erfahrungswelt der Person in den Blick – es geht weniger um «health care» sondern darum, sein eigenes Leben sinnvoll zu gestalten (Rubinstein, 2000; Uman et al., 2000). Die WHO (1997) definiert Lebensqualität als «the individual's perception of their position in life in the context of the culture and value system in which they live, and in relationship to their goals, expectations, and standards». Damit lässt sich die Frage nach der Lebensqualität nicht loslösen von Fragen, wie Menschen und Familien das Leben mit Demenz erfahren und bewältigen.

Lebensqualität als Teil der Pflegequalität sollte nicht als Glasperlenspiel betrachtet werden: zum einen geht es darum, Defizite der Institutionen und Hospitalisierungsfolgen, insbesondere eine übermäßige Funktionalisierung des Alltags unter Vernachlässigung der psychosozialen Bedürfnisse aufzudecken; zum anderen ist ein gezielter und präziser Beitrag zu einer wertorientierten Entwicklung von Dienstleistungen zu erbringen, um Zufriedenheit (in der Regel bezogen auf extern festgelegte Dimensionen), Wohlbefinden (subjektives Erleben und Bewerten) und Freude zu steigern, Teilhabe zu sichern und individuell bereichernde Gelegenheiten zu schaffen sowie Vermeidung belastender Situationen zu ermöglichen (Cummins/Lau, 2003).

1.3 Lebensqualität als multidimensionales Konstrukt

Lebensqualität stellt ein multidimensionales Konstrukt dar: bestimmte Faktoren wie gesundheitliche Versorgung und materielle Sicherheit, Wahrung der Rechte sowie Umweltbedingungen, aber auch Anzahl und Qualifizierung der Professionellen sind eher am objektiven Ende des Lebenskontextes verortet und können an allgemeinen beziehungsweise kulturell eingegrenzten Standards überprüft werden (sozialnormative Kriterien). Dies entspricht in der Terminologie Veenhovens (2000) der ökonomischen, ökologischen und kulturellen «livability» der Umwelt (in etwa: Lebenswürdigkeit). Davon zu unterscheiden sind die für die konkrete Person spezifischen Interessen und Bedürfnisse, die individuellen Diagnosen und das Verhalten (bei Veenhoven [2000] die Lebensfähigkeit der Person mit den Dimensionen der körperlichen

Tabelle 1-1: Lebens- und Pflegequalität (eigene Darstellung Müller-Hergl, C.)

Konzepte der Lebensqualität	Konzepte der Pflegequalität
Würde	Gesundheit
Privatheit	Mobilität, Stürze
Interaktion und Kommunikation mit Angehörigen und Professionellen	Ernährung
Milieu	Inkontinenz
Beziehungen zu Freunden, Familie, anderen Klienten	Lebensqualität (beispielsweise Fixierungen, sensorische Unterstimulation, Aktivitätsmangel)
Selbstachtung, Selbstwert	Hautzustand
Affekt und Stimmung	Medikation, insbesondere psychotrope Drogen
Engagement und tätig sein	Sensorik (zum Beispiel Hören, Sehen)
Lebenssituation	physisches Wohlbefinden

Tabelle 1-2: Objektive und subjektive Faktoren der Lebensqualität (eigene Darstellung Müller-Hergl, C.)

Eher objektive Aspekte der Lebensqualität	Eher subjektive Aspekte der Lebensqualität
Verhaltenskompetenz	Affekte, Stimmungen
Gesundheit (z. B. Depressivität) und funktionaler Status	Zufriedenheit mit Familie, Freunden, Versorgung
Umgebung, Milieu	Spiritualität
sozioökonomischer Status	Selbstbestimmung, Autonomie

und geistigen Gesundheit sowie dem Wissen und den Fertigkeiten der Person). Es folgen die persönlichen und subjektiven Erfahrungen und die Bewertung des eigenen Lebens im Kontext der objektiven Faktoren und Kontexte (evaluative Komponente). Letzteres entspricht der subjektiven Einschätzung des Lebens nach Veenhoven (2000): Zufriedenheit, Affekte und Stimmungen sowie allgemeine affektive und kognitive Einschätzungen des Lebens.

Die objektiven Faktoren der Lebensqualität weisen eine große Ähnlichkeit mit den oben genannten Konzepten der Pflegequalität auf (s. Tabelle 1-1).

Alle drei – die subjektive, die evaluative sowie die objektive Dimension – sind anhand unterschiedlicher Instrumente und Verfahren einzuschätzen. International hat sich die Unterscheidung von Lawton behauptet, zwischen den objektiven Kriterien, der Verhaltenskompetenz und der interpersonellen Umgebung, sowie den subjektiven Kriterien: psychologisches Wohlbefinden und wahrgenommener Lebensqualität zu unterscheiden. Den letzten Dimensionen, insbesondere dem psychologischem Wohlbefinden, wird die entscheidende Bedeutung für die Bestimmung der Lebensqualität zugemessen («ultimate outcome measure») mit den anderen Dimensionen als Determinanten (Lawton et al., 2000; Lawton, 2001). Umstritten und diskutiert wird, ob es sich bei diesen Dimensionen um definierende Faktoren, Prädikatoren oder Indikatoren der Lebensqualität handelt (Ready/Ott, 2003) (s. Tabelle 1-2).

In umfassenden Reviews wurden folgende acht Dimensionen der Lebensqualität im Sinne einer Konsensdefinition identifiziert: emotionales Wohlbefinden, interpersonale Beziehungen, materielles Wohlbefinden, persönliche Entwicklung, körperliches Wohlbefinden, Selbstbestimmung, soziale Teilhabe und Wahrung der Rechte der Person (Schalock, 2000; Wang et al., 2010). Zusammengefasst machen sie das Gesamtkonstrukt «Lebensqualität» aus.

Lebensqualität verändert sich mit der Zeit, ist abhängig von den kulturell geprägten Umgebungen, wozu auch die Pflegekultur gehört, den individuellen Interessen, Vorlieben und Neigungen sowie den konkreten Rahmenbedingungen.

1.4 Von der Selbstbekundung zur Fremdeinschätzung

Nur die Person selbst, die eine Dienstleistung entgegennimmt, kann beurteilen, ob diese ihren Wünschen und Bedürfnissen entspricht (Brod et al., 1999). Es besteht heute Konsens darüber, dass das Ergebnis der Pflege nicht nur an der objektiven Pflegequalität der Einrichtung, sondern an der Zufriedenheit und dem Wohlbefinden der Klienten gemessen werden muss (Sloane et al., 2005). Je mehr die Demenz allerdings zunimmt, desto eher ist es eine Herausforderung, im Kontakt mit Menschen mit Demenz durch Befragungen deren Zufriedenheit und Wohlbefinden zu ermitteln (Brooker und Woolley, 2007; 2007a; Sloane et al., 2005). Sie haben

Mühe, gezielte Fragen zu verstehen und zu beantworten oder relevante Situationen zu erinnern. In der Regel gelten massive Einbrüche im Sprachverständnis als Anzeichen für die Grenzen der Befragbarkeit (Streiner/Norman, 2003).

Eine Möglichkeit, diese Herausforderung zu umgehen, besteht darin, anstelle der Kranken die Angehörigen (beispielsweise QOL-AD: Logsdon et al., 2002) oder professionell Pflegende (beispielsweise QUALIDEM: Ettema et al., 2007) zu befragen; allerdings entsprechen deren Einschätzungen nicht unbedingt denen der Kranken selbst (Thorgrimsen et al., 2003). In der Regel schätzen Angehörige und Professionelle die Lebensqualität der Person schlechter ein als diese selbst.

Mögliche Gründe für eine positivere Bewertung der Lebensqualität könnten – auf Seiten der Person mit Demenz – ein Anpassungsprozess an die resultierenden Einschränkungen, eine Relativierung und Anpassung von Lebenserwartungen und Ansprüchen bilden (Banerjee et al., 2009) sowie das Bemühen darstellen, den Angehörigen nicht zur Last zu fallen und sie durch ein positives Selbstbild zu entlasten (Steeman et al., 2007). Demenz überfällt die Personen nicht bei Nacht, sondern stellt einen langsamen Prozess dar mit vielen Gelegenheiten, sich einzustellen und anzupassen. Damit stellt Demenz einen Übergangsprozess dar mit dem Ziel, die Veränderungen in das eigene Lebenskonzept zu integrieren. Menschen streben nach einer Balance in ihrem Leben, die eine notwendige Bedingung für psychologisches Wohlbefinden darstellt. Erfolgreiche Anpassung an die Auswirkungen der Krankheit führt auch zu einem Gefühl relativen Wohlbefindens, das deutlich höher ausfällt als Fremdeinschätzungen. Psychologisches Wohlbefinden ist also der Level der Anpassung an die wahrgenommenen Auswirkungen der Krankheit für das eigene Leben (Ettema et al., 2007).

Angehörige anderseits überschätzen das Bedürfnis der Älteren nach Ruhe, Routine und Kontrolle und unterschätzen den Wunsch nach Abwechslung, Herausforderungen und persönlichem Wachstum (Conde-Sala et al., 2010). Die Personen interessieren sich für ihre soziale Umgebung und die Bewahrung ihrer Identität und Würde, die Familien sorgen sich primär um Sicherheit, gute Pflege und psychologisches Wohlbefinden, wobei sie letzteres mit dem Fehlen herausforderndes Verhaltens verbinden (Whitlatch et al., 2009). Je größer die verwandtschaftliche Entfernung, desto schlechter wird die Lebensqualität der Person mit Demenz eingeschätzt. Partner liegen in ihren Einschätzungen näher an den Selbstbekundungen der Betroffenen als Töchter oder Söhne (Conde-Sala et al., 2009). Professionelle weisen in der Regel eine noch größere Diskrepanz in den Einschätzungen zu denen der Patienten auf, insbesondere wenn hohe Abhängigkeit und herausforderndes Verhalten die Wahrnehmung der Lebensqualität bestimmen (Hoe et al., 2006); Professionelle in der Rolle der Bezugspflegenden weisen geringere Differenzen auf, da sie die Person und ihr Umfeld besonders gut kennen (Gräseke et al., 2012). Dieser Befund ist allerdings deutlich zu relativieren: Die Einschätzungen der Professionellen bezüglich Lebensqualität scheinen sich insgesamt an funktionalen Parametern zu orientieren. Eine Gruppe von Bewohnern mit Demenz beispielsweise zeigte nach einer Intervention eine deutliche Steigerung des Wohlbefindens. Im Gegensatz zu externen Einschätzenden und Angehörigen konnten Professionelle jedoch keinen Unterschied in der Lebensqualität erkennen (Clare et al., 2013).

Obwohl beide Einschätzungen – die der Angehörigen und die der Professionellen – insgesamt näher beieinander sind als jede der beiden zu den Einschätzungen der Person selbst (Crespo et al., 2012), weisen in anderen Studien Einschätzungen beider eine insgesamt doch niedrige Übereinstimmung auf. Die Frage stellt sich, ob alle drei Auskünfte (die der Person, der Angehörigen, der Professionellen) tatsächlich komplementär zu verstehen sind (Gomez-Gallego et al., 2012). Aufgrund der logischen Unterschiede zwischen Introspektion in die eigene Verfassung und Beurteilung durch einen anderen anhand des Verhaltens ist eine vollständige Deckungsgleichheit der Ergebnisse unwahrscheinlich: Befinden zeigt sich nur eingeschränkt im Verhalten und ist mit diesem nicht identisch. Unterschiede können auch dem Umstand geschuldet sein, dass in der Beurteilung eines Menschen durch einen externen Beobachter oder Einschätzenden negative Informationen insgesamt schwerer wiegen als positive (Epstein et al., 1989).

Diese als «discernability gap» oder «disability paradox» bekannte Differenz beschreibt, dass ein hoher Grad an subjektiver Zufriedenheit mit objektiven Einbrüchen bezüglich Kognition, Gesundheit und Verhalten einhergehen kann – eine Differenz, die auch bei alten Menschen ohne Demenz festzustellen ist. Der Grund eher niedriger Beurteilungen der Lebensqualität durch Dritte könnte am Belastungserleben der Angehörigen liegen, insbesondere im Frühstadium der Demenz, wenn die Anpassung an ein Leben mit Demenz noch nicht erfolgt ist (Conde-Sala et al., 2013) oder aber in späteren Phasen, wenn die hohe Abhängigkeit der Personen und ihre zunehmende Apathie zu Buche schlägt (Conde-Sala et al., 2009). Bei professionell Pflegenden kann es an der Arbeitszufriedenheit, den ständigen Unterbrechungen antizipierter Arbeitsschritte, am herausfordernden Verhalten (beispielsweise hohes Bindungsbedürfnis der Person mit Demenz) und an der gesteigerten Abhängigkeit der Klienten liegen, dass die Unterschiede zwischen der Selbst- und Fremdeinschätzung groß ausfallen (Mittal/Rosen, 2007).

1.5 Beobachtung

Eine andere Alternative zur Befragung besteht in der direkten Beobachtung, beispielsweise mit DCM. Die person-zentrierte Hintergrundtheorie von DCM geht davon aus, dass das Erleben und das Verhalten von Menschen mit Demenz und damit auch die Entwicklung und der Verlauf der Krankheit selbst von der unmittelbaren physischen, sozialen und psychischen Umgebung abhängen. Oft wird Erleben und Verhalten zu wenig auf das Hier und Jetzt, auf die konkrete physische, psychische und soziale Umgebung bezogen (Innes/Surr, 2001). Idealerweise sollte die Sichtweise und das Erleben des Klienten im Kontext der routinisierten Tagesabläufe eingebettet und aus diesem heraus verstanden werden (Townsend-White et al., 2012). Betrachtet man Erleben und Verhalten isoliert, was zum Beispiel quantitativ durch Zählung der Affekte beziehungsweise retrospektiv, zusammenfassend aus der Wahrnehmung der Professionellen in Form eines Fragebogens geschieht, dann wird zu wenig aufgedeckt, wie das Erleben und Verhalten im Laufe eines Tages konkret zustande kommt. Es fehlt der Zusammenhang zwischen Prozess und Ergebnis.

Der große Vorteil von Beobachtungen ist der Fokus auf dem Mikrokosmos des sozialen Lebens, der Blick auf die marginalen, nicht verallgemeinerbaren, oft verborgenen Elemente der Praxis: «… der Fokus der Aufmerksamkeit liegt auf den Einzelnen und deren immer wieder sich verändernden Beziehungen und nicht auf der zeitlosen, homogenen, kohärenten, und strukturierten Natur der Untersuchungsgruppe.» (Angrosino, 2005: 741; englischer Originaltext: «[…] the focus being on individuals and their ever changing relationships rather than on … homogeneous, coherent, patterned, and […] timeless nature of the supposed group». Übersetzung Christian Müller-Hergl.) Es geht demnach um die Beziehung von Kontext und Affekt in einer zeitlichen Perspektive: hier wird dann beispielsweise deutlich, dass Personen mit mehr Interaktion mehr Freude, aber auch mehr Ärger zeigen, dass strukturierte Zeit mit ausgeprägten Affekten zusammenhängt, zugleich aber an Personen mit schwerer Demenz gleichsam vorbeilaufen. Mahlzeiten stellen für viele Personen Höhepunkte des Tages dar, der frühe Nachmittag ist für Menschen mit schwerer Demenz oft die aktivste Zeit des Tages, die Person und Persönlichkeit der Professionellen ist mit der wichtigste Faktor für das Entstehen oder Reduzieren von Wohlergehen, und Eins-zu-eins-Situationen gehen mit dem höchsten Wohlbefinden einher (Lawton, 2001; Wood et al., 2009; Vasse et al., 2010; Cohen-Mansfield et al., 2010). Viele Befunde lassen keine Generalisierung zu, sondern tragen zur Vermehrung spezifischer Aufmerksamkeit in den kleinen, aber für das Wohlbefinden wichtigen Dingen des Alltags bei: beispielsweise Geschirr nicht abzuräumen, weil dies lange anhaltend und wiederholt von Klienten gestapelt wird; immer wieder für genügend Krümel auf den Tischen Sorge tragen, weil dies dazu einlädt, diese aufzupicken; Personen erlauben, sich, wenn ein Delir ausgeschlossen ist, kriechend fortzubewegen (sichere kinästhetische Grundposition), weil sie dann weniger Unruhe zeigen.

1.6 Es gibt keine «Cadillac-Version»

Jedes Verfahren hat seine Stärken und Schwächen, keines kann als Goldstandard gelten
und für sich in Anspruch nehmen, die finale «Cadillac-Version» der Lebensqualität darzustellen. An die Stelle eines «Goldstandards» treten objektive und subjektive Daten unterschiedlicher Quellen und Perspektiven auf dem Hintergrund unterschiedlicher Theorien. Daher gilt es, bei der Frage nach der Lebensqualität die Zielrichtung und den Standpunkt des Fragenden zu verdeutlichen.

Da die Möglichkeit entfällt, Wahrnehmungen und Deutungen des externen Beobachters durch eine verbale Ebene abzusichern, weil die beobachtete Person nicht ständig gefragt werden kann, ob der Interpretation des beobachteten Verhaltens zugestimmt wird, werfen reine Beobachtungsverfahren die Frage auf, wie sich die Subjektivität des Beobachters kontrollieren (validieren) lässt, um Projektionen entgegen zu wirken (Lawton et al., 2000). Dies erfordert einen höheren Trainingsaufwand und Methoden, die durch Regelwerke und Erhebung der Inter-Rater-Reliabilität die Qualität der Ergebnisse sichern. Dies gilt natürlich gleichermaßen bei der Befragung Dritter wie beispielsweise der Professionellen. Auch hier muss validiert werden, ob die Einschätzungen übereinstimmen, das heißt reliabel sind.

Was also spricht für die Beobachtung? Liegt bei Menschen mit Demenz eine geringe Introspektionsfähigkeit auf dem Hintergrund mangelnder Fähigkeit zur Selbstvergewisserung und umfassender Einbrüche im sprachlichen Bereich vor (Held, 2013), dann kann das Wohlbefinden eher durch Beobachtung ermittelt werden. Demenz verstanden als dissoziativer, diskontinuierlicher Bewusstseinszustand wirft auch die Frage nach Belastbarkeitsgrenzen für Befragungen auf: die Ergründung des Willens, das Anbieten von Auswahlmöglichkeiten und Befragungen zur Befindlichkeit können Angst und Leiden auch verstärken.

Was dagegen spricht für die Befragung? Die Arbeiten von Clare et al. (Clare, 2002; Clare/Wilson, 2006; Clare et al., 2011) haben ergeben, dass das Konzept von «Bewusstsein» und «Selbstbewusstsein» komplex und vielfältig ausfällt und Personen bezüglich Belangen, die sie unmittelbar und persönlich betreffen, bis weit in die schwere Demenz hinein befragbar sind. Eine differenziertere Betrachtung der Einsichtsfähigkeit einer Person mit Demenz könnte verhindern, dass Einbrüche in einer Dimension auf alle Bereiche generalisiert und damit wichtige Bereiche, in denen Einsicht weiterhin besteht, übersehen werden. Es gilt demnach, an den individuellen Ausdrucksformen und Ausdrucksmöglichkeiten der Person mit Demenz Anschluss zu finden und ein dafür passendes Repertoire von Methoden anzusetzen. Kate Allen (2001) hat Wege aufgewiesen, dies mit einem reichhaltigen Mix unterschiedlicher Möglichkeiten (indirekte Befragung, Arbeit mit Bildern und Objekten) zu bewerkstelligen.

Beobachtung und Befragung schließen einander nicht aus und können einander ergänzen. Nicht zuletzt hängt die Wahl der Methode von den Kompetenzen und Belastbarkeitsgrenzen der Person mit Demenz ab. Zudem ist die Fragestellung von Belang: Wird eher eine Momentaufnahme des Wohlbefindens angestrebt oder eine Einsicht, wie sich das Befinden über einen bestimmten Zeitraum hinweg entwickelt?

Für Beobachtungen könnte als best practice gelten, Kontakt zur beobachtenden Person aufzunehmen und danach zu fragen, wie es ihr geht.

1.6.1 Sind Selbstauskünfte unhinterfragbar?

Soweit vorhanden, sind Selbstauskünfte zunächst als nicht hinterfragbar anzunehmen (Brod et al., 1999) beziehungsweise es macht sprachlogisch keinen Sinn, dies zu bezweifeln. Dennoch sind die Auskünfte im Kontext zu lesen: je höher die Abhängigkeit von anderen, desto schlechter schätzen Personen mit Demenz ihre Lebensqualität ein (Andersen et al., 2004). Bei Abhängigkeit, insbesondere bei Immobilität, ist demnach eher mit negativer Einschätzung der Lebensqualität zu rechnen. Ähnliche Befunde betreffen das Ausmaß der Depressivität, die Einsicht in die eigene Situation, die psychiatrische Komorbidität (insbesondere Persönlichkeitsstörungen, paranoide Übertragungen, neuropsychiatrische Symptome) sowie die Faktoren Multimorbidität, Multichronizität und Polypharmazie (Pfeifer et al., 2013; Sousa et al., 2013). All dies sind Faktoren, die das Urteil der Person deutlich beeinflussen und die in der Bewertung der Selbstauskünfte berücksichtigt werden müssen – ohne sie damit zu entwerten.

Um die Beziehungen zwischen der Einsicht einer Person, zwischen möglicher Depressivität und den Selbstbekundungen zur eigenen Lebensqualität zu deuten, bedarf es einer fachlichen Auseinandersetzung. Hier ist einerseits festzuhalten, dass Einbrüche in den kognitiven Funktionen und Tätigkeitseinschränkungen in den Selbstbekundungen betroffener Personen nicht unbedingt zu geringerer Lebensqualität führen. Dennoch werden Möglichkeiten, die eigenen kognitiven Funktionen zu verbessern, mit einer höheren Lebensqualität in Verbindung gebracht (Banerjee et al., 2009). Dies legt die Frage nahe, welche sozial bedingten Hintergrundfaktoren – zum Beispiel familiäre Modelle, Selbstkonzepte, lebensgeschichtlich gewonnene Haltungen – die Einschätzungen der Personen bestimmen könnten.

Dies könnte folgendermaßen interpretiert werden: Vor dem Hintergrund negativer Einstellungen zum Altern werden Einbrüche im Gedächtnis als sehr belastend wahrgenommen, wobei nicht der objektive Schweregrad der Gedächtniseinbussen, sondern deren subjektive Bewertung ausschlaggebend ist. Diese Wahrnehmung und Bewertung führt dazu, Altern (mit Demenz) als fortlaufenden psychosozialen Verlust zu erleben und die eigene Lebensqualität negativ zu bewerten. Lebensqualität wird demnach nicht nur durch eine Einschätzung der gegenwärtigen Lebenslage und Umstände, sondern durch fortbestehende Haltungen zum Altern vor dem Hintergrund von persönlichen Einstellungen und Persönlichkeitseigenschaften bestimmt. Diese schlagen sich insbesondere in der Stimmung und in Bewertungen der Affektivität nieder (Gomez-Gallego et al., 2012).

Daher wird die Übernahme gesellschaftlich erzeugter negativer Stereotypien in das Selbstbild als einflussnehmend auf die Selbsteinschätzung negativer Lebensqualität diskutiert und dies scheint auch umgekehrt zu gelten: je positiver die Haltung zum Altern, desto höher die Anpassungsfähigkeit an veränderte Lebensumstände und Widerstandsfähigkeit gegen Belastungen. Es steigt dann die Wahrscheinlichkeit, trotz gesundheitlicher Einbrüche in Form von kognitiven und tätigkeitsbezogenen Kompetenzeinbrüchen die Lebensqualität hoch einzuschätzen (Trigg et al., 2012; Banerjee et al., 2009). Zusammenfassend gibt es eine Reihe von distalen und proximalen Kontexten, die eher mit einer hohen Selbsteinschätzung der Lebensqualität einhergehen sowie Kontexte, die dies eher weniger wahrscheinlich machen.

Auf diesem Hintergrund mag es paradoxerweise nicht abwegig sein, zu fragen, ob Informanten – wenn sie in eigener Sache Auskunft geben – per se die einzig legitime oder gar die beste Quelle darstellen. Dass nur ich wissen kann, wie es mir geht ist durchaus kompatibel mit der Aussage eines anderen, ich würde mich bei mir nicht gut auskennen. Beides sind Aussagen unterschiedlicher logischer Ebenen und damit nicht im Widerspruch. Für die Frage, wie das Wohlbefinden einer Person zu verbessern sei, mögen Einschätzungen und Urteile anderer genauso wichtig und relevant sein wie die Selbstauskunft.

1.6.2 Um was geht es bei der Erhebung von Lebensqualität

Das Abwägen von Vor- und Nachteilen unterschiedlicher Ansätze biegt den Spaten zurück auf den Zweck und die Funktion der Erhebung von Lebensqualität:

Geht es darum, ein Minimum von Lebensqualität zu sichern und bestimmte Parameter festzusetzen, die sich an Durchschnittswerten orientieren, die für ein Land ermittelt wurden (Becker et al., 2011)? Dann mag es der Person mit Demenz immer noch subjektiv schlecht gehen, aber es geht ihr unter Umständen nicht besser als der faktorengleichen Vergleichsbevölkerung, das heißt «es geht ihr – den Umständen entsprechend – (landesspezifisch) gut» (Variante: «Warenkorb der Sozialhilfe»).

Oder geht es darum, Daten zur Lebensqualität für Forschungszwecke zu generieren, beispielsweise um die Lebensqualität verschiedener Populationen zu vergleichen, Wirkungen spezifischer Interventionen festzustellen, die Bedeutung von Alter und Geschlecht, von Herkunft und Ethnizität, von verschiedenen Subtypen der Demenz, von verschiedenen Versorgungssettings auf die Einschätzung der Lebensqualität zu erforschen? Ein weiteres Beispiel für solche Fragen könnte sein, ob und inwiefern sich die Beziehungsqualität zwischen Professionellen oder Pflegenden Angehörigen und der Person mit Demenz auf die Selbsteinschätzungen der Personen mit Demenz auswirkt (Banerjee et al., 2009). Solcherlei quantitative Erhebungen können zur Folge haben, energischer gegen Depressivität anzugehen, segregative Einrichtungen zu favorisieren, für verschiedene Grade der Demenz unterschiedliche Pflegekonzepte zu entwickeln (Variante: Interventionsforschung).

Die Fragestellung kann auch lauten: welches Potential, welche Entwicklungsmöglichkeiten kann der Einzelne mit welcher Form der Assistenz unter den Lebensbedingungen, in denen er sich vorfindet, noch realisieren? Wie können Professionelle in ihrem Lernprozess unterstützt werden, sich in die Lage und Situation der Person zu versetzen, die oft minimalen Anzeichen von Interesse, Freude oder Ärger zu erkennen und ihre Wahrnehmungsfähigkeit für die Signale der Personen zu erhöhen (Lawton et al., 2000a)? Hier ginge es nicht nur um die Feststellung der Lebensqualität als Ist-Zustand, sondern um die prozess-eröffnende Frage: welche Art von Daten helfen dabei, Lebensqualität weiter zu entwickeln? Wie kann die Res mit dem Modus, das Outcome mit dem Prozess verknüpft werden? – (Variante: entwicklungsbezogene Evaluation).

Insgesamt fehlt es an Studien, welche die Konsequenzen von Einschätzungen und Erhebungen von Lebensqualität und Wohlbefinden für die Entwicklung von Dienstleistungen beschreiben (Ready/Ott, 2003).

In Hinblick auf die verschiedenen Instrumente der Erfassung von Lebensqualität und Wohlbefinden, deren Zwecke und Hintergrundtheorien ist also zu fragen: Erfassen die verschiedenen Instrumente ein und dasselbe Konstrukt, lassen sich die Ergebnisse verschiedener Instrumente gut kumulieren beziehungsweise ergänzen sie sich, stellt jedes Instrument ein unabhängiges, eigenständiges Konstrukt von Lebensqualität her (Edelman et al., 2005; Crespo et al., 2012)? Ob sich die so gewonnenen Daten unterschiedlicher Methoden aggregieren lassen und ein kohärentes Gesamtbild erzeugen, ist eher eine häufig vorzufindende Forderung und ein Anspruch, welche bisher kaum eingelöst wurden (Lawton, 2001; Sloane et al., 2005). Anstelle einer «Cadillac-Version» tritt ein bunter Reigen verschiedener Instrumente für verschiedene Zwecke, Ziele und Fragestellungen.

Es geht um die Frage, worum es bei der Erhebung von Lebensqualität und Wohlbefinden geht. Dies könnte bezüglich DCM heißen: Warum ist es wichtig, nicht nur punktuell, zustandsbezogen oder retrospektiv zu wissen, wie es einer Person geht, sondern wie sie lebt? Wieso lassen sich nach DCM diese beiden Fragen – wie es einem geht und wie man lebt – nicht unabhängig voneinander beantworten? Hierzu ist es wichtig, auf die DCM zugrundeliegende Hintergrundtheorie zu schauen, um zu verdeutlichen, auf welche Frage genau DCM eine Antwort geben möchte.

1.7 Personsein

Personsein wird als soziales Konstrukt aufgefasst, das in günstigen Umgebungen trotz gesundheitlicher Einschränkungen genährt und gehalten, andererseits aber auch gekränkt und zerstört werden kann. Kitwood bezieht sich auf die ethologische Handlungstheorie der sozialen Positionierung nach Rom Harre, ergänzt durch Theoriebestandteile von Steven Sabat und Post (Baldwin/Capstick, 2007). Der Begriff des Wohlbefindens (well-being) erfuhr in Kitwoods Denken verschiedene Wandlungen, bezog sich aber durchgehend auf die Erhaltung des Selbst beziehungsweise der Person mit zentralen psychologischen beziehungsweise wahrnehmungsbezogenen Bedürfnissen als Mediatoren. Wohlbefinden denkt Kitwood primär innerhalb interpersonaler Bezüge zu anderen und weniger als isolierten Zustand, Befindlichkeit oder Merkmal des Einzelnen (Brooker, 2005a: interdependenter Begriff des Wohlbefindens). Je eher es gelingt, die für das Personsein maßgeblichen personalen Bezüge herzustellen und den darin implizierten Bedürfnissen wechselseitig gerecht zu werden, desto höher ist das Wohlbefinden.

Wird aber die Person von anderen, die sich nicht als dement verstehen, einseitig als «dement» positioniert, hat dies Folgen für deren Einordnung des Verhaltens beispielsweise als demenzielles Symptom. Die Qualität der auf dieser Einschätzung resultierenden Interaktion wäre dann, das Verhalten zu kontrollieren und die Person zu beruhigen anstatt das dahinter liegende Bedürfnis zu eruieren.

Viele der affekt- und emotionstheoretischen Modelle zur Einschätzung von Lebensqualität und Wohlbefinden gehen zurück auf die an Jeremy Bentham anknüpfende utilitaristisch-hedonistische, zumeist positivistische Ethik, welche die Richtigkeit und moralische Güte einer Handlung an den Affekten Freude und Glücksgefühl – und nicht etwa an Sinnerfüllung, Geborgenheit, Verantwortung für andere, Teilhabe – festmacht. Eine genügende Anzahl positiver Emotionen – möglichst vieler Menschen – reichen aus, um Handlungen zu begründen, welche diese Emotionen zuverlässig reproduzieren. Innere Beweggründe und objektive Bedürftigkeit, Konzepte wie Würde und Haltung spielen für die Bewertung keine Rolle. Im Unterschied dazu geht Kitwood eher von objektiven psychologischen Bedürfnissen aus, die für alle Menschen gleich fundamental sind, im Rahmen der Demenz aber in besonderer Schärfe in den Mittelpunkt treten. Er nennt Tätigsein, Teilhabe, Bindung/Beziehung, Trost und Wohlbehagen (comfort) sowie Identität. An anderer Stelle werden noch genannt «handelnd wirksam werden» (agency) sowie Hoffnung. Diese objektiven psychologischen Bedürfnisse werden zusammengefasst in dem zentralen Bedürfnis nach Liebe, sprich Anerkennung, welches Personsein ermöglicht und «nachnährt» (Baldwin/Capstick, 2007). Kitwood knüpft dabei an verschiedene Konzepte der Genese des Selbst an; von der Psychoanalyse, der Tiefenpsychologie, der Bindungstheorie bis zur person zentrierten Psychotherapie. Werden diese Bedürfnisse erfüllt, dann ist dies ein Indikator für Wohlbefinden und Lebensqualität, da die Erfüllung mit Person- und Selbsterhalt einhergeht.

Wird Personsein prozesshaft vorgestellt (Müller-Hergl, 2009; Held, 2013), dann gehen Akte der Akzeptanz und Anerkennung konstitutiv in das mit ein, was es heißt, eine Person zu sein und auch zu bleiben. Wir können den einzelnen und sein Befinden nicht unabhängig von seinen Kontexten und von uns, als Teilnehmenden an seiner/ihrer Lebenswelt verstehen. Wohlbefinden bestünde damit zumindest zum Teil in der Erfüllung von Bedürfnissen, die mit wechselseitigen Konstitutionsprozessen von gelingendem oder gebrochenem Personsein einhergehen. Folglich gehört zur Verbesserung des Wohlbefinden einer Person mit Demenz die Reflexion und das Feedback darüber, wie Menschen mit und ohne Demenz in bestimmten Kontexten kommunizieren, interagieren und einander interpretieren (Purves, 2006; 2011). DCM zeigt hier einen über einen mehrstündigen Zeitraum hinweg im Lebenskontext des Klienten sich entwickelnden Tagesprozess. Es liefert damit eine subjekthafte, nicht aber willkürliche Prozessbeschreibung, wie Wohlbefinden entsteht, vergeht, ermöglicht wird, blockiert, unterstützt und verhindert wird. Objektive Aspekte der Umgebung kommen durchaus in den Blick, allerdings weniger als abstrahierte Merkmale wie beispielsweise Anzahl der Kontakte pro Woche, durchschnittliche Helligkeit, durchschnittlicher Bewegungsradius, sondern als konkrete Merkmale vorgefundener Situationen, wie beispielsweise irritierend laute Fernseher oder entspannende Musik. Da DCM den Prozess beschreibt, wie konkret Personsein gehalten oder fallen gelassen wird, besteht eine hohe Nähe zwischen Theorie und Instrument (Beavis et al., 2002).

1.8 Entwicklung einer wertorientierten Pflegekultur

Dementia Care Mapping stellt ein Beobachtungsinstrument dar, um das Leben von Menschen mit Demenz in einer stationären oder teilstationären Einrichtung durch einen externen Beobachter in einer zeitlichen Perspektive einzuschätzen. Der Beobachter hat die Aufgabe, sich in die beobachteten Personen einzufühlen und das Leben möglichst aus der Perspektive der beobachteten Personen auf vier Beobachtungsebenen in einem Rhythmus von 5 Minuten abzubilden. Ziel dieser Beobachtung ist es festzustellen, in welchem Ausmaß Menschen mit Demenz personenzentriert gepflegt und betreut werden. Die Beobachtungen und deren Auswertung nach vorgegebenen Schritten bilden die Grundlage für eine umfassende mündliche und schriftliche Rückmeldung an das Team mit dem Ziel, gute Praxis zu festigen, schlechte Praxis zu verändern und zu dem Nichtveränderbaren eine möglichst positive Haltung einzunehmen. Dieser Prozess – auch DCM-Methode genannt – sollte in regelmäßigen Abständen mehrmals im Jahr durchgeführt werden und damit dem Team Gelegenheit für eine kritische Revision der eigenen Praxis bieten (Brooker, 2004). DCM dient somit als Vehikel, sich von einer aufgaben- und funktionsorientierten Pflege weg und zu einer personzentrierten, bedürfnisorientierten Pflege hin zu bewegen (Brooker, 2005a).

Damit wird deutlich: Wohlbefinden (als zentraler Teil des Konzeptes von Lebensqualität) wird weniger gemessen, als verhandelt – in Form einer kommunikativen Validierung zwischen dem Beobachter und den Professionellen, dem Team; weniger festgestellt als im gemeinsamen Diskurs erarbeitet. Diese Prozesshaftigkeit und Vorläufigkeit auch in dem, was das Ergebnis einer DCM-Beobachtung ausmacht, stellt die besondere Qualität des Verfahrens dar, die es von anderen Instrumenten zur Einschätzung von Lebensqualität unterscheidet. Es werden keine «abgeschlossenen» Aussagen und «geschlossenen Diskurse» – in Form von Messdaten – erzeugt, sondern ein offener und vorläufiger Diskurs über Daten und Entwicklung gesucht. Dies bedeutet nicht, dass der Beobachter seine Beobachtungen nicht vertritt und gut begründet; er nimmt aber Ergänzungen entgegen, rechnet mit der Perspektivität und Selektivität eigener Beobachtungen und strebt an, über

Wirklichkeit mit dem Team übereinzukommen. Angestrebt wird ein Lernprozeß, in dem versucht wird, anhand der Beobachtungen einer externen Person die eigenen Annahmen über die Lebensqualität eines Klienten zu reflektieren (Triangulierung): dies könnte man auch als einen Beitrag zur «verstehenden Diagnostik» begreifen (Buscher et al., 2012). Der eigentliche Adressat ist der reflektierende Praktiker vor Ort; sind die für Personen mit Demenz verantwortlichen Professionellen. Es gilt, Impulse für die wertorientierte Entwicklung der Pflegekultur zu setzen.

1.8.1 Wie man lebt, nicht (nur), wie es geht ...

Dementia Care Mapping schließt andere Verfahren wie beispielsweise offene, halb-strukturierte oder standardisierte Befragungen nicht aus, hält sie für möglich, wichtig und begrüßt sie sogar (Übersicht: Ready/Ott, 2003). Als Instrument der entwicklungsbezogenen Evaluation tritt es nicht wirklich in Konkurrenz zu Verfahren, welche die Perspektive der Angehörigen, der Professionellen erkunden oder die Selbstauskunft erfragen. DCM vertritt den Standpunkt, dass die Form der teilnehmenden Beobachtung durch eine externe Person eine bestimmte Datenqualität liefert, die sich für die Weiterentwicklung der Pflege und Betreuung besonders gut eignet, weil es die Wahrnehmung und Haltung der Beteiligten verändert (Edelman et al., 2004). Umgekehrt wird hier allerdings auch die Auffassung vertreten, dass quantitative Erhebungen und zumeist auch Selbstauskünfte (Ausnahme: Allen, 2001) zur Lebensqualität wenig Potential aufweisen, das Wohlbefinden und die Lebensqualität von Menschen mit Demenz zu steigern und zur personzentrierten Entwicklung der Pflegekultur beizutragen.

Die Verankerung von Indikatoren von Wohlbefinden im Kontext des Tagesverlaufes erleichtert es, Ansatzpunkte für die Verbesserung von Wohlbefinden konkret und praxisnah zu entwickeln und zu implementieren. Wohlbefinden wird situations- und ablauforientiert, eng an den Handlungsmöglichkeiten der Beteiligten entlang festgestellt und somit Veränderungsoptionen zugeführt. Überspitzt könnte es heißen: es geht nicht primär um Wohlbefinden als Zustand des Einzelnen, sondern um die Einbettung dieser Frage in eine andere: wie Menschen mit Demenz leben. Diese etwas andere Perspektive auf das, was DCM beantwortet, entschärft zum Teil das Problem, ob DCM (ähnlich auch Befragungen) «wirklich» das Wohlbefinden («an sich»?) abbildet (Edelman et al., 2004). Die Beobachtungen, die Verschriftlichung, das Feedback erfolgen in der Absicht, Potentiale der Person und des Kontextes für Veränderung aufzuspüren.

Gründe für die Tauglichkeit von DCM als Instrument für die Praxisentwicklung könnten zusammenfassend sein:

- Befragungen werden oft durch «erwünschte Antworten», die Person des Interviewenden, den Grad der kognitiven Beeinträchtigung, reduzierte Erwartungen, den Grad der Krankheitseinsicht, das Verlangen nach «verlässlichen Items» beeinflusst (Gebert/Kneubühler, 2001).
- Viele Instrumente zur Lebensqualität wurden eher für die Forschung als für die Praxis entwickelt, bieten wenig Information über die subjektiven Erfahrungen der Person beziehungsweise nehmen zu wenig den Standpunkt der Person ein (Innes/Surr, 2001).
- Entwicklungen geschehen in der Regel durch Irritation und Wahrnehmungsveränderungen sowie Veränderungen im Selbstbild und Reflexion der beruflichen Aufgabe. DCM bietet die Chance, das eigene pflegerische Selbstbild in der Rolle mit einem Fremdbild abzugleichen. Diese Möglichkeit ist in der Regel nicht gegeben, wenn professionelle Mitarbeiterinnen und Mitarbeiter der Einrichtung die Lebensqualität erheben. Insbesondere die Einschätzung durch «pen and pencil»-Verfahren (Ankreuzen vorgegebener

Einschätzungsbögen) bietet wenig Potential und konkrete Ansatzpunkte für Veränderungen.
- DCM greift aus dem multidimensionalen Gesamtspektrum der Lebensqualität (Selai/Trimble, 1999) die Ebene des psychischen und sozialen Wohlbefindens auf, mit den Aspekten von Affekt, Engagement, Aktivitäten, Interaktion und Kommunikation. Aspekte, die mit physischer Gesundheit, Milieu, Sicherheit etc. verbunden sind, werden nur im Bedarfsfall, das heißt als Merkmale des konkreten Kontextes, der konkreten Situation erfasst.

1.9 Fazit

DCM ist weder eindeutig nur ein Instrument zur Abbildung von Pflege- noch von Lebensqualität; der Begriff des Wohlbefindens ist weniger in einem positivistisch-affekttheoretischen Hintergrund verortet, sondern verankert den Begriff in den interaktiven Prozessen zwischen Umwelt und Menschen. Es bildet einen Zustand im Kontext seines Vorkommens ab. Seine jeweiligen Konstrukte von Wohlbefinden sind nicht endgültig oder abgeschlossen, sondern eher vorläufig als «Verhandlungsangebot» an das Team mit dem Ziel, Entwicklungspotentiale für beide Seiten – die beobachteten Klienten und die Professionellen – offen zu legen. DCM rechnet mit Überformungen des Urteils von Professionellen, Angehörigen und auch von Menschen mit Demenz im Sinne von Hospitalisierungsfolgen beziehungsweise familiären Dynamiken, ohne damit deren Urteil und Einschätzungen gering zu achten: vielmehr wird damit gerechnet, dass positive Entwicklung sehr häufig durch Triangulierung der Binnenperspektiven der Beteiligten angetrieben werden. DCM scheut nicht davor zurück, die Subjektivität des Beobachters als mögliche Erkenntnisquelle zu nutzen, versucht aber, die Subjektivität durch Regeln, Verfahrensanweisungen, Inter-Rater-Konkordanzen in einem verantwortbaren Bereich zu halten. Es nutzt quantitative und qualitative Methoden, um eine möglichst reichhaltige, differenzierte und nuancierte «Geschichte» über den beobachteten Tag zu erzeugen. DCM rechnet mit der wahrnehmungsverändernden Kraft solcher «Geschichten», wenn sie den Beteiligten einleuchten, sie sich darin wiederfinden, gewürdigt und angeregt erfahren. «Gute Geschichten» über die Bewohner erlauben, einen guten Weg zwischen blockierender Bestätigungssucht und leichter Kränkbarkeit der Professionellen zu finden.

DCM leistet damit einen einzigartigen Beitrag zur Entwicklung der Pflegekultur, trägt dazu bei, die Entwicklung der Pflege und Betreuung eng entlang der Bedürfnisse der Personen voranzutreiben.

Literatur

Abrahamson K., Clark D., Perkins A., Arling G. (2012). Does Cognitive Impairment Influence Quality of Life Among Nursing Home Residents? The Gerontologist, 52, (5), 632–640.

Allen K. (2001). Communication and Consultation. Exploring ways for staff to involve people with dementia in developing services. Bristol: Joseph Rowntree Foundation and The Policy Press.

Andersen C. K., Wittrup-Jensen K. U., Lolk A., Andersen K., Kragh-Sorensen P. (2004). Ability to perform activities of daily living is the main factor affecting quality of life in patients with dementia. Health and Quality of Life Outcomes, (21), 2–52.

Angrosino M. (2005). Recontextualizing observation: ethnography, pedagogy, and the prospects for a progressive political agenda. In: The Sage Handbook of Qualitative Research, 3rd. ed., Denzin, N. & Lincoln, Y. (eds). Thousand Oaks, CA: Sage, 729–745.

Baldwin C., Capstick A. (2007) (eds.). Tom Kitwood on Dementia. A Reader and A Critical Commentary. Maidenhead: Open University Press.

Banerjee S., Samsi K., Petrie C. D., Alvir J., Treglia M., Schwam E. M., del Valle M. (2009). What do we know about quality of life in dementia? A review of the emerging evidence on the predictive and explanatory value of disease specific measures of health related quality of life in people with dementia. International Journal of Geriatric Psychiatry, (24), 15–24.

Beavis D., Simpson S., Graham I. (2002). A literature review of dementia care mapping: methodological considerations and efficacy. Journal of Psychiatric and Mental Health Nursing, 9, 725–736.

Becker S., Kaspar R., Kruse A. (2011). H.I.L.DE. Heidelberger Instrument zur Erfassung der Lebensqualität demenzkranker Menschen. Bern: Verlag Hans Huber.

Brod M., Stewart A. L., Sands L., Walton P. (1999). Conceptualization of quality of life in dementia: The dementia quality of Life instrument (DqoL). The Gerontologist, (39), 25–35.

Brooker D. (2004). What is Dementia Care Mapping? In: Brooker D., Edwards P., Benson S. (eds). Dementia Care Mapping. Experience and insights into practice, Hawker Publications, 11–15.

Brooker D., Surr C. (2005). Dementia Care Mapping: Principles and Practice, University of Bradford.

Brooker D. (2005a). Dementia Care Mapping: A Review of the Research Literature. The Gerontologist, 45 (Special Issue 1), 11–18.

Brooker D., Woolley R. J. (2007). Enriching opportunities for people living with dementia: The development of a blueprint for a sustainable activity-based model. Aging & Mental Health, 11(4), 371–384.

Brooker D. J., Woolley R. J., Lee D. (2007a). Enriching opportunities for people living with dementia in nursing homes: An evaluation of a multi-level activity-based model of care. Aging & Mental Health, 11(4), 361–370.

Buscher I., Reuther S., Holle D., Bartholomeyczik S., Vollmar H. C., Halek M. (2012). Das kollektive Lernen in Fallbesprechungen. Pflegewissenschaft, 3, 168–178.

Clare L. (2002). Developing awareness about awareness in early-stage dementia. Dementia, 1(3), 295–312.

Clare L., Wilson B. A. (2006). Longitudinal assessment of awareness in early-stage Alzheimer's disease using comparable questionnaire-based and performance-based measures: a prospective one-year follow-up study. Aging & Mental Health, 10(2), 156–165.

Clare L., Markova I. S., Roth I., Morris R. G. (2011). Awareness in Alzheimer's disease and associated dementias: Theoretical framework and clinical implications. Aging & Mental Health, 15(8), 936–944.

Clare L., Whitaker R., Woods R. T., Quinn C., Jelley H., Hoare Z., Woods J., Downs M., Wilson B. A. (2013). AwareCare: a pilot randomized controlled trial of an awareness-based staff training intervention to improve quality of life for residents with severe dementia in long-term care settings. International Psychogeriatrics, 25(1), 128–139.

Cohen-Mansfield J., Thein K., Dakheel-Ali M., Marx M. S. (2010). Engaging nursing home residents with dementia in activities: The effects of modelling, presentation order, time of day, and setting characteristics. Aging & Mental Health, 14(4), 471–480.

Conde-Sala J. L., Garre-Olmo J., Turro-Garriga O., Lopez-Pousa S., Vitalta-Franch J. (2009). Factors related to perceived quality of life in patients with Alzheimer's Disease: the patient's perception compared with that of caregivers. International Journal of Geriatric Psychiatry, 24, 585–594.

Conde-Sala J. L., Garre-Ormo J., Turro-Garriga O., Vilalta-Franch J., Lopez-Ponsa S. (2010). Quality of Life of Patients with Alzheimer's Disease: Differential Perceptions between Spouse and Adult Child Caregivers. Dementia and Cognitive Disorders, 29, 97–108.

Conde-Sala J. L., Rene-Ramirez R., Turro-Garriga O., Gascon-Bayarri J., Juncadella-Puig M. (2013). Factors associated with the variability in caregiver assessment of the capacities of patients with Alzheimer Disease. Journal of Geriatric Psychiatry and Neurology, 26(2), 86–94.

Crespo M., de Quiros M. B., Gomez M. M., Hornillos C. (2012). Quality of life of nursing home residents with dementia: a comparison of perspectives of residents, family and staff. The Gerontologist, 52, 56–65.

Cummins R. A., Lau A. L. D. (2003). Community integration or community exposure? A review and disussion in relation to people with an intellectual disability. Journal of Applied Research in Intellectual Disabilities, 16, 145–157.

Edelman P., Fulton B. R., Kuhn D. (2004). Comparison of Dementia-Specific Quality of Life Measures in Adult Day Centres. Home Health Care Services Quaterly, 23(1), 25–42.

Edelman P., Fulton B. R., Kuhn D., Chang C. H. (2005). A comparison of three methods of measuring dementia-specific quality of life: perspectives of residents, staff and observers. The Gerontologist, 45 (Special Issue 1), 27–36.

Epstein A. M., Hall J. A., Tognetti J., Son L. H., Contant L. J. (1989). Using proxies to evaluate quality of life. Can they provide valid information about patient's health status and satisfaction with medical care? Medical Care, 27, 91–98.

Ettema T. P., Dröes R. M., de Lange J., Mellenbergh G. J., Ribbe M. W. (2007). QUALIDEM: development and evaluation of a dementia specific quality of life instrument – validation. International Journal of Geriatric Psychiatry, 22, 424–430.

Gebert A., Kneubühler H. U. (2001). Qualitätsbeurteilungen und Evaluation der Qualitätssicherung in Pflegeheimen. Bern: Verlag Hans Huber.

Gomez-Gallego M., Gomez-Amor J., Gomez-Garcia J. (2012). Determinants of quality of life in Alzheimer's disease: perspective of patients, informal caregivers, and professional caregivers. International Psychogeriatrics, 24(11), 1805–1815.

Gräseke J., Fischer T., Kuhlmey A., Wolf-Ostermann K. (2012). Quality of Life in dementia care – differences in quality of life measurements performed by residents with dementia and by nursing staff. Aging & Mental Health, 16 (7), 819–827.

Held C. (2013). Was ist ‹gute› Demenzpflege? Demenz als dissoziatives Erleben – Ein Praxishandbuch für Pflegende. Bern: Verlag Hans Huber.

Hoe J., Hancock G., Livingston G., Orrell M. (2006). Quality of life of people with dementia in residential care homes. British Journal of Psychiatry, 188, 460–464.

Holst G., Hallberg I. R. (2003). Exploring the meaning of everyday life, for those suffering from dementia. American Journal of Alzheimer's Disease and Other Dementias, 18, 359–365.

Innes A., Surr C. (2001). Measuring the well-being of people with dementia living in formal care settings: the use of Dementia Care Mapping. Aging & Mental Health, 5(3), 258–268.

Lawton M. P., Van Haitsma K., Perkinson M. (2000). Emotion in People with Dementia: A Way of Comprehending Their Preferences and Aversions. In: Lawton P. M., Rubinstein R. L. (eds). Interventions in Dementia Care: Toward Improving Quality of Life. New York: Springer, 95–119.

Lawton M. P., Van Haitsma K., Perkinson M., Ruckdeschel K. (2000a). Observed Affect and Quality of Life in Dementia: Further Affirmations and Problems. In: Albert S. M., Logsdon, R. G. (eds). Assessing Quality of Life in Alzheimer's Disease. New York: Springer, 95–110.

Lawton P. M. (2001). Quality of Care and Quality of Life in Dementia Care Units. In: Noelker L. S, Harel Z. (eds). Linking Quality of Long-Term Care and Quality of Life. New York: Springer, 136–161.

Logsdon R. G., Gibbons L. E., McCurry S. M., Teri L. (2002). Assessing Quality of Life in Older Adults with Cognitive Impairment. Psychosomatic Medicine, 64, 510–519.

Mittal V., Rosen J. (2007). Perception Gap in Quality-Of Life Ratings: An Empirical Investigation of Nursing Home Residents and Caregivers. The Gerontologist, 47(2), 159–168.

Müller-Hergl C. (2009). Patientenverfügungen, Demenz und der community view. In: Schnell M. (Hrsg) Patientenverfügungen. Begleitung am Lebensende im Zeichen des verfügten Patientenwillens – Kurzlehrbuch für die Palliative Care. Bern: Verlag Hans Huber, 255–264.

Müller-Hergl C. (2010). Was machen wir denn mit den Männern? Pflegen: Demenz, 15, 28–32.

Pfeifer C., Drobetz R., Frankhauser S., Mortby M. E., Maercker A., Forstmeier S. (2013). Caregiver ratings bias in mild cognitive impairment and mild Alzheimer's disease: impact of caregiver burden and depression on dyadic rating discrepancy across domains. Internatio-nal Psychogeriatrics, 7, 1–11 (ahead of print).

Purves B. A. (2006). Family voices: analyses of talk in families with Alzheimer's disease or a related disorder. University of British Columbia, Vancouver.

Purves B. A. (2011). Exploring positioning in Alzheimer Disease through analyses of family talk. Dementia,10(1), 35–58.

Ready R. E., Ott B. R. (2003). Quality of Life Measures in Dementia. Health and Quality of Life Outcomes, 1, (11), 1–11.

Rubinstein R. L. (2000). Resident Satisfaction, Quality of Life, and «Lived Experience» as Domains to be Assessed in Long-Term Care. In: Cohen-Mansfield J., Ejaz F. K., Werner P. (eds), Satisfaction Surveys in Long-Term Care. New York: Springer, 13–28.

Schalock R. L. (2000). Three decades of quality of life. In: Wehmeyer M. L., Patton J. R. (eds). Mental Retardation in the 21st Century: Pro-ed, Austin TX, 335–356.

Selai C., Trimble M. R. (1999). Assessing quality of life in dementia, Aging & Mental Health, 3(2), 101–111.

Sloane P. D., Zimmerman S., Williams C. S., Reed P. S., Gill K. S., Preisser J. S. (2005). Evaluating the quality of Life of Long-Term Care Residents with dementia. The Gerontologist, 45 (Special Issue I), 37–49.

Sousa M. F., Santos R. L., Arcoverde C., Simões P., Belfort T., Adler I., Leal C., Dourado M. C. (2013). Quality of Life in dementia: the role of non-cognitive factors in the ratings of people with dementia and family caregivers. International Psychogeriatrics, 25 (7), 1097–1105.

Steeman E., Godderis J., Grypdonk M., de Bal N., de Casterle B. D. (2007). Living with dementia from the perspective of older people: Is it a positive story? Aging & Mental Health, 11(2), 119–130.

Streiner D. L., Norman G. R. (2003). Health Measurement Scales – a practical guide to their development and use. Oxford University Press.

Thorgrimsen L., Selwood A., Spector A., Royan L., de Madariaga Lopez M., Woods R. T., Orrell M. (2003). Whose quality of life is it anyway? The validity and reliability of the Quality of Life – Alzheimer's Disease (QoL-AD) Scale. Alzheimer Disease and Associated Disorders, 17 (4), 201–208.

Townsend-White C., Pham A. N. T., Vassos M. V. (2012). A systematic review of quality of life measures for people with intellectual disabilities and challenging behaviours. Journal of Intellectual Diasability Research, 56(3), 270–284.

Trigg R., Watts S., Jones R., Tod A., Elliman R. (2012). Self-reported quality of life ratings of people with dementia: the role of attitudes to aging. International Psychogeriatrics, 24(7), 1085–1093.

Uman G. C., Hocevar D., Urman H. N., Young R., Hirsch M., Kohler S. (2000). Satisfaction Surveys with the Cognitively Impaired. In: Cohen-Mansfield J., Ejaz F. K., Werner P. (eds). Satisfaction Surveys in Long-Term Care. New York: Springer, 166–186.

Van Baalen A., Vingerhoets A. J. J. M., Sixma H. J., de Lange J. (2011). How to evaluate quality of care from the perspective of people with dementia: An overview of the literature. Dementia,10(1), 112–137.

Vasse E., Vernooij-Dassen M., Spijker A., Rikkert M. O., Koopmans R. (2010). A systematic review of communication strategies for people with dementia in residential and nursing homes. International Psychogeriatrics, 22(2), 189–200.

Veenhoven R.(2000). The Four Qualities of Life. Ordering concepts and measures of the good life. Journal of Happiness Studies, 1, 1–39.

Volicer L., Hurley A. C., Camberg L. (2000). A Model of Psychological Well-Being in Advanced Dementia. In: Albert S. M., Logsdon R. G. (eds). Assessing Quality of Life in Alzheimer's Disease. New York: Springer, 111–124.

Wang M., Schalock R. L., Verdugo M. A., Jenaro C. (2010). Examining the factor structure and hierarchical nature of the quality of life construct. American Journal on Intellectual and Developmental Disabilities, 115, 218–233.

Whitlatch C. J., Piiparinen R., Feinberg L. F. (2009). How well do family caregivers know their relatives› care values and preferences? Dementia, 8(2), 223–243.

WHO, Division of Mental Health and prevention of substance abuse (1997). WHOQOL: Measuring quality of Life (heruntergeladen am 4.7.2013) unter: http://www.who.int/mental_health/media/68.pdf).

Wood W., Womack J., Hooper B. (2009). Dying of boredom: An exploratory case study of time use, apparent affect, and routine activity situations on two Alzheimer's special care units. American Journal of Occupational Therapy, 63, 337–350.

2. DCM – Instrument und Methode

Von Christine Riesner

2.1 Einleitung

Dieses Kapitel befasst sich mit dem Hintergrund von DCM, der person-zentrierten Pflege und ihren Merkmalen. Das Instrument DCM wird danach beschrieben und mit der Anwendungsmethode verknüpft. Die psychometrischen Eigenschaften des DCM-Instrumentes werden dargestellt und diskutiert. Anschließend werden Anwendungsarten von DCM als prozesshaftes Instrument der Entwicklung person-zentrierter Pflege und als Ergebnismessung der Lebensqualität von Menschen mit Demenz dargestellt. Zu verschiedenen hier behandelten Themen würde eine wesentlich tiefere Auseinandersetzung lohnen als sie hier möglich ist. Ziel dieses Kapitels ist es, einen Überblick über relevante Aspekte von DCM-Instrument und Methode zu geben und auf weiterführende Literatur innerhalb und außerhalb dieses Bandes hinzuweisen. Die Ausbildungsmodalitäten von DCM werden hier nicht thematisiert, sie können beim deutschen Strategischen Partner unter www.dcm-deutschland.de nachvollzogen werden. Ebenso bietet die Bradford Dementia Group weiterführende Informationen zu DCM (siehe http://www.brad.ac.uk/health/career-areas/bradford-dementia-group/dementia-care-mapping/).

2.2 Hintergrund – Dialektik der Demenz

Der Beginn der Auseinandersetzung mit Phänomenen der Demenz begann für Tom Kitwood mit der Kritik am so genannten (medizinischen) Standardparadigma der Demenz, welches eine linear-kausale Beziehung zwischen der Neuropathologie und der Demenz postulierte (Kitwood, 1990). Danach wurde eine Demenz schlicht durch den Untergang von Hirnzellen verursacht. Durch diese Erklärung schien die ganze Person ausgelöscht zu werden, nicht nur die kognitiven Fähigkeiten schwanden, auch «menschliches Empfindungs- und Wahrnehmungsvermögen» (Morton, 2002: 106) wurde Menschen mit Demenz abgesprochen. Zunehmend waren professionell und familiär Pflegende in der Demenz-Versorgung unzufrieden mit dieser negativen Sicht des medizinischen Paradigmas, sie suchten händeringend nach Erklärungen für die Symptome der Demenz und nach Ideen, wie damit umgegangen werden kann. In dieser Phase begannen Kitwood und Kollegen der Bradford Dementia Group (UK) mit der Entwicklung einer sozialpsychologischen Theorie, um Pflegenden ein angemesseneres Verständnis der Demenz und damit auch ihres Tuns zu ermöglichen. Damit sollte auch der Misstand beendet werden, den Kitwood und Bredin folgendermaßen beschreiben: «the fact is that thousands upon thousands of hours of dementia care work pass by, in which the people involved generally do not understand what they are doing» (Kitwood/Bredin, 1992: 270). Wesentliche Grundlage dieser Theorie musste aus den therapeutischen Diskussionen dieser Zeit (Validationstherapie, Resolutionstherapie) eine Anwendbarkeit in der kontinuierlichen Alltagsbegleitung sein, also ein Herauslösen von gelingenden Strategien aus dem Verständnis einer therapeutischen Sitzung ermöglichen (Morton, 2002). Kitwood entkräftete systematisch das medizinische Standardparadigma und entwickelte ein prozesshaftes sozialpsychologisches Verständnis der Demenz, welches den gesamten Alltag umspannt. Kitwoods Ausgangsthese war hier, dass Empfindungen des Individuums sowohl eine psychische Erfahrung (Ψ) als auch gleichzeitig eine Hirnaktivität (b) sind. Die Ausgangsstruktur des menschlichen Gehirns mit seinen Entwicklungsmerkmalen und den entwicklungsgeschichtlich älteren Verschaltungen sind genetisch vorgegeben. Die darauf aufbauenden Schaltkreise, besonders die in der Hirnrinde stattfindenden Prozesse vollziehen sich durch Lernprozesse des Individuums auf einer individuellen Ebene und werden durch entsprechende Entwicklungen auf der Ebene der Hirnstruktur gespiegelt (BD). So wie sich keine Person vollständig gleicht, so gleichen sich auch Gehirne nicht völlig. Eine Demenz zeigt sich gewöhnlich auf der hirnorganischen Ebene durch einen Verlust der Neuronenanzahl und synaptischen Verbindungen. Diese Verluste sind Folgen von Erkrankungen und degenerativen Prozessen, die als Gehirnpathologie (BP) bezeichnet werden. Die neurologische Einschränkung eines Individuums wird demnach durch verschiedene Faktoren beeinflusst: durch die psychische Erfahrung und ihre hirnorganische Entsprechung ($\Psi \equiv b$) und durch hirnorganische Strukturentwicklung (BD) und pathologische Abbauprozesse (BP). Es entsteht ein dialektisches Verhältnis zwischen Hirnorgan-Entwicklung (BD) und Hirnorgan-Abbau (BP). Die Hirnorgan-Entwicklung wird durch die Auseinandersetzung des Individuums mit seiner Umwelt bestimmt. Hier entsteht für das Individuum ein dialektischer demenzieller Prozess (dementing process) zwischen dem sozialpsychologischen Umfeld einerseits und den neuropathologischen Prozessen andererseits (Kitwood, 2000). Die individuellen Auswirkungen einer Demenz sind daher prozesshaftes Resultat zwischen Hirnorgan-Abbau (BP) und sozialpsychologischem Umfeld – oder andersherum ausgedrückt: die sozialpsychologischen Umweltbedingungen beeinflussen in Richtung Hirnorganabbau (BP) und/oder hirnorganischer Strukturentwicklung (BD). Ist die sozialpsychologische Umgebungsgestaltung eher schädigend durch: Angst und Unsicherheit produzierend, unfreundlich, ohne sichere Beziehungen usw., so befördert dies die Abbauprozesse. Ist die Sozialpsychologie unterstützend, so wird dadurch vermindernd auf Abbauprozesse eingewirkt.

Diese weitreichende Beschreibung der Demenz war umfassender als alles, was zu dieser Zeit bisher zur Verfügung stand (Morton, 2002). Kitwood setzt sich nun mit der sozialpsychologischen Umgebungsgestaltung tiefer auseinander und beschreibt Mechanismen der malignen Sozialpsychologie als schädliches soziales Klima für das individuelle Selbstwertgefühl einer Person, welches ausschlaggebend für die Aufnahme von Umweltreizen, für Selbstvertrauen und für gelingende Beziehungen ist. Die ersten zehn Beispiele für eine maligne Sozialpsychologie erscheinen (Kitwood, 1990) und bilden die Grundlage für die sich später entwickelnden DCM-Codes für personale Detraktionen.

2.2.1 Maligne Sozialpsychologie und Personsein

In Kitwoods und Bredins Artikel «Towards a Theory of Dementia Care: Personhood and Well-being» (1992) werden die Mechanismen maligner Sozialpsychologie aufgezeichnet, bevor sein Konzept von Personsein beschrieben wird. Sein Anliegen ist hier, einen als bekannt verstandenen Verlauf der Demenz neu aufzu-

2.2 Hintergrund – Dialektik der Demenz

rollen. Er setzt bei den frühen Symptomen der Demenz an: etwas (einkaufen, Herd bedienen) wird vergessen und dies beunruhigt die Menschen im Umfeld und vielleicht auch die Person selbst. Möglicherweise hat die Person mit Demenz aber überhaupt kein Problem, sondern nur diejenigen im Umfeld. Nun scheint ein Mechanismus einzusetzen, in dem «WIR», die wir uns im Wesentlichen als gesund verstehen, uns um «Sie», die neurologisch beeinträchtigt und defizient sind, zu kümmern (care) (s. **Abbildung 2-1**, links). «WIR» entwerfen Strategien, schreiben Pläne und sorgen dafür, dass «SIE» über lange Sicht lernen, «einen Platz für sich in dem von uns vorgegebenen Rahmen zu finden» (Kitwood/Bredin, 1992: 272). «SIE» produzieren dabei Probleme wie herausforderndes Verhalten, «WIR» haben Therapien wie Verhaltensmanagement oder Validation. Für intersubjektive Perspektiven und Beziehungen ist hier kein Platz. Dass «WIR» auch Defizite haben, dass wir Ängste unterdrücken; eher vermeiden, in eine tatsächliche Beziehung zu treten und unter einem kalten Materialismus leiden, wird nicht zum Thema: das Problem wird auf «SIE» verlagert. Aus Kitwoods Sicht erscheinen «SIE» allerdings normaler und reagieren angemessener, denn sie leiden offener an der «Pathologie der Normalität» (Verweis von Kitwood und Bredin, 1992: 273; Fromm, 2006), drücken ihre Gefühle und Bedürfnisse offener aus und leben mehr in der Gegenwart als «WIR». In einer intersubjektiven Begegnung zeigt sich, dass «WIR» und «SIE» prinzipiell Defizite haben und psychische Krisen kennen (s. **Abbildung 2-1**, rechts).

Familiäre und professionelle Helfer sollten Vorbereitung und Unterstützung erfahren, wenn sie mit Menschen mit Demenz in Beziehung gehen, ähnlich wie dies in anderen therapeutischen Berufen notwendig ist: bevor man dem anderen begegnen kann, muss man sich selbst gut kennen. In Folge eines stetigen Ungleichgewichts zwischen den Anforderungen:

- emotionale Nähe zu Menschen mit Demenz und
- persönliche Ressourcen

kann ein Burnout entstehen, welches bei professionellen Helferinnen und Helfern durch die Organisation befördert oder (präventiv) vermindert wird. Kitwood hat den Aspekten der für- und versorgenden Organisation in seinem Buch (Kitwood, 2000) ein umfangreiches Kapitel gewidmet. Aus Kitwoods Ausführungen heraus lohnt es sich, darüber nachzudenken, den

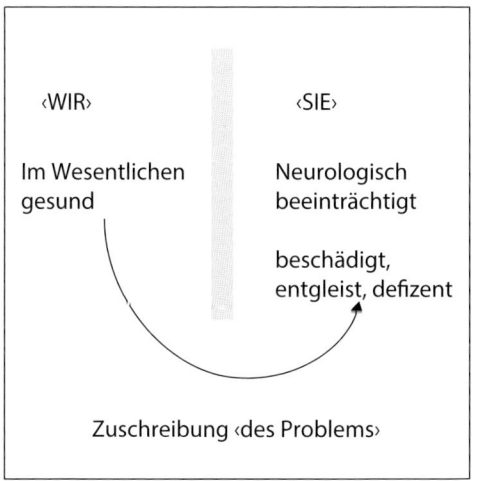 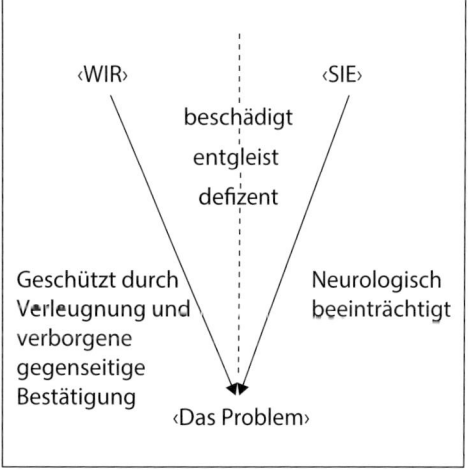

Abbildung 2-1: Die WIR-SIE-Beziehung nach Kitwood/Bredin (1992: 271–272), Übersetzung durch die Autorin

Schwerpunkt so genannter Interventionen auf die Stärkung der Pflegenden zu richten das heißt den Fokus darauf zu richten, dass Pflegende Unterstützung darin erfahren, die intersubjektive Begegnung mit Menschen mit Demenz als Bereicherung ihres Lebens wahrnehmen zu können. Pflegende scheinen, wenn sie dieser Begegnung nicht gewachsen sind, ebenfalls eine vulnerable Gruppe zu sein.

Zusammenfassend zeigt sich in der Auseinandersetzung mit der malignen Sozialpsychologie, dass Menschen mit und ohne Demenz mehr Gemeinsamkeiten haben, wenn die strikte Trennung zwischen «WIR» und «SIE» gedanklich aufgehoben wird, was in einer intersubjektiven Begegnung geschieht. Die Bedeutung dieser Form der Begegnung wird im Begriff des Personseins ausgearbeitet.

Für Kitwood und Kollegen ist das Personsein der zentrale Aspekt in der Demenz. Der Status der Person wird hier aus der sozialen Perspektive verstanden, Person wird nicht mit dem Begriff Individuum gleichgesetzt. Personsein wird durch die soziale Beziehung zu anderen ermöglicht, wobei die Qualität dieses In-Beziehung-Tretens unterschieden werden muss. Hier bezieht sich Kitwood auf Martin Buber, der die ICH-ES von der ICH-DU Beziehung unterscheidet (Kitwood, 2000). Während ICH-ES Beziehungen eher eine kühle, instrumentalisierte und distanzierte Qualität haben, sind ICH-DU Beziehungen offen, absichtslos und ohne Vorbehalte. Die vielzitierte Definition des Personseins als «ein Stand oder Status, der dem einzelnen Menschen im Kontext von Beziehungen und sozialem Sein von anderen verliehen wird» (Kitwood, 2000: 27) macht die soziale Einbezogenheit als notwendige Bedingung des Personseins deutlich. Geht man noch einen Schritt weiter, so enthält das Personsein für Kitwood Persönlichkeitszustände, die zwischen «zerbrochen», «erstarrt» und «fließend» liegen und ein siebenstufiges Modell bilden (Kitwood/ Bredin, 1992). Persönlichkeit versteht er als eine Ansammlung von personalen Ressourcen und Handicaps, die erworben wurden und sich im Verlauf des Lebens stetig entwickeln beziehungsweise verwandeln (Morton, 2002). Die «zerbrochene» Persönlichkeit, die Kitwood mit Psychose, Demenz und Depression belegt, ist nicht in der Lage, eine intersubjektive Beziehung zu initiieren, ist aber sehr darauf angewiesen, dass andere diese Intersubjekt-Qualität zu ihnen halten. Die «fließende» Persönlichkeit ist dagegen in der Lage, durch intersubjektive Beziehungen Wandel und Wachstum zu erfahren (Kitwood/Bredin, 1992). Bei diesem Modell ist zu betonen, dass es keine statischen, sondern sich wandelnde Zustände aufzeigen will. Demenz sieht Kitwood als «zerbrochenen» Persönlichkeitszustand, der sich nach diesem Modell auch wieder in einen flüssigeren Zustand verändern könnte. Diese These wird mit der «Remenz»-Annahme verstärkt, bei der durch ein stetiges Angebot an intersubjektiver Beziehungsqualität auch der kognitive Verlust der Person gemindert werden kann. Allerdings sieht Kitwood schon früh, dass frontotemporale Demenzen hier eine Ausnahme darstellen, weil diese Schädigungen soziale Regeln wie Ehrlichkeit, Verantwortung zu anderen und andere betreffen (Kitwood, 2000). Er warnt aber gleichzeitig, nicht ohne gesicherte Befunde von einer solchen Schädigung auszugehen. Die Auseinandersetzung zu möglichen Auswirkungen person-zentrierter Umfeldgestaltung dauert an. O'Connor et al. (2007) geben hier einen guten Überblick der Erkenntnisse, fassen diese in ein Modell zusammen, in dem Personsein sich aus subjektiven Erfahrungen, dem interaktiven Umfeld und dem soziokulturellen Kontext ergibt. Die «Remenz-These» Kitwoods lässt sich (natürlich) empirisch nicht bestätigen, denn kognitive Verluste im Rahmen der Neurodegeneration lassen sich nach heutigem Kenntnisstand nicht rückgängig machen. Allerdings zeigen Studien zu kognitiver Rehabilitation, beispielsweise von Clare et al. (2010) bei früher Alzheimer-Demenz eingesetzt, dass Verbesserungen der kognitiven Leistungsfähigkeit möglich sind.

2.2.2 Positive Personenarbeit und Wohlbefinden

Die Sozialpsychologie (SP) stellt den entscheidenden Einflussfaktor für die Symptomatik der Demenz dar, sie kann, so Kitwoods Beobachtungen, entscheidend zu Wohlbefinden der Person beitragen. Konkret auf eine Person mit Demenz bezogen stellen deren Persönlichkeit (P), die Biografie (B), die somatische Gesundheit (G) und die neurologische Beeinträchtigung (NB) weitere Einflussfaktoren dar. Die Symptomatik einer Demenz kann also durch die Summierung von P+B+G+NB+SP dargestellt werden, wodurch Kitwood dem medizinischen Paradigma ein neues Paradigma der Demenz entgegenstellte (Morton, 2002). Dieses neue Paradigma ist komplex, die beteiligten Einflussfaktoren lassen sich nicht isolieren, aber die Sozialpsychologie als die gestaltbare Einflussgröße zeigt «that a dementing illness, although it often does involve a dismantling of the person, need not necessarily do so; and that the dementia sufferer can be in a state of at least relative well-being» (Kitwood/Bredin, 1992: 207). Kitwood und Kollegen der Bradford Dementia Group haben in ihrer Konzeptentwicklung auch im Blick gehabt, dass die gegebenen sozialpsychologischen Bedingungen und die so erfolgende Ermöglichung des Personseins für Menschen mit Demenz empirisch überprüfbar sein muss (Kitwood/Bredin, 1992). Gleichzeitig macht Kitwood die Grenzen der empirischen Überprüfbarkeit deutlich, denn die Qualität einer interpersonellen Beziehung selbst lässt sich ebenso wenig «messen» wie die Tiefe der Liebe. Daher müssen zunächst «Annahmen aufgestellt werden» (Kitwood, 2000: 31), die dann empirisch überprüft werden können. Ausgehend von vier globalen Kategorien des Wohlbefindens (s. Tabelle 2-1) wurden Indikatoren für Wohlbefinden (Kitwood/Bredin, 1992) und Unwohlsein (Kitwood, 1990) entwickelt.

Diese Indikatoren variieren je nach Persönlichkeit und Temperament und gelten für Menschen mit und ohne Demenz. Sie sind nicht an die kognitive Leistungsfähigkeit einer Person gebunden und bleiben daher über einen Krankheitsverlauf der Demenz relativ stabil (Morton, 2002). Im weiteren Verlauf werden Merkmale gelingender Interaktion zwischen Personen mit Demenz und Pflegenden im Hinblick auf den Erhalt des Personseins entwickelt. Während die Merkmale 1 bis 5 «stark positiven Gehalt haben» (Kitwood, 2000: 135), sind Entspannen, Validation und Halten Merkmale, die eine psychotherapeutische Ausrichtung haben. Die letzten beiden Merkmale, Schöpferisch sein und Geben, beziehen sich auf die Person mit Demenz in einer Interaktion, die so aus ihrer sonst eher empfangenden Rolle hinauswächst und schöpferisch wird, beziehungsweise etwas zu geben hat. Die positive Personenarbeit und ihre Aspekte zeigen eine Bandbreite von Qualitäten der Begegnung auf und werden in verschiedenen Publikationen bearbeitet (vgl. beispielsweise Höwler, 2006). Ebenso sind sie in der Grundsatzstellungnahme des Medizinischen Dienstes des Spitzenverbandes der Krankenkassen e. V. (2009) enthalten. Positive Personenarbeit ist auch in wissenschaftlichen Untersuchungen eingesetzt worden (vgl. beispielsweise Van Weert et al., 2006).

Menschen mit Demenz haben besondere Bedürfnisse, um ihr Personsein erhalten zu können. Kitwood führt diese Bedürfnisse auf das Erleben der betroffenen Personen zurück und arbeitet die zu dieser Zeit bestehenden Erkenntnisse aufgrund von Selbstäußerungen zu einem Bedürfnis-Kostrukt zusammen, welches aus den sich überlappenden Bedürfnissen nach Bindung, Einbeziehung, Identität, Betätigung, Geborgenheit und Wohlbehagen besteht und das Bedürfnis nach Liebe im Mittelpunkt hat. Liebe wird hier als «eine großzügige, verzeihende und bedingungslose Annahme ...» verstanden (Kitwood, 2000. 121). Die psychologischen Bedürfnisse finden sich als eines der Beobachtungskonstrukte im DCM wieder (siehe Abbildung 2-2).

Tabelle 2-1: Darstellung zentraler Begriffe der Theorie person-zentrierter Pflege

Globale Kategorien des Wohlbefindens	Indikatoren des Wohlbefindens	Indikatoren des Unwohlseins	Positive Personenarbeit
• Sinn für den persönlichen Wert, der nicht durch Alter und kognitive Verluste geringer wird. • Sinn für Handlungsfähigkeit, das heißt durch eigenes Handeln Kontrolle behalten; durch Handlungen etwas bewegen. • Soziales Vertrauen, das heißt das Gefühl zu haben, mit anderen in Kontakt treten zu können und ihnen etwas zu geben zu haben. • Hoffnung, das heißt das Vertrauen zu haben, dass eine Sicherheit weiter besteht, auch wenn viele Dinge sich ändern und unsicher werden.	1 Die eigenen Wünsche zum Ausdruck bringen 2 körperliche Entspannung 3 Sensibilität gegenüber den Bedürfnissen anderer 4 Humor 5 kreativer Selbstausdruck 6 Genuss und Vergnügen 7 Hilfsbereitschaft 8 Sich beschäftigen 9 Aufnehmen sozialer Kontakte 10 Zuneigung 11 Selbstrespekt 12 Einer ganze Bandbreite von Gefühlen ausdrücken	1 Verzweiflung 2 Wut 3 Trauer 4 Ängstlichkeit 5 Angst 6 Langeweile 7 Körperliches Unbehagen 8 Körperspannung 9 Agitiertheit 10 Apathie 11 Rückzug 12 Kulturelle Entfremdung 13 Schwierigkeit, anderen standzuhalten	1 Anerkennen 2 Verhandeln 3 Zusammenarbeiten 4 Spielen 5 Timalation 6 Feiern 7 Entspannen 8 Validation 9 Halten 10 Erleichtern 11 Schöpferisch sein 12 Geben
(Kitwood/Bredin, 1992; Morton, 2002)	(Kitwood/Bredin, 1992)	(Kitwood, 1990)	(Kitwood, 2000)

2.3 DCM – Das Instrument

DCM lässt sich folgendermaßen beschreiben: es «beruht unter Anwendung einer Kombination von Empathie und Beobachtungsgabe auf dem ernsthaften Versuch, den Standpunkt der dementen Person einzunehmen. […] Die besonderen Stärken des Verfahrens scheinen in der Art, in der der aktuelle Pflegeprozess beleuchtet wird, sowie in der Aufmerksamkeit, die der Entwicklungsschleife, das heißt einer Denk- und Diskussionspause zur Entwicklung eines gemeinsamen Plans (developmental loop), für das Bewirken von Verbesserungen gewidmet wird,

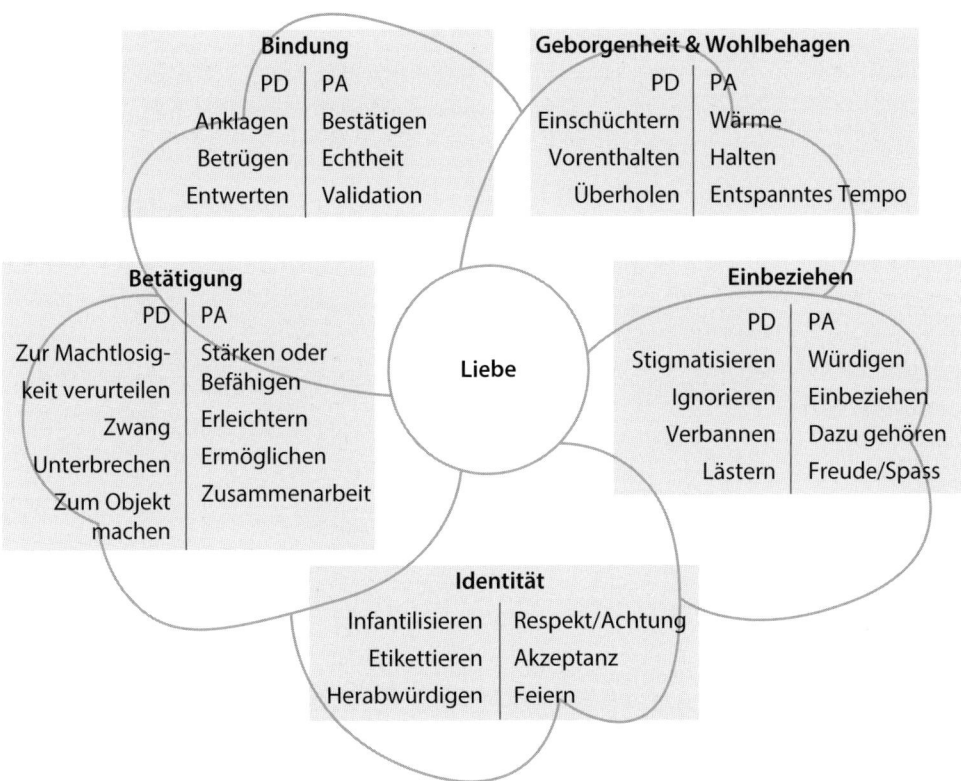

Abbildung 2-2: Das Konstrukt personaler Detraktionen und personaler Aufwerter

zu liegen» (Kitwood, 2000: 21). Die ersten Varianten des Instrumentes, die seit 1991 entwickelt wurden (Bradford Dementia Group, 2008a) können als Entwürfe angesehen werden, die kontinuierlich weiterentwickelt wurden. Ab der 6. Auflage kann vom eigentlichen Instrument ausgegangen werden, wobei erst die 7. Auflage DCM in einer Weise repräsentierte, die als validiert angesehen werden kann (Bradford Dementia Group, 1997). Die Entwicklung der 8. Auflage erfolgte zwischen 2003 und 2005 durch die Bradford Dementia Group (UK) in Zusammenarbeit mit der DCM International Implementation Group (IIG), in der die Strategischen Partner der internationalen DCM Partnerländer arbeiten (siehe http://www.bradford.ac.uk/health/career-areas/bradford-dementia-group/dementia-care-mapping/international-contacts/). Seit 2005 steht für den englischsprachigen Raum die 8. Auflage zur Verfügung, die deutsche Übersetzung wurde 2008 eingeführt. DCM wurde für die Praxis entwickelt, hier sollte die Pflege durch die wiederholte Anwendung in der Weiterentwicklung person-zentrierter Pflege begleitet werden (Bredin et al., 1995).

Im Folgenden werden die Beobachtungskonstrukte aufgezeigt, wobei Veränderungen von der 7. zur 8. Auflage stichpunktartig aufgelistet werden (s. auch Tabelle 2-2).

2.3.1 DCM – Die Verhaltenskategorien

Verhaltenskategorien werden international als BCC (Behaviour Category Coding) bezeichnet, sie sind als Checkliste konzipiert. Die Methode unterscheidet nicht zwischen den Begriffen Be-

Tabelle 2-2: Übersicht der BCC und deren möglicher WIB/ME Kodierungen: Gegenüberstellung DCM 7 und DCM 8

DCM 7. Version					DCM 8. Version			
Allgemeine Beschreibung	Stichwort	WIB[1]	Typ	BCC	Potential	ME[1]	Stichwort	Allgemeine Beschreibung
Mit anderen interagieren -verbal oder non-verbal	Articulation	+5_−5	1	A	Hohes Potential	+5_−5	Articulation	Mit anderen verbal oder auf andere Weise interagieren
Sozial mit einbezogen sein, aber auf passive Weise	Beobachten	+1_+3	2	B	Mittleres Potential	+5_+1	Beobachten	engagiert sein, aber auf passive Weise (beobachten, schauen)
Sozial nicht mit einbezogen sein, in sich gekehrt	Cool/Kalt	−1_−5	2	C	Geringes Potential	−1	Cool/Kalt	nicht engagiert, zurückgezogen sein
Stress ohne Begleitung	Distress	−1_−5	2	D	Hohes Potential	+5_−5	Selbstpflege	sich selbst pflegen
Mit einer kreativen Tätigkeit beschäftigt sein	Expression/ Selbstausdruck	+5_−5	1	E	Hohes Potential	+5_−5	Expression/ Selbstausdruck	Expressive oder kreative Aktivitäten
Essen und Trinken	Food Essen	+5_−5	1	F	Hohes Potential	+5_−5	Food Essen	Essen oder Trinken
An einem Spiel teilnehmen	Games/ Spiele	+5_−5	1	G	Hohes Potential	+5_−5	Reminiszenz	Reminiszenz/ Erinnerung oder Lebensrückblick
An einer handwerklichen Tätigkeit teilnehmen	Handicraft / Werken	+5_−5	1	H				
Aktivität, die sich auf intellektuelle Fähigkeiten konzentriert	Intellectual	+5_−5	1	I	Hohes Potential	+5_−5	Intellectual	dem Gebrauch intellektueller Fähigkeiten Vorrang einräumen

2.3 DCM – Das Instrument

DCM 7. Version					DCM 8. Version			
Allgemeine Beschreibung	Stichwort	WIB[1]	Typ	BCC	Potential	ME[1]	Stichwort	Allgemeine Beschreibung
An einer sportlichen oder gymnastischen Übung teilnehmen	Joints/ Gelenk	+5_–5	1	J	Hohes Potential	+5_–5	Joints/ Gelenk	Körperliche Übungen oder Sport
Unabhängiges Gehen, Stehen oder Fortbewegen	Kum & Go/ Kommen & Gehen	+5_–5		K	Hohes Potential	+5_–5	Kum & Go/ Kommen & Gehen	Gehen, stehen, oder sich eigenständig fortbewegen
Arbeit oder Pseudo-Arbeit	Labour/ Arbeit	+5_–5	1	L	Hohes Potential	+5_–5	Freizeit	Muße, Spaß und erholsam-rekreative Aktivitäten
Sich mit Medien beschäftigen	Media/ Medien	+5_–5	1	M				
Schlafen oder Dösen	Nod, Schlafchen	+1_–5		N		(–1)	Nod, Land Schlafchen	Schlafen oder Dösen
Sich unabhängig selber pflegen	Own Care/ Selbstpflege	+5_–5	1	O	Hohes Potential	+5_–5	Objekte	Bindung an ein unbelebtes Objekt; mit diesem in Beziehung treten
Praktische, physische oder personale Pflege erfahren	Physical Care/ Körperpflege	+5_–5	1	P	Hohes Potential	+5_–5	Physical Care/ Körperpflege	praktische, körperliche oder persönliche Pflege erhalten
An einer religiösen Aktivität teilnehmen	Religion	+5_–5	1	R	Hohes Potential	+5_–5	Religion	in einer religiösen Aktivität engagiert sein
Tätigkeit mit explizit sexuellen Selbstausdruck	Sex	+5_–5	1	S	Hohes Potential	+5_–5	Sex	ein sexuelles Verhalten zeigen

DCM 7. Version					DCM 8. Version			
Allgemeine Beschreibung	Stichwort	WIB[1]	Typ	BCC	Potential	ME[1]	Stichwort	Allgemeine Beschreibung
Beschäftigung mit sinnl. Wahrnehmung	Timalation/ Basale Stimulation	+5_−5	1	T	Hohes Potential	+5_−5	Timalation/ Basale Stimulation	Direktes Einbezogensein der Sinne
Kommunizieren ohne Antwort	Unresponded to/ ohne Antwort	−1_−5	2	U	Geringes Potential	−1_−5	Unresponded to/ ohne Antwort	Versuch zu kommunizieren, ohne eine Reaktion oder Antwort zu erhalten
				V	Hohes Potential	+5_−5	Arbeit	Arbeit oder eine arbeitsähnliche Aktivität
Repetitive Selbststimulation	Withstanding/ Aushalten	+1_−5	2	W	Geringes Potential	+1_−5	Withstanding/ Aushalten	Ständige und anhaltende Selbst-stimulation (kein Außenbezug)
Ausscheidung	Xcreton/ Ausscheidung	+5_−5	1	X	Hohes Potential	+5_−5	Xcreton/ Ausscheidung	Exkretion / Ausscheidungen
Mit sich selber oder einer imaginierten Person sprechen	Youself/ Halluzination	+3_−5	2	Y	Hohes Potential	+5_−5	Youself/ Halluzination	Interaktion in Abwesenheit eines beobachtbaren Objekts oder einer Person
Verhalten, das in keine der Kategorien passt	Zero Opton/ Nulloption	+5_-5		Z		+5_-5	Zero Opton/ Nulloption	Nulloption – Verhalten passt in keine der vorhandenen Kategorien

[1] Der WIB-Wert in DCM 7 wird zum ME-Wert in DCM 8
Grau hinterlegte Felder markieren BCC, deren Bedeutung sich geändert hat

schäftigung und Verhalten. Die BCC sind einer qualitativen Hierarchie bezogen auf das Potential, sich als Person erfahren zu können, zugeordnet. Die Kodierung der BCC erfolgt als time sampling, dies wird unter anderem mit der BCC-Vorrangsregel operationalisiert: zeitlich kurz beobachtete BCC mit höherem personzentriertem Potential werden innerhalb des 5-Minuten Zeitabschnitts vorrangig kodiert. Weitere drei Kodierungsregeln ermöglichen eine regelgeleitete Entscheidung über das geeignetste BCC innerhalb von fünf Minuten. DCM 7 hielt 24 BCC vor, die 8. Version enthält 23 BCC, wobei die Buchstaben-Codes teilweise eine andere Bedeutung bekommen haben (s. Tabelle 2-2). Auch das person-zentrierte Potential wurde von der 7. Version, bei der es Typ 1 Kategorien (hohes Potential) und Typ 2 Kategorien (niedriges Potential) gab, zur 8. Version weiter entwickelt. Hier stehen drei Potentialstufen zur Verfügung. Schlaf (BCC N) ist in der 7. und 8. Version ohne person-zentriertes Potential. Entwicklungen der Demenzpflege und der Fachdiskussionen zeigen sich beispielsweise im BCC O (8. Version) für den Umgang mit Objekten, denn die Bedeutung, beispielsweise von Puppen, zeigte sich zeitgleich zur Entwicklung der neuen Version. Ebenso hatte das BCC Y (Halluzinationen) in der 7. Auflage noch geringes Potential (Typ 2) und wurde in der 8. Version mit hohem Potential für das Personsein belegt. Das subjektive Erleben von Menschen mit Demenz hat belegt, dass Halluzinationen durchaus mit Wohlbefinden erlebt werden können.

2.3.2 DCM – Wohlbefinden

Den BCC wird ein zweiter Wert für das beobachtete Wohlbefinden oder Unwohlsein (DCM 7. Version) beziehungsweise für den beobachteten Affekt & Kontakt (DCM 8. Version) zugewiesen. Es steht eine Skala von +5 bis −5 als «Rating Scale» (+5; +3; +1; −1; −3; −5) zur Verfügung. Höhere Werte drücken höheres Wohlbefinden, beziehungsweise positiveren Affekt und/oder intensiveren Kontakt aus. Von der 7. zur 8. Version fand in der Operationalisierung des beobachteten Wohlbefindens eine erhebliche Entwicklung statt, indem erstens so genannte Degenerationsregeln, die unter definierten Umständen eine Steigerung des Unwohlseins festlegten, fallen gelassen wurden. Zweitens wurde in der 8. Version das Wohlbefinden weniger stark an die Präsenz anderer gekoppelt, womit anerkannt wurde, dass es auch möglich ist, allein höchstes Wohlbefinden zu erleben. Dies war in DCM 7 aufgrund der Kodierungsregeln, die sich auf den theoretischen Hintergrund der sozialen Einbeziehung stützten, weniger möglich (Bradford Dementia Group, 2008a). Mit dieser Entwicklung ging die Ausdifferenzierung von Affekt (engl. mood) und Kontakt (engl. engagement) einher (s. Tabelle 2-3). Damit wurde der «WIB-Wert» aus DCM 7 in «ME-Wert» umbenannt, wodurch auch klarer wurde, dass konkret kein Wohlbefinden oder Unwohlsein beobachtet werden kann, dies sind abstrahierte Konstrukte. Beobachtet werden können der Affekt (Mimik, Gestik, Ton, Sprache, Position im Raum und andere) einer Person und die Intensität, mit den sie mit etwas oder jemandem in Kontakt ist.

2.3.3 DCM – Sozialpsychologie und Beziehungsqualität

Die zweite Ebene der DCM Beobachtung bezieht sich auf die Merkmale der Sozialpsychologie, die sich in Interaktionen zwischen Mitarbeitenden und Personen mit Demenz zeigen. Mitarbeitende werden nicht unterschieden, das heißt all diejenigen sind einbezogen, die einen sorgenden Auftrag im beobachteten Setting haben. Diese Merkmale werden als «event recording» aufgezeichnet, wenn sie auftreten.

Es bestand bereits 1990 eine Liste der ersten zehn Beispiele Personaler Detraktionen als Ausdruck für eine maligne Sozialpsychologie (Kitwood, 1990). Sie bildete die Grundlage für die sich später entwickelnden DCM Codes für personale Detraktionen. Personale Detraktionen (Personal Detraction Coding/PD) sind Ko-

Tabelle 2-3: Auszüge aus DCM Handbüchern Version 7 und Version 8

Kodierung von Wohlbefinden/Unwohlsein in DCM 7	
+5 außerordentliches Wohlbefinden	−5 extreme Zustände von Apathie, Rückzug, Wut, Trauer oder Verzweiflung
+3 erhebliche Anzeichen des Wohlbefindens	−3 erhebliches Unwohlsein
+1 angemessene Situationsbewältigung	−1 sichtbare Anzeichen von Unwohlsein

Kodierung von Affekt und Kontakt in DCM 8		
Affekt	ME-Wert	Kontakt
Sehr glücklich, freudig erregt. Hochgradig positive Affektlage	+5	Sehr stark absorbiert; tief in den Kontakt hineingezogen; vollkommen beteiligts
Zufrieden, glücklich, entspannt; eine deutlich positive Affektlage	+3	Konzentriert, aber ablenkbar; deutlich erkennbarer Kontakt
Neutraler Affektzustand; keinerlei erkennbare Anzeichen einer positiven oder negativen affektbezogenen Befindlichkeit	+1	Aufmerksam und auf die Umgebung fokussiert; kurzer oder zeitweiliger Kontakt
Kleine Anzeichen einer negativen affektbezogenen Befindlichkeit	−1	Zurückgezogen, ohne Kontakt
Erhebliche Anzeichen einer negativen affektbezogenen Befindlichkeit	−3	
Starkes Leiden, beziehungsweise starker Druck (distress); sehr starke Anzeichen einer negativen affektbezogenen Befindlichkeit	−5	

dierungen für Handlungen, die für das Gegenüber die Anerkennung als Person mindern. Die Anzahl der PDs wurde in der 7. Version auf 17 Codes festgelegt. Als Merkmale einer benignen Sozialpsychologie wurden in DCM 7 so genannte Positive Ereignisse (PE) als qualitative Beobachtung unkodiert festgehalten. PEs beschreiben personennährende Beschäftigungen und Interaktionen. Die Entwicklung der PD und PE hat in der 8. Auflage breiteren Raum eingenommen, denn die definierten Codes auf der Seite der malignen Sozialpsychologie und die offene und damit auch wenig strukturierte Aufzeichnung der PE war unbefriedigend. Im englischen Original wurden PE in der 8. Version als «Personal Enhancer» bezeichnet, ein Begriff, der in der deutschen Übersetzung als «Personaler Aufwerter» (PA) erscheint. DCM 8 enthält nun ein Code-System, welches jede PD und PA in eine Beziehung zueinander setzt. Eine PD kann zwei Schweregrade haben (Detraktion [d]/Hochgradige Detraktion [hd]) sowie auch eine PA zwei Stärken (Aufwertend [a]/ Hochgradig aufwertend (ha)) haben kann. Beispielsweise steht der PD *Einschüchtern* (jemandem durch verbale Drohungen oder physische

Gewalt Angst einjagen oder ihn/sie erschrecken) die PA *Wärme* (echtes Zugetansein, Sorge und Anteilnahme für eine Person mit Demenz zeigen) gegenüber. Die Skala zeigt dann folgendes Bild:

Einschüchtern hd – d – a – ha *Wärme*.

Die so entstandenen 17 Code-Paare sind den fünf psychologischen Bedürfnissen zugeordnet (s. Abbildung 2-3). Es hat sich gezeigt, dass dieses System wesentlich größere Klarheit bezüglich der Aufzeichnung der Beziehungsqualität bewirkt als das System in DCM 7.

Im DCM Handbuch und in dem begleitenden Buch «Grundlagen und praktische Anwendung» (Bradford Dementia Group, 2008a) wurden zu jeder Codierung Beispiele entwickelt, so dass zu den Beschreibungen jeweils auch konkreteres Anschauungsmaterial vorhanden ist. Ein Beispiel des psychologischen Bedürfnisses *Geborgenheit und Wohlbehagen* mit der PD *Überholen* und mit der PA *Halten* (s. Kasten 2-1) zeigt anschaulich, wie die alltäglichen Interaktionen zwischen Pflegenden und Personen mit

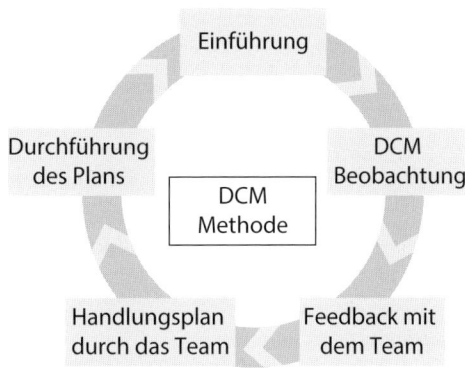

Abbildung 2-3: DCM Methode

Demenz als Kulturmerkmale der malignen Sozialpsychologie (Einschränkung des Personseins) und als Kulturmerkmale der benignen Sozialpsychologie (Halten des Personseins) sichtbar gemacht werden können. Gleichzeitig wird deutlich, dass dieser Anteil des DCM ein eigenständiges, komplexes System darstellt. Die Rückmeldung von PDs und PAs hat das Ziel, gemeinsam über diese Kulturaspekte zu reflektieren. Rückgemeldete Informationen enthal-

---

Geborgenheit und Wohlbehagen – hat mit der Vermittlung von Wärme und Nähe zu anderen zu tun und schließt Besänftigen und auch Zärtlichkeit ein. Bei Menschen mit Demenz besteht oftmals die große Gefahr, dass sie von der Versorgung mit dieser emotionalen Grundnahrung abgeschnitten sind.
9.50
PD: Marie – Überholen (Detraktion) – Eine Pflegemitarbeiterin hat bemerkt, dass sich bei Marie, die im Sessel sitzt, Stress aufgebaut hat und sie gefragt, ob bei ihr alles in Ordnung sei oder ob sie vielleicht ein bisschen herumlaufen möchte. Als sie nicht sofort eine Antwort bekommt, wendet sich die Pflegemitarbeiterin von Marie ab.
10.40
PA: Marie – Halten (hochgradig aufwertend) – Die äußerst gekonnte Intervention einer Pflegemitarbeiterin bricht die lange Phase auf, in der Marie Stress erlebt hat. Die Mitarbeiterin bietet ihr physisch und psychisch Halt und hilft ihr, eine Tasse Tee zu trinken. Sensibler 1:1 Umgang
10.45
PA: Albert – Halten (aufwertend) – Ein Pflegemitarbeiter reicht Albert eine Tasse Tee und führt dabei ein längeres, gut gemachtes Gespräch mit ihm; hierdurch verbessern sich bei Albert Affekt und Kontakt deutlich.

Kasten 2-1: Beispiel DCM 8 Handbuch (2008: 128)

ten weder schriftlich noch mündlich Informationen zu den konkreten Mitarbeitenden, welche an der Sequenz beteiligt waren, denn es geht nicht um ein «Richtig» oder «Falsch», um ein «Entweder-Oder». Das Ziel dieser Auseinandersetzung besteht darin, sich über «die Art, Dinge zu tun» (Heller, 2004: 52) als konkrete Kulturmerkmale auszutauschen und an den vorhandenen personalen Aufwertern entlang den Übergang zu einer personzentrierten Alltagsgestaltung zu entwickeln.

2.4 DCM – Die Methode

Das Gelingen der DCM Implementierung ist von verschiedenen Voraussetzungen beziehungsweise Motivationen abhängig. DCM Anwender müssen sich über den DCM Basic User Kurs hinaus in dieses System einarbeiten. Leitungen müssen diese Auseinandersetzung wollen und unterstützen. Mitarbeiter müssen bereit sein, die Rückmeldung anzunehmen und sich auf eine Reflektion einlassen können. Diese Voraussetzungen können sich im DCM Prozess durchaus von einer vorsichtig-abwartenden Haltung zu einer Bereitschaft der Auseinandersetzung entwickeln. Eine Garantie gibt es allerdings nicht, denn ohne die fortwährende Unterstützung von Leitung und ohne so genannte Multiplikatoren, also Personen, die an diesem Entwicklungsweg festhalten, kann die Auseinandersetzung mit der sozialpsychologischen Kultur auch nicht (mehr) gewollt sein. Allein aufgrund der Ergebnisse zu Verhalten (BCC) und Wohlbefinden (ME) der Personen mit Demenz ist die Entwicklung person-zentrierter Pflege allerdings kaum möglich, denn zu sehr sind Menschen mit Demenz von einer ermöglichenden Beziehungsgestaltung beziehungsweise von der Erfüllung ihrer psychologischen Bedürfnisse abhängig. Wird das Augenmerk zu stark auf BCC und WIB gelegt, entsteht eher eine neue funktionale Kultur mit Aktivitäten wie Musik oder Validation, die aber in einen Servicerahmen eingebettet sind, der an die Animationsangebote einer Hotelanlage erinnern.

Es entsteht keine echte Beziehung, dies ist aber Grundlage für Wohlbefinden von Menschen mit Demenz (Kitwood/Bredin, 1992). Das Verhalten und die Stimmung (im DCM gemessen durch Affekt und Kontakt zur Umwelt) von Menschen (mit Demenz) kann «losgelöst vom Umfeld, in dem es sich äussert (sic), nicht verstanden werden» (Gebert/Kneubühler, 2001: 105). Das Verstehen gelingt im DCM Prozess ohne das Verstehen der vorhandenen Kulturmerkmale eher nicht, und das aus dem Verstehen folgende Handeln/Entwickeln gelingt daher ebenfalls weniger fundiert.

DCM ist also ein komplexes Instrument, dessen Anwendung für die prozesshafte Entwicklung der Pflegepraxis kontinuierlich erfolgen sollte. Um die DCM Implementierung zu strukturieren, wurde die DCM Methode entwickelt, sie enthält fünf Prozessschritte (s. **Abbildung 2-4**):

- die Einführung, in der die beteiligten Gruppen, Leitung, Mitarbeitende, Klienten und Angehörige gemeinsam und separat darüber informiert werden, was die DCM Anwendung bedeutet und worauf zu achten ist. Die entstehenden Fragen und Vorbehalte, wie beispielsweise Fragen der Mitarbeitenden bezüglich der Beobachtung ihrer Arbeitsleistung oder Fragen der Angehörigen dazu, ob sich durch DCM die Pflegekosten erhöhen, können besprochen werden. In Praxisnutzungen von DCM wird häufig angenommen, die Einführung müsste nur einmalig geschehen. Hier wird dann übersehen, dass Informationen vergessen werden, dass Mitarbeitende, Klienten und Angehörige wechseln und dass in einer wiederholten Einführung vor dem nächsten Beobachtungstermin neue Fragen besprochen werden können. Die Akzeptanz aller Beteiligten ist ein wesentlicher Gesichtspunkt für den Erfolg des DCM Einsatzes, sie wird durch regelmäßige Einführungs- beziehungsweise Vorbereitungsgespräche erhöht.
- die DCM Beobachtung, die in der Regel in einer Stunde erfolgt. Der Mapper ist hier gehal-

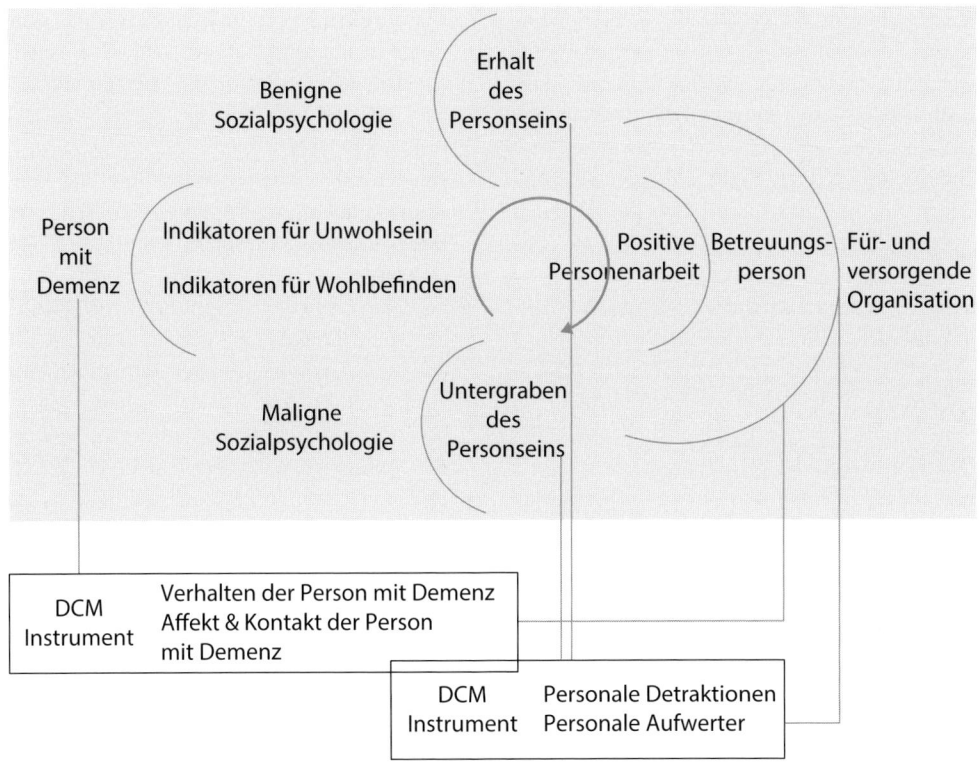

Abbildung 2-4: Schematische Darstellung des DCM Prozesses zur Entwicklung person-zentrierter Pflege (Eigendarstellung)

ten, sich vor Beginn seines Mappings allen Anwesenden vorzustellen und gegebenenfalls Fragen zu beantworten. Die Rolle des Beobachtens erfordert eine kontinuierliche Aufmerksamkeit, ohne aufdringlich zu wirken. Mapper benötigen hier einige Übung, bevor sie diese Rolle einnehmen können. Die Länge einer DCM-Beobachtung ist ein häufig diskutiertes Thema (siehe Kapitel 8), hier muss anhand des Ziels der Beobachtung entschieden werden, ob eine bestimmte Sequenz des Tages (beispielsweise das Frühstück) beobachtet werden soll oder ob ein kompletter Tag oder vielleicht sogar der Alltag erfasst werden soll. Fragen der Länge der Beobachtung unterliegen hier dem Prinzip der Datensättigung (data saturation) – das heißt der Frage, wann so viele Daten gesammelt wurden, dass alle weiteren Daten keine neuen Erkenntnisse mehr liefern. Soll beispielsweise das Frühstück beobachtet werden, so liegt die Datensättigung vor, wenn die Vor- und Nachbereitung des Frühstücks eingeschlossen wird, also beispielsweise zwischen 7:30 Uhr und 11:00 Uhr beobachtet wird. Andere Zeiten gehören dann nicht zur Fragestellung. Soll «der Alltag» beobachtet werden, ist die Frage der Datensättigung komplizierter. Traditionell ist im Pflegekontext der Vormittag mit parallelen Aktivitäten eher angereichert als der Nachmittag, dies kann allerdings in verschiedenen Settings stark variieren. Die DCM Beobachtung eines Tages sollte in jedem Fall Zeiten mit höherer und geringerer Aktivität einbeziehen. In den DCM-Grundlagen werden als deutlich pragmatischer und ressourcenorientierter Ansatz vier Stunden Beobachtungszeit vorgeschlagen, diese sollten dann allerdings im Verlauf der Beobachtungen zu verschiedenen Zeiten, also auch gegen Abend, stattfinden. Zusammenfassend kann keine abstrakte Dauer einer DCM Beobachtung vorgegeben werden, sondern sie muss sich an den vorliegenden Gegebenheiten (Setting- und Klientenmerkmale) und an der Fragestellung der Beobachtung orientieren. Die Auswahl der beobachteten Klienten orientiert sich nach den Regeln einer Stichproben-Auswahl, das heißt durch die Stichprobe sollten die Klienten im Setting angemessen repräsentiert sein. Fragestellungen der Mitarbeiter zu bestimmten Klienten können ebenfalls Teil der Auswahlentscheidung sein.

- das Feedback mit dem Team findet zeitnah nach der DCM-Beobachtung statt, wünschenswert ist eine Woche Abstand. Der Mapper hat zuvor die Daten analysiert und in einem Bericht verschriftlicht. Dies ist in der DCM-Methode häufig nicht als eigener Prozessschritt aufgeführt. Tatsächlich ergeben sich hier aber zahlreiche Fragen nach der Berechnung der Daten, nach der angemessenen Interpretation und nach der Art und Qualität eines Berichtes. Die Methode sieht vor, dass ein ausführlicher Bericht des Mappers dem Team übergeben werden sollte. Er enthält sensible Informationen auch über Mitarbeitende, die nicht ungeprüft beziehungsweise ungeschützt der Leitungsebene zur Verfügung gestellt werden sollten. Das Feedback hat einen partizipierenden Charakter, das Team soll aktiv beteiligt sein. Das Team entscheidet auch, ob Leitungskräfte anwesend sein sollen oder nicht. Deren Anwesenheit kann, je nach Setting förderlich für eine offene Diskussion um DCM Ergebnisse sein oder sie behindern.
- der Handlungsplan wird anschließend durch das Team entwickelt. Er enthält Themen/Maßnahmen der konkreten Entwicklung person-zentrierter Pflege bezogen auf individuelle Klienten, die Gruppe der Klienten, den Tagesablauf, generelle Entwicklungen der Wohngruppe und anderes. Während der ausführliche Bericht nicht unbedingt der Leitungsebene zugänglich gemacht wird, sollen ein abstrahierter Bericht und der Handlungsplan auf der Leitungsebene zugegen sein und diskutiert werden. Zur Aufgabe von Leitungen zählt die Qualitätsenwicklung und Ressourcenplanung, daher muss sie über diese Entwicklungen Kenntnis haben und sich hier einbringen.
- die Durchführung dessen, was im Handlungsplan beschlossen wurde, erscheint oft selbstverständlich, ist aber tatsächlich ein komplexer Prozess. Dieser Umsetzungsprozess und sein Gelingen unterliegen einerseits den Routineabläufen des beteiligten Teams und andererseits der Steuerung durch die Teamleitung, der Beteiligung von Team-Multiplikatoren (Change Agents) und anderen Faktoren.

Die dargestellte DCM-Methode wurde analog zum PDCA-Zyklus (Plan-Do-Check-Act) entwickelt, enthält also keine anderen Schritte als sie im Pflegeprozess selbst auch vorgesehen sind. Zur gegenseitigen Rollenklärung um Absicherung zwischen Mapper, Team und Leitung lohnt sich die Erstellung eines Kontraktes, in dem Rechte und Pflichten aller Beteiligten festgehalten sind. Die Schritte der DCM Implementierung sind detailreich und informativ durch die British Standard Institution (BSI) unter dem Titel «Use of Dementia Care Mapping for person-centred care in a provider organization – Guide» dargestellt (BSI – British Standards Institution & University of Bradford, 2010). Dawn Brooker hat 2007 eine Re-Definition person-zentrierter Pflege von Kitwood entwickelt. Das VIPS-Modell steht für:

- **V**alue: der Person Wert geben
- **I**ndividual: die Individualität und damit Einzigartigkeit der Person anerkennen
- **P**erspective: das Geschehen aus der Perspektive der Person heraus verstehen
- **S**ocial Environment: Für ein soziales Umfeld sorgen.

Brooker hat dieses Modell auch auf die Organisationsentwicklung hin ausgerichtet, das heißt sie hat Indikatoren entwickelt, nach denen eine Organisation prüfen kann, wie ihr Ist-Stand ist und welche Erfordernisse anstehen.

2.5 Ethik

DCM ist ein wertorientiertes Verfahren, Werte orientieren sich an Kitwoods person-zentriertem Ansatz. Die Werthaltung, dass jede Person das Recht auf Mitgliedschaft in einer Personengemeinschaft hat und in Entscheidungsprozesse einbezogen werden muss, findet sich auch in generellen Anforderungen zur Erhebung von personenbezogenen Daten (vgl. Materialien der Ethikkommission der Deutschen Gesellschaft für Pflegewissenschaft http://www.dg-pflegewissenschaft.de/2011DGP/ethikkommission). In den Grundlagen zur DCM Anwendung wird Folgendes ausgesagt: «der person-zentrierte Ansatz ist ein ethischer Kodex, der sämtliche Beziehungen umfasst. Dies schließt nicht nur Menschen mit Demenz ein, sondern auch diejenigen, die in diesem Bereich arbeiten sowie auch die pflegenden Angehörigen» (Bradford Dementia Group, 2008a: 39). Für Personen mit Demenz selbst reicht eine informierte Zustimmung (informed consent) zur DCM Beobachtung möglicherweise nicht aus, beispielsweise weil die Person gegebene Informationen wieder vergisst. Hier ist zusätzlich die fortlaufende Zustimmung (ongoing consent) notwendig, das heißt der Mapper muss sich fortlaufend vergewissern, dass er die Zustimmung zur Beobachtung hat (siehe auch Kapitel 5). Falls eine Person während der Beobachtung durch gezeigte Unruhe oder durch verbale Äußerungen zu erkennen gibt, dass sie nicht mit der Anwesenheit und dem Tun des Mappers einverstanden ist, so ist er gehalten, Kontakt zu dieser Person aufzunehmen und sein Anliegen erneut zu erklären. Ebenso soll der Mapper während der Beobachtung zu anderen Personen wie Mitarbeitenden oder Besuchenden Kontakt aufnehmen, wenn der Eindruck entsteht, dass Informationen zur DCM Beobachtung fehlen. Sensible Daten werden auch über die anwesenden Mitarbeitenden gesammelt, denn durch die notierten Zeiteinheiten wird transparent, wann genau etwas geschah und kodiert wurde. Dies lässt im Prinzip einen Rückschluss auf Fähigkeiten anwesender Mitarbeiterinnen und Mitarbeiter zu. Mit dem DCM Konstrukt der PD-PA werden Mitarbeitende zudem direkt in die Beobachtung einbezogen. In der DCM Einführung muss dieser Umstand besprochen werden und der Umgang mit diesen sensiblen Daten ist transparent und zufriedenstellend zu klären. Dies ist beispielsweise im bereits erwähnten Kontrakt festzuhalten.

2.6 Psychometrische Untersuchungen zu DCM

DCM wurde unter Beteiligung der Praxis für die Praxis entwickelt, doch schon recht früh entstand das Interesse, DCM auch als Forschungsinstrument zu nutzen (Bredin et al., 1995). Generell unterliegen Instrumente im Feld der Pflege und Versorgung bestimmten Gütekriterien der Validität und Reliabilität. Hier sind bei DCM die beiden Einsatzziele zu betrachten: a) die Praxisentwicklung und b) die Bestimmung der Lebensqualität von Menschen mit Demenz im Rahmen eines standardisierten Assessments (Reuschenbach/Mahler, 2011). Die Studien, die Fragen der Reliabilität und Validität abgebildet haben, nutzten hauptsächlich die DCM 7 Version.

DCM als Praxis-Entwicklungsinstrument person-zentrierter Pflege ist stark von der Einschätzung der involvierten Praktikerinnen und Praktiker abhängig. Hier entstehen Fragen wie:

- Halten Mitarbeitende und Management DCM für tauglich, die konkrete Praxis zu entwickeln?
- Hat die DCM Implementierung Vorteile gegenüber anderen Instrumenten, das heißt lohnt sich der Einsatz der erforderlichen Ressourcen?

- Kann DCM in der vorgesehenen Weise in dem Praxisfeld eingesetzt werden, beispielsweise gibt es genügend Menschen mit Demenz, die im öffentlichen Bereich beobachtet werden können?
- Wie komplex ist die Implementierung bezogen auf Widerstände in den Teams, radikale Veränderungen von Routinen, Ressourcen des Managements?

Die umfangreichen Einflussfaktoren von Implementierungen sind unter anderem bei Damschroder et al. (2009) nachzulesen. Die Akzeptanz von DCM durch die Anwender zählt als Gütekriterium im Rahmen standardisierter Assessments eher in den Bereich der Augenscheinvalidität, sie wird nicht durch statistisch berechnete Kennwerte ermittelt (Reuschenbach/Mahler, 2011). Untersuchungen der Augenscheinvalidität erfolgten für DCM mit gutem Ergebnis in verschiedenen Studien, das heißt mit Anerkennung von DCM als ein taugliches Instrument, um Wohlbefinden zu ermitteln, oder um die Pflegequalität zu entwickeln (Beavis et al., 2002; Brooker et al., 1998; Chenoweth et al., 2007).

Die Untersuchung der Konstrukt-Validität fragt danach, inwieweit ein Instrument das erfasst, was es vorgibt zu erfassen. Im DCM sind hier verschiedene Konstrukte: Verhalten, Wohlbefinden, Beziehungsqualität enthalten, die Lebensqualität (Quality of Life – QoL) abbilden sollen. Geprüft wurde im Rahmen der Konstrukt-Validität bisher Verhalten und Wohlbefinden. Brooker et al. (1998) haben hier einen Zusammenhang zwischen höherem Wohlbefinden und Verhaltensweisen mit intensiverer Beschäftigungsoption gefunden. Fossey et al. (2002) finden statistisch signifikante Zusammenhänge zwischen WIB-Werten und aktiver Beschäftigung (BCC mit hohem Potential in DCM 7) ($r = 0{,}61$; $p < 0{,}0001$).

Einige Studien haben sich der Frage gewidmet, ob DCM im Vergleich mit anderen Instrumenten QoL abbildet. Im Rahmen konkurrierender Validität stellten Fossey et al. (2002) im Vergleich mit einem anderen Instrument zur Bestimmung der Lebensqualität einen Zusammenhang zwischen DCM WIB-Ergebnissen und dem Vergleichsinstrument fest ($r = 0{,}73$; $p < 0{,}0001$), sie finden keinen Zusammenhang zu den BCC als Items für Verhalten. Demnach bilden die WIB-Ergebnisse im Vergleich deutlicher QoL ab als das kodierte Verhalten. Im Jahr 2004 vergleichen Edelman et al. fünf QoL-Instrumente (2 Klienten-Interview-Instrumente, 2 Fremderfassungsinstrumente, DCM) in der Tagespflege und finden zwar eine moderate Übereinstimmung zwischen den beiden Klienten-Interviews ($n = 36$) ($r = 0{,}56$; $p < 0{,}0005$) und eine starke Übereinstimmung der Fremderfassungen ($n = 54$) ($r = 0{,}70$; $p < 0{,}0005$), DCM zeigt aber keine statistisch signifikante Übereinstimmung mit den Interviews und eine moderate mit den Fremderfassungen ($r = 0{,}49$ und $r = 0{,}52$; $p < 0{,}0005$). Diese Ergebnisse deuten darauf hin, dass DCM eher den Blick auf die Person richtet, als dass aufgenommen wird, was die Person mit Demenz selbst zu ihrer Lebensqualität sagt oder sagen würde. Hier hat sich eine breite methodologische Diskussion zu Fragen der Instrumentenwahl entwickelt (siehe Kapitel 1), die darin zu münden scheint, möglichst die Eigenperspektive der Person mit Demenz mit der Beobachtungsperspektive des DCM und der Fremdperspektive anderer QoL-Instrumente zu kombinieren, anstatt den Königsweg in einem Instrument zu suchen. Allerdings bezieht sich diese Perspektive eher auf die Bestimmung der QoL mit DCM als klinisches Instrument. DCM als Entwicklungsinstrument person-zentrierter Pflege liefert Informationen dazu, wie eine Person mit Demenz ihren Tag verbracht hat, die sehr sinnvoll mit der Selbstperspektive von Menschen mit Demenz zu einem tieferen Verständnis verbunden werden können (siehe Kapitel 5). Die Sensitivität von DCM für Veränderungen scheint nach Sloane et al. (2007) dann eher bei den BCC gegeben zu sein als bei den WIB-Werten. Interventionsstudien mit Fokus auf Verhaltensweisen könnten von DCM begleitet werden.

Die Frage, ob DCM Lebensqualität unabhängig von anderen Konstrukten, wie beispielsweise der funktionalen Abhängigkeit bestimmt, wurde ebenfalls mehrfach untersucht. Hier besteht allerdings die Problematik, dass es keine Instrumente mit vergleichbaren Konstrukten zu DCM gibt. Brooker et al. (1998) finden in einem dreijährigen DCM-Projekt zu Beginn einen deutlichen Zusammenhang zwischen niedrigeren WIB-Werten und größerer Abhängigkeit (n = 324) (p < 0,0001), der sich zum relativen Ende des Projektes abschwächt, allerdings keinen signifikanten Rückgang des Zusammenhangs zeigt. Edelman und Kollegen (2004) finden eine moderate Korrelation zwischen funktionalem ADL-Status und WIB-Werten (r = 0,46; p < 0,0005), aber keinen Zusammenhang zwischen WIB-Ergebnissen und Kognition (gemessen mit dem MMSE). In einer zweiten Studie gleichen Jahres wird dieses Ergebnis durch eine signifikante Korrelation zwischen WIB und MMSE relativiert, hier variieren die Ergebnisse allerdings in den beteiligten Settings (Edelman et al., 2004). Der Zusammenhang zwischen niedrigeren, für die Studie adaptierten WIB-Werten und kognitiver Einschränkung (MMSE) findet sich allerdings bei Gigliotti et al. (2004) nicht und auch in der Studie von Jarrot und Bruno (2003) findet sich kein signifikanter Zusammenhang zwischen WIB-Wert, BCC und Kognition (MMSE) (p > 0,1). Die mangelnde Unabhängigkeit von QoL-Instrumenten von Klientenmerkmalen wie Kognition und Abhängigkeit zeichnet eine Reihe von QoL-Instrumenten aus (Sloane et al., 2005). Es scheint daher einen globaleren Zusammenhang zwischen höherer funktionaler Abhängigkeit sowie größeren kognitiven Einbußen und niedrigeren WIB-Werten zu geben. Allerdings bemerken Sloane et al. (2007) auch, dass nur ein geringerer Teil der DCM-Daten (WIB/BCC) mit den diskutierten Merkmalen Abhängigkeit und Kognition korreliert. Sie nehmen daher an, dass DCM zusätzliche Bereiche der QoL misst und diese vielleicht auf die Pflegeumgebung zurückzuführen sind.

Von großem Interesse ist die Interrater-Reliabilität (IRR) von DCM, die durch die Übereinstimmung mehrerer DCM-Mapper abgebildet wird. Die IRR von DCM soll laut DCM Handbuch (2008b) bei einem Korrelations-Koeffizienten von 0,70 liegen. Einige Studien berichten hier von entsprechend hohen Werten zwischen 0,70, 0,8 und 0,85 (Brooker/Surr, 2006; Edelman et al., 2004; Fossey et al., 2002; Innes/Surr, 2001), wobei hier eher forschungserfahrene Mapper beteiligt waren. Die IRR zwischen erfahrenen und weniger erfahrenen Mappern haben Sloane et al. (2007) untersucht und für BCC eine Übereinstimmung zwischen diesen beiden Gruppen von 62 % (Kappa 0,54; p < 0,01) gefunden. WIB-Werte hatten eine Übereinstimmung von 74 % mit einem Pearson Korrelations-Koeffizienten von 0,32 (p < 0,01). Thornton et al. (2004) haben die IRR unter Praxisbedingungen getestet und kamen zum Ergebnis, dass es mehr Unterschiede als Übereinstimmungen zwischen den Mappern gab und dass kein DCM-Wert eine Übereistimmung von mehr als 0,60 (Kappa) erzielen konnte.

Die Test-Retest-Reliabilität wird für das komplexe Instrument DCM, welches deutlich von der Gestaltung des Alltags abhängt, als nicht besonders hoch liegend erwartet. Fossey et al. (2002) finden allerdings für höhere WIB-Werte (+3/+5) (r = 0,58; p < 1,0001), für negative WIB-Werte (r = 0,55; p < 0,0001) und für BCC mit höherem Aktivitätspotential (r = 0,40; p < 0,003) gute Level der Test-Retest Übereinstimmung.

2.6.1 Diskussion der psychometrischen Untersuchungen von DCM

Die psychometrischen Eigenschaften von DCM sind für die 7. Version erstellt worden. Die Veränderungen in DCM 8 beruhen unter anderem auf diesen Ergebnissen. So wurden stark überlappende BCC wie H für Handarbeit und L für Arbeit in DCM 8 so verändert, dass BCC deutlicher unterschieden werden können. Ebenso wurden die Regeln für ME-Werte so angepasst, dass höheres Wohlbefinden auch gut kodiert werden kann, wenn eine Person nicht in soziale Zusammenhänge eingebunden ist, dies war bei DCM 7 aufgrund der Definition der WIB-Werte weniger möglich. Ebenso wurden Regeln vereinfacht. Leider liegt für DCM 8 nur eine initiale Untersuchung von Brooker und Surr (2006) vor. Vier DCM-erfahrene Pflegeheime (n = 39 Bewohner) wurden in die Studie eingeschlossen. Da die Mehrzahl der WIB- und BCC-Kodierungen gleich geblieben sind (s. Tabelle 2-2), ergab sich bei den individuellen WIB-Werten zwischen DCM 7 und 8 eine hohe Korrelation (0,947 p < 0,0001). Die fünf häufigsten BCC machten rund 75 % (r 69–87 %) der BCC-Kodierungen aus. Allerdings stieg der Prozentanteil der ME-Werte +3 (32,3 % DCM 7/36,3 % DCM 8) und +5 (1,6 % DCM 7/1,7 % DCM 8) gegenüber DCM 7 leicht an, was auch die WIB-Durchschnittswerte beeinflusste. Weitere Studien mit Angaben zu Aspekten der Validität und Reliabilität von DCM liegen leider noch nicht vor. Sloane et al. (2007) schätzen ein, dass die Veränderungen in der 8. Version hilfreich sind, um Aspekte der Validität und Reliabilität zu erhöhen.

In der Diskussion der psychometrischen Eigenschaften von DCM müssen die beiden bereits genannten Ziele: standardisierte Bestimmung der QoL und prozesshafte Entwicklung der Pflegequalität nochmals in Erinnerung gerufen werden. Für den Entwicklungsprozess ist der Umfang des DCM-Instrumentes vorteilhaft, denn die vielen unterschiedlichen BCC und die sechs Stufen der ME-Werte bilden Alltagssituationen detailliert ab. Im Feedback kann an den Ergebnissen gut gearbeitet werden, denn sie bleiben nah am wirklichen Geschehen, die gute Augenscheinvalidität drückt daher aus, dass DCM für Praktikerinnen und Praktiker als ein sinnvolles Tool erscheint.

Klinische Instrumente zur Bestimmung der QoL haben selten einen solchen Umfang wie DCM, denn Gütekriterien der Reliabilität hängen auch vom Umfang des Instrumentes und der damit verbundenen Variabilität der Kodierungen ab. QoL Instrumente werden häufig als Fremderfassungs-Instrumente entwickelt, so genannte Proxies, (vgl. Kapitel 1), die weniger umfangreich sind. Diese Instrumente bestimmen anhand einer Anzahl von Aussagen (Items) im Rückblick, wie verschiedene Aspekte der Lebensqualität eingeschätzt werden. Instrumente zur Selbsterfassung der QoL durch demenzbetroffene Menschen sind ähnlich aufgebaut. Für die Testung psychometrischer Eigenschaften des DCM gibt es erstens keinen Goldstandard für die QoL-Messung und zweitens sind die Instrumente, mit denen dann ein Vergleich angestellt wird, recht unterschiedlich aufgebaut.

Die dargestellten Ergebnisse sind daher heterogen, sagen aber dennoch aus, dass DCM in seiner Konstruktion einen Zusammenhang zwischen höherem Wohlbefinden und Aktivitäten mit mehr Potential, sich als Person erleben zu können, herstellt. DCM bestimmt außerdem Bereiche der QoL, die von anderen Instrumenten nicht abgebildet werden, so wird vermutet. WIB-Werte scheinen hier im Vergleich mit anderen Instrumenten eher QoL abzubilden als die BCC. Diese scheinen allerdings veränderungssensitiver zu sein, sich also für verhaltensbezogene Interventionen als Mess-Konstrukt eher zu eignen. Dies kann als recht positives Ergebnis für das DCM-Instrument gewertet werden, denn die Ergebnisse entsprechen Kitwoods Grundannahmen und dem Anliegen für die DCM Entwicklung.

DCM scheint, wie andere QoL-Instrumente auch, abhängigere und kognitiv eingeschränktere Personen in ihrer QoL schlechter einzuschätzen. Dies ist allerdings nicht durchgängig der Fall. Ob die Ursache für diese Tendenz im Instrument verhaftet ist und ob sich dies für DCM 8 ebenso zeigt, oder ob andere Einflüsse dafür verantwortlich sind, ist unklar. Vorstellbar ist, dass hier auch die Pflegekultur mit abgebildet wird, die abhängigeren Menschen nicht genug sozialpsychologische Unterstützung geben. Eine Überprüfung dieser Annahme steht noch aus.

Ein wesentlicher Bereich der Güte von DCM besteht in dessen Reliabilität. Hier scheint es recht unterschiedlich hohe Übereinstimmungen zu geben, was belegen würde, dass hohe Übereinstimmungen möglich sind und dass zum Erreichen hoher IRR eine größere Expertise notwendig ist. Dies wiederum deutet darauf hin, dass der IRR in Praxiseinsätzen mehr Aufmerksamkeit geschenkt werden muss, insbesondere wenn mehrere Mapper im Setting tätig sind.

Insgesamt sind die Ergebnisse der psychometrischen Testungen von DCM zufriedenstellend bis gut zu werten. Als klinisches Instrument der QoL-Messung ist DCM vermutlich zu komplex und enthält Anteile, die für diesen Zweck zu vernachlässigen wären. So wird die sechsstufige Skala der ME-Werte kaum ausgeschöpft, Werte bewegen sich in der Regel zwischen den ME-Werten −1 und +3. Hier könnten Anpassungen erfolgen. Ähnlich verhält es sich mit den BCC, deren Kodierungshäufigkeit sich ebenfalls sehr unterscheidet. Die 5 häufigsten BCC in der initialen DCM 8 Testung waren in unterschiedlicher Reihung BCC F, A, B, K, N (s. Tabelle 2-2) (Brooker/Surr, 2006). Betont werden muss allerdings, dass an erster Stelle psychometrische Testungen von DCM 8 stehen müssen und erst danach Überlegungen eines komprimierten Instruments für die standardisierte QoL-Bestimmung folgen sollten. Das Einsatzgebiet eines solchen komprimierten QoL Instruments ist zu definieren. Für die prozesshafte Entwicklung der Pflegequalität wäre es wahrscheinlich nicht geeignet, weil es durch die Komprimierung weniger alltagsnahe Informationen enthält.

Bisher wurde das DCM Konstrukt der personalen Detraktionen und personalen Aufwerter nicht in die psychometrische Testung einbezogen, dies wird auch weiterhin schwierig sein, denn es handelt sich letztlich um qualitative Daten. Allerdings würde eine Überprüfung dieses in DCM 8 weiter entwickelten Konstrukts beispielsweise auf Augenscheinvalidität und Interrater-Reliabilität Aufschluss darüber geben, wie sicher das Instrumentarium angewendet werden kann.

Die Bradford Dementia Group hat aus dem DCM-Instrument die Kurzversion SOFI (Short observational framework for inspection) entwickelt, das für die Qualitätsprüfungen der Care-QualityCommission (www.cqc.org.uk) genutzt wird. Es wäre interessant, dieses Instrument ebenfalls psychometrischen Testungen zu unterziehen.

Die Einbeziehung der subjektiven Sicht der Klienten selbst ist ein immer bedeutender werdendes Thema (siehe Kapitel 1 und 5). Die dargestellten Untersuchungen haben gezeigt, dass Personen mit Demenz selbst andere Angaben zu ihrer QoL machen, als DCM-Ergebnisse und auch Fremderfassungsinstrumente darlegen. Der deutsche Ethikrat hat in seiner Stellungnahme «Demenz und Selbstbestimmung» (2012) darauf hingewiesen, dass das Recht auf Selbstäußerungen und Selbstbestimmung für Menschen mit Demenz bestehen bleibt.

2.7 Einsatzgebiete von DCM

Die Fragestellungen, die mit DCM bearbeitet wurden, sind in den vergangenen Jahren so gewachsen, dass an dieser Stelle Wesentliches, aber nicht alles beschrieben wird, bei dem DCM eingesetzt wurde. DCM wurde in der Pflegepraxis als Intervention oft eingesetzt, dies entspricht auch seinem Zweck. Mit DCM Version 6 untersuchte unter anderem Brooker et al. (1998) die Praxis in einem dreijährigen Projekt, bei dem 324 Klienten in verschiedenen Settings beteiligt waren. Sie implementierte DCM unter Berücksichtigung von Kontextfaktoren wie der Akzeptanz der Pflegeteams und konnte unter anderem negative WIB-Werte und personale Detraktionen signifikant reduzieren. Martin und Younger (2000) nutzten DCM in vergleichbarer Weise, allerdings mit einer kleinen Klientenzahl (n = 5). Veränderungen in Richtung person-zentrierter Pflege werden hier quantitativ (BCC/WIB) und qualitativ (PD/PE) dargestellt.

Querschnittsstudien, in denen verschiedene Settings parallel mit DCM evaluiert wurden, finden sich beispielsweise bei Innes und Surr (2001). Sie untersuchten Wohlbefinden und Verhalten in sechs Pflegeheimen mit DCM und zeigen auf, dass die physische Pflege, aber nicht die sozialpsychologischen Bedarfe der Klientinnen und Klienten in den Einrichtungen erfüllt werden.

Barnes et al. (2013) untersuchten das Erleben von Klienten in Pflegeeinrichtungen während der Mahlzeiten. Die Studie war Teil einer größeren Untersuchung zur Ernährung in Pflegeheimen. Einbezogen wurden sieben Speiseräume in vier Pflegeheimen. Im Ergebnis werden unterschiedliche Speise-Verabreichungsformen (beispielsweise Tablettsystem, Schüsselsystem) in Bezug auf funktionale versus klienten-zentrierte Abläufe, Unterstützung der Selbstbestimmung und Selbständigkeit und andere diskutiert.

Settingübergreifende Gemeinsamkeiten (Tagespflege, Kurzzeitpflege, Pflegeheim etc.) ergeben sich in folgenden Aspekten: die beobachteten BCC variieren je nach Einrichtung und Setting. An erster Stelle stehen in der Langzeitpflege die BCC F, A und B (Bradford Dementia Group, 2008a; Hennig et al. 2006; Innes/Surr, 2001). Einrichtungen der Tagespflege scheinen eine größere Beschäftigungsdiversität zu besitzen, über die genannten BCC kommt eine deutliche Anzahl anderer BCC vor (Edelman et al., 2004; Suzuki et al., 2012), siehe auch Kapitel 7 und 10.

Verschiedene Studien nutzten kontrollierte Designs wie Chenoweth et al. (2009), die in einer randomisierten kontrollierten Studie (RCT = randomized controlled trial) person-zentrierte Pflege mit der DCM-Anwendung und üblicher Pflege («usual care») als Kontrollgruppe verglichen. Ergebnisse der Bewohner zeigten eine signifikante Reduktion von herausforderndem Verhalten (gemessen mit dem CMAI = Cohen-Mansfield Agitation Inventory) für die Gruppe der person-zentrierten Pflege (mean difference 13,6; 95 % CI 3.3–23.9; p = 0,01) und der DCM-Gruppe (mean difference 10,9; 95 % CI 0,7–21,1; p = 0,04) gegenüber der Kontroll-Gruppe. Weiter zeigten die Ergebnisse eine Sturzreduktion (0,24, 0,08–0,40; p = 0,02) in der DCM-Gruppe und eine Sturzzunahme (0,15, 0,02–0,28; p = 0,03) in der Gruppe per-son-zentrierte Pflege. Die Ergebnisse für die Mitarbeitenden (Jeon et al., 2011) bezogen sich auf Burnout (Maslach Burnout Inventory-Human Services Survey, 12-Item General Health Questionnaire) und konnten lediglich eine Verringerung im Bereich emotionaler Erschöpfung (p = 0,006) in der DCM-Gruppe zeigen. Zu Beginn der Studie fanden sich bei Mitarbeitenden auch entlastende Merkmale durch die Unterstützung des Managements.

Lai (2004) untersuchten anhand eines RCT den Effekt von Reminiszenz-Therapie auf Klienten mit Demenz in Pflegeeinrichtungen. Sie bezogen zwei unterschiedliche Reminiszenz-Gruppen (1 Intervention/1 Vergleichsgruppe) und eine Kontrollgruppe zu drei Messzeitpunkten ein. Die Ergebnisse wurden mit der Social Engagement Scale (SES) und DCM WIB-Werten bestimmt. In der Interventionsgruppe konnte eine signifikante Verbesserung von Engagement und Wohlbefinden zwischen der Basiserhebung und der ersten Folgemessung (T 1) (p = 0,014) festgestellt werden, andere Ergebnisse zeigten keine Signifikanz.

Holmes et al. (2006) untersuchten den Einfluss von Musik auf die Apathie von Klienten mit mittlerer bis schwerer Demenz. Sie entwickelten einen Placebo-kontrollierten RCT mit verblindetem Beobachter und fanden heraus, dass Live-Musik unabhängig von der Schwere der Demenz einen positiven Affekt (p < 0,001) auf das Wohlbefinden (WIB-Wert) der Klientinnen und Klienten hatte.

Van de Ven et al. (2013) führten ein Cluster-RCT mit Interventions- und Kontrollgruppe durch. Die Intervention bestand in der DCM Implementierung in 7 Pflegeheimen (13 Wohngruppen) durch ausgebildete Mitarbeitende in den Niederlanden. Primäres Ergebnis auf der Bewohnerseite wurde in einer Reduktion agitierten Verhaltens (CMAI) erwartet. Für die Mitarbeitenden wurde als primäres Ergebnis eine Stressreduktion (General Health Questionnaire (GHQ)-12) erwartet. Signifikante Ergebnisse waren für die Bewohnerinnen und Bewohner bezogen auf agitiertes Verhalten nicht zu finden. Die Mitarbeiterinnen und Mitarbeiter der Interventionsgruppe konnten allerdings negative emotionale Reaktionen senken und positive emotionale Reaktionen steigern (p = 0,02).

Insgesamt scheinen die aufgeführten RCT tendenziell einen positiven Effekt von DCM zu belegen, allerdings tritt dieser nicht besonders deutlich hervor. Dies könnte auch mit dem Design einer RCT zusammen hängen. Bei den täglichen Anforderungen in der pflegerischen Versorgung und vor allem auch bei der großen Heterogenität der Einrichtungen und Wohnbereiche ist das Design schwierig zu kontrollieren (Bartholomeyczik, 2013). Weiter ergeben sich Fragen geeigneter Instrumente (O'Connor et al., 2007) und vor allem auch danach, ob DCM (oder person-zentrierte Pflege) wirklich implementiert wurde. Eine in Deutschland durchgeführte quasi-experimentelle Implementierungsstudie zu DCM enthält daher eine größer angelegte Evaluation des Implementierungsprozesses, um den Grad der Implementierung und die hemmenden wie auch fördernden Einflussfaktoren zu bestimmen (Halek et al., 2013).

DCM wird inzwischen ebenfalls in anderen Bereichen, wie Einrichtungen für Menschen mit Lernbehinderung (Finnamore/Lord, 2007), eingesetzt und in der Neurologischen Rehabilitation erprobt (McIntosh et al., 2012; Westbrook et al., 2013). Einsatzfelder wie DCM im Akutkrankenhaus (Kapitel 6) oder in einem häuslichen Tagespflege-Setting (Kapitel 10) wie auch andere Fragestellungen werden in dieser Publikation behandelt.

2.8 Zusammenfassung und Ausblick

Dieses Kapitel hat mit der Auseinandersetzung um die Dialektik der Demenz, also mit der wechselhaften Beeinflussung von kognitiver Einschränkung und maligner/benigner sozialpsychologischer Umfeldgestaltung begonnen. Kitwood und Kollegen haben dann an den Folgen maligner Sozialpsychologie – an den Indikatoren für Umwohlsein gearbeitet.

In Abbildung 2-4 wird eine schematische Übersicht der Zusammenhänge zwischen person-zentrierter Pflege und dem Instrument DCM hergestellt. Es wird sichtbar, dass DCM zum Teil bei der Person mit Demenz ansetzt. Durch die gesammelten Daten über Verhalten (BCC) und Affekt und Kontakt (ME) werden Wohlbefinden und Unwohlsein bestimmbar. Die Person mit Demenz ist abhängig von der Umfeldgestaltung, die durch die Merkmale der malignen/benignen Sozialpsychologie gekennzeichnet sind. Ihre Indikatoren für Wohlbefinden und/oder Unwohlsein sind einerseits Ausdruck dieser sozialpsychologischen Kulturmerkmale, andererseits sind sie Ausdruck der Person. Die individuellen Ausdrucksformen einer Person mit Demenz beispielsweise im Hinblick auf Präferenzen im Wohlbefinden/Unwohlsein wurden durch Kitwood angesprochen, konnten aber nicht tiefer bearbeitet werden. Hier besteht generell Entwicklungsbedarf, denn beispielsweise kann Wohlbefinden in einer Gemeinschaft durch gemeinsames Singen für ein Individuum die ganze Bandbreite von Wohlbefinden/Unwohlsein erzeugen. Durch die Beobachtung mit DCM wird dies sichtbar und kann konkret zurück gemeldet werden. Es fehlen allerdings abstrahierte «Sets» über Persönlichkeitstypisierungen, mit deren Hilfe Lebensqualität möglicherweise besser auf verschiedene Typen auszurichten ist. Hier besteht Entwicklungsbedarf.

DCM hat einen zweiten Ansatzpunkt: die personalen Aufwerter und -detraktionen. Sie zeigen das sozialpsychologische Umfeld anhand der Merkmale der Beziehungsqualität auf. Kitwood und Kollegen haben hier auf die Pflegenden als entscheidende Einflussgröße für Wohlbefinden durch Erhalt des Personseins fokussiert, denn sie leisten den Beziehungsaufbau zu Menschen mit Demenz, sind also maßgeblich für eine Entwicklung benigner Sozialpsychologie zuständig. Die Auseinandersetzung mit den auch stetig vorhandenen Merkmalen der malignen Sozialpsychologie erfordert kritisches Denken, das Aushalten eigener Schuldgefühle und vertiefte reflektierende Fähigkeiten.

Durch das DCM-Feedback werden Betreuungspersonen in den Entwicklungsprozess einbezogen. Betreuung und Pflege werden hier gleichgesetzt, Pflege wird als ein Teil von Betreuung verstanden. Die Zusammenführung von Betreuung und Pflege ist in der Gerontopsychiatrie eine Grundvoraussetzung der Versorgung, denn Pflege unterstützt hier per Definition bei individuellen und gruppenbezogenen Problemlösungs- und Beziehungsprozessen (Sauter et al., 2004), ist also auf Begleitung im individuellen Alltag ausgerichtet. Durch die Erstellung und Umsetzung der DCM Handlungspläne wirken Betreuungspersonen auf die Übernahme positiver Personenarbeit hin und befördern damit person-zentrierte Pflege. Die für- und versorgende Organisation ist die maßgebliche Einflussgröße für das Gelingen des person-zentrierten Entwicklungsprozesses, sie steht in Abbildung 2-4 der Person mit Demenz gegenüber und ist für die Versorgung mit allen Aspekten zuständig.

Die dargestellten Zusammenhänge in Abbildung 2-4 zeigen auf, dass DCM ein Instrument ist, welches die ganze Organisation betrifft:

- das Management in der Sorge für die Betreuenden und in der Gestaltung der Pflegekultur und -schwerpunkte
- die Betreuenden in ihrer Arbeitszufriedenheit, Belastung und Entwicklung ihrer Fähigkeiten
- die Ausgestaltung der Alltagsbegleitung mit Zielrichtung person-zentrierter Pflege.

DCM eignet sich nicht für eine mechanistisch-distanziert ausgerichtete Erhebung von «Bewohnerdaten». Wird mit DCM nur auf die Personen mit Demenz gesehen, das heißt mehr auf BCC und ME als auf Beziehung und Kultur, so wird der Methode viel Energie entzogen, ohne die es schwerer fällt, tatsächliche Veränderungen einzuleiten. Ohne diese Energie wird DCM als Instrument und Methode relativ aufwendig und gegebenenfalls störend. Man ist dann versucht, DCM kleiner zu machen und allmählich abzuschaffen.

Die Entwicklung von person-zentrierter Pflege und DCM betrifft die Betreuenden selbst, Kitwood hat zu Beginn seiner Beschäftigung mit personzentrierten Themen weniger die Personen mit Demenz und mehr die Betreuenden im Blick gehabt, dies wurde zu Beginn dieses Kapitels dargestellt. Betreuende sollten befähigt werden, ihre Betreuungsaufgaben wahrnehmen zu können. Dies scheint ein aktueller und bisher in Studien nicht genügend wahrgenommener Entwicklungsschwerpunkt zu sein. Ein vorstellbarer Ansatz wäre hier die Minderung von empfundener Arbeitsbelastung und die Stärkung der Teamkommunikation unter Einbeziehung des Managements, um danach in einer zweiten Stufe person-zentrierte Pflege zu entwickeln.

Abschließend soll nochmals auf die dargestellte Studienlage eingegangen werden. Betrachtet man die zahlreichen Studien zum Einsatz von DCM, so könnte teilweise der Eindruck entstehen, als würde das Instrument losgelöst vom theoretischen Hintergrund existieren. Mitarbeitende wie auch Mapper brauchen jedoch ein Verständnis person-zentrierter Pflege, sonst können die DCM-Ergebnisse nicht angemessen interpretiert werden. Auch hier kann ein zukünftiger Aspekt des DCM-Einsatzes gesehen werden, indem die Ergebnisse deutlicher zurück auf die zugrunde liegende Theorie bezogen werden. Der interessante und in Studien heterogen dargestellte Zusammenhang zwischen Wohlbefinden, Kognition und Abhängigkeit könnte ein Ansatzpunkt sein, um genauer festzuhalten, durch welche Einflüsse sich diese Konstrukte überlagern. In der dargestellten Dialektik der Demenz wird die Sozialpsychologie im Wechselspiel mit den kognitiven Leistungsminderungen als Ausgangsbasis der Symptomatik beschrieben und es wird nachvollziehbar argumentiert, dass ein Zusammenhang zwischen psychischem Selbstbewusstsein beziehungsweise seinen Einbrüchen und den neurophysiologischen Entsprechungen dieses psychischen Geschehens besteht (Kitwood 1990). Diese Zusammenhänge können ein Ausgangspunkt für weitere Studien im Versorgungsfeld Demenz sein. Sie wären vielleicht geeignet, um der langen Debatte um Lebensqualität bei Demenz und hierzu geeigneten Messinstrumenten eine neue, fruchtbare Richtung zu geben.

Literatur

Barnes, S., Wasielewska, A., Raiswell, C., Drummond, B. (2013). Exploring the mealtime experience in residential care settings for older people: an observational study. *Health Soc Care Community, 21*(4), 442–450. doi: 10.1111/hsc.12033.

Bartholomeyczik, S. (2013). Nutzenbewertung in der Pflegeforschung: Beispiele und offene Fragen. *Zeitschrift für Evidenz, Fortbildung und Qualität im Gesundheitswesen. 107*(3), 242–247. doi: http://dx.doi.org/10.1016/j.zefq.2013.04.004.

Beavis, D., Simpson, S., Graham, I. (2002). A literature review of dementia care mapping: methodological considerations and efficacy. [Review]. *J Psychiatr Ment Health Nurs, 9*(6), 725–736.

Bradford Dementia Group. (1997). Dementia Care Mapping (DCM) 7. Handbuch. Bradford/Witten.

Bradford Dementia Group. (2008a). Dementia Care Mapping (DCM) 8. Grundlagen und praktische Anwendung. Bradford/Witten.

Bradford Dementia Group. (2008b). Dementia Care Mapping (DCM) 8. Handbuch. Bradford/Witten.

Bredin, K., Kitwood, T., & Wattis, J. (1995). Decline in quality of life for patients with severe dementia following a ward merger. International Journal of Geriatric Psychiatry, 10(11), 967–973.

Brooker, C., Foster, N., Banner, A., Payne, M., Jackson, L. (1998). The efficacy of Dementia Care Mapping as an audit tool: report of a 3-year British NHS evaluation. Aging & Mental Health, 2(1), 60–70.

Brooker, D. J., & Surr, C. (2006). Dementia Care Mapping (DCM): initial validation of DCM 8 in UK field trials. [Multicenter Study Validation Studies]. *Int J Geriatr Psychiatry, 21*(11), 1018–1025. doi: 10.1002/gps.1600.

BSI – British Standards Institution, University of Bradford. (2010). PAS 800: 2010. Use of Dementia Care Mapping for improved person-centred care in a care provider organisation – Guide. London: BSI-British Standards Institution.

Chenoweth, L., Jeon, Y. H. (2007). Determining the efficacy of Dementia Care Mapping as an outcome measure and a process for change: a pilot study. Aging Ment Health, 11(3), 237–245. doi: 779269263 [pii] 10.1080/13607860600844226.

Chenoweth, L., King, M. T., Jeon, Y.-H., Brodaty, H., Stein-Parbury, J., Norman, R., Luscombe, G. (2009). Caring for Aged Dementia Care Resident Study (CADRES) of person-centred care, dementia-care mapping, and usual care in dementia: a cluster-rando-mised trial. The Lancet Neurology, 8(4), 317–325. doi: http://dx.doi.org/10.1016/S 1474-4422(09)70045-6.

Clare L., Linden D. J., Woods R. T., Whitaker R., Evans S., Parkinson C. H., von Paasschen J., Nelis S. M., Hoare Z., Yuen K. S. L., Rugg M. D.(2010). Goal-oriented cognitive rehabilitation for people with early-stage Alzheimer disease: A single-blind randomized controlled trial of clinical efficacy. American Journal of Geriatric Psychiatry. doi: 10.1097/JGP.0b013e3181d5792a.

Damschroder, L. J., Aron, D. C., Keith, R. E., Kirsh, S. R., Alexander, J. A., Lowery, J. C. (2009). Fostering implementation of health services research findings into practice: a consolidated framework for advancing implementation science. Implement Sci, 4, 50. doi: 1748-5908-4-50 [pii] 10.1186/1748-5908-4-50 [doi].

Deutscher Ethikrat. (2012). Demenz und Selbstbestimmung. URL. http://www.ethikrat.org/dateien/pdf/infobrief-2010-02-online.pdf.

Edelman, P., Fulton, B. R., & Kuhn, D. (2004). Comparison of dementia-specific quality of life measures in adult day centers. Home Health Care Serv Q, 23(1), 25–42.

Edelman, P., Kuhn, D., & Fulton, B. R. (2004). Influence of cognitive impairment, functional impairment and care setting on dementia care mapping results. Aging Ment Health, 8(6), 514–523.

Finnamore, T., Lord, S. (2007). The use of Dementia Care Mapping in people with a learning disability and dementia. J Intellect Disabil, 11(2), 157–165. doi: 11/2/157 [pii] 10.1177/1744629507076929.

Fossey, J., Lee, L., Ballard, C. (2002). Dementia Care Mapping as a research tool for measuring quality of life in care settings: psychometric properties. *Int J Geriatr Psychiatry, 17*(11), 1064–1070. doi: 10.1002/gps.708.

Fromm, E. (2006). Wege aus einer kranken Gesellschaft (Vol. 5). München.

Gebert, A., Kneubühler H. U. (2001). Qualitätsbeurteilung und Evaluation der Qualitätssicherung in Pflegeheimen. Bern: Verlag Hans Huber.

Gigliotti, C. M., Jarrott, S. E., & Yorgason, J. (2004). Harvesting health: Effects of three types of horticultural therapy activities for persons with dementia. Dementia, 3(2), 161–170.

Halek, M., Dichter, M. N., Quasdorf, T., Riesner, C., & Bartholomeyczik, S. (2013). The effects of dementia care mapping on nursing home residents› quality of life and staff attitudes: design of the quasi-experimental study Leben-QD II. BMC geriatrics, 13(1), 53. doi: 10.1186/1471-2318-13-53.

Heller, L. (2004). Der Einsatz des DCM in Settings der Gesundheits- und Sozialfürsorge. In A. Innes (Ed.), Die Dementia Care Mapping Methode (DCM). Bern: Verlag Hans Huber.

Hennig, A., Riesner, C., Schlichting, R., & Zörkler, M. (2006). Qualitätsentwicklung in Pflegeeinrichtungen durch Dementia Care Mapping? Erfahrungen und Erkenntnisse aus einem dreijährigen Modellprojekt im Landkreis Marburg-Biedenkopf. Veröffentlichung der Wissenschaftlichen Begleitung zum BMG-Modellprogramm zur «Verbesserung der Versorgung Pflegebedürftiger». Saarbrücken: Institut für Sozialforschung und Sozialwirtschaft e. V. (iso).

Holmes, C., Knights, A., Dean, C., Hodkinson, S., Hopkins, V. (2006). Keep music live: music and the alleviation of apathy in dementia subjects. Int Psychogeriatr, 18(4), 623–630. doi: S 1041610206003887 [pii] 10.1017/S 1041610206003887.

Höwler, E. (2006). Interaktionsprozesse zwischen Pflegenden und Personen mit Demenz. Stuttgart: Kohlhammer Verlag.

Innes, A., Surr, C. (2001). Measuring the well-being of people with dementia living in formal care settings: the use of Dementia Care Mapping. Aging Ment Health, 5(3), 258–268.

Jarrott, S. E., & Bruno, K. (2003). Intergenerational activities involving persons with dementia: an observational assessment. Am J Alzheimers Dis Other Demen, 18(1), 31–37.

Jeon, Y. H., Luscombe, G., Chenoweth, L., Stein-Parbury, J., Brodaty, H., King, M., Haas, M. (2011). Staff outcomes from the Caring for Aged Dementia Care REsident Study (CADRES): A cluster randomised trial. Int J Nurs Stud. doi: S 00207489(11)00417-2 [pii] 10.1016/j.ijnurstu.2011.10.020.

Haas, M. (2011). Staff outcomes from the Caring for Aged Dementia Care REsident Study (CADRES): A cluster randomised trial. Int J Nurs Stud. doi: S 0020-7489(11)00417-2 [pii] 10.1016/j.ijnurstu.2011.10.020.

Kitwood, T. (1990). The Dialectics of Dementia: With Particular Reference to Alzheimer's Disease. Aging and Society, 10, 177–196.

Kitwood, T. (2000). Demenz, Der person-zentrierte Ansatz im Umgang mit verwirrten Menschen. Bern: Verlag Hans Huber.

Kitwood, T., & Bredin, K. (1992). Towards a theory of dementia care: personhood and well-being. Ageing Soc, 12, 269–287.

Lai C. K., Chi I., Kayser-Jones J. (2004). «A randomized controlled trial of a specific reminiscence approach to promote the well-beeing of nursing home residents with dementia.» Int Psychogeriatr 16 (1) pp. 33–49.

Martin, G. W., Younger, D. (2000). Anti oppressive practice: a route to the empowerment of people with dementia through communication and choice. J Psychiatr Ment Health Nurs, 7(1), 59–67.

McIntosh, C. J., Westbrook, J., Sheldrick, R., Surr, C., Hare, D. J. (2012). The feasibility of Dementia Care Mapping (DCM) on a neurorehabilitation ward. NeuropsycholRehabil.doi:10.1080/09602011.2012.711642.

Medizinischer Dienst des Spitzenverbandes Bund der Krankenkassen (MDS). (2009). Grundsatzstellungnahme. Pflege und Betreuung von Menschen mit Demenz in stationären Einrichtungen. Essen.

Morton, I. (2002). Die Würde wahren. Stuttgart: Klett-Cotta.

O'Connor, D., Phinney, A., Smith, A., Small, J., Purves, B., Perry, J., Beattie, L. (2007). Personhood in dementia care: Developing a research agenda for broadening the vision. Dementia, 6(1), 121–142. doi: 10.1177/1471301207075648.

Reuschenbach, B., Mahler, C. (Eds.). (2011). Pflegebezogene Assessmentinstrumente. Bern: Verlag Hans Huber.

Sauter, D., Abderhalden, C., Needham, I., Wolff, S. (2004). Lehrbuch Psychiatrische Pflege (1. Aufl ed.). Bern: Verlag Hans Huber.

Sloane, P. D., Brooker, D., Cohen, L., Douglass, C., Edelman, P., Fulton, B. R., … Zimmerman, S. (2007). Dementia care mapping as a research tool. Int J Geriatr Psychiatry, 22(6), 580–589. doi: 10.1002/gps.1721.

Sloane, P. D., Zimmerman, S., Williams, C. S., Reed, P. S., Gill, K. S., Preisser, J. S. (2005). Evaluating the quality of life of long-term care residents with dementia. Gerontologist, 45 Spec No 1(1), 37–49. doi: 45/suppl_1/37 [pii].

Suzuki, M., Mizuno, Y., Brooker, D., Ooshiro, H., Kanamori, M. (2012). [How quality of life indices reflect the behaviors of elderly people with dementia on dementia care mapping and the relationship among well-being, ill-being and the behavior category code]. Nihon Ronen Igakkai Zasshi, 49(3), 355–366. doi: DN/JST.JSTAGE/geriatrics/49.355 [pii].

Thornton, A., Hatton, C., Tatham, A. (2004). Dementia Care Mapping reconsidered: exploring the reliability and validity of the observational tool. Int J Geriatr Psychiatry, 19(8), 718–726. doi: 10.1002/gps.1145.

Van de Ven, G., Draskovic, I., Adang, E. M., Donders, R., Zuidema, S. U., Koopmans, R. T., Vernooij-Dassen, M. J. (2013). Effects of dementia-care mapping on residents and staff of care homes: a pragmatic cluster-randomised controlled trial. PLoS One, 8(7), e67325. doi: 10.1371/journal.pone.0067325.

Van Weert, J. C., Janssen, B. M., van Dulmen, A. M., Spreeuwenberg, P. M., Bensing, J. M., Ribbe, M. W. (2006). Nursing assistants› behaviour during morning care: effects of the implementation of snoezelen, integrated in 24-hour dementia care. J Adv Nurs, 53(6), 656–668. doi: JAN 3772 [pii] 10.1111/j.1365-2648.2006.03772.x.

Westbrook, J. L., McIntosh, C. J., Sheldrick, R., Surr, C., Hare, D. J. (2013). Validity of Dementia Care Mapping on a neuro-rehabilitation ward: Q-methodology with staff and patients. Disabil Rehabil. doi: 10.3109/09638288.2012.748839.

3. Biografie, psychobiografisches Pflegemodell nach Böhm und DCM

Von Claudia Zemlin und Beate Radzey

3.1 Einleitung

Der folgende Beitrag ist aus zwei Teilen aufgebaut. In einem einführenden theoretischen Teil wird kurz beschrieben, welche Bedeutung die Biografie eines Menschen in der person-zentrierten Pflege einnimmt und welche Rolle biografisches Arbeiten in der Altenhilfe spielt. Im Weiteren wird der theoretische Hintergrund des von Erwin Böhm entwickelten psychobiografischen Pflegemodells erläutert. Der zweite Teil berichtet aus der Praxis und stellt einen Implementierungsprozess vor, der aufzeigt, wie bei einem Träger der Altenhilfe über einen längeren Zeitraum auf der Basis des psychobiografischen Pflegemodells und der Anwendung von DCM ein erfolgreiches Pflege- und Betreuungskonzept für Menschen mit Demenz entwickelt und dauerhaft etabliert wurde.

3.2 Theoretischer Zugang zu Biografie und person-zentrierte Pflege

Eine der zentralen Aussagen in Kitwoods Arbeit ist die Erweiterung des medizinischen Modells und das in Fragestellen der von ihm als Standardparadigma bezeichneten einseitigen medizinischen Betrachtung von Demenz (Kitwood, 1993; Morton, 2002; Brooker, 2008). Er betont, dass eine rein neuropathologische Betrachtung von Demenz für das Verstehen der Erkrankung nicht ausreicht, sondern dass hierfür eine erweiterte ganzheitliche Betrachtungsweise erforderlich ist. Das person-zentrierte Verständnismodell sieht die Demenz eines Individuums als eine Form der Behinderung, die auf eine Interaktion von fünf Ursachenkomplexen zurückzuführen ist und damit in ihren individuellen Ausprägungen sehr unterschiedlich sein kann (Welling, 2004). Kitwood (1993) beschreibt dies in Form folgender Gleichung: $D = P + B + G + NB + SP$ (siehe Kapitel 2). Die Gleichung verdeutlicht, dass die individuelle Ausprägung einer demenziellen Erkrankung bei einer Person aus dem Zusammenspiel mehrerer sich beeinflussender Komponenten, nämlich Persönlichkeit (P), Biografie (B), physischer Gesundheit (G), neurologischer Beeinträchtigung (NB) und Sozialpsychologie (SP) beziehungsweise soziale Umgebung resultiert. Das Modell bietet Ansatzpunkte für das pflegerische Handeln, da man sich auf mehrere Aspekte konzentrieren kann und nicht nur die nicht behandelbare neuropathologischen Veränderungen in den Fokus gestellt werden. Kitwood beschreibt damit als einer der ersten ein psychobiosoziales Modell der Demenz. Diese Sichtweise hat mittlerweile in der Versorgung von Demenzbetroffenen eine generelle Akzeptanz erlangt. Aus diesem Modell folgert, dass bei Menschen mit demenziellen Veränderungen eine individualisierte Begleitung und Pflege erforderlich ist, da bei jeder Person aufgrund der vielfältigen Einflüsse aus den fünf Ursachenkomplexen die kognitive Beeinträchtigung zu unterschiedlichen Krankheitsausprägungen und Verhaltensweisen führen kann. Die Umsetzung einer person-zentrierten Pflege ist daher ohne biografisches Wissen und entsprechende Informationen zur Persönlichkeitsstruktur nur schwer möglich. Für die Praxis heißt dies, dass ein pflegerisches Konzept erforderlich ist, im Rahmen dessen Biografiearbeit einen festen Bestandteil bildet mit der Zielsetzung, Zugänge zu den Bedürfnissen, Wünschen und Interessen einer Person zu bekommen.

3.2.1 Biografisches Arbeiten und Erinnerungspflege in der Altenhilfe

Die Biografie eines Menschen beschreibt dessen Lebensgeschichte aus seiner eigenen Perspektive vor dem Hintergrund der gesellschaftlichen und zeitgeschichtlichen Prägung. Jeder Mensch ist ein Kind seiner Zeit, was bedeutet, dass die persönliche Entwicklung seines Individuums sowohl durch zeitgeschichtliche Erlebnisse als auch durch die konkrete Lebenssituation in der Familie geprägt wird. In Kitwoods Modell finden die fundamentalen Prägungen der Persönlichkeit in der Kindheit statt. In der weiteren persönlichen Entwicklung gewinnen dann zunehmend bedeutsame Lebendereignisse an Einfluss (Morton, 2002).

So zeigen und zeigten sich bei der massiv traumatisierten Kriegsgeneration in vielen Pflegeheimen eindrücklich kollektive Verhaltensweisen wie zum Beispiel das häufig zu beobachtende Phänomen des Hortens von Nahrungsmitteln, das sich auf diesem zeitgeschichtlichen Hintergrund erklären lässt (s. Kasten 3-1). Genauso ist das Wissen zur individuellen Lebensgeschichte oft ein wesentlicher Schlüssel zum Verständnis des alten Menschen und seines Verhaltens. Biografiearbeit ist in erster Linie eine Methode. Es handelt sich um ein strukturiertes Verfahren, dass die Art und Weise festlegt, wie klientbezogene Informationen gesammelt, ausgewertet und für die Begleitung einer Person angewandt werden. Die Erhebung biografischer Daten umfasst sowohl Informationen zur Familien- und Lebensgeschichte, als auch zur Lebenswelt jedes Klienten und jeder Klientin mit seinen/ihren Vorlieben, Gewohnheiten und Abneigungen (BMG, 2007). Einen Überblick zum konkreten Vorgehen bieten beispielsweise Messer (2004) oder Kuhn/Radzey (2005).

Durch biografisches Arbeiten kann es Pflegenden gelingen, die Person und ihre Bedürfnisse besser kennen und verstehen zu lernen. Ziel ist es durch dieses Wissen, Situa-

---

Bei einer Feedbacksitzung nach einer DCM-Erhebung wird von den Mitarbeiterinnen und Mitarbeitern des Pflegebereichs die Problematik thematisiert, dass eine Klientin beim gemeinsamen Mittagessen nicht am Tisch sitzen bleibt, immer wieder aufsteht und dadurch Unruhe auslöst. Die Klientin nimmt bei der Mahlzeit auch kaum etwas zu sich. Bei der Diskussion möglicher Gründe für das Verhalten wird auch über die Biografie der Frau gesprochen. Diese war eine sehr erfolgreiche Geschäftsfrau, der ein größerer Laden gehörte, in dem sie während der Öffnungszeiten immer präsent und für die Kunden ansprechbar war. In ihrem beruflichen Alltag blieb in der Regel keine Zeit, um während des Tages eine geregelte Mahlzeit zu essen, so dass sie höchstens im Stehen einen kleinen Imbiss zu sich nahm. Erst am Abend nach Geschäftsschluss gönnte sie sich ein warmes Essen. Auf der Basis dieser Informationen nahmen die Mitarbeitenden Kontakt mit der Küche der Einrichtung auf, und es wurde festgelegt, dass für die Klientin erst am Abend ein warmes Essen bereitgestellt wird. Diese Lösung erwies sich als Erfolg. Die Klientin nahm diese Mahlzeit jeden Abend entspannt und genussvoll ein.

Kasten 3-1: Fallbeispiel 1

tionen angemessen zu gestalten, Handlungsspielräume zu erweitern und auch einen klareren Blick auf die Person mit Demenz zu bekommen. In der täglichen Praxis genügen manchmal einfach zu gewinnende Kenntnisse zu den Vorlieben einer Person, die dazu beitragen können, die aktuelle Lebenssituation zu verbessern, wie Kasten 3-2 zeigt.

Neben dem zentralen Aspekt, dass biografisches Arbeiten dabei helfen kann, Bedürfnisse zu erkennen und den Erkrankten besser zu verstehen, können Pflegende auf der Basis ihres Wissens über eine Person dazu beitragen, deren Identität zu stabilisieren. Durch den Gedächtnis- und Sprachverlust schwächt sich im Krankheitsverlauf auch das autobiografische Gedächtnis, so dass die persönliche Lebensgeschichte und damit die Bewusstheit der eigenen Persönlichkeit zunehmend fragmentiert wird (Cohen-Mansfield et al., 2006.). Grond (2009) beschreibt, dass aufgrund des Zerbrechens der «Identitätssäulen» einer Person, ihre biografische Identität und Kontinuität verloren gehen. Die Biografie liefert einen Fundus an Gesprächsthemen und Aktivitäten, die zum Beispiel im Rahmen von Reminiszenztherapie oder Erinnerungspflege gezielt Anwendung finden können Durch das Erinnern wichtiger persönlicher Erlebnisse oder Personen kann es gelingen, die Identität und das soziale Zugehörigkeitsgefühl eines Menschen mit Demenz zu stärken. Diese Rolle kommt im Krankheitsverlauf immer mehr der sozialen Umwelt beziehungsweise den Betreuenden zu. Ihnen obliegt die wichtige Aufgabe Situationen zu gestalten, die für den Betroffenen mit angenehmen Erinnerungen verbunden sind und letztlich dazu beitragen können, ein Gefühl von Identität zu fördern (BMG, 2007).

Wichtig ist es zu beachten, dass biografisches Arbeiten in der Altenhilfe klar mit ethischen Anforderungen verknüpft und damit an bestimmte Voraussetzungen bezüglich der Qualifikation der Pflegenden, der Sicherung von Vertraulichkeit und der konzeptionellen Ziele gebunden ist. Eine Informationssammlung darf keinesfalls wahllos, sondern nur eingebunden in konkrete Handlungspläne erfolgen. Demjenigen, der die biografischen Daten erhebt, muss klar sein, zu welchem Zweck er dies tut und er muss in der Lage sein einzuschätzen, welche Informationen wichtig sind und wie mit den gewonnenen biografischen Daten weiter verfahren wird.

Dabei sollten folgende Regeln Beachtung finden:

> Während einer DCM-Erhebung wird die Situation beim Mittagessen in einer stationären Einrichtung beobachtet. Als Speisen stehen Fisch und eine Süßspeise zur Auswahl. Eine Pflegende stellt einer demenzbetroffenen Klientin ohne nachzufragen, was sie gerne hätte, einen Teller mit der Süßspeise hin. Die Frau reagiert sofort mit einem angewiderten Blick, als sie ihr Essen sieht. Die Pflegende nimmt dies nicht wahr. In der Folge stochert die Klientin kurz etwas lustlos in ihrem Essen herum, schiebt dann den Teller weg und nimmt nichts von der Mahlzeit ein. In der Folge schaut sie den anderen am Tisch mit betrübter Miene beim Essen zu. Als die Tischnachbarin sie fragt, ob sie keinen Hunger habe, antwortet sie klar und deutlich: «Doch, aber das mag ich nicht». Als das Mittagessen abgeschlossen ist, wird der unberührte Teller von einer anderen Pflegefachkraft abgeräumt. Die Tatsache, dass die Klientin keinerlei Essen zu sich genommen hat, wird von der Pflegenden nicht wahrgenommen. Die Klientin bleibt hungrig am Tisch sitzen. Am Nachmittag kommt die Tochter zu Besuch. Als sie den Gemeinschaftsraum betritt, wirft sie einen kurzen Blick auf den an der Wand hängenden Speiseplan und sagt zu ihrer Mutter: «Schön, heute gab es ja dein Lieblingsessen: Fisch!»

Kasten 3-2: Fallbeispiel 2

- Biografiearbeit beruht auf Freiwilligkeit.
- Tabuisierte und belastende Ereignisse sind mit besonderer Sorgfalt zu behandeln.
- Biografiearbeit sucht nicht nach der Wahrheit.

In der Umsetzung im Pflegealltag bedeutet dies, dass die Lebensgeschichte jedes einzelnen Klienten wichtig ist. Die Pflegenden versuchen ein umfassendes Wissen zu der Person zu bekommen und dieses Wissen gezielt einzusetzen. Im Idealfall führt dies dazu, dass es den Klienten ermöglicht wird, im Rahmen von Einzel- oder Gruppenaktivitäten lebensgeschichtlich vertraute Aktivitäten durchzuführen. In der Umgebungsgestaltung finden sich biografisch bedeutsame Gegenstände und die Abläufe und Pflegetätigkeiten richten sich soweit als möglich nach den früheren Gewohnheiten. Gelingt es Einrichtungen, biografisch zu arbeiten und das daraus resultierende Wissen im Rahmen von Erinnerungspflege erfolgreich umzusetzen, in dem an die individuellen Lebenserfahrungen angeknüpft wird, so mündet dies im Verständnis der person-zentrierten Pflege in eine positive Personenarbeit. Das heißt, dass die Klientinnen und Klienten sich an schöne, aktive Zeiten erinnern, ihre Identität und ihr Selbstwertgefühl gestärkt, Angst und Unruhe reduziert, Spaß und Kreativität gefördert werden. Aber auch für die Betreuenden kann eine entsprechende Umsetzung zu positiven Effekten führen, da die Klienten positiver wahrgenommen, sowie Äußerungen und Verhaltensweisen der Klienten besser verstanden werden. Außerdem fällt es leichter, angemessene Betätigungen für die Klienten zu finden. Letztlich kann es durch die Beschäftigung mit der Geschichte zu einer Erweiterung des eigenen Horizonts kommen. Im Rahmen einer an der Person orientierten Pflege bildet die Biografiearbeit eine zentrale Grundlage und ist daher auch ein integraler Bestandteil vieler Konzepte und Modelle in der Begleitung alter Menschen wie in Kitwoods personzentrierter Pflege, aber auch in der Mäeutik von Cora van der Kooij, der Validation von Naomi Feil und der Selbsterhaltungstherapie von Barbara Romero. Eine ganz bedeutsame Rolle spielt Biografie im psychobiografischen Pflegemodell von Böhm, auf das im Folgenden näher eingegangen wird.

3.2.2 Die Biografie eines Menschen im psychobiografischen Pflegemodell

Böhm (2013) entwickelt zu der grundlegenden Frage, was eine Biografie ist, folgende zusammenfassende Meinung: «Der Mensch ist das, woran er sich erinnert». Es sind Erfahrungen, die durch Mitteilung oder Erleben erworben sind. Biografie ist erzählte Erinnerung. Dabei sind die Ziele: Selbsterkenntnis, Selbsthilfe (Eigentherapie), Rechenschaftsbericht, Versuch der Selbstfindung und Entscheidungshilfe. Biografie ist die Basis für das Verständnis dafür, was einen Menschen bewegt, antreibt, wie er Lebenssituationen bewältigt und seinem Leben Sinn gibt. Nur wenn Pflegende bereit sind, sich Klientinnen und Klienten mit einer angemessenen «Geschichtsfühligkeit» (Böhm, 2013), mit einem Interesse an dem Leben des Klienten vor dem Pflegeheim zu nähern, kann Pflege wirklich individuell gestaltet und somit erfolgreich sein. Wenn Pflege neben somatischen auch psychische Aspekte berücksichtigen soll, also auch die Seele gepflegt werden soll (Seelenpflege), dann bedarf es eines psychobiografischen Ansatzes, damit die Frage: «Was mache ich bei wem und warum?» sinnvoll beantwortet werden kann. Nur durch eine Annäherung, die noopsychische (kognitive Seite der Psyche) und thymopsychische (emotionale Seite der Psyche, also wie hat ein Mensch gelernt gefühlsmäßig auf seine Umwelt zu reagieren) Aspekte des Lebens der Klienten berücksichtigt, können gezielt «Schlüsselreize» gefunden und als Tore zu verschütteten Erinnerungen genutzt werden, um identitätswahrend zu wirken. Haben Pflegende biografischen Stoff mit emotionaler Wichtigkeit für den Klienten gesucht und gefunden, so können sie diesen Stoff mit einem «Wärmflascheneffekt» in Form von biografischen Gesprächen einsetzen.

Biografische Gespräche verschaffen oft viel Freude und wirken somit therapeutisch (Böhm, 2013). Dabei ist es wichtig, dass Pflegende wissen, dass ihre eigene Biografie ein bedeutender Aspekt in ihrem Handeln ist. Die eigene Biografie bestimmt oft die Art und Weise, wie jemand pflegt. Gerade in einer Dyade, wo der Klient mit Demenz in ständig zunehmende auch emotionale Abhängigkeit vom Umfeld gerät, müssen sich Pflegende ihre selbstreflektorische Verantwortung bewusst machen. Nur unter dieser Bedingung kann gefühlsbiografisches Arbeiten dazu führen, dass sich eine «verstehende Pflege statt eine verständliche Pflege» (Böhm, 2013) entwickeln kann.

3.2.3 Grundlagen des Modells

Das psychobiografische Pflegemodell von Böhm stellt die Seele des älteren Menschen in den Vordergrund. Sie soll lebendig bleiben, denn nur dann hat ein Mensch auch den Wunsch, weiterzuleben, auch wenn das bedeutet, dass jeden Tag auch erhebliche körperliche Beschwerden den Alltag begleiten. Wesentliche Terminologien in seinem Modell, in dem besonders die Gefühlsbiografie fokussiert wird, also das Verstehen des Menschen aus seinem Entwicklungsprozessen, dem Lebensweg, den Lebenserfahrungen heraus, sind unter anderem:

Stories: Das sind kleine Geschichten, die Klientinnen und Klienten immer wieder erzählen, in denen sie sehr oft wichtige Rollen spielen, die sie als bedeutsam empfinden, um sich darzustellen. Dabei spielt der Wahrheitsgehalt keine Rolle, denn Lebenslügen sind für uns alle oft notwendig, um psychisch in Balance zu bleiben.

Folklore: Man versteht darunter auch Brauchtum. Hier sind Aspekte wichtig, wie Religion, Schichtzugehörigkeit, gesellschaftlicher Umgang, Vereinsleben, Traditionen, Feste, Sprache, Kleidung etc., die helfen, sich ein Bild vom Tagesablauf des Klienten in der damaligen Zeit zu machen.

Ich-Wichtigkeit, Daheimgefühl und Alltagsnormalität: Diese drei Begriffe gehören zur Interpretation, die Pflegende aus den biografischen Daten und Informationen hypothetisch entwickeln. Sie geben Hinweise darauf, was den Klienten ausmacht, welche Rollen er einnehmen kann und will, wie man Fähigkeiten im Alltag reaktivieren kann und welches Milieu notwendig ist, um bekannte Normalität und damit Sicherheit zu vermitteln.

Copings: Diese in dem Modell als Lebensbewältigungsstrategien beschriebenen Verhaltensweisen hat ein Mensch im Laufe seines Lebens als hilfreich gelernt, wenn es galt, seiner Person Bedeutung zu geben. Dazu gehören auch Lebenskrisen, die ein Mensch bewältigen musste.

Impulse: Hier handelt es sich um von der Pflege gezielt eingesetzte Initiativen, um den Klienten dabei zu unterstützen, aus eigenem Antrieb aktiv in seine Lebenssituation einzugreifen oder vigilanter seine Umgebung wahrzunehmen.

Das bedeutet für Pflegende, dass sie lernen müssen, die relevanten biografischen Inhalte zu erheben, dann entsprechend dem Modell zu kategorisieren und anschließend entlang einer speziellen Problemsituation für den Klienten zu interpretieren. Bei diesen biografischen Fallbesprechungen entwickeln dann die Pflegenden gemeinsam im Team die so genannten Impulse, die dann innerhalb einer definierten Zeitspanne von allen Teamkollegen ausprobiert werden. Die Evaluation erfolgt wieder gemeinsam und führt zur Entscheidung, ob der Impuls hilfreich war, oder ein neuer Impuls entwickelt werden muss. Dieses systematische Vorgehen, dem vor der Entscheidung für einen Impuls eine sehr differenzierte Analyse verschiedenster Aspekte vorausgeht, erhöht bei Pflegenden die Handlungssicherheit und die Arbeitszufriedenheit und auch die Erfolgsquote positiver Einflussnahme auf das Geschehen.

3.3 Praxisbeispiel eines trägerinternen Implementierungsprozesses

3.3.1 Einführung

Nachfolgend wird der Organisations- und Qualitätsentwicklungsprozess eines Altenhilfeträgers beschrieben, der aufzeigt, wie es sowohl durch die inhaltliche Ausrichtung am psychobiografischen Pflegemodell nach Böhm als auch durch den Einsatz von DCM als qualitätssicherndem begleitendem Verfahren gelingen kann, die Lebensqualität demenzbetroffener Klientinnen und Klienten zu verbessern, sowie die Haltung von Mitarbeitenden zu verändern. Erfolgsfaktoren sind dabei die klare konzeptionelle Ausrichtung und Verknüpfung der beiden Ansätze, wie auch die Anlage eines längerfristigen Entwicklungs- und Implementierungsprozesses, dessen Beschreibung deutlich macht, dass Veränderungen nicht von heute auf morgen erreicht werden können, sondern nur durch eine auf Dauer angelegte Planung und Steuerung.

3.3.2 Ausgangssituation

Lebensqualität trotz Demenz zu gewährleisten, diesen Anspruch versuchte sich die Vitanas Gruppe bereits vor circa 10 Jahren zu stellen. Ziel war es, ein Konzept für die Pflegeeinrichtungen zu entwickeln, dass dem Leitbild des Unternehmens standhielt, nämlich den Klientinnen und Klienten mit Demenz nicht nur physische, sondern auch psychische Unterstützung zu geben. Obwohl bereits damals Fortbildungen zum Thema «Demenz» stattfanden, in denen unter anderem die Symptome der Demenz und deren Bedeutung für die Betreuung fokussiert wurden, schaute man sich nach Ansätzen um, die eine verbesserte Begleitung der Klienten mit Demenz versprachen und tatsächlich Lebensqualität zulassen. Diese sollten in ein differenziertes mehr in sich geschlossenes zentrales Konzept zur Betreuung von Klienten mit Demenz, das für alle Einrichtung bindend ist, einfließen. Zwei Ansätze fielen beim Studium der internationalen Fachliteratur besonders auf:

Der person-zentrierte Ansatz nach Tom Kitwood und das psychobiografische Pflegemodell nach Erwin Böhm schienen besonders mit den zentralen Themen des Leitbildes der Vitanas konform zu gehen, nämlich Individualität, sinnvolle Tätigkeiten und unterstützende soziale Kontakte zu ermöglichen.

3.3.3 Neuausrichtung auf person-zentrierte Pflege und Einführung von DCM

Kitwoods Ansatz, ein ganzheitliches Bild der Demenz zu entwickeln und das Verhalten von Menschen mit Demenz in einem biopsychosozialen Modell zu erklären zu versuchen, half bei der Entwicklung des Konzepts einen theoretischen Rahmen zu spannen. Der Ausgangspunkt, dass Wohlbefinden und somit Lebensqualität trotz Demenz möglich ist und durch positive Personarbeit der begleitenden Mitarbeitenden auch in Pflegeheimen außerordentlich gefördert werden kann, wurde eine Prämisse des Konzepts. Besonders hilfreich schien dabei das auf Kitwoods Ansatz beruhende DCM-Verfahren als eine Möglichkeit, die Pflege demenziell Erkrankter abzubilden, sich den Pflegeprozess im Detail anzuschauen und Vorschläge zur Verbesserung der Pflege mit den pflegenden Mitarbeitenden erarbeiten zu können.

Ende 2002 verabschiedete das Management das zentrale Konzept zur Betreuung von Klienten mit Demenz, in dem der person-zentrierte Ansatz von Tom Kitwood und das DCM-Verfahren als fester Bestandteil der Qualitätssicherung und als Qualitätsentwicklungsinstrument etabliert wurden. Ein Mitarbeitender wurde als DCM-Trainer ausgebildet. Danach kam das DCM-Verfahren in allen Einrichtungen mit folgenden Hauptzielen zum Einsatz:

- Ermittlung des Status der Pflege und Begleitung der Klienten mit Demenz
- Steigerung der Reflexion des eigenen Handelns in der Begleitung dieser Klienten
- Steigerung des Wohlbefindens und der Lebensqualität der Klienten mit Demenz.

Bereits 2002 stellten sich einige Teams in den Einrichtungen einer Evaluation mit dem DCM-Verfahren. Vorwiegend waren Teams an einer Einschätzung interessiert, die sich im besonderen Maße der Begleitung von Klienten mit Demenz widmeten. Um Lebensqualität bei Menschen mit Demenz erzeugen zu können, bedarf es einer Grundhaltung begleitender Pflegender gegenüber den betroffenen Klienten, die zum einen Hoffnung zulässt als auch Interesse an der Person als zentralen Aspekt bei der Beziehungsgestaltung ansieht. Konsequenterweise gehört zu einer positiven Haltung auch das Interesse am biografischen Wissen um die Person mit Demenz, um adäquate und individuelle Beziehungsarbeit leisten und reaktivierende Angebote initiieren zu können. Tatsächlich zeigten die damaligen Ergebnisse der Evaluationen mit dem DCM-Verfahren, dass die Angebote, die den Klienten mit Demenz in den Einrichtungen gemacht wurden, nicht immer zum erwünschten Erfolg, nämlich zu deutlichem Wohlbefinden (hohe Wohlbefindlichkeitswerte im DCM) oder zu einem abwechslungsreichen Alltag (erkennbar gesteigerter Abwechslungsfaktor bei den DCM-Verhaltenskategorien) im Sinne der person-zentrierten Pflege nach Kitwood führten. Besonders Klientinnen und Klienten mit Demenz, die ihre Umgebung durch Verhaltensweisen erheblich herausforderten, konnten oft nicht mit hilfreichen Offerten begleitet werden. Zu häufig waren die Angebote diffus und trafen die singulären oder individuellen Bedürfnisse nicht.

Individuelle Betreuung kann immer nur auf der Basis des biografischen Wissens um den Klienten gelingen. Bei der kritischen Betrachtung der Qualität des biografischen Arbeitens im Unternehmen wurde schnell deutlich, dass es einen hohen Bedarf bei den Mitarbeitenden gab, in diesem Bereich Kompetenz zu erwerben, um Ideen zu entwickeln, wie man biografische Daten erhebt (biografische Gesprächsführung), welche Informationen wichtig sind, um psychische Bedürfnisse bedienen zu können und auf welche Art und Weise dieses Wissen dann im alltäglichen Leben des Klienten reaktivierend eingesetzt werden kann.

3.3.4 Einführung des psychobiografischen Pflegemodells

Das psychobiografische Pflegemodell nach Erwin Böhm erschien als ein möglicher Weg, biografisches Wissen zu erwerben, zu verstehen und entsprechend hilfreich im Pflege- und Begleitungsprozess zu nutzen. Ebenfalls als ein personzentrierter Ansatz passt das psychobiografische Pflegemodell in den theoretischen Rahmen des zentralen Konzepts des Unternehmens. Bislang arbeitete jedoch noch keine Einrichtung des Unternehmens konsequent nach dem so genannten «Böhm-Modell». Es fehlte an Erfahrungen und Hospitationsmöglichkeiten und allgemein herrschte eine Unsicherheit bei den Mitarbeitenden darüber, inwieweit man das «Böhm-Modell» überhaupt in der Praxis umsetzen kann.

Das Management erkannte jedoch ein Potential, das in dem psychobiografischen Modell steckte, nämlich pflegenden und begleitenden Mitarbeitenden einen praktikablen Handlungsplan für eine person-zentrierte Pflege an die Hand zu geben. Daher erfuhren Einrichtungen, die diesen Ansatz aus dem Konzept als Modul wählten, differenzierte Unterstützung, wenn sie ein Zertifikat vom Europäischen Netzwerk für psychobiografische Pflegeforschung nach Professor Erwin Böhm (enpp) anstrebten. Um den Mitarbeitenden eine permanente fachliche Begleitung geben zu können, ließ das Management einen Böhm Lehrer vom enpp ausbilden.

3.3.5 Die Verknüpfung der beiden Ansätze

All diese Projekte (s. Kasten 3-3) wurden von Anfang an mit dem DCM-Verfahren begleitet. Deutliche Verbesserungen der Evaluationsergebnisse bereits nach kurzen Zeiträumen waren für die Mitarbeiterinnen und Mitarbeiter Hinweise, auf dem richtigen Weg zu sein. Eingedenk der enormen Anstrengungen, die ein Team mit der Umsetzung des psychobiografischen Modells unter anderem durch die vermehrte Dokumentation auf sich nimmt, diente das DCM-Verfahren als externes Evaluationsinstrument auch, um die Mitarbeitenden zu motivieren.

Dabei ist sicherlich die besondere Stärke des DCM-Verfahrens hilfreich, nicht nur auf Defizite verweisen zu können, sondern auch sensibel auf positive Veränderungen reagieren zu können. Die Teams, die das «Böhm-Modell» umzusetzen versuchten, wurde regelmäßig mit dem DCM-Verfahren evaluiert. Häufig wurden diese Evaluationen auch von DCM Anwendern von anderen Trägern begleitet, um nochmals eine weitere externe Überprüfung zu ermöglichen. Die Ergebnisse waren durchgehend gut, obwohl gerade in diesen Wohnbereichen Klientinnen und Klienten begleitet wurden, die vermehrt Verhaltensweisen, wie lautes Rufen und verstärktes Umherwandern zeigten und damit die Mitarbeitenden besonders herausforderten nach Impulsen zu suchen, die ganz individuell zugeschnitten sind.

Die Ergebnisse lassen erkennen, dass der psychobiografische Ansatz nach Böhm offensichtlich psychische Bedürfnisse der Klienten mit Demenz in einer Weise erfüllte, die das DCM-Verfahren positiv abbilden kann.

2002: Ausgangspunkt des Projekts war ein wenig zufriedenstellendes Ergebnis mit dem DCM-Verfahren. Die Angebote trafen nicht umfassend genug die Bedürfnisse der Klientinnen und Klienten und das Milieu ließ wenig Raum für individuelle Anregungen (niedrigere WIB-Werte und Abwechslungsfaktor bei den personseinfördernden Verhaltenskategorien).

2003: Es wird in einer Einrichtung ein teilsegregativer Bereich für Klienten mit Demenz eingerichtet und die Mitarbeiter, die besonderes Interesse an der Arbeit mit Klienten mit Demenz haben, können sich für die Ausbildung vom enpp bewerben und werden geschult. Die folgenden Evaluationen in diesem Bereich zeigten deutlich bessere Ergebnisse. (Die WIB-Werte weisen auf gute bis sehr gute Lebensqualität im Sinne des personzentrierten Ansatzes nach Kitwood und es nahm die Anzahl und Varianz personseinfördernden Verhaltenskategorien zu).

2004: Mitarbeitende erhalten die Möglichkeit, in einer Einrichtung, die vom enpp zertifiziert wurde, zu hospitieren. Professor Erwin Böhm stellt in einer Fachtagung der Vitanas sein Modell vor und beantwortet umfassend die aufkommenden Informationsfragen, vor allem zu dem Thema Praxistauglichkeit.

2005: Erste Zertifizierung einer Vitanas Einrichtung in Berlin.

2006: DCM (Tom Kitwood) und psychobiografisches Arbeiten (Erwin Böhm) – in einer Vitanas Fachtagung wird über die beiden Ansätze und deren Beitrag zur Entwicklung von Lebensqualität bei Klienten mit Demenz von Christian Müller-Hergl und Paul Reuter referiert.

Aus den positiven Erfahrungen der Bereiche, die mit dem psychobiografischen Modell und dem DCM-Verfahren arbeiten, werden Konsequenzen für das Unternehmen gezogen.

2006: Es wird ein Biografiekonzept für alle Klientinnen und Klienten (mit und ohne Demenz) entwickelt, das die gefühlsbiografischen Aspekte mehr berücksichtigt. Das Konzept zur verstärkten Möblierung der Zimmer durch Einrichtungsgegenstände vom Klienten wird eingeführt.

2007: Die Ausbildung von jeweils einem Mitarbeiter pro Vitanas Einrichtung zum DCM-Anwender wird beschlossen.

2010: Es werden pro Vitanas Einrichtung jeweils zwei DCM-Anwender ausgebildet.

2006–2013: Bisher haben 13 Vitanas Einrichtungen ein Zertifikat vom enpp.

Kasten 3-3: Chronologie des Projektverlaufs

3.3.6 Kitwoods und Böhms Ansatz: Was verbindet sie?

Beide, ideologisch als person-zentriert ausgerichtete Ansätze haben in der Vitanas dazu geführt, dass die psychischen Bedürfnisse von Klienten mit Demenz deutlicher in den Fokus gerückt wurden. Die Ziele, wie der Erhalt des Personseins und das Lebendigerhalten der Seele sind hilfreiche Wegbereiter, um individuell und somit biografieorientiert zu arbeiten. Selbst, wenn eine singuläre Biografie nicht mehr zur Verfügung steht, da der Klient selber nicht mehr erzählen kann, oder keinen Angehörigen mehr hat, der für ihn über sein Leben berichten kann, muss die begleitende, prothetisch wirkende Umgebung nicht institutionell ausgerichtet sein, sondern es kann von Pflegenden und begleitenden Wissen aus der kollektiven Prägungszeit genutzt werden, um dann ein Milieu entwickeln zu können, das Sicherheit, (auch Handlungssicherheit) und Geborgenheit und somit Lebenssinn und Lebensqualität ermöglicht. Wenn Mitarbeitende, Pflegende und Begleitende gelernt haben, individuelles biografisches Material zu finden und erfolgreich im Alltag einfließen zu lassen, dann zeigt sich das auch bei den überzeugenden Ergebnissen mit dem DCM-Verfahren.

DCM ist eine Methode, die Prozesse der Qualitätsentwicklung in Gang bringen soll, und diese eher in größeren Abständen evaluiert:

- Ein externer Beobachter sieht oft Dinge, die den Mitarbeitenden nicht mehr auffallen (Betriebsblindheit).
- Das Mitarbeiterverhalten wird hier stark fokussiert: Verhalten, das das Personsein unterstützt oder untergräbt.
- DCM wurde ausschließlich für die Anwendung in (teil-)stationären Einrichtungen für Menschen mit Demenz entwickelt.
- Das «Böhm-Modell» lässt sich auch für andere gerontopsychiatrische Krankheitsbilder einsetzen.
- DCM bildet den Pflegeprozess nur in öffentlichen Räumen ab. Ein Blickwinkel, der helfen kann, die Alltagsnormalität besser zu entwickeln.
- Das DCM-Verfahren wird nicht in Schlaf- oder Badezimmern durchgeführt. Ein Bereich, der aber für Klientinnen und Klienten von großer Wichtigkeit ist und der mit dem Ansatz von Böhm berücksichtigt und evaluiert wird.
- Das «Böhm-Modell» kann als «Lupe» betrachtet werden, die den Mitarbeitenden hilft, konkrete individuell zugeschnittene Angebote zu finden, um personeinfördernde Verhaltenskategorien zu ermöglichen – so genannte singuläre Impulse.
- Beim «Böhm-Modell» sind alle (mindestens 80 Prozent) Mitarbeitende aktiv mit in den Evaluationsprozess (Interaktionsbogen, ein Instrument, um die Erreichbarkeitsstufe eines Klienten zu ermitteln) einbezogen, also entsprechend geschult (s. Kasten 3-4).

Diese Evaluation wird in den Vitanas Einrichtungen meist sehr engmaschig (teilweise innerhalb von 14 Tagen zweimal) durchgeführt, um möglichst viele Mitarbeiterinnen und Mitarbeiter einzubeziehen und auf einem hohen Trainingslevel zu halten.

DCM kann in allen Wohnformen zum Einsatz kommen, auch dort, wo nicht nach dem «Böhm-Modell» gearbeitet wird und gegebenenfalls entsprechende Projekte initiieren.

3.3.7 Konzeptionelle und inhaltliche Weiterentwicklungen

Im Zusammenhang mit der Auswertung der Ergebnisse in den so genannten «Böhm-Projekten» auch mit dem DCM-Verfahren wurde deutlich, dass der Prozess der biografischen Datengewinnung nochmals im Unternehmen differenzierter betrachtet werden musste. Emotional bedeutsame biografische Materialien waren notwendig, um Angebote zu entwickeln, die vor allem auch den psychischen Grundbedürfnissen der Klienten nach Selbstwertgefühl und eigener Lebensbeeinflussung durch Tätigsein entgegenkommen.

> Frau Haller lebte schon einige Zeit auf einem Wohnbereich, der nach dem psychobiografischen Pflegemodell arbeitet und auch durch das enpp entsprechend zertifiziert wurde. Während einer Evaluation mit dem DCM-Verfahren in den Vormittagsstunden fiel Frau Haller durch einen sehr bestimmenden Ton auf. Die Mitarbeitenden wurden häufig in einem sehr deutlichen Ton «auf Trab gebracht». Bitte und Danke gab es nicht. Frau Haller führte im Wohnbereich das Regiment. Die Mitarbeitenden erklärten mir, dass Frau Haller Ärztin ist und lange Zeit eine eigene Praxis hatte. Nach ihren Informationen wurden dort die Arzthelferinnen häufig auch in diesem Ton angesprochen. «Zucht und Ordnung» sind bei Frau Haller wichtige Antriebe. Noch heute sieht sie sich in der Position der Praxisleiterin und man verstehe sich darin, ihr diese Ich-Wichtigkeit zu lassen. Das bedeutet immer ein respektvolles «Ja, Frau Doktor!»
> Einige Stunden später zeigte sich ein ganz anderes Bild: Frau Haller wurde mit Ännchen angesprochen und geduzt und Frau Haller lächelte mild. Sie bot teilweise sogar die Wange zum Drücken an. Was war hier passiert? Nach dem «Böhm-Modell» war Frau Haller emotional dekompensiert. Sie zeigte sich teilweise etwas jammernd, was sich natürlich auch bei den negativ kodierten ME-Werten zeigte. Die beobachteten Verhaltensweisen der Pflegenden gegenüber Frau Haller wären dann eigentlich als personale Detraktionen (Infantilisierung) zu codieren.
> Erst ein Blick auf die Biografie erklärte diesen Verhaltens- bzw. Bedürfniswandel, den Frau Haller im Tagesverlauf eines Tages zeigte. Frau Haller blieb unverheiratet und lebte immer bei den Eltern, die erst sehr hochbetagt starben. Tagsüber war Frau Haller es gewohnt, in ihrer Praxis als Respektsperson zu agieren. Abends hingegen, wenn sie nach Hause kam, wartete vor allem die Mutter mit einem gerichteten Abendbrot und der regelmäßigen Frage: «Na, mein Ännchen, wie geht es dir? Ist denn alles in Ordnung?» Abends kam sie in ein geborgenes Nest und brauchte ganz andere Impulse als am Morgen. Die Mitarbeitenden haben das ganz konsequent durchgehalten und die beiden Gesichter der Frau Haller angemessen unterstützt.

Kasten 3-4: Fallbeispiel 3

In Zusammenarbeit mit dem enpp entwickelte eine Arbeitsgruppe im Unternehmen mit den nach dem psychobiografischen Pflegemodell geschulten Mitarbeitenden und DCM-Anwendern eine Arbeitshilfe, die den Mitarbeitenden Unterstützung bei der Gesprächsführung geben sollte. Dabei muss ausdrücklich darauf hingewiesen werden, dass es kein neuer Fragebogen war, der systematisch eingesetzt werden sollte, sondern es handelt sich um Initialfragen zu verschiedenen Themen, die im aktuellen Gespräch fokussierend und differenzierend wirken sollten. Entsprechende Schulungen halfen, dieses Instrument zu nutzen.

Die Ergebnisse waren vielversprechend: So wurde bereits 2006 nach circa sechs Monaten beobachtet, dass das Interesse an der Biografiearbeit deutlich zunahm, dass die neuen Formalien akzeptiert wurden und das Thema allgemein mehr kommuniziert wurde.

Eine anonyme Befragung der Leitungen in den Einrichtungen zum Stand und zur Qualität der Biografiearbeit vor und nach Beginn der Umsetzung des Konzepts zeigte auf einer siebenstufigen Skala (ganz schlecht bis sehr gut) bereits nach circa einem halben Jahr in allen folgenden Fragen eine Steigerung um etwa 1,3 Punkte an.

Unter anderem wurde gefragt:

- Wie schätzen Sie das allgemeine Interesse an Biografiearbeit bei Ihren Mitarbeitenden ein?
- Wie schätzen Sie den Differenziertheitsgrad der erhobenen biografischen Daten ein?

- Werden die erhobenen Daten tatsächlich bei der Entwicklung von Handlungs- und Pflegeplanungen berücksichtigt?

Auf während Fortbildungsveranstaltungen angezeigte Probleme im Einführungsprozess, wenn man beispielsweise den zeitlichen Rahmen als zu eng ansah, oder Probleme beschrieb, individuelle Daten in der Pflegeplanung zu berücksichtigen, wurde in besonders gezielten Schulungen versucht, zu reagieren.

3.3.8 Ergebnisqualität: DCM-Ergebnisse und Mitarbeiterhaltung

Die Ergebnisse der DCM-Untersuchungen wurden seit 2002 festgehalten und jedes Jahr als Indikator für die Entwicklung der Lebensqualität der Klientinnen und Klienten mit Demenz genutzt. Dabei wurde allerdings kein Ranking zwischen den Einrichtungen entwickelt, sondern nur das Gesamtergebnis berücksichtigt.

Die Ergebnisse in Tabelle 3-1 sollen einen Trend wiedergeben. Für Praxisevaluationen im Rahmen der Organisationsentwicklung ist so eine Aufstellung hilfreich, um Entwicklungsrichtungen insgesamt aufzuzeichnen. Berücksichtigt werden hier die Gruppenergebnisse von Klientinnen und Klienten, deren Lebensqualität mit dem DCM-Verfahren evaluiert wurde. Ziel ist es, sogenannte WIB-Werte (die die Wohlbefindlichkeit ausdrücken) zu erreichen, die verdeutlichen, dass eine neue Pflegekultur im Sinne von Kitwoods person-zentriertem Ansatz gelebt wird. Werte über 1,5 wurden hier als Indikator für eine gute Pflegequalität interpretiert.

Deutlich wird, dass das DCM-Verfahren implementiert wurde, die Akzeptanz tragfähig ist und die Ergebnisse einen positiven Trend aufzeigen, obwohl in den letzten 10 Jahren die Klientinnen und Klienten mit Demenz häufig erst in die Einrichtungen ziehen, wenn die Demenz sich bereits in einem fortgeschrittenen Stadium befindet und Lebensqualitätsentwicklung unverkennbar schwerer zu realisieren ist. Nicht unerheblich bei diesem Gesamtergebnis sind die Resultate, die auf den Bereichen erzielt worden sind, die nach dem psychobiografischen Modell arbeiten. Betrachtet man die Ergebnisse genauer, so konnte das Unternehmen feststellen, dass auch bei der Häufigkeit der kodierten Verhaltenskategorien eine zwar langsame aber wichtige Veränderung eintrat. In den Jahren 2002 bis 2010 zeigten sich bei den berücksichtigten Evaluationen folgende Reihenfolgen bezüglich der Verhaltenskategorien auf den ersten 3 Plätzen:

1. F = Essen und Trinken
2. B = passives Beobachten
3. A = kommunizieren

Offensichtlich fiel das einfache Kommunizieren nicht immer so leicht. Eher waren Kontakte mit

Tabelle 3-1: Überblick der WIB-Wert Verteilung

DCM	N	WIB-Wert	WIB-Wert	WIB-Wert
		< 1,5	≥ 1,5 – 2,0	> 2,0
2002	10	50 %	40 %	10 %
2004	14	5 %	72 %	22 %
2006	33	18 %	58 %	24 %
2008	33	24 %	56 %	18 %
2010	35	25 %	57 %	17 %
2012	52	36,53 %	46,15 %	17,3 %

pflegerischen Tätigkeiten oder anderen Aktivitäten verbunden. Ab 2011 und 2012 zeigte sich ein Wandel und das Kommunizieren (A) stand an zweiter Stelle nach Essen und Trinken (F). Beobachtbar war, dass Mitarbeitende sich deutlich leichter im unverbindlichen Gespräch taten und viel häufiger biografische Daten nutzen. Vermutlich erleichtert es den Mitarbeitenden tatsächlich, inhaltlich Kontakte zu initiieren, wenn biografisches Wissen vorliegt und nutzen sie gern. Das biografische Arbeiten und das Einführen des Normalitätsprinzips (alltägliche Tätigkeiten werden als gezielte Impulse zur Re-Aktivierung genutzt) zeigen auch ihren positiven Einfluss bei der gesteigerten Häufigkeit von arbeitsähnlichen Tätigkeiten (V). 2012 wurde diese Kategorie sehr häufig kodiert und steht nun auf Rang 5. Deutlich reduziert haben sich auch die personalen Detraktionen. Vor allem das Überversorgen tritt erheblich seltener auf. Mitarbeitende entwickeln mehr Ideen darüber, was sie den Klientinnen und Klienten anbieten und zutrauen können. Biografisches Verständnis aber auch Wissen über kollektive Prägungsgeschichte hilft, ein Milieu zu entwickeln, das Normalität zulässt, den Klientinnen und Klienten Sicherheit gibt und reaktiviert.

Beschreibt man den Prozess in den Vitanas Einrichtungen seit der Einführung des zentralen Konzepts zur Betreuung der Klienten mit Demenz, wird insgesamt erkennbar, dass die Mitarbeitenden sich aktiver, engagierter einsetzen, um ihr Angebot für Klienten mit Demenz verbessern zu können. Wenn Mitarbeiterinnen und Mitarbeiter eine person-zentrierte Haltung gegenüber Klienten mit Demenz entwickeln, wie sie die Ansätze von Kitwood und Böhm fordern, dann ermöglicht sie eine Pflegequalität, die Lebensqualität zulässt. Den Klienten kennen lernen, gemeinsame Erlebnisse ermöglichen, Freiräume lassen können und die erlernte Überversorgung vermeiden schafft den Mitarbeitenden Gelegenheiten, dem Klienten eine Rolle wieder zu geben, die weit entfernt ist vom «Pflegeobjekt». Person-zentrierte Haltung der Mitarbeitenden gegenüber dieser Klientel zu entwickeln, ist sicher ein langer Weg, da allzu oft im Alltag aber auch in Ausbildungen noch «Alte Pflegekultur» (Kitwood, 2000) erwartet und vermittelt wird.

Wo steht die Belegschaft eines Unternehmens in diesem Prozess und was wird zur Entwicklung benötigt? Um dieser Antwort näher zu kommen, beantworteten 2005 125 Mitarbeitende mit unterschiedlichen Qualifikationen anonym einen Erhebungsbogen zur Ermittlung von Haltungen in der Pflege, der in Großbritannien im Rahmen einer größeren Studie entwickelt wurde und zur Anwendung kam [Approaches to Dementia Questionnaire: An attitude scale for use with dementia care staff (ADQ) nach Tracey Lintern]. Es handelt sich um einen vorstrukturierten Fragebogen mit standardsierter Auswertung und akzeptablen psychometrischen Daten. Vor allem interessierten die Antworten auf Fragen, die sich mit der Hoffnung beschäftigen, die die Mitarbeiterinnen und Mitarbeiter für Klienten mit Demenz sehen, nämlich Lebensqualität trotz Erkrankung zu erfahren. Die «(stellvertretende) Hoffnung» hat sich als wesentlicher Faktor in der Beurteilung von Haltungen gegenüber abhängigen und behinderten Menschen erwiesen. Man geht davon aus, dass bei einer wenig Hoffnung zulassenden Haltung die Anzahl der den Klienten aktivierenden Kontakte nachlässt. Das führt dann zu der häufig zu beobachtenden Überversorgung, die den Klienten in eine passive Rolle drängt und Abhängigkeiten fördert.

Wie kann man in einem Unternehmen die Entwicklung einer angemessenen Haltung fördern?

Unterstützend wirkte hier die Auswertung und Präsentation der Ergebnisse durch Christian Müller-Hergl als externer Experte (2006). Deutlich wurde, dass die Entwicklung einer adäquaten Haltung ein Prozess ist, der auf allen Organisationsebenen stattfinden muss. Dies muss sowohl auf der Ebene der Mitarbeitenden erfolgen, die im ständigen Kontakt mit den Klientinnen und Klienten stehen, als auch auf der Ebene der Leitung, die diesen Prozess aktiv un-

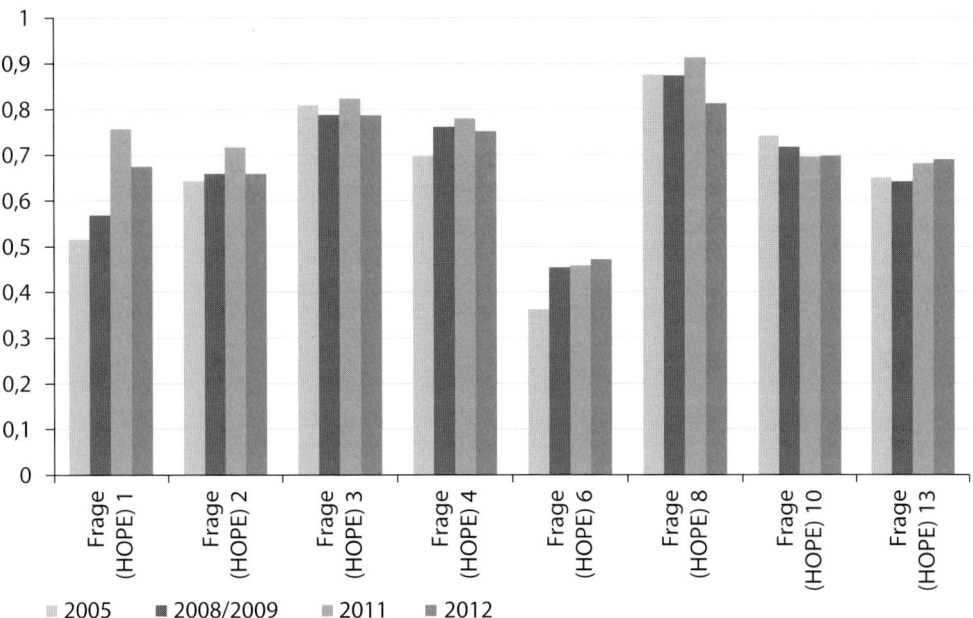

Abbildung 3-5: Ergebnisse aus dem ADQ-Erhebungsbogen HOPE

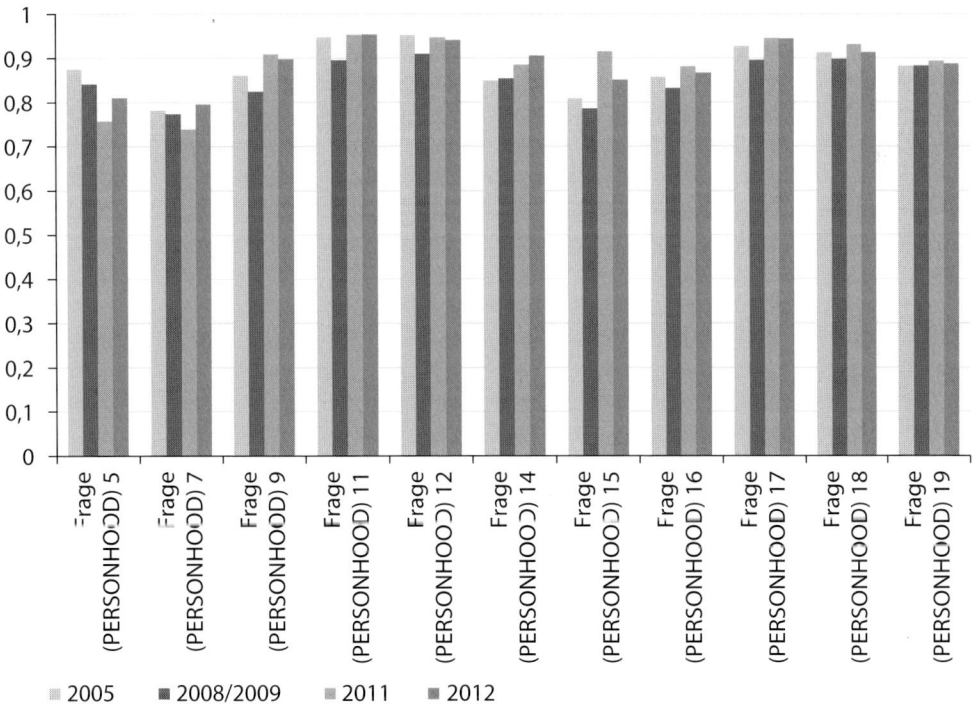

Abbildung 3-6: Ergebnisse aus dem ADQ-Erhebungsbogen PERSONHOOD

terstützen und geduldig vorantreiben muss. Die Untersuchungsergebnisse zeigten, wo Diskussions- und Schulungsbedarf liegt, und zwar beim: Zulassen von Freiräumen und der Vermeidung von Überversorgung. Aspekte, die die Inhalte zukünftiger Inhouse-Schulungen definierten.

Inwieweit Fortschritte in dieser Entwicklung erreicht wurden, zeigten die nun regelmäßigen Evaluationen mit dem ADQ in den folgenden Jahren. Die Ergebnisse, die in den **Abbildungen 3-5** und **3-6** aufgezeigt werden, verdeutlichen, dass die Mitarbeitenden eine person-zentrierte Haltung entwickelt haben, die auch einem Vergleich mit internationalen Daten standhält.

Zu dieser positiven Entwicklung trugen die beiden person-zentrierten Ansätze von Kitwood und Böhm mit ihrem gemeinsamen Hauptschnittpunkt «Die Biografie des Klienten» im Besonderen bei.

3.4 Fazit

Der person-zentrierte Ansatz nach Kitwood und das psychobiografische Pflegemodell nach Böhm sind feste Bestandteile des Konzepts des Vitanas Unternehmen.

Das Unternehmen sieht in dem Zusammenspiel dieser beiden Ansätze einen Vorteil und hat damit gute Erfahrungen im Entwicklungsprozess gesammelt. Der Einfluss beider Ansätze erzeugte vielerorts enorme strukturelle Veränderungen in den Einrichtungen, die nur mit einem deutlichen Engagement des Managements umsetzbar waren.

Literatur

Bundesministerium für Gesundheit (Hrsg) (2006). Rahmenempfehlungen zum Umgang mit herausforderndem Verhalten bei Menschen mit Demenz in der stationären Altenhilfe. Berlin: Bundesminsterium für Gesundheit.

Böhm, E. (2009). Psychobiografisches Pflegemodell nach Böhm. 4. Auflage Verlag: Maudrich.

Böhm, E. (2013). Was ist Biografie? Referat auf der internationalen Lehrertagung, Wernstein (15.03.2013).

Brooker, D. (2008). Person-zentriert pflegen: das VIPS-Modell zur Pflege und Betreuung von Menschen mit einer Demenz. 1. Aufl. Bern: Verlag Hans Huber.

Cohen-Mansfield, J.; Parpura-Gill, A.; Golander, H. (2006). Utilization of Self-Identity Roles for Designing Interventions for Persons With Dementia. In: Journals of Gerontology, Series B: Psychological Sciences and Social Sciences, 61(4), 202–212.

Grond, E. (2009). Pflege Demenzerkrankter. 4., überarbeitete Auflage. Hannover: Brigitte Kunz Verlag.

Kitwood, T. (1993). Discover the Person not the Disease. In: Journal of Dementia Care, 1(1), 16–17.

Kuhn, C.; Radzey, B. (2005). Demenzwohngruppen einführen: Ein Praxisleitfaden für die Konzeption, Planung und Umsetzung. Stuttgart: Demenz Support Stuttgart gGmbH.

Messer, B. (2004). Pflegeplanung für Menschen mit Demenz: Was Sie schreiben können und wie Sie es schreiben sollten. Hannover: Schlütersche Verlagsgesellschaft.

Morton, I. (2002). Die Würde wahren: Personenzentrierte Ansätze in der Betreuung von Menschen mit Demenz. Stuttgart: Klett-Cotta.

Welling, K. (2004). Der person-zentrierte Ansatz von Tom Kitwood – ein bedeutender Bezugsrahmen für die Pflege von Menschen mit Demenz. In: Unterricht Pflege, 9(5), 2–12.

4. Der Einfluss von Umgebungsfaktoren auf das Wohlbefinden

Von Beate Radzey

4.1 Einführung

Jedes menschliche Befinden und Verhalten im Raum wird durch Merkmale seiner Gestaltung beeinflusst. Dort wo wir Zuhause sind, gestalten wir unser Umfeld nach eigenen Vorstellungen so, dass wir sicher, praktisch und gemütlich wohnen und leben können. Sind diese Anforderungen erfüllt, fühlen wir uns wohl und geborgen. Im fortgeschrittenen Lebensalter, insbesondere wenn körperliche oder psychische Beschwerden auftreten und deshalb häufig sehr viel Zeit in den eigenen vier Wänden verbracht wird, kommt einer bedürfnisgerechten Gestaltung des Wohnraums und des nahen Wohnumfeldes eine immer größere Bedeutung zu. Besonders Menschen mit einer demenziellen Erkrankung reagieren auf ungünstige Umweltbedingungen sehr sensibel und sind leichter zu überfordern als Menschen ohne kognitive Beeinträchtigungen.

Die genauen Zusammenhänge dieser Wechselwirkungen zwischen Mensch und Umwelt werden seit mehreren Jahrzehnten von Forscherinnen und Forschern untersucht. Ein großer Teil dieser Studien fand in institutionellen Wohnumfeldern wie Krankenhäusern oder Pflegeheimen statt. In diesen Umwelten zeigt sich besonders deutlich, welche Einflüsse die physischen und institutionellen Gegebenheiten der Umwelt auf das menschliche Verhalten und Empfinden haben können. Nach Experteneinschätzungen werden viele der in Heimen beobachtbaren emotionalen Störungen und Verhaltensprobleme wie Angst, Unruhe, Aggressivität etc. durch Umwelteinflüsse mit verursacht (Heeg, 2008).

Auch bei der Durchführung von DCM-Erhebungen können häufig Situationen und Verhaltensweisen von Menschen mit Demenz beobachtet werden, die in direktem Zusammenhang mit den aktuellen Umgebungsbedingungen stehen. Im Rahmen dieses Beitrages erfolgt zunächst eine kurze Beschreibung der wichtigsten theoretischen Grundlagen zu Mensch-Umwelt-Beziehungen im Alter und bei Menschen mit Demenz. Im Hauptteil des Beitrages werden ausgehend von typischen Beispielen aus Beobachtungen für das Wohlbefinden von Menschen mit Demenz bedeutsame Umweltmerkmale beschrieben. Dabei werden sowohl Erklärungsansätze für umweltassoziierte Verhaltensweisen beschrieben, als auch Anregungen für Verbesserungen der Umweltbedingungen, die im Rahmen von Feedback und Handlungsplanung umgesetzt werden können, dargestellt.

Der Beitrag schließt mit der Folgerung, dass sich der milieutherapeutische Ansatz, bei dem die Umgebungsbedingungen so weit als möglich an die Bedürfnisse der Person angepasst werden und der Ansatz der person-zentrierten Pflege im Hinblick auf eine qualitätsvolle Versorgung von Menschen mit Demenz ideal ergänzen.

4.2 Theoretische Konzepte zur Konzeptualisierung von Mensch-Umwelt-Beziehungen

Die Grundlage für viele Modelle, die sich mit der Beziehung von Umwelt und älteren, in ihren Fähigkeiten eingeschränkten, Menschen beschäftigen, ist die bereits 1968 von Lawton und Simon beschriebene Umweltfügsamkeitsthese. Diese besagt, dass die Bedeutsamkeit der Umwelt im Falle verminderter Kompetenzen zunimmt. Das bedeutet, dass bei abnehmenden Kompetenzen das Verhalten und Befinden einer Person zunehmend mehr durch Umweltfaktoren beeinflusst wird. Diese These bildet den Ausgangspunkt für das Umwelt-Anforderungsmodell von Lawton und Nahemow (1973). Die Grundannahme des Modells ist, dass bei einer Übereinstimmung der Anforderungen aus der Umwelt mit den Kompetenzen einer Person ein optimales Adaptationsniveau beziehungsweise eine Passung erreicht wird, was in Zufriedenheit und einen gelingenden Alltag resultiert. Wenn die Anforderungen die Kompetenzen etwas überschreiten, fühlt sich die Person herausgefordert und leicht gestresst. Übersteigen die Anforderungen die Kompetenzen erheblich, kann es zu hohem Stress und fehlangepasstem Verhalten wie beispielsweise Katastrophenreaktionen und funktionalem Versagen kommen. Im Gegensatz dazu kann eine Unterforderung der Kompetenzen nach anfänglichem Wohlbehagen mit der Zeit zu Langeweile führen. Bei einer dauerhaften Unterforderung führt die Langeweile in ein Gefühl der Deprivation, was häufig ebenfalls fehlangepasstes Verhalten zur Folge hat (Chafetz/Namazi 2003).

Demenzielle Erkrankungen führen in Folge des in der Regel progredienten Krankheitsverlaufs zu immer deutlicheren Kompetenzeinbußen. Aufgrund der Hochaltrigkeit vieler Betroffener treten neben der demenziellen Symptomatik häufig auch altersbedingte Co-Erkrankungen auf, die die negative Entwicklung zusätzlich verstärken können. Hierzu zählen sensorische Einschränkungen, Beschwerden des Bewegungsapparates, aber auch depressive Symptome, was in eine weitere Einschränkung umweltrelevanter Kompetenzen resultiert. In Summe führt das dazu, dass die Betroffenen deutlich sensibler, störbarer und leichter zu überfordern sind als Menschen ohne kognitive Beeinträchtigungen. In Bezug auf die Umgebungsbedingungen führen die genannten Einschränkungen dazu, dass Stimuli wie Lärm, Unruhe, Beengtheit, fehlende Rückzugsmöglichkeiten von Menschen mit Demenz als äußerst belastend erlebt werden. Daher ist es speziell bei Menschen mit Demenz oft schwer zu unterscheiden, inwieweit ein auffälliges Verhalten durch ungünstige, nicht den Bedürfnissen entsprechenden Umweltgegebenheiten ausgelöst wird oder eine direkte Folge der demenziellen Beeinträchtigung ist (Lawton 1996).

Die beschriebene stärkere Sensibilität und Empfänglichkeit für Umgebungsfaktoren bildet die Basis für eine von den Pflegewissenschaftlerinnen Gery Hall und Kathleen Buckwalter (1987) entwickelte demenzspezifische Erweiterung des Ansatzes von Lawton (Smith et al., 2004). Das Modell der zunehmend verminderten Stressschwelle *(progressivly lowered stress threshold model)* geht davon aus, dass Personen mit einer fortschreitenden demenziellen Erkrankung massive Einschränkungen in ihren Fähigkeiten aufweisen, sich an Situationen und Umgebungsbedingungen anzupassen. Die Autorinnen beschreiben neben den drei üblicherweise genannten Symptomclustern der kognitiven, affektiven und funktionellen Einbußen ein viertes, stressinduziertes, das sich durch die eingeschränkte Fähigkeit des angemessenen Umgangs mit potenziellen Stressoren definiert (Hall et al., 1995). Das Modell geht weiter davon aus, dass es durch eine gezielte Reduzierung von Umgebungsstressoren gelingen kann, die physische Kompetenz, aber auch die Verhaltenskompetenz einer Person positiv zu beeinflussen (Chafetz/Namazi, 2003). In der Umsetzung des Modells bildet die genaue Verhaltensbeobachtung unter Berücksichtigung der Kontextbedingungen den Ausgangspunkt für mögliche Interventionen.

Die Autorinnen beschreiben, dass in Situationen, die für eine Person mit Demenz eine Überforderung darstellen, eine typische Abfolge von Verhaltensweisen auftritt. Die Person verhält sich zunächst «normal», wird dann ängstlich und, falls keine rechtzeitige Intervention gelingt, kommt es zu dysfunktionalem Verhalten bis hin zu so genannten Katastrophenreaktionen (Hall/Buckwalter, 1987). Im Umkehrschluss wird in diesem Modell das Verhalten der Person als Indikator dafür gesehen, ob sie sich wohl, behaglich und sicher fühlt. Als mögliche Auslöser für die stressinduzierten Reaktionen werden beispielsweise Müdigkeit, Veränderungen in den Umweltbedingungen, Fehlverhalten von Pflegenden, Überforderungssituationen, Situationen mit zu vielen Stimuli und explizit physische Stressoren wie beispielsweise Lärm, Enge, Hitze angenommen. Daher ist es ein Ziel des Modells, entsprechende Stimuli durch eine bewusste Umgebungsgestaltung zu kontrollieren, so dass Überforderungssituationen vermieden und letztlich das Befinden und Verhalten der Betroffenen positiv beeinflusst werden.

4.3 Die Bedeutung der Umgebungsbedingungen

Wie eingangs bereits beschrieben sind Menschen mit Demenz deutlich sensibler, störbarer und leichter zu überfordern als Menschen ohne kognitive Beeinträchtigungen. In Bezug auf die Umwelt bedeutet dies, dass Stimuli wie Lärm, Unruhe, Beengtheit oder fehlende Rückzugsmöglichkeiten von Menschen mit Demenz als äußerst belastend erlebt werden. Oft stehen auftretende herausfordernde Verhaltensweisen in einem engen Zusammenhang mit solchen ungünstigen Umweltbedingungen. Insbesondere Personen in fortgeschrittenen Stadien der Erkrankung können sich nur noch eingeschränkt an Situationen und Umgebungsbedingungen anpassen. Durch eine gezielte Reduzierung von Umgebungsstressoren kann es gelingen, die Verhaltenskompetenz einer zu diesem Kreis gehörenden Person positiv zu beeinflussen. Ebenso können bedarfsgerechte Umgebungsbedingungen einen wichtigen Beitrag zum Wohlbefinden der Bewohnerinnen und Bewohner leisten.

Werden daher im Rahmen einer DCM Erhebung Verhaltensweisen wie Stressreaktionen, Passivität, ausdauerndes Schlafverhalten am Tag oder Hospitalismussymptome wahrgenommen, dann gilt es bei der Interpretation des beobachteten Verhaltens auch zu prüfen, inwieweit Umgebungsfaktoren als Auslöser in Frage kommen. Falls dies zutrifft, ist in einem weiteren Schritt zu prüfen, ob und mit welchem Aufwand hier Verbesserungen in der Umgebungsgestaltung möglich sind.

Im Folgenden werden die wichtigsten umweltbezogenen Einflussfaktoren auf das Verhalten und Befinden von demenzbetroffenen Bewohnern in Einrichtungen dargestellt. Einleitend wird dabei zu jedem Merkmal eine typische Beobachtung [die beschriebenen Beobachtungen stammen zum großen Teil aus einer aktuellen Evaluationsstudie in Einrichtungen für Menschen mit Demenz (Radzey 2013 in Druck) sowie aus einer älteren Studie zur Einführung milieutherapeutisch orientierter Demenzwohngruppen (Heeg et al. 2004)] aus einer Einrichtung beschrieben. Daran anschließend wird erläutert, wie und warum Merkmale der Umgebung ein Auslöser beziehungsweise ein Einflussfaktor in dieser Szene sein können. Damit ergeben sich sowohl Erklärungsansätze im Hinblick auf die Interpretation des Verhaltens als auch Impulse für Veränderungsmaßnahmen, die im Feedback mit den Mitarbeitenden der Einrichtung diskutiert werden können. Oft zeigt es sich, dass Verbesserungen der räumlichen Situation mit geringem Aufwand realisiert werden können und dabei eine große Wirkung haben.

Die dargestellten Beispiele und Merkmale sind anhand folgender übergeordneter Themenfelder sortiert:

- Ausgewogenheit sensorischer Umweltstimuli
- Anregungen und Handlungsmöglichkeiten bieten

- räumlich-soziales Verhalten
- sich vertraut und heimisch fühlen.

4.3.1 Ausgewogenheit sensorischer Umweltstimuli

Mögliche Auslöser für stressbedingte Reaktionen sind einerseits Situationen mit zu vielen Stimuli – so etwa dicht besetzte, schlecht gelüftete Aufenthaltsräume, in denen womöglich noch ein Fernsehgerät läuft. Weiterhin sind als eindeutige physische Stressoren zu nennen: Lärm, Hitze, Blendung durch grelles Licht oder unangenehme Gerüche. All diese Einflüsse können das Wohlbefinden erheblich beeinträchtigen. Daher ist es wichtig, entsprechende Stimuli durch eine bewusste Umgebungsgestaltung so zu kontrollieren, dass Überforderungssituationen vermieden und letztlich Befinden und Verhalten der Betroffenen positiv beeinflusst werden.

4.3.2 Vermeidung akustischer Überstimulation

Menschen mit Demenz reagieren besonders sensibel auf akustische Reizüberflutung und Lärm. Gründe hierfür sind Einschränkungen in der Fähigkeit der Interpretation von Geräuschen. Darüber hinaus gibt es auch empirische Belege dafür, dass es beim Vorliegen demenzieller Erkrankungen zu Einschränkungen der Filterfunktion, das heißt der Fähigkeit zur Unterscheidung bedeutsamer von unwichtigen Sinneseindrücke kommen kann (Drzezga et al., 2005). Das Hörzentrum scheint von dieser Einschränkung besonders betroffen zu sein.

Akustische Überstimulation in einem Pflegeheim kann durch eine Vielzahl von sich überlagernden Geräuschen verursacht werden. Hierzu gehören das Klappern von Geschirr, Signaltöne von Rufanlagen und Telefonen, das Rattern von Transportwägen, laute Zurufe der Mitarbeitenden, Fernsehapparate und Radios sowie sich wiederholende Lautäußerungen von Bewohnerinnen und Bewohnern. Hier ist es wichtig, dass auch die Mitarbeiterinnen und Mitarbeiter ihr eigenes Verhalten reflektieren und es beispielsweise klare Regeln für die Nutzung von Medien gibt.

Das Problem eines hohen Schallpegels kann sich noch verstärken, wenn der Schall von überwiegend harten Oberflächen reflektiert wird und Räume ohne akustische Trennung offen ineinander übergehen. In solchen Fällen ist zu prüfen, ob durch das Anbringen schallschlu-

---

Nach der Beendigung des Frühstücks ist eine Mitarbeiterin damit beschäftigt, die Küche aufzuräumen. Sie schaltet dabei das Radio ein, bei dem ein Sender mit Popmusik eingestellt ist. Als sie die Küche verlässt, vergisst sie das Radio auszuschalten. Einige Zeit später wirft eine weitere Mitarbeiterin im Vorbeigehen einen kurzen Blick in den Gemeinschaftsbereich und sieht, dass die Bewohnerinnen und Bewohner sehr gelangweilt auf ihren Stühlen sitzen. Sie geht kurz in den Raum hinein, schaltet den Fernseher an und verlässt ihn wieder. Es fällt ihr nicht auf, dass das Radio angeschaltet ist. Im Fernsehen läuft ein harmloses Vormittagsprogramm, das jedoch plötzlich unterbrochen wird, da es einen akuten Krisenfall gibt. An einer Schule findet ein Amoklauf statt. Im Fernsehen gibt es daraufhin eine Live-Reportage mit der Dokumentation des Polizeieinsatzes etc. Das Radio läuft immer noch. Die Bewohner werden immer unruhiger. Ein Mann ruft lauft als Reaktion auf die Fernsehbilder: «Es ist Krieg, es ist Krieg!» Einige Zeit später kommt eine Mitarbeiterin in den Raum um das Mittagessen zu verteilen. Sie schaltet alle Medien aus. Einige der Bewohner kommen jedoch nur sehr langsam wieder zur Ruhe. Als ihre Kollegin zum Helfen kommt, meint sie: «Heute sind die Bewohner aber mal wieder unruhig!»

ckender Materialien oder den Einbau akustischer Abtrennungen Abhilfe geschaffen werden kann.

4.3.3 Licht für besseres Sehen

> Eine Mitarbeiterin führt eine Bewohnerin aus dem hell erleuchteten Gemeinschaftsbereich in den Flur, der deutlich schlechter belichtet ist. Am Übergang zwischen beiden Bereichen zögert die Bewohnerin und bleibt dann stehen. Aufgrund der schlechten Belichtungssituation des Flures kann sie zunächst nicht erkennen, wo es hingehen soll. Die Mitarbeiterin spricht mit ihr. Langsam entspannt sich die Bewohnerin wieder und betritt mit der Unterstützung der Mitarbeiterin den Flur.

Altersbedingte Sehbeeinträchtigungen wie eine verlangsamte Adaptionsfähigkeit der Augen und Einschränkungen beim Farbsehen und der Kontrastwahrnehmung können sich bei Menschen mit Demenz potenzieren, weil aufgrund der kognitiven Beeinträchtigungen die Wahrnehmungseinschränkungen nicht angemessen interpretiert werden können. Heeg (2003) betont, dass eine angemessene Licht- und Farbgestaltung eine große Bedeutung hat, da dadurch Wahrnehmungseinschränkungen kompensiert werden können. So kann beispielsweise die Erkennbarkeit von Gegenständen durch deutliche Hell-Dunkel-Kontraste verbessert werden (beispielsweise weißes Geschirr auf dunkler Tischplatte). Für die Unterstützung der Sehfähigkeit sind bei älteren Menschen deutlich höhere Beleuchtungsstärken erforderlich als bei Personen in jungen Jahren. Generell empfohlen wird eine Beleuchtungsstärke von 500 Lux in Augenhöhe (Heeg/Striffler, 2010).

4.3.4 Licht am Tag für besseres Schlafen in der Nacht

> Bei einer DCM-Beobachtung in einem Altbau sitzen die Bewohner in einem nachträglich durch die Auflösung von Bewohnerzimmern eingerichteten Gemeinschaftsbereich. Dieser wird durch zwei verhältnismäßig kleine Fenster belichtet, so dass nur wenig Tageslicht in den Raum fällt. Ansonsten erfolgt die Belichtung des Raums über einige Hängeleuchten. Insgesamt ist es jedoch sehr schummrig in dem Raum. Schon kurz nach dem Frühstück fangen einige Bewohner an vor sich hinzudösen. Dies bleibt bis zum Mittagessen ein häufig beobachtetes Verhalten.

Menschen, die in Einrichtungen der Langzeitpflege leben, sind oftmals völlig unzureichend mit Tageslicht versorgt. Sie gehören zu der am meisten unter Lichtmangel leidenden Gruppe (Noell-Waggoner, 2002). Eine Studie aus dem Jahr 2000 (Shochat et al., 2000) hat für diesen Personenkreis eine durchschnittliche Lichtexposition von 54 lx festgestellt. Die durchschnittliche tägliche Zeitdauer, in der die untersuchten Pflegeheimbewohnenden einer Lichtstärke von mehr als 1000 lx ausgesetzt waren, belief sich auf lediglich 10,5 Minuten. Diese Lichtexposition reicht bei weitem nicht aus, um die Ausschüttung des für die Steuerung des circadianen Systems wesentlichen Hormons Melatonin zu regulieren. Melatonin wird bei minimaler beziehungsweise nicht vorhandener Lichtexposition produziert (Deschenes/McCurry, 2009). Im Alter nimmt die Melatoninsekretion ab, was wahrscheinlich für einen leichten, fragmentierten Schlaf mitverantwortlich ist. Folglich geht man davon aus, dass insbesondere bei alten Menschen eine ausreichende Intensität und Dauer der Lichtexposition für die Regulation des circadianen Rhythmus und die Melatoninsekretion sehr wichtig sind. Der Studie von Shochat et al. (2000) zufolge halten sich zudem viele Menschen mit Demenz kontinuierlich in rot gedimmtem Licht auf, wodurch sie sich in einer Art Dämmerzustand befinden. In jedem Fall entstehen durch die niedrigen Beleuchtungsstandards in institutionellen Lebenszusammenhängen für Menschen mit Demenz und die damit verbundene unzureichende Versorgung mit Tageslicht Umweltbedingungen, die Schlaf-, aber auch andere Verhaltensstörungen befördern können (Burns et al., 2009). In Einrichtungen mit einer unzureichenden natürlichen Belichtung und für Bewohnerinnen und Bewohner, die sich nicht im Freien aufhalten, sollte daher in Erwägung gezogen werden, ein circadian wirksames Beleuchtungssystem zu installieren.

4.3.5 Vermeidung von Blendung

> Im Obergeschoss einer Demenzeinrichtung werden die Flure durch Lichtbänder unterhalb der Decke natürlich belichtet. Am Beobachtungstag herrscht eine starke Sonneneinstrahlung. Eine Bewohnerin die im Flur spazieren läuft wird deutlich durch die Sonnenstrahlen geblendet. Es ist zu sehen, wie sie die Hand vor die Augen hält. Ihr Gang wird dabei immer unsicherer und es wird der Eindruck vermittelt, ob sie ein wenig die Orientierung verliert und von ihrem Weg abkommt. Es dauert einige Zeit bis sie die Situation wieder im Griff hat und ihren Weg sicher fortsetzen kann.

Um angenehme Lichtverhältnisse zu schaffen, ist besonders auf Blendungsfreiheit zu achten. Direkte Lichtquellen im Blickfeld des Bewohners wie Deckenleuchten, die ihr Licht nach unten abgeben, sollten vermieden werden. Vorteilhaft ist eine Mischung von direkten und indirekten Lichtquellen mit einem hohen Anteil an indirektem Licht, das über Wand oder Decke reflektiert wird. Auch der Lichteinfall von Tageslicht sollte durch Gardinen oder Rollos gefiltert werden, wenn sich das Fenster direkt im Blickfeld der liegenden Person befindet. Da sich die Augen im Alter an Helligkeitsunterschiede nur langsam adaptieren, sollten Räume gleichmäßig ausgeleuchtet sein. Es ist besonders darauf zu achten, dass Übergänge zwischen Räumen keine allzu großen Unterschiede in der Beleuchtungsstärke aufweisen.

4.3.6 Gerüche schaffen Atmosphäre

> Eine Pflegemitarbeiterin hat ihren Pflegearbeitswagen mit den Schmutzwäschesäcken in unmittelbarer Nähe des offen gestalteten Essbereichs abgestellt. Es riecht unangenehm nach Fäkalien. Eine Bewohnerin, die sehr dicht an dem Wagen sitzt und gerade ihr Frühstück einnimmt, kaut lustlos auf ihrem Brot. Sie dreht sich immer wieder mit etwas angewidertem Blick zu dem Wagen um. Schließlich steht sich ohne fertig zu essen auf und verlässt den Essbereich.

Der Raumgeruch ist oft eine flüchtige Impression, die zwar nur kurz wahrgenommen wird, jedoch entscheidend dazu beiträgt, ob der Raum als angenehm oder unangenehm empfunden wird. Wer sich länger in einem Raum aufhält, gewöhnt sich an dessen Geruch, da die die Riechschleimhaut mit der Zeit ermüdet. Gleichzeitig bleibt aber die Fähigkeit für die Wahrnehmung neuer oder anderer Gerüche bestehen. Die Verarbeitung von Geruchsimpulsen erfolgt im limbischen System, das als physiologisches Zentrum der emotionalen Reizverarbeitung gilt. Deshalb sind Gerüche stark mit Emotionen verbunden.

Die Qualität der Raumluft bestimmt erheblich den ersten Eindruck, den man von einer Umgebung gewinnt. Unangenehme Gerüche können deutliches Unwohlsein hervorrufen und als Folge beispielsweise den Appetit mindern. Forschungsergebnisse, die sich mit Riechstörungen, den Auswirkungen der kognitiven

Verluste auf die Geruchserkennung und dem Verlust des Riechvermögens bei Alzheimer-Demenz befassen, zeigen zwar, dass Probleme beim Wahrnehmen von Gerüchen weit verbreitet sind und das Riechvermögen oft schon in frühen Krankheitsphasen Einschränkungen aufweist (Djordjevic et al., 2007; Peters et al., 2003). Doch selbst wenn manche Bewohnerinnen und Bewohner sie nicht gut wahrnehmen können, tragen angenehme Düfte entscheidend zu einer guten Atmosphäre bei.

Ideal ist es, wenn die Umgebung weder nach Fäkalien noch nach Desinfektions- oder Putzmitteln riecht, sondern vertraute Gerüche zum Beispiel nach Kaffee oder frisch gebackenem Kuchen vermittelt werden. Calkins (2005) weist darauf hin, dass durch diese Gerüche neben der positiven Wirkung auf die zeitliche und situative Orientierung der Bewohnerinnen und Bewohner auch eine gemütliche Stimmung entsteht, die auch für Mitarbeitende und Familienangehörige den Aufenthalt in den Räumen angenehmer macht.

4.3.7 Thermische Behaglichkeit

> An einem schönen Spätsommertag kurz nach dem Frühstück hat eine Pflegemitarbeiterin im Gemeinschaftsbereich die Fenster zum Lüften geöffnet. Auch am Ende des Flures ist ein Fenster geöffnet. Es entsteht ein Zug, der kühle Luft in dem Raum bringt. Bei einer Bewohnerin ist an der Körpersprache deutlich erkennbar, dass sie fröstelt. Nach einer Weile steht sie auf und geht in ihr Zimmer. Als sie nach einiger Zeit wieder in den Gemeinschaftsbereich zurückkehrt, trägt sie ihren Wintermantel. Sie setzt sich wieder auf ihren Platz. Kurze Zeit später kommt eine Mitarbeiterin an ihr vorbei und sagt etwas vorwurfsvoll: «Aber Frau Stolz, es ist doch noch Sommer, da brauchen Sie doch keinen Wintermantel anzuziehen».

Die sogenannte thermische Behaglichkeit beschreibt einen Zustand des Wohlbefindens, der durch Einflüsse der Umgebung bedingt ist. Für das Behaglichkeitsempfinden spielen die Lufttemperatur, Luftbewegungen, die Oberflächentemperatur der umgebenden Flächen und die relative Luftfeuchtigkeit eine wichtige Rolle. Generell bevorzugen alte Menschen eher höhere Raumtemperaturen und reagieren sehr empfindlich auf Zugluft. Auch die Luftfeuchtigkeit beeinflusst das Wohlbefinden. Eine zu niedrige Luftfeuchte (unter 40 %) ist besonders in der Heizperiode kritisch, da dies zu Bindehautreizungen und einer erhöhten Infektanfälligkeit führen kann.

Da die Mitarbeitenden im Gegensatz zu den meist inaktiven Bewohnerinnen und Bewohnern ständig in Bewegung sind, haben sie ein anderes Temperaturempfinden. Daher sollten Raumtemperatur und Luftfeuchte durch entsprechende Geräte regelmäßig kontrolliert werden. Beachtet werden sollte auch, dass zu hohe Temperaturen sowohl die kognitive als auch die physische Leistungsfähigkeit erheblich beeinträchtigen. Es wird auch vermutet, dass eine hohe Umgebungstemperatur Auslöser für eine erhöhte Aggressionsbereitschaft sein kann (Hellbrück/Fischer, 1999)

4.4 Anregungen und Handlungsmöglichkeiten bieten

Das Erleben von Langeweile und Passivität gehört zum Alltag von Pflegeheimbewohnern (Müller-Hergl, 2012). Zu sitzen und zu warten ist die in der Regel am häufigsten anzutreffende Tätigkeit. Cohen-Mansfield (2007) führt das Auftreten vieler Verhaltensprobleme einschließlich agitiertem Verhalten auf Langeweile, Inaktivität und Einsamkeit zurück. Langeweile und Inaktivität der Bewohnerinnen und Bewohner wird schon seit Jahrzehnten als Problem in stationären Einrichtungen beschrieben. In einer frühen Studie von Baltes et al. (1983), die auf der Basis von Verhaltensbeobachtungen präzise Beschreibungen des Heimalltags in seinem zeitlichen und räumlichen Kontext erstellten, zeigte sich als häufigstes Verhaltensbild der Bewohnerinnen und Bewohner Passivität und Inaktivität. Trotz aller konzeptionellen Weiterentwicklungen deuten neuere Studien darauf hin, dass dies immer noch so ist (Harper-Ice, 2002; Wood et al., 2009).

Für ein positives Lebensgefühl ist es jedoch wichtig, sich aktiv, kompetent und handlungsfähig zu erleben. Den Bewohnerinnen und Bewohnern sollten daher Möglichkeiten geboten werden, in ihren Augen wichtige Aufgaben und Rollen, in denen sie sich geschätzt fühlen und die an ihr bisheriges Leben anknüpfen, wahrzunehmen. Dies kann zum einen durch in die Tagesstruktur eingebundene Beschäftigungsangebote realisiert werden. Aber auch die physische Umwelt kann Handlungsanreize bieten. Die muss es räumlich geben gleichzeitig aber auch mit inhaltlichem Nutzungskonzept verknüpft sein.

4.4.1 Wohnküchen

> In einer Demenzwohngruppe ist die Küchensituation offen gestaltet. Eine Mitarbeiterin ist dabei das Frühstücksgeschirr abzuräumen. Sie bindet zwei der Bewohnerinnen in diese Tätigkeit ein. Eine Bewohnerin spült einige der Teller von Hand im Spülbecken. Schon nach kurzer Zeit möchte die Bewohnerin jedoch nicht mehr helfen und verlässt den Küchenbereich. Die Mitarbeiterin gibt die nassen Teller zum Abtrocknen an eine Bewohnerin weiter, die am nahe gelegenen Esstisch sitzt. Diese trocknet die Teller langsam, aber sehr sorgfältig ab und scheint dabei sehr zufrieden.

Generell werden hauswirtschaftliche Tätigkeiten aufgrund ihrer Alltagsbezugs in der Demenzpflege als sehr bedeutsam angesehen. Allerdings beschränkt sich die aktive Beteiligung an entsprechenden Tätigkeiten meist auf einzelne Bewohner, die dann aber auch sehr intensiv tätig sein können. Um räumlich günstige Voraussetzungen für eine Einbindung der Bewohner in hauswirtschaftliche Aktivitäten zu erreichen, braucht es eine offen gestaltete Wohnküche, bei der es möglich ist, dass einzelne Personen aktiv mithelfen können, aber es auch gute Einblicke für diejenigen gibt, die bei den entsprechenden Tätigkeiten zuschauen. Neben der Schaffung von ausreichend Platz ist es wichtig, dass die zentralen Arbeitsbereiche der Küche so angeordnet sind, dass Mitarbeitende bei Arbeiten den Bewohnern nicht den Rücken zuwenden, sondern Blickbezug haben. Bewährt hat sich ein Arbeitstisch, an dem Bewohner direkt bei der Küche mithelfen können. Darüber hinaus sollte die Küche so gestaltet sein, dass sie auch leicht als Küche zu erkennen ist.

4.4.2 «Aktivitätsecken»

> In einer Einrichtung haben Mitarbeitende, einige sogenannte «Milieuecken» zur Aktivierung gestaltet. Eine davon ist die Musikecke. Dort steht ein Klavier. Am Nachmittag kommt ein Bewohner aus einer benachbarten betreuten Seniorenwohnung zu Besuch und fängt an, am Klavier zu musizieren. Sehr schnell versammelt sich der Großteil der Bewohnerschaft um das Klavier. Eine Mitarbeiterin animiert die Bewohner zunächst zum Mitsingen und dann auch zum Walzer tanzen. Es entsteht eine fröhliche Atmosphäre und die Bewohnerinnen und Bewohner singen und tanzen beschwingt mit.

Durch milieutherapeutisch gestaltete Themenecken können weitere räumliche Handlungsanreize geschaffen werden. Dabei zeigen die Erfahrungen jedoch, dass die räumliche Gestaltung per se nur selten einen Aufforderungscharakter hat. Vielmehr ist es wichtig, dass die räumlichen Angebote auch mit konzeptionellen Überlegungen verknüpft werden. Ansonsten bleiben die Angebote in der Regel ungenutzt. Bei der Gestaltung der Themenecken ist es sinnvoll biografische Aspekte zu berücksichtigen, um Anknüpfungspunkte zu bisherigen Aktivitäten im Leben der Bewohnerinnen und Bewohner herzustellen. Bewährt haben sich Musik- oder Frisierecken. Für die Betätigung der männlichen Bewohner kann sich die Einrichtung einer Werkbank als sinnvoll erweisen, aber auch die Versorgung von Tieren kann als Aktivitätsangebot in die Tagesstruktur einer Einrichtung eingebunden werden.

4.4.3 Bewegungsraum

> In einer Demenzwohngruppe gibt es sowohl im Innenraum als auch im Garten großzügige Bewegungsflächen. Ein Bewohner nutzt diese Möglichkeiten intensiv. Er geht sehr viel im Wohnbereich aber auch draußen spazieren. Insgesamt beträgt der Anteil der Verhaltenskategorie K für Umhergehen bei ihm 25 Prozent. Bei seinen Spaziergängen wirkt er entspannt und seiner Umwelt gegenüber sehr aufmerksam. Wenn er anderen begegnet begrüßt er sie freundlich und es kommt auch zu kleinen sozialen Interaktionen. Im Feedback wird dieser hohe Bewegungsanteil thematisiert. Die Mitarbeitenden kennen die Biografie des Bewohners gut und meinen: Herr Kunze ist auch schon den New York Marathon gelaufen. Für ihn stellen die Bewegungsmöglichkeiten in der Einrichtung eine große Qualität dar.

Die Fähigkeit, sich zu bewegen, ist die Schlüsselkompetenz für das Erleben von Autonomie, Anregungen und Raumerleben. Wojnar (2007) sieht Fortbewegung als eine der wichtigsten Handlungen, die eine Person mit Demenz auch in fortgeschrittenen Krankheitsstadien noch selbständig und aus eigenem Antrieb ausführen kann. In der Fachdiskussion zeichnet sich bei diesem Thema ein deutlicher Perspektivenwechsel ab. Zu gehen oder «zu wandern» wird nicht mehr ausschließlich als herausforderndes Verhalten, das reguliert werden muss, gesehen, sondern als eine Aktivität, die Freude bereitet und gesund ist (Marshall/Allan, 2011).

Eine der wichtigsten Optionen für das selbstbestimmte Handeln von Menschen mit Demenz ist daher die Möglichkeit, sich frei und ungehindert im Innen- und Außenbereich der Einrichtung zu bewegen. Besonders wichtig ist dies für Bewohnerinnen und Bewohner, die ein großes Bedürfnis nach Fortbewegung haben. Daher sollte auch in Bereichen, die aus Sicherheitsgründen geschlossen sind darauf geachtet werden, dass den dort lebenden Bewohnerinnen und Bewohnern ausreichend sicherer Bewegungsraum zur Verfügung steht.

4.4.4 Freibereiche

> Eine Bewohnerin, die sich vormittags im Gemeinschaftsbereich aufhält, vermittelt bei der Beobachtung einen passiven, antriebslosen und unbeteiligten Eindruck. Sie wippt kontinuierlich mit dem Oberkörper leicht vor und zurück. Am Nachmittag entsteht ein ganz anderes Bild. Eine Mitarbeiterin geht mit ihr nach draußen. Dort lebt sie richtig auf. Sie geht mit sichtlicher Freude durch den Garten, beobachtet genau, staunt über das Grün, zeigt auf Bäume und Blumen und beim Vorbeigehen an einer Sitzgruppe grüßt sie die dort sitzenden Bewohner freundlich.

Ein besonders wichtiger Ort für das Erleben positiver Anregungen ist der Garten oder Freibereich. So genannte «Therapie der Demenzgärten» gewinnen zunehmend an Bedeutung, was sich an der wachsenden Zahl an neuen Veröffentlichungen zu diesem Thema zeigt. Freibereiche bieten eine Fülle visueller, akustischer und olfaktorischer Sinnesanregungen. Sie laden sowohl zum Spazieren gehen als auch zum Ausüben anderer vertrauter Tätigkeiten (Blumen gießen, Beeren pflücken etc.) ein. Auch Angehörige schätzen die Möglichkeiten, einen Freibereich zu nutzen sehr. Empirische Belege für deren Wirksamkeit gibt es jedoch erst in Ansätzen. Generell ist die erholsame Wirkung von Natur unbestritten. Rodiek (2002) ermittelte bei Bewohnerinnen und Bewohnern, die den Freibereich nutzen, weniger Stress, was anhand von Cortisolwerten erhoben wurde. Nach Ottosson und Grahn (2005) scheinen insbesondere schwierige Bewohner von der Nutzung von Außenbereichen zu profitieren. So ermittelte Stewart (1995, zitiert nach Cohen-Mansfield, 2007), dass der Zugang zu therapeutischen Gärten die Weglaufversuche der Bewohner reduziert und den Schlaf fördert.

> Beim Mittagessen erhält eine Bewohnerin Unterstützung durch eine Mitarbeiterin. Diese rückt dabei sehr dicht an die Bewohnerin heran, der dies unangenehm zu sein scheint. Sie versucht ein Stück zurückzuweichen, um wieder etwas Abstand zwischen sich und die Mitarbeiterin zu bekommen. Die Körpersignale der Bewohnerin zeigen deutlich eine Abwehrhaltung. Die Mitarbeiterin versteht dies aber nicht und rückt immer wieder nach. Schließlich wird die Bewohnerin unwirsch und sagt sehr laut und deutlich: Geh weg!

4.5 Räumlich-soziales Verhalten

In einer Pflegeeinrichtung lebt eine Gruppe von Menschen, die sich nicht kennt, auf relativ engem Raum zusammen. Der Tag wird häufig gemeinsam in den Wohn- und Aufenthaltsbereichen verbracht. Häufig können in diesem Zusammenhang typische raumbezogene Verhaltensweisen beobachtet werden, die den Menschen zur Regulierung der sozialen Kontakte und Interaktion dienen. Diese Verhaltensweisen bestimmen den Prozess der Interaktionssuche beziehungsweise -vermeidung mit dem Ziel, ein gewünschtes Maß an sozialen Kontakten und Intimität zu erreichen.

4.5.1 Respektieren des persönlichen Raums

Als persönlicher Raum wird der Abstand bezeichnet, den Menschen in sozialen Interaktionen wahren (Schultz-Gambard, 1996). Verletzungen des persönlichen Raums werden als unangenehm empfunden. Die meisten Menschen reagieren auf entsprechende Übergriffe mit Flucht und Rückzugsverhalten. Generell beanspruchen nicht alle Menschen den gleichen persönlichen Raum; sondern dies ist abhängig von Alter, Geschlecht und kulturellen Normen (ebd.). Kleinkinder haben eine geringere Distanz bei sozialen Kontakten, die sich bis ins junge Erwachsenenalter vergrößert. Männer halten in unserer Gesellschaft größeren Abstand untereinander als Frauen. Bei älteren Menschen scheint das Distanzbedürfnis abzunehmen (Bechtel, 1997).

Rapp und Gutzmann (2000) haben den persönlichen Raum in einer Vergleichsstudie zwischen Menschen mit einer demenziellen Erkrankung und kognitiv unbeeinträchtigten Menschen untersucht. In der Studie wurden signifikante Unterschiede zwischen den beiden Gruppen bezüglich ihrer Reaktionen auf die Verletzung des persönlichen Raums ermittelt. Die von Demenz betroffenen Probanden reagierten eher verbal, die Probanden der Vergleichsgruppe nonverbal. Das Ergebnis zeigt, dass Menschen mit Demenz ihren persönlichen Raum genauso wahrnehmen wie kognitiv unbeeinträchtigte Menschen, aber auf das Eindringen in den persönlichen Raum eine andere Reaktion zeigen. Da im Kontext der Pflege von Menschen mit Demenz sehr häufig in deren persönlichen Raum eingedrungen wird, kommen die Autoren der Studie zu dem Schluss, dass Bemühungen erforderlich sind, um die Personenrechte dieser Gruppe zu schützen.

4.5.2 Stresserleben durch eine zu große soziale Dichte

> Bei dem ersten Dementia Care Mapping in einer Einrichtung wird von den beiden Beobachterinnen am Abend beim Essen ein hoher Unruhepegel festgestellt. Zum Zeitpunkt der Mahlzeit waren in dem Raum, im dem das Essen eingenommen wurde, 32 Bewohnerinnen und Bewohner anwesend. Am nächsten Tag wurden auch die Frühstückssituation und das Mittagessen beobachtet. Hier war die Situation deutlich entspannter. Bei einer Reflektion der Gründe für die große Unruhe am Abend zeigte sich, dass die Ursache die Belegungsdichte des Raumes war. Am Morgen kamen nicht alle Bewohnerinnen und Bewohner auf einmal zum Frühstück, sondern die Aufstehzeiten waren sehr unterschiedlich. Zum Mittagessen gingen einige fittere Bewohner in den zentralen Speisesaal. Beim Abendessen jedoch waren alle 32 Bewohner auf einmal da. Für die Rollstühle war kaum Platz, daher konnten die Menschen nicht so gesetzt werden, wie sie zueinander gepasst hätten. Alle waren sich ständig gegenseitig im Weg. Nach der Rückmeldung dieser Beobachtungen an die Einrichtungsleitung, wurde entschieden, die räumliche Situation auf dem Wohnbereich durch den Anbau eines Wintergartens zu entspannen. Seit den Bewohnerinnen und Bewohnern ein größeres Raum- und Bewegungsangebot zur Verfügung steht, ist es deutlich ruhiger geworden, was auch von den Mitarbeitenden sehr positiv bewertet wird. (Herzlichen Dank an die DCM-Evaluatorin Ingeborg Thurner, die dieses Beispiel zur Verfügung gestellt hat, Anm. der Autorin).

Viele Menschen fühlen sich durch Situationen, in denen eine hohe soziale und räumliche Dichte herrscht gestresst. Dieses subjektive Gefühl der Beengtheit wird in der Umweltpsychologie als «Crowding» bezeichnet (Hellbrück/Fischer, 1999). Entsprechende Situationen werden als besonders stressauslösend gesehen, wenn für den einzelnen keine Möglichkeiten bestehen die Situation zu beeinflussen oder zu fliehen (Schönborn/Schumann, 2009).

Personengruppen mit eingeschränkten Handlungskompetenzen und somit geminderten Bewältigungsstrategien, wie beispielsweise Kinder, alte Menschen oder Personen mit einer Behinderung, scheinen besonders anfällig für das Erleben von «Crowding» zu sein. So zeigt zum Beispiel eine Studie von Morgan und Stewart (1998), dass Bewohnerinnen und Bewohner einer Demenzeinrichtung nach dem Umzug in einen Neubau mit mehr Platz und einer verringerten Bewohnerzahl positive Verhaltensänderungen zeigten. Ausreichend große Gemeinschaftsbereiche (5 m² pro Bewohnerin und Bewohner) sowie eine überschaubare Personenzahl (max. 15), die diese nutzen, sind daher eine wichtiges räumliches Qualitätsmerkmal, um sowohl den Bewohnern als auch den Mitarbeitenden ein entspanntes Miteinander zu ermöglichen.

4.5.3 Sitzordnung und Position im Raum

Soziale Interaktion und Teilhabe ist insbesondere bei Personen, die in ihrer Mobilität eingeschränkt sind in hohem Maße davon bestimmt, an welcher Position sie sich im Raum befinden und wie die Sitzordnung gestaltet ist. Diesen Aspekten wird trotz ihrer Bedeutsamkeit in der täglichen Arbeit jedoch häufig nur wenig Beachtung geschenkt (Strunk-Richter/Krämer, 2008). Oft bestimmen praktische Erwägungen wie zum Beispiel die einfache Zugänglichkeit mit einem Rollstuhl den Sitzplatz. Gerade bei Bewohnerinnen und Bewohnern, die nicht mehr in der Lage dazu sind, ihren Aufenthaltsort selbst zu bestimmen, kann häufig beobach-

4.6 Sich vertraut und heimisch fühlen

Es ist ein bekanntes Phänomen, dass demenzerkrankte Bewohnerinnen und Bewohner in stationären Einrichtungen häufig den Wunsch äußern, «nach Hause» zu wollen. Hieran wird sehr gut deutlich, dass die aktuelle Wohnsituation im Heim oftmals weit von dem entfernt ist, was als «Zuhause» empfunden wird. Insbesondere in einer Umgebung, die stark institutionell geprägt ist, leiden die Bewohnerinnen und Bewohner unter dem Verlust des Vertrauten. Alles kommt ihnen fremd und unverständlich vor. Daher kann der Wunsch des «nach Hausegehens» so interpretiert werden, dass ein Verlangen nach einem sicheren Ort besteht, an dem es behaglich und gemütlich ist und wo es leicht fällt, sich zu orientieren und zurechtzufinden.

4.6.1 Gestalterische Assoziationen an Häuslichkeit

> In einem zum Flur hin offen gestalteten Aufenthaltsbereich steht einer der Tische direkt am Zugang. Durch seine Randlage besteht nur ein eingeschränkter Blickbezug in den übrigen Gemeinschaftsbereich. Dieser Tisch ist jedoch leicht zugänglich und eine immobile Bewohnerin wird in ihrem Rollstuhl hier mit dem Rücken zum Flur positioniert. Im Verlauf des Vormittages ist im Flur sehr viel Aktivität und Bewegung. Dies passiert jedoch alles im Rücken der Frau, die immer wieder fast verzweifelt versucht, sich umzudrehen, um zu sehen, was hinter ihr vor sich geht. Von ihrer Position aus gelingt es ihr auch nicht, in Kontakt mit den anderen Bewohnerinnen und Bewohnern im Gemeinschaftsbereich zu kommen, da diese zu weit weg von ihr sind. So nimmt sie eine Position ein, in der sie zwar mittendrin und an vielen Aktivitäten nah dran ist, aber gleichzeitig auch isoliert, da die Positionierung im Raum ihr keine aktive Teilhabe ermöglicht.

tet werden, dass sie sich zwar über längere Zeit in der Gemeinschaft aufhalten, es aber weder mit den Mitbewohnern noch mit den Mitarbeitenden zu irgendeiner Form von Interaktion kommt. Da das Einnehmen einer gleichen Sitzposition über einen längeren Zeitraum sehr ermüdend ist, passiert es häufig, dass diese Bewohnerinnen und Bewohner zunächst unbeteiligt vor sich hinstarren und dann irgendwann einnicken. Daher ist es im Hinblick auf die konzeptionelle Arbeit sehr wichtig, dass Sitzordnungen in Gemeinschaftsbereichen regelmäßig reflektiert und auch Ortswechsel der Bewohnerinnen und Bewohner aktiv in die Gestaltung der Tagesstruktur eingeplant werden.

> Frau Maier lebt nach Aussage der Mitarbeitenden seit kurzer Zeit auf dem Wohnbereich. Sie fragt mehrmals am Tag, wie lange ihr Aufenthalt hier noch dauert und ob sie nicht langsam ihre Koffer packen solle, um sich für die Abreise bereit zu machen. Im Feedbackgespräch erläutern die Mitarbeitenden, dass Frau Maier sich in ihrer Vorstellung in einem Kuraufenthalt befindet und sie fest davon ausgeht, dass der Aufenthalt in der Einrichtung nur ein vorübergehender ist.

Im Hinblick auf das Erleben einer ortsbezogenen Identität ist es ein verständliches Verhalten, wenn Menschen mit Demenz versuchen, zwischen der aktuellen Umwelt und der vergangenen eine Verbindung herzustellen, die zumindest in Ansätzen dabei hilft, eine persönliche Konstanz zur erreichen, die stabilisierend wirken kann.

Für Pflegeeinrichtungen ist es daher wichtig, dass die räumliche Umgebung in sich stimmig und vertraut wirkt und dass sich die dort lebenden Menschen nicht durch eine Vielzahl von Dingen, die sie nicht verstehen, bedroht fühlen. Die Umgebung sollte daher möglichst alltagsnah, das heißt privaten Wohnverhältnissen angepasst und die Ausstattung weder einheitlich noch standardisiert sein, um wenig Assoziationen an eine Institution nahezulegen. Für die Innenraumgestaltung können Ausstattungsgegenstände mit kultur- und milieuspezifischen Bezügen für die BewohnerInnen ein vertrautes Umfeld schaffen. Das Bewohnerzimmer als individueller Rückzugsbereich sollte soweit als möglich mit persönlichen Gegenständen und Möbeln ausgestattet sein.

4.6.2 Möglichkeiten zur Entwicklung bedürfnisorientierter Nutzungs- und Verhaltensmuster

> Herr Braun ist vor kurzem in die Demenzwohngruppe eingezogen. Bei ihm ist insbesondere das Sprachzentrum von der Demenz betroffen, so dass er in seinen verbalen Verständigungsmöglichkeiten stark eingeschränkt ist. Er ist kontaktscheu und meidet den Aufenthaltsbereich. Die Mitarbeitenden erzählen, dass er sich zunächst nur in seinem Zimmer aufgehalten hat und sie dies auch respektiert hätten. An den Beobachtungstagen zeigt er jedoch ein anderes Nutzungsverhalten. Er verlässt sein Zimmer in regelmäßigen Abständen und geht dann direkt in den Garten. Er dreht eine große Runde durch den Freibereich und geht dann wieder hinein. Bevor er sein Zimmer aufsucht, geht er am Gemeinschaftsbereich vorbei und nickt den dort sitzenden Bewohnern freundlich zu. Insgesamt macht er einen zufriedenen Eindruck.

Einer der Hauptkritikpunkte an Pflegeheimen ist der Aspekt, dass diese als kollektive Versorgungsform zu wenig Individualität und keine Fortführung des bisherigen Lebensstils ermöglichen. Eine räumliche Voraussetzung, um dies zu ermöglichen ist das Bereitstellen eines vielfältigen Angebots an Aufenthaltsbereichen mit unterschiedlichen Qualitäten, so dass die Bewohnerinnen und Bewohner ihren persönlichen Vorlieben im Hinblick auf Nähe und Distanz nachkommen und unterschiedliche Formen sozialer Interaktion realisieren können.

Auch die wenigen direkten Nutzerbefragungen in diesem Forschungsfeld zeigen, dass es für die Bewohnerinnen und Bewohner sehr wichtig ist, ein Angebot an räumlichen, auch individuell geprägten Wahlmöglichkeiten im Hinblick daraufhin zu haben, wo man seine Zeit verbringen möchte (Innes et al., 2011). In eine Studie von Hauge und Heggen (2008) gaben Bewohner an, dass fehlende Wahlmöglichkeiten im Hinblick auf den von ihnen bevorzugten Aufenthaltsort ein Grund dafür sind, warum sie das Heim nicht als Zuhause wahrnehmen.

Es gibt auch klare empirische Belege dafür, dass Bewohnerinnen und Bewohner in Einrichtungen, die ein vielfältiges und abgestuftes Konzept an Aufenthaltsmöglichkeiten aufweisen, ein höheres Maß an Wohlbefinden und Umweltkontrolle erleben und sich deutlich weniger in die Zimmer zurückziehen (Zeisel, 2003; Barnes, 2006).

4.6.3 Die Bedeutung von «Lieblingsplätzen»

In einer älteren Studie mit dem Titel «The Surveillance zone as a meaningful space for the aged» beschreibt der Ethnograph Graham Rowles (1981), dass im hohen Alter, wenn es aufgrund von Einschränkungen zu einer reduzierten gesellschaftlichen Teilhabe kommt, «Überblickszonen» beziehungsweise die visuell überschaubare Umgebung an Bedeutung gewinnen. Den Menschen wird es durch das Beobachten möglich, am Rhythmus des alltägli-

> In einer Wohngruppe für Menschen mit Demenz steht in einer Nische, von der aus ein guter Überblick über den gesamten Bereich besteht, ein rotes Ledersofa. Es ist für viele der Bewohnerinnen und Bewohner ein begehrter Sitzplatz und wird über den ganzen Tag stark frequentiert. Dabei kommt es auch mehrfach zu kurzen Auseinandersetzungen, da ein Bewohner nicht möchte, dass sich jemand zu ihm auf das Sofa setzt und er seinen Platz mit großer Vehemenz verteidigt.

chen Lebens teilzunehmen, wenn auch nur in einer eher passiven Form.

Auch in Pflegeheimen kann ein entsprechendes Verhalten häufig festgestellt werden. Das Beobachten des Heimalltags scheint für viele Bewohnerinnen und Bewohner eine wichtige Form der Teilhabe zu sein. Um dies zu ermöglichen ist es wichtig, dass Bewohner von den Plätzen aus, an denen sie sich die überwiegende Zeit des Tages aufhalten, die Gesamtsituation gut überblicken können. In diesem Zusammenhang spielen auch sogenannte «Lieblingsplätze» der Bewohner eine wichtige Rolle. Es handelt sich dabei um Plätze an Orten, die Ausblick und zugleich Schutz bieten. Sie sind aus anthropologischer Sicht besonders bedeutsam und werden noch heute bevorzugt (Wahl/Oswald, 2010). Diese Plätze sind sehr begehrt und die Bewohnerinnen und Bewohner sehen sie als ihr privates Territorium an, das sie auch bereit sind, zu verteidigen (Willcocks et al., 1987; McColgan, 2005). Die Schaffung solcher Aufenthaltsmöglichkeiten sollte bei der Planung von Einrichtungen daher explizit berücksichtigt werden.

4.7 Person-zentrierte Pflege und Milieutherapie als sich ergänzende Rahmenkonzepte

Die beschriebenen Beispiele und Erklärungen verdeutlichen die Bedeutsamkeit sowohl von Kontextbedingungen als auch des Zusammenspiels sozialer und räumlicher Faktoren im Hinblick auf das Wohlbefinden und die Lebensqualität von Menschen mit Demenz.

Die Milieutherapie, die seit Mitte der 1990er Jahre verstärkt Anwendung in der stationären Altenpflege, insbesondere im Zusammenhang mit Versorgungsangeboten für Menschen mit Demenz findet, greift diese Zusammenhänge auf (MDS, 2009). Bei der Milieutherapie handelt es sich um einen ganzheitlichen Ansatz, der stark von den zu Beginn des Beitrages beschriebenen sozio-ökologischen Modellen inspiriert ist. Das so genannte Milieu, das sich aus physischen und sozialen Merkmalen konstituiert, bildet die sozial wirksame Raumstruktur, aus der bestimmte Verhaltensmuster resultieren (Keim, 1979). Als sozial-räumliche Sachverhalte lassen sich Milieus durch die drei Elemente: Personen, soziales Umfeld und physische Umwelt beschreiben. Die Beziehungen zwischen diesen Elementen bestimmen den Milieucharakter und definieren die Handlungsperspektiven (Schnieder, 1995).

Damit ist die therapeutische Wirkung eines Milieus nicht von Einzelmerkmalen der Umwelt abhängig, sondern vom Zusammenwirken aller physischen und sozialen Umweltkomponenten, die den demenzbetroffenen Menschen umgeben (Heeg, 2000; Held/Ermini-Fünfschilling, 2004). Es handelt sich somit um einen gesamtheitlichen Betreuungsansatz, der das Ziel verfolgt, die physischen und sozialen Umweltbedingungen so weit wie möglich an die individuellen Bedürfnisse der Person mit Demenz anzupassen. Im Mittelpunkt steht dabei die Person mit Demenz, die in ihrer Individualität wahrgenommen werden soll mit dem Ziel, ihr ein hohes Maß an Lebensqualität zu ermöglichen.

Alle für das Alltagsleben relevanten Faktoren sollen dabei zielgerichtet gestaltet werden. Konkret heißt dies, dass alle Milieufaktoren bewusst, bedarfs- und fallgerecht strukturiert werden mit dem Ziel, die in dem Milieu lebenden Personen im positiven Sinne zu beeinflussen und zu unterstützen (Schnieder, 1995). Milieutherapie stellt damit keine Alternative zu klassischen, auf die Person zentrierten Therapiemaßnahmen dar, sondern bildet vielmehr einen koordinativen und komplementären Rahmen für diese Ansätze. Alle in einem Heim angewandten Einzeltherapien werden aufeinander abgestimmt und um eine entsprechende Gestaltung sozialer und administrativer, physischer und zeitlicher Faktoren ergänzt (Deister, 2005). Durch die Schaffung eines geeigneten atmosphärischen und organisatorischen Rahmens für die klassischen therapeutischen Maßnahmen werden Anpassungen an die «normalen» Lebensbedingungen erleichtert. Somit bildet das Milieu nicht nur den Hintergrund für das therapeutische Geschehen, sondern wird auch selbst für die Bewohnerinnen und Bewohner therapeutisch wirksam (Schnieder, 1995). Milieuorientierung umfasst also die bewusste Einbeziehung aller Aspekte und Faktoren von Lebens- und Versorgungssituationen in die Gestaltung von Versorgungsdiensten.

4.8 Ausblick

Aktuell arbeitet Habib Chaudhury, ein Architekt mit dem Forschungsschwerpunkt der ökologischen Gerontologie daran, das DCM-Tool um eine Komponente, die die physische Umgebung bewertet, zu erweitern. Er nennt diese Komponente DCM-ENV. Durch diese Weiterentwicklung besteht die Möglichkeit, Umgebungsfaktoren im Rahmen des Mappingprozesses systematisch mit zu erheben. Die beobachteten Verhaltensweisen der Bewohner können dadurch direkt auf der Basis der Merkmale und Aspekte der sie umgebenden physischen Umwelt eingeordnet und bewertet werden. Verbesserungsmöglichkeiten der Umgebungsbedingungen, die zum Ziel haben, das Verhalten der Bewohnerinnen und Bewohner positiv zu beeinflussen und die Pflegequalität zu verbessern, können durch diese Erweiterung des Instrumentes leicht identifiziert werden. Die Entwicklungsphase von DCM-ENV ist abgeschlossen. Derzeit befindet sich das Instrument in der empirischen Testung. Ein erster Pilottest hat im Hinblick auf die Validität und Reliabilität des Instrumentes zu guten Ergebnissen geführt, so dass davon auszugehen ist, dass es bald zur allgemeinen Nutzung bereitgestellt werden kann.

Literatur

Baltes M. M., Barton E. M., Orzech M. J., Lago D. (1983). Die Mikroökologie von Bewohnern und Personal: Eine Behavior-Mapping-Studie im Altenheim. In: Zeitschrift für Gerontologie. 16(1), 18–26.

Barnes S. (2006). Space, Choice and Control, and Quality of Life in Care Settings for Older People, in: Environment and Behavior, 38 (5), p. 589–604.

Bechtel R. B. (1997). Environment & Behavior. Thousand Oaks: Sage.

Burns A., Allen H., Tomenson B., Duignan D., Byrne J. (2009). Bright light therapy for agitation in dementia: a randomized controlled trial. In: International Psychogeriatrics. 21(4), 711–721.

Calkins M. P. (2005). Environments for Late-Stage Dementia. In: Alzheimer's Care Quarterly. 6(1), 71–75.

Chafetz P. K., Namazi K. H. (2003). Structuring Environments for Persons With Cognitive Impairment. In: Weiner M. F., Lipton A. M. (Hrsg). The Dementias: Diagnosis, Management, and Research. 3. Edition. Washington DC: American Psychiatric Publishing, 405–431.

Cohen-Mansfield J. (2007). The impact of environmental interventions on behavioral symptoms in persons with dementia. In: Les Cahiers de la Fondation Médéric Alzheimer. (3), 154–163.

Deister A. (2005). Milieutherapie. In: Möller H.-J., Laux G., Kapfhammer H.-P. (Hrsg). Psychiatrie und Psychotherapie. 2. neu bearbeitete und erweiterte Auflage. Berlin/Heidelberg: Springer, 798–805.

Deschenes C. L., McCurry S. M. (2009). Current treatments for sleep disturbances in individuals with dementia. In: Current Psychiatry Reports. 11(1), 20–26.

Djordjevic J., Jones-Gotman M., de Sousa K., Chertkow H. (2007). Olfaction in patients with mild cognitive impairment and Alzheimer's disease. In: Neurobiology of Aging, doi:10.1016/j.neurobiolaging.2006.11.014.

Drzezga A., Grimmer T., Peller M., Wermke M., Siebner H., Rauschecker J. P., Schwaiger M., Kurz A. (2005). Impaired cross-modal inhibition in Alzheimer disease. In: PLoS Medicine, 2(10), e288 doi:10.1371/journal.pmed.0020288.

Hall G. R., Buckwalter K. C. (1987). Progressively lowered stress threshold: a conceptual model for care of adults with Alzheimer's disease. In: Archives of Psychiatric Nursing, 1(6), 399–406.

Hall G. R., Gerdner L., Zwygart-Stauffacher M., Buckwalter K. C. (1995). Principles of Nonpharmacological Management: Caring for People With Alzheimer's

Disease Using a Conceptual Model. In: Psychiatric Annals, 25(7), 432–440.

Harper Ice G. (2002). Daily life in a nursing home: Has it changed in 25 years? In: Journal of Aging Studies, 16(4), 345–359.

Hauge S., Heggen K. (2008). The nursing home as a home: a field study of residents› daily life in the common living rooms. In: Journal of Clinical Nursing, 17(4), 460–467.

Heeg S. (2000). Bauliches Milieu und Demenz. In: Tesch-Römer C. (Hrsg) Angewandte Gerontologie in Schlüsselbegriffen. Stuttgart, Köln, Berlin: Kohlhammer-Verlag, 233–241.

Heeg S. (2003). Licht und Schatten. In: Altenpflege, 28(8), 38–41.

Heeg S., Radzey B., Kuhn C., Weyerer S., Schäufele M., Rockenbach C., Köhler L. (2004). Abschlussbericht zum Projekt: Milieutherapie – Einführung milieutherapeutisch orientierter Demenzwohngruppen im stationären Bereich mit begleitender Evaluation (MI-DEMAS) – Stuttgart. Berlin: Bundesministerium für Familie, Senioren, Frauen und Jugend Ein Projekt im Rahmen des Bundesmodellprogramms «Altenhilfestrukturen der Zukunft».

Heeg S. (2008). Bau und Innenraumgestaltung. In: Deutsche Alzheimer Gesellschaft e. V. (Hrsg) Stationäre Versorgung von Alzheimer Patienten. 6. aktualisierte Auflage. Berlin: Deutsche Alzheimer Gesellschaft e. V., 97–122.

Heeg S., Striffler C. (2010). Überblick: Lichtgestaltung in Pflegesettings für Menschen mit Demenz. In: DeSS orientiert, (1), 7–16.

Held C., Ermini-Fünfschilling D. (2004). Das demenzgerechte Heim. Basel: Karger.

Hellbrück J., Fischer M. (1999). Umweltpsychologie. Göttingen u. a.: Hogrefe.

Innes A., Kelly F., Dincarslan O. (2011). Care home design for people with dementia: What do people with dementia and their family carers value? In: Aging & Mental Health, 15(5), 548–556.

Keim K. D. (1979). Milieu in der Stadt: ein Konzept zur Analyse älterer Wohnquartiere. Stuttgart u. a.: Kohlhammer.

Lawton M. P., Simon B. (1968). The ecology of social relationships in housing for the elderly. In: Gerontologist, 8(2), 108–115

Lawton M. P., Nahemow L. (1973). Ecology and the Aging Process. In: Eisdorfer C., Lawton M. P. (Hrsg) The Psychology of Adult Development and Aging. Washington DC: American Psychological Association, 619–674.

Lawton M. P. (1996). Behavioral Problems and Interventions in Alzheimer's Disease: Research Needs. In: International Psychogeriatrics, 8(1), 95–98.

Marshall M., Allan K. (2011). «Ich muss nach Hause» Ruhelos umhergehende Menschen mit einer Demenz verstehen. Bern: Huber.

McColgan G. (2005). A Place to Sit: Resistance Strategies Used to Create Privacy and Home by People with Dementia. In: Journal of Contemporary Ethnography, 34(4), 410–433.

MDS (Hrsg) (2009). Grundsatzstellungnahme: Pflege und Betreuung von Menschen mit Demenz in stationären Einrichtungen. Essen: Medizinischer Dienst des Spitzenverbandes Bund der Krankenkassen e. V.

Morgan D. G., Stewart N. J. (1998). High versus Low Density Special Care Units: Impact on the Behaviour of Elderly Residents with Dementia. In: Canadian Journal on Aging, 17(2), 143–165.

Müller-Hergl C. (2012). Die Hölle der Langeweile. In: pflegen: Demenz, (23), 8–14.

Noell-Waggoner E. (2002). Light: An Essential Intervention for Alzheimer´s Disease. In: Alzheimer's Care Quarterly, 3(4), 343–352.

Ottosson J., Grahn P. (2005). Measures of restoration in geriatric care residences: the influence of nature on elderly people's power of concentration, blood pressure and pulse rate. In: Journal of Housing for the Elderly, 19(3/4), 227–256.

Parker C., Barnes S., McKee K., Morgan K., Torrington J., Tregenza P. (2004). Quality of life and building design in residential and nursing homes for older people. In: Ageing & Society, 24, 941–962.

Peters J. M., Hummel T., Kratzsch T., Lotsch J., Skarke C., Frölich L. (2003). Olfactory Function in Mild Cognitive Impairment and Alzheimer's Disease: An Investigation Using Psychophysical and Electrophysiological Techniques. In: American Journal of Psychiatry, 160(11), 1995–2002.

Radzey B. (2013). Eine nutzerorientierte Bewertung von Pflegeheimbauten für Menschen mit Demenz (in Druck).

Rapp M. A., Gutzmann H. (2000). Invasions of personal space in demented and nondemented elderly persons. In: International Psychogeriatrics, 12(3), 345–352.

Rodiek S. (2002). Influence of an Outdoor Garden on Mood and Stress in Older Persons. In: Journal of Therapeutic Horticulture, 13, 13–21.

Rowles G. D. (1981). The Surveillance Zone as Meaningful Space for the Aged. In: Gerontologist, 21(3), 304–311.

Schnieder B. (1995). Wohnökologie – III Faktoren der Leistungserstellung. In: Büse F., Eschemann R., Kämmer K., Knäpple A., Poser M., Schlüter W., Schnieder B., Sowinski C., Ziebarth S. (Hrsg). Heim aktuell: Leitungshandbuch für Altenhilfeeinrichtungen: Band 1. Hannover: Vincentz Verlag, 1–20.

Schönborn S., Schumann F. (2009). Dichte und Enge. In: Richter, P. G. (Hrsg) Architekturpsychologie. 3. überarbeitete und erweiterte Auflage. Lengerich: Pabst Science Publishers, 261–291.

Schultz-Gambard J. (1996). Persönlicher Raum. In: Kruse L., Graumann C.-F., Lantermann E.-D. (Hrsg)

Ökologische Psychologie. Weinheim: Psychologie Verlags Union, 325–332.

Shochat T., Martin J., Marler M., Ancoli-Israel S. (2000). Illumination levels in nursing home patients: effects on sleep and activity rhythms. In: Journal of Sleep Research, 9(4), 373–379.

Smith M., Gerdner L. A., Hall G. R., Buckwalter K. C. (2004) History, development, and future of the progressively lowered stress threshold: a conceptual model for dementia care. In: Journal of the American Geriatric Society, 52(10), 1755–1760.

Strunk-Richter, G., Krämer, A. (2008). Vom Schicksal der Sitzordnung. In: ProAlter, 40(4), 26–29.

Willcocks D. M., Peace S., Kellaher L. (1987). Private Lives In Public Places. London: Travistock Publications Ltd.

Wojnar J. (2007). Die Welt der Demenzkranken. Hannover: Vincentz Network.

Wood W., Womack J., Hooper B. (2009). Dying of Boredom: An Exploratory Case Study of Time Use, Apparent Affect, and Routine Acitvity Situations on Two Alzheimer's Special Care Units. In: American Journal of Occupational Therapy, 63(3), 337–350.

Zeisel J., Silverstein N. M., Hyde J., Levkoff S, Lawton M. P., Holmes W. (2003). Environmental correlates to behavioral health outcomes in Alzheimer's special care units, in: Gerontologist, 43 (5), p. 697–711.

5. Erfassung des Erlebens von Menschen mit Demenz durch DCM und Interviews – Ergebnisse und Erfahrungen am Beispiel eines Betreuungsangebotes

Von Iris Hochgraeber

5.1 Einleitung

Dieses Kapitel beschreibt ein Projekt, dessen Ziel es war, das Erleben von Menschen mit Demenz in einer Betreuungsgruppe zu erfassen. Es wurden dafür DCM-Beobachtungen sowie Interviews mit Menschen mit Demenz durchgeführt. Zuerst werden hierfür der Hintergrund, die Betreuungsform der Betreuungsgruppe und die Anwendung von DCM in diesem Bereich beschrieben. Danach wird kurz auf den Aufbau des Projekts eingegangen, um anschließend die Ergebnisse darzustellen und zu diskutieren.

5.2 Hintergrund

Mit dem Wachsen der älteren Bevölkerung, wird voraussichtlich auch die Zahl der Menschen mit Demenz zunehmen (Bickel, 2001). Obwohl Demenz einer der häufigsten Gründe für eine Heimeinweisung darstellt (Luppa et al., 2010), leben die meisten Menschen mit dieser Erkrankung zuhause und werden mit oder ohne professionelle Unterstützung von ihren Angehörigen versorgt (Bundesministerium für Familie Senioren Frauen und Jugend, 2002; Rothgang et al., 2010). Diese meist weiblichen pflegenden Angehörigen sind nicht nur durch die physische Pflege und Betreuung, sondern auch durch die Verantwortung in der Organisation und eine ständige Bereitschaft in besonderem Maße belastet (Andren/Elmstahl, 2005; Beyrodt/Rolling, 2007). Ein Versuch, diese Belastung zu verringern und dabei den Menschen mit Demenz eine aktivierende Beschäftigung zu bieten, sind Betreuungsgruppen. Sie fallen unter die sogenannten niedrigschwelligen Betreuungsangebote, für deren Inanspruchnahme seit 2002 zusätzliche Betreuungsleitungen zur Verfügung stehen. Menschen mit Demenz werden in diesen Gruppen außerhalb der eigenen Häuslichkeit stundenweise durch geschulte, meist ehrenamtlichen Helfer unter der Anleitung und Begleitung einer Fachkraft (Pflegefachkraft, Sozialarbeiter), betreut. Betreuungsgruppen sind in den meisten Fällen an größere Träger von pflegerischen Angeboten wie Wohlfahrtsverbände angeschlossen. Laut der Bezirksregierung Düsseldorf gab es in Nordrhein-Westfalen im Jahr 2009 287 Betreuungsgruppen, wobei nicht alle davon demenzspezifisch ausgerichtet waren. Die wissenschaftliche Literatur zu Betreuungsgruppen ist immer noch sehr eingeschränkt. Neben Gestaltungsempfehlungen, die hauptsächlich auf Erfahrungen basieren (Hipp, 2006; Urban/Staack, 2010) und Schulungsprogramme für die ehrenamtlichen Helfer (Lischka/Pilgrim, 2009; Stoppe/Stiens, 2009), gibt es einige Qualifikationsarbeiten, die sich mit dem Themenfeld beschäftigen (Dumke, 2008; Schmidt, 2005). Eine Studie von Gräßel et al. (2009) untersuchte Qualitätserwartungen pflegender Angehöriger an Betreuungsgruppen. Die Perspektive der Menschen mit Demenz wurde bisher wenig beachtet beziehungsweise einbezogen. Dies deckt sich mit anderen Forschungsbereichen zum Themenfeld Demenz. Obwohl immer häufiger auch Menschen mit Demenz selbst auf verschiedene Weisen in Studien einbezogen werden, ist dies noch kein Standard geworden (Wilkinson, 2002).

5.3 Ziel und Fragestellung

In diesem Beitrag wird am Beispiel einer Untersuchung zum Erleben von Menschen mit Demenz in Betreuungsgruppen die Perspektive der Betroffenen aufgegriffen und anhand von DCM-Beobachtungen und Interviews untersucht. Insgesamt war das Design angelehnt an die Grounded Theory (Strauss/Corbin, 1996). In diesem Beitrag wird der Frage nachgegangen, inwieweit sich DCM-Beobachtungen und Interviews zur Erfassung der Perspektive der Menschen mit Demenz kombinieren lassen. Welche Unterschiede gibt es in den Ergebnissen und wie lassen sich diese interpretieren?

5.4 Methodik

Das Dementia Care Mapping ist, wie in Kapitel 2 beschrieben, als Praxisinstrument für den stationären und teilstationären Bereich entwickelt worden. Dennoch wurde DCM zur Erfassung des Erlebens von Menschen mit Demenz in Betreuungsgruppen als geeignet eingeschätzt, da sich eine Betreuungsgruppe von der Art der Beobachtbarkeit kaum von einem (teil-)stationären Setting unterscheidet. Des Weiteren kann nicht nur das Wohlbefinden der zu beobachtenden Personen in Form von ME-Werten, sondern auch das gezeigte Verhalten anhand von BCC erfasst werden. Ergänzt durch Feldnotizen und der Erhebung positiver und negativer Personenarbeit (PA, PD) ergibt sich somit ein umfassendes Bild vom Ablauf und Geschehen in einer Betreuungsgruppe mit besonderem Augenmerk auf die Personen mit Demenz selbst. Die DCM-Methode sowie die psychometrischen Eigenschaften sind in Kapitel 2 genauer beschrieben. Neben DCM wurden leitfadengestützte Interviews als Methode gewählt, um neben der Beobachtung auch die subjektive Sichtweise der Menschen mit Demenz selbst einfließen zu lassen.

5.4.1 Untersuchungsfeld

Für die Untersuchung wurde eine Betreuungsgruppe in einer Kleinstadt in Nordrhein-Westfalen ausgewählt. Zum Zeitpunkt der Datenerhebung waren fünf Menschen mit Demenz (davon vier Frauen) regelmäßig in der Gruppe anwesend, die alle in die Untersuchung einbezogen wurden. Eine ehrenamtliche Helferin und eine Fachkraft, die die Gruppe leitete und auch für die administrativen Tätigkeiten verantwortlich war, übernahmen die Betreuung. Einmal pro Woche traf sich die Gruppe in der gleichen Konstellation für fünf Stunden. Es wurden außer dem Geschlecht keine personenbezogenen Daten erhoben.

5.4.2 Erhebung und ethische Aspekt

Im Jahr 2010 wurden drei Gruppensitzungen im Abstand von circa drei Wochen mittels DCM 8 beobachtet und fünf leitfadengestützte Interviews mit den Menschen mit Demenz geführt. Vorher stellte die Forscherin sich selbst und ihr Vorhaben in einem Kennenlern-Treffen sowohl den Mitarbeiterinnen als auch den Gruppenmitgliedern vor. Hierbei wurden die teilnehmenden Personen sowie ihre rechtlichen Betreuer und Angehörigen mündlich und schriftlich informiert. Alle Beteiligten stimmten schriftlich der Teilnahme zu (informed consent). Die Ethikkommission der Universität Witten/Herdecke erteilte ihr Clearing. Vor jeder DCM-Beobachtung erfolgte eine erneute Vorstellung und Erklärung und auch während der Beobachtung achtete die Forscherin zu jeder Zeit auf Zeichen des Unbehagens durch ihre Anwesenheit (ongoing consent). Weiterhin hielt sich die Forscherin bei der Beobachtung im

Hintergrund, in dem sie in einer Ecke des Raumes unauffällig saß und sich nicht am Geschehen beteiligte. Lediglich auf direkte Ansprache wurde mit höflicher Zurückhaltung reagiert. Die Mitarbeiterinnen versuchten stellenweise, die Beobachterin in das Gruppengeschehen mit einzubeziehen. Hier wurde ebenfalls höflich erneut ihre Funktion als Beobachterin erklärt und ab und zu kurz auf die Anliegen der Mitarbeiterinnen eingegangen. Die fünf Interviews wurden ebenfalls in den Räumlichkeiten der Gruppe, und zwar in einem Nebenraum durchgeführt und dauerten zwischen 11 und 36 Minuten. Auch vor Beginn der Interviews wurde den Teilnehmern der Sinn und Zweck erklärt, sowie zwischendurch auf Zeichen des Rückzuges und Unwohlseins geachtet. Eine Person fühlte sich in dem Raum sichtlich unwohl, somit wurde das Interview nach kurzer Zeit abgebrochen. Ein weiteres Interview wurde kurz unterbrochen, da die Teilnehmerin Schmerzen zu haben schien und aufstehen wollte. Die Forscherin begleitete sie und nach einiger Zeit konnte die Befragung fortgesetzt werden. Die Interviews wurden anhand eines Leitfadens geführt, der basierend auf Literatur zu Interviews mit Menschen mit Demenz (Aggarwal et al., 2003; Pritchard/Dewing, 2001; Reid et al., 2001) sowie Betreuungsgruppen entwickelt, und sehr flexibel angewendet wurde. Themen darin waren: Wohlfühlen in der Gruppe, Gespräche mit anderen, Einbezogen sein, Sicherheit, Ankunft und Verlassen der Gruppe, Aktivitäten, Hilfestellungen, Verhältnis zu den Mitarbeitenden, Schwierigkeiten und Wünsche. Es wurden keine Wissensfragen gestellt, die bei den Personen ein peinliches Gefühl hätten erzeugen können. Die verwendete Sprache und Wortwahl wurde an die der Interviewten angepasst (Reid et al., 2001). So wurden beispielsweise keine Worte wie «Demenz» oder «Betreuungsgruppe» verwendet, sondern es wurde von «hier sein» oder «Gruppe» gesprochen.

5.4.3 Analyse

Die Analyse der Daten erfolgte entsprechend der Regularien der Grounded Theory bereits während der Erhebungsphasen. Die DCM Daten wurden nach DCM Standard deskriptiv ausgewertet (Bradford Dementia Group, 2008). Die Interviews wurden nach einer wörtlichen Transkription zuerst offen kodiert (Strauss/Corbin, 1996), indem die Transkripte in Sinneinheiten eingeteilt und sogenannte In-Vivo-Codes gebildet wurden. Danach wurden übergeordnete Begriffe für diese Einheiten gefunden und damit eine erste Konzeptualisierung vorgenommen. Anschließend wurden diese Konzepte gruppiert, kategorisiert und zuletzt reduziert. Danach wurden die Verbindungen zwischen den entstanden Kategorien in Form des axialen Kodierens untersucht. Begleitet wurde die gesamte Analyse durch das Schreiben von Memos. Zuletzt wurden die beiden Ergebnisteile, DCM und Interviews, zusammen betrachten und mit einander verglichen. Die Forscherin diskutierte die Ergebnisse mit anderen Forschern.

5.5 Ergebnisse

5.5.1 Teilnehmende Personen

An der Beobachtung und an den Interviews nahmen insgesamt fünf Personen teil. Davon waren vier Personen weiblich. Weitere personenbezogene Daten wurden nicht erhoben, da sie zur Beantwortung der Forschungsfrage nicht relevant waren und weil es sich dabei um Wissensfragen handelt, die eine Zugangsbarriere dargestellt hätten. Personen, die eine Demenz haben, können sich beispielsweise häufig nicht an ihr Alter erinnern, oder daran, dass sie seit längerer Zeit verwitwet sind. Diese Erinnerungslücken können ein Rückzugsverhalten fördern. Deswegen wurde in dieser Studie bewusst darauf geachtet, solche Fragen nicht zu stellen. Tabelle 5-1 verdeutlicht die Teilnahme an den Beobachtungen und Interviews. Alle Gruppenteilnehmer wurden interviewt. In der ersten

Tabelle 5-1: Teilnehmerinnen und Teilnehmer an der Studie

Teilnehmende Personen	1. Beobachtung	2. Beobachtung	Interviews	3. Beobachtung
Frau Otto	X	X	X	X
Frau Gellert	X	X	X	X
Frau Müller		X (ab 12:15 Uhr)	X	X (ab 12:10 Uhr)
Frau Eckardt			X	X (ab 10:30 Uhr)
Herr Wagner		X	X	
Alle Namen sind frei erfunden.				

Beobachtung waren dies zwei Personen, in der zweiten vier und in der dritten ebenfalls vier Personen. Alle jeweils anwesenden Personen sind mit DCM beobachtet worden. Weiterhin waren in der Gruppe immer dieselben zwei Mitarbeiterinnen anwesend. Die Teilnehmenden konnten sich insgesamt gut äußern und auch die Fortbewegung erschien wenig beeinträchtigt. Eine Ausnahme stellte Frau Müller dar. Sie war deutlich eingeschränkter als die anderen Gruppenmitglieder. Ihre sprachlichen Äußerungen waren für Außenstehende kaum zu verstehen. Ebenso benötigte sie bei der Fortbewegung stellenweise Unterstützung. Das aufgezeichnete Interview wurde aufgrund der sprachlichen Schwierigkeiten aus der Analyse ausgeschlossen.

5.5.2 DCM-Erhebungen

Es wurden drei Gruppensitzungen mit unterschiedlicher Teilnehmerzahl beobachtet. Insgesamt wurden 184 Zeiteinheiten in die Auswertung einbezogen (1. Beobachtung: 60, 2. Beobachtung: 63, 3. Beobachtung: 61). Von allen beobachteten Personen über alle Beobachtungen hinweg wurden 564 Zeiteinheiten kodiert.

Ablauf der Gruppensitzungen

Die Gruppensitzungen können in wiederkehrende Ablaufphasen eingeteilt werden: Begrüßungsphase, erster Programmblock, Mittagessen, Ruhephase, zweiter Programmblock, Kaffeetrinken und Abschiedsritual. Die Gruppenmitglieder wurden entweder von ihren Angehörigen gebracht oder von einem Fahrdienst von zuhause abgeholt und in der Gruppe abgeliefert. Jede ankommende Person wurde von den Mitarbeiterinnen bereits an der Tür empfangen, freundlich begrüßt und zu ihrem Platz an einem großen Esstisch gebracht. Eine Mitarbeiterin unterhielt sich anschließend mit den Teilnehmern, während auf die weiteren Personen gewartet wurde. Thema bei diesem Gespräch war das vergangene Wochenende und Geschehnisse, die sich seit dem letzten Treffen ereignet haben oder aktuell in der Öffentlichkeit waren. Das erste gemeinsame Ereignis noch in der Begrüßungsphase war die gemeinsame Bestimmung des Tagesdatums anhand eines großen Bildkalenders. Dies wurde ebenfalls zum Anlass genommen, um über die aktuelle Jahreszeit, Tiere und Pflanzen zu sprechen. In der zweiten Phase, dem ersten Programmblock, wurde gebastelt, gemalt und gespielt. Meist wurde eine Art kleines Projekt begonnen, wie beispielsweise das Flechten eines Körbchens. Die beiden Mitarbeiterinnen begleiteten und leiteten an. Um etwa 12 Uhr wurde das Mittagessen serviert. Dieses wurde vorher angeliefert. Alle Anwesenden haben gemeinsam an dem großen Tisch gegessen. Nach dem Essen begann eine Ruhephase für die Teilnehmer. Sie konnten in einem Sessel ruhen oder Zeitung lesen. Eine

Mitarbeiterin beschäftigte sich in dieser Zeit mit denjenigen, die nicht ruhen wollten. Beispielsweise schaute sie zusammen mit einer Teilnehmerin ein Buch an, dabei redeten sie über die Vergangenheit oder sie ging mit Teilnehmerinnen spazieren. Die andere Mitarbeiterin erledigte in dieser Zeit administrative Aufgaben an einem Schreibtisch im Gruppenraum. Nach dieser Ruhephase begann der zweite Programmblock. Die Teilnehmerinnen führten mit Hilfe der Mitarbeiterinnen entweder das Projekt vom Vormittag fort oder es wurde etwas gespielt. Unterbrochen wurde dies vom Kaffeetrinken, auch ein Stück Kuchen wurde dazu gegessen. Kurz vor 15:00 Uhr begann das Abschiedsritual. Hier wurde gesungen, wobei die Angehörigen sich ebenfalls beteiligen konnten, so entstand eine große gemeinsam Runde.

Verhalten der Menschen mit Demenz (BCC)
Über die gesamte Beobachtungszeit der drei Gruppensitzungen (564 Intervalle) wurden lediglich fünf Verhaltensweisen mit niedrigem Potenzial und sechs mit mittlerem Potenzial beobachtet. Bei der Betrachtung der Gruppenwerte ist die häufigste Verhaltensweise in allen drei Beobachtungen Freizeitaktivität (L) (s. Tabelle 5-2). «L» beschreibt alle Aktivitäten, die in der Gruppe durchgeführt wurden. In der ersten Beobachtung war dies das Flechten eines Körbchens, in der zweiten Beobachtung ein Spiel mit Tierkarten und mit Buchstaben sowie gemeinsames Zeitung lesen, in der dritten Beobachtung ein Brettspiel. Stellenweise haben die Freizeitaktivitäten einen arbeitsähnlichen Charakter, wie beispielsweise beim Flechten des Körbchens. Aufgrund des Fokus der Tätigkeit auf Spaß wurde trotzdem in den meisten Fällen eine Entscheidung für «L» getroffen. Anteilig wurde, beim Spiel Scrabbel, ein «I» (intellektuelle Aktivität) kodiert. «I» kam ebenfalls unter den fünf häufigsten Verhaltensweisen vor, wurde jedoch vor allem in der zweiten Beobachtung verzeichnet. Die zweithäufigste Verhaltensweise insgesamt war Essen und Trinken (F), nur in der ersten Beobachtung wird dieser Platz durch «N» (Schlafen) eingenommen. Während der anderen Beobachtungen war dieses Verhalten weniger dominant. Eine weitere häufige Verhaltensweise waren Gespräche beziehungsweise Kommunikation mit anderen (A), die in allen Beobachtungen an der dritten Position stand. Bei einer genaueren Betrachtung der Verhaltensweisen der einzelnen Personen ist als erstes zu bemerken, dass Schlafen (N) ausschließlich bei Frau Gellert verzeichnet wurde. Sie schlief gerne nach dem Mittagessen in einem Sessel. Ebenso auffallend ist, dass für Frau Müller nicht oder nur sehr selten Freizeitaktivität (L) sowie intellektuelle Aktivität (I) notiert wurden. Sie kam zu den Gruppensitzungen erst mittags und hatte lange Essenszeiten (F). Weiterhin führte sie eher Selbstgespräche (Y).

Wohlbefinden der Menschen mit Demenz (ME-Werte)
Das Wohlbefinden im Rahmen der ME-Werte beziehungsweise WIB-Durschnitte ist in Tabelle 5-3 dargestellt. Bei der Betrachtung der Gruppen-Durchschnitte sticht die erste Beobachtung mit einem Wert von 2,4 hervor. In der zweiten und dritten Beobachtung nahm dieser mit 1,4 und 1,2 deutlich ab. Trotzdem liegt der Durchschnitt der ME-Werte insgesamt mit 1,7 über der neutralen Affekt- und Kontaktlinie von 1,0. In der Betrachtung der individuellen Personen fällt auf, dass Frau Müller häufig negative Affekte zeigte, was die WIB-Durchschnitte von 0,8 und 0,5, die unter der neutralen Affekt- und Kontaktlinie von 1,0 liegen, erklärt. Weiterhin nimmt der WIB-Durchschnitt von Frau Gellert über die drei Beobachtungen von anfänglich 2,1 auf 0,7 deutlich ab. Die detaillierte Betrachtung der einzelnen ME-Werte bestätigt dieses Bild. Während in der ersten Beobachtung der Schwerpunkt noch bei +3 lag, war in der zweiten und dritten Beobachtung +1 der häufigste ME-Wert. Für Frau Otto wurden während der ersten Sitzung fünf Zeiteinheiten mit höchstem Wohlbefinden (+5) verzeichnet.

Das durchschnittliche Wohlbefinden für die unterschiedlichen Verhaltensweisen zeigt, dass

Tabelle 5-2: Die fünf häufigsten Verhaltensweisen der Gruppe während den Beobachtungen aufgeteilt nach Teilnehmenden

	Verhalten	Fr. Otto	Fr. Gellert	Hr. Wagner	Fr. Eckardt	Fr. Müller	Gruppe
1. Beobachtung	Kommunizieren mit anderen (A)	8 (13%)	6 (10%)	Nicht anwesend	Nicht anwesend	Nicht anwesend	14 (12%)
	Essen/Trinken (F)	5 (8%)	5 (8%)				10 (8%)
	Erinnerungspflege (G)	5 (8%)	3 (5%)				8 (8%)
	Freizeitaktivität (L)	35 (58%)	19 (32%)				54 (45%)
	Schlafen (N)	0	20 (33%)				20 (17%)
2. Beobachtung	Kommunizieren mit anderen (A)	9 (15%)	8 (13%)	9 (15%)	Nicht anwesend	5 (14%)	31 (14%)
	Essen/Trinken (F)	9 (15%)	6 (10%)	8 (13%)		12 (34%)	35 (16%)
	intellektuelle Aktivität (I)	9 (15%)	9 (15%)	10 (17%)		0	28 (13%)
	Freizeitaktivität (L)	26 (44%)	17 (27%)	21 (35%)		0	64 (30%)
	Schlafen (N)	0	14 (23%)	0		0	14 (6%)
3. Beobachtung	Kommunizieren mit anderen (A)	11 (19%)	7 (12%)	Nicht anwesend	9 (16%)	3 (9%)	30 (14%)
	Essen/Trinken (F)	10 (17%)	8 (13%)		9 (16%)	11 (31%)	38 (18%)
	intellektuelle Aktivität (I)	7 (12%)	1 (2%)		6 (11%)	0	14 (7%)
	Freizeitaktivität (L)	18 (31%)	13 (22%)		16 (29%)	1 (3%)	48 (23%)
	expressive Selbstdarstellung (E)	7 (12%)	6 (10%)		8 (14%)	0	21 (10%)

Die Prozentwerte beziehen sich auf die Einzelperson und die jeweilige Beobachtung.
Beispielsweise verbrachte Frau Otto in der ersten Beobachtung 58% der beobachteten Zeitintervalle damit, Freizeitaktivitäten durchzuführen.

die Verhaltensweise mit dem höchsten WIB-Durchschnitt in der ersten Beobachtung «G» (Erinnerungsarbeit) mit 3,5 war. Dies bedeutet, dass für die Teilnehmer die höchsten ME-Werte notiert wurden, während sie Gespräche über ihre Vergangenheit führten. Diese Gespräche über die Vergangenheit wurden für Frau Otto während der ersten Beobachtung notiert. Ebenfalls einen hohen WIB-Durchschnitt wiesen «L» (Freizeitaktivität) und «A» (Kommunikation mit anderen) mit 1,6 und 1,9 in der zweiten Beobachtung auf. In der letzten Beobachtung war die Freizeitaktivität (L) mit 2,0 das Verhalten mit dem höchsten WIB-Durch-

Tabelle 5-3: WIB-Profile pro Beobachtung

	Personen	−5	−3	−1	+1	+3	+5	WIB-Durchschnitt
1. Beobachtung	Frau Otto	0		1	15	38	6	2,6
	Frau Gellert	0	0	1	16	23	0	2,1
	Herr Wagner	nicht anwesend						
	Frau Eckardt	nicht anwesend						
	Frau Müller	nicht anwesend						
	Gruppe	0	0	2	31	61	6	2,4
2. Beobachtung	Frau Otto	0	0	0	46	13	0	1,4
	Frau Gellert	0	0	3	40	5	0	1,1
	Herr Wagner	0	0	0	33	27	0	1,9
	Frau Eckardt	nicht anwesend						
	Frau Müller	0	0	5	28	2	0	0,8
	Gruppe	0	0	8	147	47	0	1,4
3. Beobachtung	Frau Otto	0	0	4	37	18	0	1,5
	Frau Gellert	0	0	7	41	0	0	0,7
	Herr Wagner	nicht anwesend						
	Frau Eckardt	0	0	1	28	25	0	1,9
	Frau Müller	0	2	6	26	1	0	0,5
	Gruppe	0	2	18	132	44	0	1,2

schnitt, gefolgt von intellektueller Aktivität (I) mit 1,7 und Kommunikation mit anderen (A) sowie expressive und kreative Aktivitäten (E) mit jeweils 1,3. Eine häufige Verhaltensweise war das Essen und Trinken (F). Deren WIB-Durchschnitt lag um den neutralen Wert von 1,0. Aktive Tätigkeiten, bei denen die Personen selbstaktiv handeln können oder sollen, wie unter anderem Freizeitaktivitäten und Kommunizieren mit anderen waren somit bei den Gruppenteilnehmenden mit hohem Wohlbefinden verbunden.

Wohlbefinden in den einzelnen Ablauf-Phasen

Für die oben beschriebenen Phasen wurde ebenfalls ein WIB-Durchschnitt bestimmt. **Abbildung 5-1** beschreibt den Verlauf. Insgesamt am positivsten war die Phase der Begrüßung mit einem WIB-Durchschnitt von 2,0. Jedoch nahm der Durchschnitt von der ersten zu den Folge-Beobachtungen ab. Ebenfalls sehr positiv waren die beiden Programmblöcke. Hier ist ein Einbruch in der zweiten Beobachtung zu sehen. Das Einnehmen der Mahlzeiten sowie die Verabschiedung waren im Durchschnitt mit einer neutralen Affekt- und Kontaktlage verbunden,

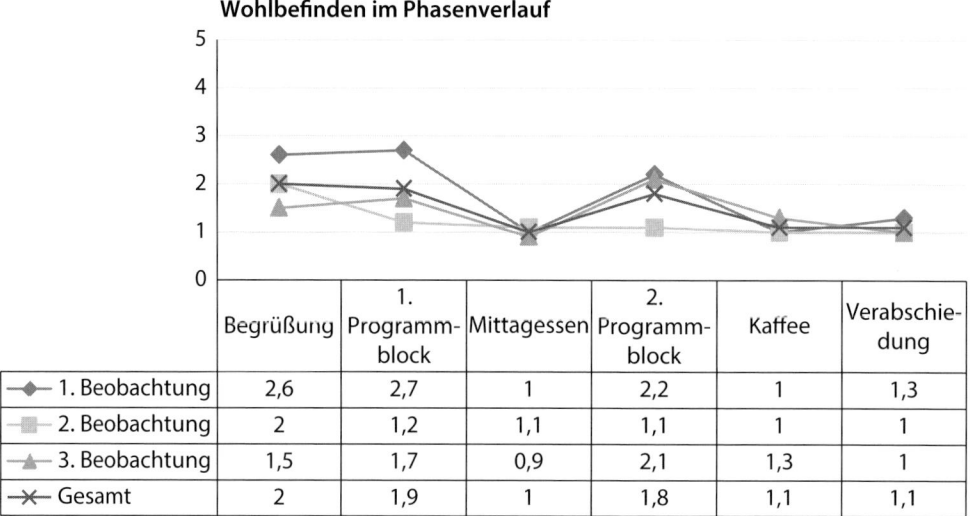

Abbildung 5-1: WIB-Durschnitte im Phasenverlauf

die nur geringfügig über die Beobachtungen hinweg schwankte.

Personale Aufwerter und Detraktionen
In der Summe aller Beobachtungen wurden insgesamt 65 PA und 84 PD verzeichnet. Während in der ersten Beobachtung noch die positive Personenarbeit mit 23 PA im Vergleich zu 14 PD überwog, war in der zweiten Beobachtung die Anzahl der PD mit 42 deutlich höher als die Anzahl der PA mit 16. In der dritten Beobachtung ist das Verhältnis nahezu ausgeglichen mit 26 PA und 28 PD. Tabelle 5-4 stellt die Verteilung von PD/PA in das Schema der fünf psychologischen Bedürfnisse dar. Am häufigsten wurde das Bedürfnis nach Betätigung mit 29 PA über alle Beobachtungen hinweg unterstützt. Jedoch wurden in diesem Bereich auch die zweithäufigsten PD (21) verzeichnet. Als PA wurde beispielsweise in der ersten Beobachtung notiert, wenn für einzelne Teilnehmende die Aufgabe noch einmal erklärt und Handgriffe vorgemacht wurden oder gezielt für eine Tätigkeit gelobt wurde. Durch dieses Mitarbeiterverhalten wurde das Personsein der Teilnehmenden unterstützt. Untergraben wurde es beispielsweise, als eine Mitarbeiterin Frau Otto das Körbchen, das diese gerade flocht, aus der Hand nahm und selbst einige Handgriffe erledigte, mit den Worten «so ist das aber nicht richtig». Im Bereich Einbeziehung wurden insgesamt 20 PA und 21 PD verzeichnet. Eine Mitarbeiterin ignorierte immer wieder die Gruppenmitglieder und sprach die andere Mitarbeiterin, die im Gespräch mit einer Teilnehmerin war, an, ohne dass sie Notiz von der Person mit Demenz nahm. Personale Aufwertung war zu erkennen, wenn alle gemeinsam lachten und Fehler auf entspannte Weise hingenommen wurden, ohne sie zu verbessern. Den größten Unterschied zwischen PA und PD gab es im Bereich Geborgenheit und Wohlbehagen mit vier PA und 22 PD über alle drei Beobachtungen hinweg. Hier wurde den Teilnehmenden beispielsweise oft zu wenig Zeit gelassen, um Entscheidungen zu treffen oder auch eine Aktivität auszuführen. Als Frau Gellert nicht sofort ihren Spielstein beim gemeinsamen «Mensch-ärgere-dich-nicht-Spiel» weiter rückte, übernahm eine Mitarbeiterin diese Aufgabe. Ein PA wurde verzeichnet, als eine Mitarbeiterin Frau Müller das Essen reichte und sich dabei an ihr Tempo anpasste. Sie sprach dabei leise und behutsam mit ihr und vermittelte ihr augenscheinlich ein Ge-

Tabelle 5-4: PA und PD

	1. Beobachtung		2. Beobachtung		3. Beobachtung	
	PA	PD	PA	PD	PA	PD
Geborgenheit und Wohlbehagen	0	2	2	15	2	5
Identität	6	0	2	9	0	3
Bindung	4	1	0	0	0	7
Betätigung	8	8	7	5	14	8
Einbeziehung	5	3	5	13	10	5
Gesamt	**23**	**14**	**16**	**42**	**26**	**28**

fühl von Wärme und Geborgenheit. In den beiden Bedürfnissen Bindung (4 PA, 8 PD) und Identität (8 PA, 12 PD) überwogen ebenfalls die PD. Die Identität von Frau Müller, die stark beeinträchtigt war, wurde beispielsweise gestärkt, als sich eine Mitarbeiterin mit ihr unterhielt und sie zuvorkommend behandelte, obwohl diese unverständlich sprach.

5.5.3 Interviews

Die Analyse der Interviews ergab 12 Themen, die das soziale Gefüge in der Gruppe aus Sicht der Gruppenteilnehmenden beschreiben (s. Abbildung 5-2). Die beiden Hauptthemen waren *Vertraute Gemeinschaft* und *Persönliche Sinnfindung*, die sich gegenseitig bedingen. Sie bilden somit ein dialektisches Verhältnis. Für eine Gemeinschaft braucht ein Mensch andere Personen. In den Interviews wird diese Gemeinschaft durch die Worte «wir», «gemeinsam», «zusammen» sowie «miteinander», die häufig benutzt werden, deutlich. Dies drückt ein Wir-Gefühl der Gruppenmitglieder aus, welches durch häufiges Betonen, dass sie sich alle gut verstehen, unterstützt wird. Auch ein gemeinsames Ballspiel, das im Nachgang eines Interviews in den Feldnotizen festgehalten wurde, verdeutlicht dieses Wir-Gefühl der Teilnehmenden. Es wird sich dabei gegenseitig der Ball zugeworfen. Ebenso erfordert das Werfen und Fangen Vertrauen von dem jeweiligen Gegenüber. Bei diesem Spiel schienen alle Beteiligten viel Spaß zu haben. Das Gemeinschaftsgefühl wurde hier besonders gut ausgedrückt. Diese *Vertraute Gemeinschaft* entsteht dadurch, dass sich die Gruppenmitglieder gegenseitig *Kennen*, der durch einen Prozess des *Eine von uns Werdens* gestartet wird. Frau Otto drückt das *Kennen* folgendermaßen aus:

> «Fr. Otto: ja (…) ich kenn die schon (…) ach s wie lange (…) schon ziemlich lange».
> «Interviewer: (…) und wie verstehen sie sich denn mit den anderen die hier sind»
> Fr. Otto: «sehr gut»
> Interviewer: «ja!»
> Fr. Otto: «die kenn ich auch schon lange (räuspernd)».

Das Kennen in der Gruppe drückt sich jedoch nicht nur im Kennen der Gruppenmitglieder aus, sondern auch der Abläufe. Herr Wagner sagt dazu Folgendes:

> «Hr. Wagner: ja (…) sicher wenn da welche interessiert sind oder was dann (…) dat m hab ich ja auch früher schon schon gemacht mit mit andern Sachen da und mit m Leuten die dann Spazieren gehen oder die dann eh (…) eh mit denen man unterwegs waren».

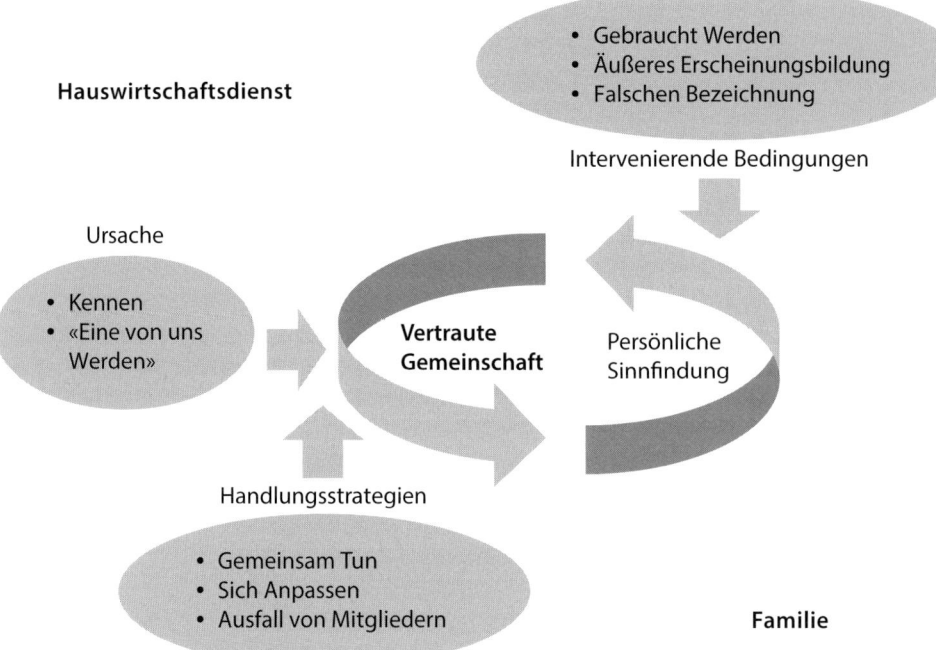

Abbildung 5-2: Interview-Ergebnisse

Hier wird deutlich, dass Herr Wagner gewisse Abläufe wie gemeinsames Spazieren gehen oder unterwegs sein aus früheren Gruppensituationen in seinem Leben kennt. Somit ist das *Kennen* eine ursächliche Bedingung für eine *vertraute Gemeinschaft*.

Der in vivo-Code *Eine von uns Werden* stellt ebenfalls eine ursächliche Bedingung dar.

«Fr. Otto: na ja (…) sie wird wohl schnell eine von uns werden (lacht)».

Frau Otto spricht hier selbstverständlich von «uns». Die Gruppe scheint also zumindest für sie klar definiert zu sein. Herr Wagner definiert «Interesse» und «Bescheid wissen» als Voraussetzungen, um ein Gruppenmitglied zu werden, wie aus dem vorherigen Zitat deutlich wird. Frau Otto meinte: «(…) manchmal sieht mans ihnen schon von alln Augen (lacht) davon von nem Gespräch ne». Es scheint also bestimmte Kriterien dafür zu geben, wann jemand Mit-

glied wird oder nicht, auch wenn diese nicht weiter benannt werden. Dies führt zur nächsten Kategorie *Sich Anpassen*.

«Fr. Otto: (…) glaub ich die ham sich alle so angepasst».

Sich Anpassen meint, in die Gruppe eingliedern, also ein Teil von ihr zu werden und zwar dadurch, dass man sich anpasst. Auch Mitarbeiterinnen können Gruppenmitglieder werden. Aus einem Interview geht hervor, dass eine Mitarbeiterin in der Lage ist, sich anzupassen, in dem sie sich auf die Ebene der Mitglieder begibt:

«Fr.Otto: weil die sich jetzt auch nich so hervor tut wie sie sie geht mit uns immer auf du und du immer gleich (…) gleich miteinander kommen wir gut aus».

Allerdings scheinen nicht alle Personen in die Gruppe zu passen, da es unterschiedliche Interessen gibt. Frau Eckardt antwortet auf die Frage, ob sie die Gruppe weiter empfehlen würde folgendermaßen:

«Fr.Eckardt: hää ja da muss man vorsichtig mit sein der eine mag dies und der andere das».

So ist auch die andere Mitarbeiterin nicht in der Lage, sich anzupassen und somit in die Gruppe einzugliedern, da sie sich nicht auf die gleiche Ebene begibt, sondern so erscheint wie «(…) ICH bin DIE ich steh hoch über euch (lacht) (…)». Die Mitgliedschaft in dieser Gruppe scheint also nicht von funktionalen Rollen oder dem formalen Status abzuhängen, sondern von der Haltung zu den Mitgliedern und der Fähigkeit, ihnen auf Augenhöhe zu begegnen.

Eine weitere Kategorie ist das *Gemeinsame Tun*. Die Aktivitäten in der Gruppe werden von den Befragten als Arbeit interpretiert. Die Gruppenmitglieder brauchen ein Aufgabe und eine Rolle, mit der sie sich identifizieren können. Hier lässt sich ebenfalls der Zusammenhang zur *persönlichen Sinnfindung* erkennen.

«Fr.Eckardt: jaaao hhhhh Arbeit is genuch (…)».
«Interviewer: Sie begrüßen sich! und danach (…) machen sie bestimmte Sachen»
«Fr.Otto: Arbeiten was man zu tun hat».

Die Arbeiten können Basteln, Handarbeiten, Singen, Spazieren gehen, Spiele sowie Ballspielen oder andere gymnastische Übungen sein. Die Interviewten sprechen hier ebenfalls davon, alle anfälligen Aufgaben zu erledigen, auch wenn sie nicht unbedingt Spaß machen. Dies drückt eine gewisse Verpflichtung aus, die die Menschen mit Demenz zu übernehmen scheinen. Eine weitere Kategorie, die allerdings eher störend auf die Vertraute Gemeinschaft wirkt, ist der *Ausfall von Mitgliedern*. Dieser Ausfall beziehungsweise das Fernbleiben von Personen stört die gewohnten Abläufe und Arbeiten, die erledigt werden müssen.

«Fr.Otto: meistens immer es gab hier schon mal dass es mal NICHT so ging e»
Interviewer: «ja (…) und was war da wenn es nicht so ging (…)»
«Fr.Otto: dass mal welche krank wurden»
Interviewer: «ah»
«Fr.Otto: und dass nur zwei Leute kamen (…) auch dann nicht so schön teils teils (lacht)».

Hier schließt direkt eine weitere Kategorie an, das *Gebraucht-Werden*. Denn der *Ausfall von Mitgliedern* macht gleichzeitig deutlich, dass jeder einzelne gebraucht wird, um eine vertraute Gemeinschaft zu bilden und zu erhalten. Auch wird somit die Verpflichtung gegenüber der Gruppe deutlich. Dies kann allerdings auch positiv gesehen werden und für die Personen einen persönlichen Sinn in der Gemeinschaft bedeuten. Frau Eckardt drückt dies so aus:

«Fr.Eckardt: (…) was man da was macht macht det macht ma eben (…) tj und die brauchen uns so-wie so alle (lacht)».

Herr Wagner erklärt auch in diesem Zusammenhang, dass es mit einem Gruppenmitglied aufgrund der starken Einschränkung etwas schwierig ist, aber die anderen Personen sie unterstützen können:

«Hr.Wagner: gut (…) und mit den Älteren da ahhh ich mein tolle cab da versteht man sich ja dann auch aus (…) bis auf die eine Dame da die da fast gar nix mehr (…) ne ne aber (räuspern) wenn man die da (…) man kann die ja auch n bißchen anregen ne».

In diesen Aussagen ist das *Gebraucht-Werden* eher im Sinne, einem anderen zu helfen, zu verstehen. Dies kann ebenfalls eine sinnstiftende Aufgabe sein. Eine Interviewte nennt eine weitere Kategorie das *Äußere Erscheinungsbild*. Durch ihr Äußeres Erscheinungsbild unterscheidet sie sich von den anderen Gruppenmitgliedern und hält somit ihre Individualität aufrecht. Diese Individualität in der Gruppe wird angegriffen durch eine *falsche Anrede*. So würde eine Person gerne mit ihrem Mädchennamen angesprochen werden, was allerdings nicht befolgt wird. Hier wird die persönliche Sinnfindung untergraben. Die beschriebenen Kategorien sind eingebettet in einen Kontext. Dieser Kontext besteht einmal aus dem *Hauswirtschaftsdienst*, der in den Nebenräumen der Gruppe stattfindet und dessen Mitarbeiterinnen ab und zu durch den Raum laufen, obwohl sie dies nicht müssten, weil sie einen eigenen Eingang haben. Die Anwesenheit der Mitarbeiterinnen dieses Dienstes scheint mehr Leben in die Gruppe zu bringen und das Selbstbewusstsein zu stärken. Die Gruppenmitglieder interpretieren die Besuche der Hauswirtschaftsmitarbeiter so, dass sie eben nicht gemieden werden, sondern man sie gerne besucht. Weiterhin erwähnen die Interviewten immer ihre *Familie*. Immer wieder erwähnen die Befragten ihre Eltern, Geschwister oder auch Kinder. Auch wenn dies auf den ersten Blick nichts mit der Betreuungsgruppe zu tun hat, sind es oft Angehörige, die die Menschen mit Demenz in die Gruppe bringen, wieder abholen oder zuhause mit ihnen über das Geschehen sprechen.

Die beiden Hauptkategorien *Vertraute Gemeinschaft* und *Persönliche Sinnfindung* sind wie beschrieben eng mit einander verbunden und bedingen sich wechselseitig. Eine Gemeinschaft kann einerseits nicht ohne den Sinn, den die einzelnen Mitglieder durch sie haben entstehen und andererseits kann der Sinn in einer Tätigkeit oder in der Anwesenheit auch nur durch die Gemeinschaft gefunden werden. So sind die anderen Personen für den Einzelnen wichtig und umgekehrt.

5.6 Diskussion

Die DCM-Ergebnisse zeigen, dass die bedeutendsten Verhaltensweisen Freizeitaktivität (L) und Kommunizieren mit anderen (A) waren, da sie einerseits häufig in allen drei Beobachtungen vorkamen und andererseits einen hohen WIB-Durchschnitt aufwiesen. Während «L» überwiegend während der beiden Programmblöcke vorkam, ist «A» eine dominante Verhaltenskodierung für die Kommunikation in der Begrüßungsphase. Insgesamt sind diese Ergebnisse nicht konstant über alle drei Beobachtungen. Hohe WIB-Durchschnitte wurden vor allem in der ersten Beobachtung verzeichnet, während in der zweiten und dritten Beobachtung deutlich niedrigere Werte berechnet wurden. Auch die PA und PD schwanken über die Beobachtungen gesehen mit einem deutlichen Einbruch in der zweiten Beobachtung. Zusammengefasst bedeutet das, dass die erste Gruppensitzung mit Blick auf Wohlbefinden und positive Personenarbeit für die Personen mit Demenz besser war als die beiden anderen Gruppensitzungen.

Die Interview-Ergebnisse zeigen, dass die Teilnehmenden die Gruppe als eine *vertraute Gemeinschaft* empfanden mit dem Ziel *persönliche Sinnfindung* zu erzeugen. Dies könnte als eine Art Auftrag verstanden werden, wie eine solche Gruppe sein soll. Auch in anderen Studien wurde das Zugehörigkeitsgefühl zu einer Gruppe bereits als Ergebnis in verschiedenen Angebotsevaluationen festgehalten (Brataas et al., 2010; Pritchard/Dewing, 2001). Beim Vergleich der beiden Ergebnisse ist ersichtlich, dass die *vertraute Gemeinschaft* vor allem darin sichtbar wurde, dass die Teilnehmenden die meiste Gruppenzeit gemeinsam an dem großen runden Gruppentisch verbrachten. Die Begrüßung war die Phase mit dem höchsten Wohlbefinden. Hier wurde vor allem «A» (kommunizieren mit anderen) verzeichnet. Es fand eine Art wiederholtes Kennenlernen der Gruppensituation und der Mitglieder statt, was für Menschen mit Demenz, die häufig Gedächtnisprobleme aufweisen, günstig ist. Dieses *Kennen* wurde auch in den Interviews als eine Voraussetzung zur Bildung der *vertrauten Gemeinschaft* benannt. Diese Phase bildete also die Voraussetzung dafür, dass die ankommenden Personen zu einer Gemeinschaft werden können (*eine von uns werden*), dafür ist eine aktive Kommunikation, was in Form von Gesprächen über das vergangene Wochenende und andere Ereignisse geschah, von Bedeutung. Danach begannen die Gruppenmitglieder gemeinschaftlich mit dem ersten Programmblock und einer ihnen vorgegeben Aufgabe. Sie spielen oder Basteln (L). Dies ist mit der Kategorie *Gemeinsames Tun* beziehungsweise Arbeiten zu vergleichen, die ebenfalls die *Persönliche Sinnfindung* unterstützte. Nicht nur für Menschen mit Demenz ist Arbeit, beziehungsweise eine Aufgabe zu haben, wichtig im Leben. Gerade zur Bildung sozialer Gruppen kann Arbeit aufgrund der selbstbewusstseinsstärkenden und identitätsfördernden Eigenschaften beitragen (Semmer/Udris, 2004). Auch bei Menschen mit Demenz fördern eine Aufgabe beziehungsweise Aktivitäten das Finden ihrer sozialen Rolle (Brooker, 2004) und damit eine Bedeutung im Leben (Phinney et al., 2007). Van der Roest et al. (2007) stellten in einer Literaturübersicht fest, dass «enjoyment of activties» (Freude an Aktivitäten) genauso wie «being useful/giving meaning to life» (nützlich sein/dem Leben eine Bedeutung geben) wichtige Aspekte für die Lebensqualität von Menschen mit Demenz darstellen. Eine weitere Kategorie, die die *Vertraute Gemeinschaft* beeinflusste, war die Fähigkeit *Sich Anpassen* zu können. Hier erwähnten die Interviewten die Mitarbeiterinnen. Eine Mitarbeiterin erfüllte dies und begab sich auf die Ebene der Menschen mit Demenz, während die andere dies nicht tat und sich somit schlecht anpasste. Die PA und PD bestätigten dieses Bild, auch wenn es nicht die ursprüngliche Intention von DCM ist, einzelne Personen herauszustellen, sind doch eine Großzahl der PD auf eine Mitarbeiterin zurückzuführen. Diese könnte einen ersten Grund für die oben beschriebenen Unterschiede in den Gruppensitzungen darstellen. In der ersten Beobachtung zog sich diese Mitarbeiterin aufgrund der geringen Teilnehmerzahl weite Teile der Gruppensitzung zurück, somit beschäftigte sich überwiegend die andere Mitarbeiterin mit den zwei Gruppenteilnehmenden. Die Zahl der PD war hier gering. Ein weiterer Grund für die Unterschiede zwischen den Gruppensitzungen könnte darin liegen, dass in der ersten Beobachtung die zwei Personen eine relativ homogene Gruppe bildeten, während in den anderen Beobachtungen jeweils vier Personen anwesend waren. Darunter befand sich auch Frau Müller, die sichtbar eingeschränkter war als die anderen Personen und aus den meisten Aktivitäten ausgeschlossen wurde. Weiterhin kam Frau Müller immer erst gegen Mittag in die Gruppe, das heißt sie hatte nicht die Möglichkeit, die wichtige und positive Phase der Begrüßung mitzuerleben. Trotzdem sprachen die anderen Gruppenmitglieder in den Interviews davon, dass Frau Müller unterstützt werden kann und sie dieses auch tun. Dadurch drückt sich in gewisser Weise auch *das Gebraucht werden* aus. Diese Unterstützung wurde tatsächlich in den drei Beobachtungen ausschließlich durch die Mitarbeiterinnen geleistet, dies scheint zu bestätigen, dass auch Mitarbeiterinnen zur *Vertrauten Gemeinschaft* gehören können. So scheint eine Mitgliedschaft nicht vom Status oder der Rolle abzuhängen, sondern vom Verhalten. Gebert und Kneubühler (2003) bestätigen, dass Menschen mit Demenz nicht nach Status oder formalen Rollen unterscheiden. Vor allem scheint für das Entstehen der *Vertrauten Gemeinschaft* das gemeinsame Durchlaufen aller Phasen wichtig zu sein. Der Auftrag, eine *Vertraute Gemeinschaft* zu gestalten, wäre also in der ersten Beobachtung weitestgehend erfüllt, während in der zweiten und dritten Beobachtung dies nicht der Fall ist, da einmal das *Sich Anpassen* einer Mitarbeiterin an die Gruppe nicht gelingt, was durch die hohe Zahl der PD in der zweiten und dritten Beobachtung bestätigt wird. Weiterhin können auch die Zusammensetzung der Gruppe und/oder das gemeinsame Durchlaufen aller Phasen einen Einfluss auf die *Vertraute Gemeinschaft* haben. Während beides in der ersten Beobachtung erfüllt scheint, gibt es in den anderen beiden Beobachtungen hier Abweichungen.

5.7 Limitationen der Studie

Eingeschränkt ist diese Studie in ihrer Aussagekraft durch die kleine Teilnehmerzahl beziehungsweise die Untersuchung von nur einer Betreuungsgruppe. Eine Übertragung der Ergebnisse auf andere Betreuungsgruppen ist nicht gegeben, es können nur erste Hinweise geliefert werden und somit ist diese Studie eher als eine Art Pilotstudie zu sehen. Es gilt die Ergebnisse in einer größer angelegten Studie zu bestätigen. Ebenso war die Durchführung der Interviews nicht ohne Probleme. Wie beschrieben musste ein Interview abgebrochen werden, da sich die Person in dem Raum sichtlich unwohl fühlte und ein weiteres Interview wurde aus der Analyse ausgeschlossen, da die Aussagen nicht zu verstehen waren. Während der DCM-Beobachtungen wurde die Beobachterin immer wieder von den Mitarbeiterinnen angesprochen, trotz mehrfacher Erklärungen der Rolle einer DCM-Beobachterin.

5.8 Fazit

Aus den hier vorgestellten Ergebnissen geht trotz der beschriebenen Limitationen hervor, dass sich die Teilnehmenden eine *Vertraute Gemeinschaft* wie auch eine *Persönliche Sinnfindung* wünschen. Hier scheinen aktive Tätigkeiten, in die alle Gruppenmitglieder einbezogen werden können, eine entscheidende Rolle zu spielen. Es könnte beispielsweise in der Gruppe ein kleineres Projekt durchgeführt werden, wie eine gemeinschaftliche Bastelarbeit. Jede Person ist für einen anderen Teil zuständig und gestaltet diesen nach seinen Vorstellungen, aber nur wenn alle ihre Aufgabe erfüllen, kann ein gutes Ergebnis erzielt werden. Die Mitarbeitenden stehen unterstützend und anleitend zur Seite. Weiterhin ist es wichtig, dass die Gruppenteilnehmenden gemeinsam alle Phase des Gruppengeschehens durchlaufen. Die Mitarbeiterinnen in der Gruppe können hier eine entscheidende Rolle spielen. Sie bestimmen den Ablauf der Gruppe, sie kennen die Gruppenmitglieder und deren Fähigkeiten und sie beeinflussen auch durch ihre positive beziehungsweise negative Personenarbeit das Entstehen einer *Vertrauten Gemeinschaft*. So gilt es, sich an die Gruppe anzupassen und vor allem eine Kommunikation auf Augenhöhe zu führen. Aus methodischer Sicht ist festzuhalten, dass Beobachtungen mittels DCM und Interviews zur Erfassung des Erlebens von Menschen mit Demenz in Betreuungsgruppen geeignet sind und zusammen passen, sich jedoch in ihren Ergebnissen nicht decken, sondern eher ergänzen. Die Kombination beider Methoden führt zu einem umfangreichen Verständnis des Geschehens und Erlebens in einer Betreuungsgruppe. Es erscheint sinnvoll, wie hier geschehen, zuerst eine Beobachtung durchzuführen, um die Personen kennenzulernen und einen ersten Einblick die Abläufe der Gruppe zu bekommen. Dies kann einer Vorbereitung der Interviews dienen, so können beispielsweise auch sprachliche Besonderheiten oder das Ausdrucksniveau insgesamt aufgenommen und so in die Interviewführung eingebaut werden.

Literatur

Aggarwal N., Vass A. A., Minardi H. A., Ward R., Garfield C., Cybyk B. (2003). People with dementia and their relatives: personal experiences of Alzheimer's and of the provision of care. J Psychiatr Ment Health Nurs, 10(2), 187–197.

Andren S., Elmstahl S. (2005). Family caregivers› subjective experiences of satisfaction in dementia care: aspects of burden, subjective health and sense of coherence. Scand J Caring Sci, 19(2), 157–168.

Beyrodt M., Rolling G. (2007). Belastungen und Bedarf pflegender Angehöriger von Menschen mit Demenz. In: P. Sauer & P. Wißmann (Hrsg.), Niedrigschwellige Hilfen für Familien mit Demenz: Erfahrungen Beispiele Perspektiven Frankfurt am Main: Mabuse-Verlag.

Bickel H. (2001). Demenzen im höheren Lebensalter. Schätzungen des Vorkommens und der Versorgungskosten. Z Gerontol Geriatr, 34(2), 108–115.

Bradford Dementia Group. (2008). Dementia Care Mapping (DCM) 8. Handbuch. Bradford/Witten.

Brataas H. V., Bjugan H., Wille T., Hellzen O. (2010). Experiences of day care and collaboration among people with mild dementia. J Clin Nurs, 19(19-20), 2839–2848.

Brooker D. (2004). What is person-centred care in dementia? Reviews in Clinical Gerontology, 13(3), 215–222.

Bundesministerium für Familie Senioren Frauen und Jugend. (2002). Vierter Bericht zur Lage der älteren Generation: Risiken, Lebensqualität und Versorgung Hochaltriger – unter besonderer Berücksichtigung demenzieller Erkrankungen. Berlin.

Dumke C. (2008). Niedrigschwellige Betreuungsangebote für Menschen mit Demenz. Unveröffentlichte Diplomarbeit, Evangelische Fachhochschule für Soziale Arbeit Dresden, Dresden.

Gebert A. J., Kneubühler H.-U. (2003). Qualitätsbeurteilung und Evaluation der Qualitätssicherung in Pflegeheimen. Bern: Verlag Hans Huber.

Gräßel E., Römer H., Donath C. (2009). Betreuungsgruppen. Prädiktoren der Inanspruchnahme und Qualitätserwartungen aus Sicht pflegender Angehöriger eines Demenzkranken. Zeitschrift für Gerontologie und Geriatrie, 42 (5), 394–401.

Hipp S. (2006). Betreuungsgruppen für Alzheimer-Kranke. Informationen und Tipps zum Aufbau. Berlin.

Lischka B., Pilgrim K. (2009). Handbuch HelferInnenkreis. Freiwillige in der sozialen Betreuung demenzkranker Menschen. Nürnberg: Angehörigenberatung e. V. Nürnberg.

Luppa M., Luck T., Weyerer S., Konig H. H., Brahler E., Riedel-Heller S. G. (2010). Prediction of institutionalization in the elderly. A systematic review. Age and Ageing, 39(1), 31–38.

Phinney A., Chaudhury H., O'Connor D. L. (2007). Doing as much as I can do: the meaning of activity for people with dementia. Aging Ment Health, 11(4), 384–393.

Pritchard E. J., Dewing J. (2001). A multi-method evaluation of an independent dementia care service and its approach. Aging Ment Health, 5(1), 63–72.

Reid D., Ryan T., Enderby P. (2001). What Does it Mean to Listen to People with Dementia? Disability & Society, 16(3), 377–392.

Rothgang H., Iwansky S., Müller R., Sauer S., Unger R. (Hrsg.) (2010). BARMER GEK Pflegereport 2010. Schwäbisch Gmünd: Asgard-Verlag.

Schmidt T.-A. (2005). Entwicklung niedrigschwelliger Betreuungsangebote zur Entlastung pflegender Angehöriger von Demenzkranken im Rahmen des Pflegeleistungs-Ergänzungsgesetzes unter Berücksichtigung gesundheitsförderlicher und präventiver Aspekte. Unveröffentlichte Magisterarbeit, Medizinische Hochschule Hannover, Hannover.

Semmer N., Udris I. (2004). Bedeutungen und Wirkung von Arbeit. In: H. Schuler (Hrsg.), Lehrbuch Organisationspsychologie. Bern: Verlag Hans Huber.

Stoppe G., Stiens G. (Hrsg.) (2009). Niedrigschwellige Betreuung von Demenzkranken. Grundlagen und Unterrichtsmaterialien. Stuttgart: W. Kohlhammer GmbH.

Strauss A., Corbin J. (1996). Grounded Theory: Grundlage qualitativer Sozialforschung. Weinheim: Beltz Psychologie Verlags Union.

Urban A., Staack S. (2010). Niedrigschwellige Betreuungsangebote. So bauen Sie in 6 Schritten eine Betreuungsgruppe auf. Bonn: PPM PRO PfegeManagement Verlag.

Van der Roest H. G., Meiland F. J., Maroccini R., Comijs H. C., Jonker C., Droes R. M. (2007). Subjective needs of people with dementia: a review of the literature. Int Psychogeriatr, 19(3), 559–592.

Wilkinson H. (2002). Including people with dementia in research: methods and motivations. In: H. Wilkinson (ed.), The Perspectives of People with Dementia. Research Methods and Motivations. London: Jessica Kingsley.

6. DCM im Krankenhaus – Erfahrungen in Deutschland im internationalen Kontext

Von Detlef Rüsing und Claudia Zemlin

6.1 Einleitung

Die Versorgung von Menschen mit einer Demenzerkrankung gehört bei statistisch stetig zunehmenden Betroffenenzahlen zu den größten Herausforderungen unserer Gesellschaft. Die Belastungen – zunächst ausgelöst durch die Erkrankung und in der Folge die Wechselwirkung der Auswirkungen mit der Umgebung – betreffen nicht nur die Betroffenen selbst und die sie in der Mehrzahl pflegenden Angehörigen. In besonderem Maße ist hier auch die Gruppe der beruflich betreuenden/pflegenden Personen in der Verantwortung.

Folgt man den Ideen einer «person-zentrierten Pflege von Menschen mit einer Demenz» des 1998 verstorbenen Sozialpsychologen Tom Kitwood (2000) haben verschiedene Faktoren großen Einfluss auf das Befinden und Verhalten eines Menschen mit Demenz. Neben der Biografie, der Persönlichkeit, der durch die Demenzerkrankung ausgelösten Veränderungen im Gehirn (Neuropathologie) und dem gesundheitlichen Allgemeinzustand der betroffenen Person, sind es nach Kitwood vor allem das materielle und personale Milieu, welche wichtige und von außen am stärksten beeinflussbare Größen darstellen.

In diesem Kapitel werden der mögliche Einsatz und die Erfahrungen mit der Methode Dementia Care Mapping (DCM) (Bradford Dementia Group, 1997; 2008a; 2008b) in Krankenhäusern in Deutschland beschrieben.

Grundvoraussetzung für den Einsatz des «Instrumentes und der Methode Dementia Care Mapping» (Rüsing, 2003) (Rüsing beschrieb in dieser Publikation erstmals die Unterscheidung zwischen dem «Instrument DCM» und der «Methode DCM») in einem Versorgungsbereich ist die Grundannahme, dass sowohl die materielle Umgebung als auch im Besonderen das Verhalten und die Qualität der Interaktion mit den Betroffenen seitens der Betreuenden großen Einfluss auf das Befinden der Menschen mit einer Demenzerkrankung haben. Dies vorangestellt stellt ein Krankenhaus zunächst einen alltagsfremden Raum in einer gesundheitlich schwierigen Situation dar, in welchem verschiedene Faktoren aus dem Bereich des physikalischen und des personalen Milieus Einfluss auf das Verhalten und Befinden eines Demenzerkrankten nehmen.

Im ersten Teil dieses Kapitels wird anhand der Analyse von Studien der derzeitige Stand der Versorgung von Menschen mit einer Demenzerkrankung im Krankenhaus beschrieben. Im Anschluss daran wird zunächst die Anwendung des DCM-Verfahrens in der stationären Altenhilfe skizziert und deren mögliche Übertragbarkeit in Krankenhäuser diskutiert. Darauf folgend werden Studien zur Einführung der DCM-Methode in der Akutversorgung vorgestellt. Abschließend wird ein Fazit gezogen und eine Bewertung der Studienlage mit einem Ausblick getätigt.

6.2 Demenz im Krankenhaus

Laut Wingenfeld und Steinke fehlen repräsentative Daten bezüglich Menschen mit einer Demenz im Krankenhaus. Sie schätzen das Vorkommen von Menschen mit kognitiven Einschränkungen in den Bereichen der Allgemeinchirurgie und der Inneren Medizin auf 10–15 Prozent (Wingenfeld/Steinke, 2013).

6.2.1 Die Situation von Menschen mit Demenz im Krankenhaus

Die beiden letztgenannten Autoren skizzieren ein brisantes Szenario für Menschen mit Demenz in einem Krankenhaus und bestätigen die Ergebnisse vorangegangener Arbeiten (Kleina/Wingenfeld, 2008; Schaeffer/Wingenfeld, 2008). Wingenfeld und Steinke stellen das akutstationäre Setting für kognitiv beeinträchtigte Personen als eine «gänzlich fremde, oftmals beängstigende Umgebung dar» (2013: 3). Sie beschreiben des Weiteren zu wenig Zeit für die psychosoziale Unterstützung, die Folgen der akuten Erkrankung und einen veränderten Unterstützungs- und Versorgungsbedarf, aus dessen Nicht-Befriedigung eine hohe psychische Belastung resultieren kann, welche in der Folge zu «herausfordernden Verhaltensweisen» wie motorischer Unruhe, sozial unangemessenem Verhalten oder der Abwehr von pflegerischen Interventionen führen könne.

Bereits 2008 beschreiben Schaeffer und Wingenfeld die Situation der pflegerischen Versorgung von Menschen mit Demenz im Krankenhaus. Sie kommen zu dem Schluss, dass Krankenhäuser kaum über Konzepte verfügen, die dieser Klientel gerecht werden. Die Mitarbeitenden auf den Stationen haben in der Regel keine gerontopsychiatrische Ausbildung und die Einführung des DRG-Systems 2004 und somit eine Reduzierung der Verweildauer von durchschnittlich 14 Tagen auf 8,5 Tagen (Kleina/Wingenfeld, 2008), widerspricht letztendlich den besonderen Bedürfnisse der Patienten mit Demenz nach Flexibilität und zusätzlichen Zeitkorridoren, um Versorgungsqualität zu sichern.

Klostermann analysierte acht sehr unterschiedliche bis zum Jahre 2002 (Klostermann, 2004) erschienene Studien und kommt hinsichtlich der Beschreibung der Versorgung Demenzerkrankter in Krankenhäusern zu vergleichbaren Ergebnissen, die sich folgendermaßen zusammenfassen lassen: kaum gerontopsychiatrische Ausbildung der Mitarbeitenden im Krankenhaus und starre Strukturen, welche vom Patienten Verständnis und Einsicht in die Abläufe des Krankenhausalltages verlangen und somit den Patienten mit Demenz gefährlich überfordern. Bezüglich der Frage, inwieweit Konzepte aus der Altenpflege in Krankenhaus hilfreich wären, diskutiert Klostermann auf dem Hintergrund der Literatur das Konzept Primary Nursing, Validation und Angehörigenarbeit oder «Rooming-In» als realisierbare Ansätze. Dabei betont die Autorin den wertschätzenden und person-zentrierten Umgang mit den Patientinnen und Patienten.

Im Mittelpunkt des genannten person-zentrierten Umganges mit Demenzerkrankten steht ein wertschätzender, das Personsein nährender Umgang mit den Betroffenen (Kitwood, 2000) durch das pflegerisch/medizinische Personal. Rüsing und andere (2008) führten eine Studie zu Wissensbedarfen, Herausforderungen, Problemen und der Selbsteinschätzung von Pflegenden bezüglich der Versorgung von Menschen mit einer Demenzerkrankung in vier verschiedenen Versorgungssettings durch (Tagespflege [n = 30] – Krankenhaus [n = 40] – Stationäre Altenhilfe [n = 44] – Ambulante Pflege [n = 21]). Auf die Frage nach problematischen Situationen in der Versorgung von Menschen mit einer Demenz wurden von Krankenhausmitarbeiterinnen die Punkte «Informationsgespräch» vor «Ernährung» und der «Körperpflege» genannt. Weitere problematische Situationen waren in der Akutversorgung Orientierungsschwierigkeiten, der Umgang mit aggressivem Verhalten und dem Umherlaufen der Patientinnen und Patienten. Befragt nach Wissens- und Fortbildungsbedarfen benannten die Mitarbeiterinnen der Krankenhäuser «Hilfen bei der Kommunikation» vor «Umgangskonzepten» und dem «Umgang mit aggressivem Verhalten». Bei der Selbsteinschätzung, die Versorgung und Betreuung Demenzerkrankter betreffend, schätzten sich die Mitarbeiterinnen der Krankenhäuser am schlechtesten von allen Versorgungssettings ein. Auf einer 4-stufigen Skala von sehr schlecht bis sehr gut beurteilten die eigene Versorgung Demenzerkrankter 5 % der Häuser mit «schlecht» und 45 % mit «geht so».

Nimmt man diese – nicht repräsentativen – Ergebnisse ernst, besteht nach Eigenaussage der Mitarbeiterinnen und Mitarbeiter großer Handlungsbedarf, der sich auch mit anderen Studien und Einschätzungen deckt. Es fehlen offenbar sowohl Wissen als auch Wege der Implementierung von Wissen in die pflegerische Praxis im Krankenhaus.

Um dieser Situation adäquat zu begegnen, bedarf es sinnvoller und praktikabler Ansätze, Wissen in die Praxis zu transferieren und der Implementierung von Konzepten.

6.2.2 Projekte und Studien zur Verbesserung der Versorgung in der Akutversorgung

Als eine Pionierarbeit auf diesem Gebiet ist die Publikation von Archibald (2003) zu nennen, welche 2007 in deutscher Sprache erschien. In besonderer Weise macht Archibald auf die Bedürfnisse der Patientinnen und Patienten mit Demenz in der häufig verwirrenden Situation im Krankenhausmilieu aufmerksam. Mit der Aufklärung und Hilfestellung zu adäquaten Themen wie Kommunikation, richtigen Umgang mit herausfordernden Verhaltensweisen, Schmerzen und Delir, Ernährung und Einbeziehung von pflegenden Angehörigen trifft sie die wichtigsten Themen, die für Pflegende in Krankenhäusern relevant sind, sie häufig unsicher machen und zu Situationen führen können, die den Zustand der Patienten mit Demenz eher noch verschlimmern.

Im Rahmen des Interventionprojekts «Geriatric-medical ward for the Care of People with Dementia in Acute Hospitals» (GISAD) am Betanien-Krankenhaus in Heidelberg wurde die Übertragbarkeit der von Archibald beschriebenen Empfehlungen von 2005 bis 2007 überprüft und die Ergebnisse von Müller et al. (2008) beschrieben. Eine weitere Hauptfrage des Interventionsprojekts war, inwieweit ein segregativer, also gesonderter Bereich in einem Krankenhaus für Patientinnen und Patienten mit Demenz und herausforderndem Verhalten positiven Einfluss auf den Zustand der Patienten hat. Es kamen qualitative Methoden, wie die Methode der teilnehmenden Beobachtung, Kurzinterviews und Gruppengespräche (nicht mit Patienten) zum Einsatz, um einen Status der Versorgung zu erheben. Gleichzeitig wurden die gewonnen Informationen vor der Intervention «... als didaktische Reflexionsmomente in den Schulungen eingesetzt ...» (Müller et al., 2008: 372). Zusätzlich kamen quantitative Methoden in Form von standardisierten Erhebungen zum Einsatz (Befragung der Mitarbeiter zu den Effekten der Schulung und Befragungen der Angehörigen zur Betreuung der Patienten).

Die Resultate verweisen darauf, dass ein segregativer Ansatz – in der stationären Altenhilfe seit vielen Jahren bevorzugt – im Krankenhaus sinnvoll erscheint. Des Weiteren befördere die Schulung der Mitarbeiter eine bessere Reflexion der eigenen Arbeit und befähige zu besserer Zusammenarbeit untereinander. Die Autoren verwiesen zudem auf das enorm wichtige Thema der Qualitätssicherung in der Versorgung Demenzerkrankter in Krankenhäusern, welches sich den üblichen Verfahren zur Qualitätssicherung in der Pflege entzieht.

Über ein weiteres Modellprojekt zur «Verbesserung der Versorgung demenzkranker älterer Menschen im Krankenhaus», das von 2005 bis 2008 in vier Krankenhäusern in Nordrhein-Westfalen lief, berichten Kleina und Wingenfeld (2008). Ziel des Projektes war es, eine Bestandsaufnahme der gegenwärtigen Versorgungspraxis zu machen. Zwei Fragestellungen standen im Vordergrund:

«Wie stellt sich die Situation demenzkranker älterer Menschen und ihrer Angehörigen während eines Krankenhausaufenthaltes dar?

Mit welchen Anforderungen sehen sich die Mitarbeiter bei der Versorgung demenzkranker Patienten konfrontiert und welche Strategien kommen zum Einsatz, um diesen zu begegnen?» (Kleina/Wingenfeld, 2008: 21).

Mitarbeiter fühlten sich häufig von Patienten mit Demenz überfordert. Konzepte, wie die Bezugspflege, die zwar in den Krankenhäusern durchgeführt wird, wurden nicht durchgängig gewährleistet. Passende kommunikative Strategien werden nur sporadisch eingesetzt. Biografisches Wissen, um den Patienten besser zu verstehen, wurde zwar als hilfreich empfunden, jedoch nicht systematisch erhoben und die als hilfreich eingeschätzte Angehörigenarbeit war nicht durchgängig gewährleistet. Oft fehlte den Mitarbeitern Wissen über adäquate Ansätze bei der Betreuung dieser Patienten. Nicht unerheblich stellt sich der wenig effektive Kommunikationsfluss zwischen den Mitarbeitern dar.

Fasst man die geschilderte Situation der Versorgung von Menschen mit einer Demenz in Krankenhäusern zusammen, muss konstatiert werden, dass ein erheblicher Handlungsbedarf besteht. Trotzdem kann zwischen verschiedenen Krankenhäusern deutlich unterschieden werden. Rüsing et al. bemerkten bereits 2008, dass sich die Krankenhauslandschaft vor dem Hintergrund der Versorgung Demenzkranker zweiteilen lässt; ein Teil besteht aus Häusern, die vermutlich das Problem zwar erkannt haben, aber eine Auseinandersetzung mit der Thematik aus verschiedenen Gründen nicht auf die Agenda gesetzt haben und zum zweiten die Gruppe der Häuser, die «sich auf den Weg gemacht haben». «Es scheint […] eine positive Korrelation zwischen der Anzahl von angebotenen Fortbildungen und der Selbsteinschätzung zu geben (Fortbildungseffekt)» (Rüsing et al., 2008: 320).

Wie kann also die Versorgung von Menschen mit einer Demenzerkrankung in Krankenhäu-sern verbessert werden? Eine zu überprüfende Möglichkeit besteht in der Nutzung des Dementia Care Mapping-Verfahrens, welches – ursprünglich für die stationäre Pflege entwickelt – unter Umständen Ressourcen bietet, mit den Betreuenden an ihrer Haltung und am praktischen Umgang mit Demenzerkrankten zu arbeiten.

6.3 DCM im Krankenhaus

Dementia Care Mapping (DCM) wurde von dem britischen Sozialpsychologen Tom Kitwood und der amerikanischen Psychologin Kathleen Bredin an der Universität Bradford in Großbritannien entwickelt. Es wurde ursprünglich ausschließlich für die (teil-)stationäre Altenhilfe konzipiert (Bradford Dementia Group, 1997; 2008) und ist in dieser Umgebung mehrfach hinsichtlich seiner Reliabilität (Thornton et al, 2004; Rüsing, 2005), Validität und seiner Effektivität überprüft worden (Brooker, 2005). Das Verfahren wird sporadisch seit etwa 2004 vornehmlich in Großbritannien und Deutschland in Pilotprojekten auch in Krankenhäusern eingesetzt.

6.3.1 Dementia Care Mapping – Instrument und Methode

Dem Instrument liegt der von Kitwood entwickelte personenzentrierte Ansatz im Umgang mit Demenzerkrankten zugrunde (Kitwood, 2000) (vgl. Kapitel 2), in dem er beschreibt, dass die höchste Priorität in der Versorgung von Menschen mit Demenz im Erhalt des Personseins liegt. Kitwood und Benson entwickelten in ihren Schriften eine «Neue Kultur der Demenzpflege» (1995), welche sich durch eine rigorose Abkehr von einem medizinischen Standardparadigma, in welchem in ihren Augen das Verhalten Demenzerkrankter monokausal durch hirnpathologische Abbauprozesse zu erklären versucht wurde auszeichnet.

Demgegenüber stellten Kitwood und Benson eine «Sozialpsychologie der Demenz», welche neben der Neuropathologie als Auslöser des (herausfordernden) Verhaltens die Persönlichkeit, die Biografie, den allgemeinen Gesundheits-/Krankheitsstatus und das materielle und personale Milieu benannte. Insbesondere dem personalen Milieu, also der Betreuungsumgebung als Einfluss nehmenden Faktor maßen sie größte Bedeutung bei. Hierin sahen Kitwood und Benson die größte Ressource zur Einflussnahme auf den Verlust des Gefühls, eine Person zu sein, welcher in ihren Augen durch den hirnpathologischen Abbauprozess ausgelöst wird.

Kitwood beschrieb (2000) zwei entgegengesetzte Arten des Umganges mit Personen mit Demenz; zum einen eine personstützende Umgangsweise und zum anderen einen Umgang, in dem das Gefühl, eine Person zu sein massiv unterminiert wird und in dem hirnpathologische Abbauprozesse unter Umständen gar beschleunigt werden. Letztere wird in den Arbeiten als «maligne (bösartige) Sozialpsychologie» bezeichnet.

Dementia Care Mapping (DCM) ist zum einen ein Beobachtungsinstrument, mit dem Verhalten, Wohlbefinden (der Menschen mit einer Demenzerkrankung) und die Interaktion zwischen Betreuenden und Menschen mit Demenz erfasst und bewertet wird. Ziel ist hierbei die Bestimmung des Grades personenzentrierter Pflege anhand der Erfassung der genannten Konstrukte, um von diesem Ergebnis auf die Pflegequalität rückschliessen zu können. Zum anderen ist das Verfahren ein Team- und Organisationsentwicklungsinstrument (Methode). DCM beginnt mit einer Einführung der Pflegenden in den «personzentrierten Ansatz nach Kitwood», dem sich die Datenerhebung, Datenanalyse und Rückspiegelung der Daten an die Betreuenden anschließen. Darauf aufbauend werden dann im Feedback mithilfe von Fallarbeit Handlungspläne zur Verbesserung der Versorgung der demenzerkrankten Personen entwickelt. Kern der «Methode DCM» ist der nach Absprache sich wiederholende Zyklus aus Datenerhebung, Datenanalyse und Feedback mit Handlungsplanung, wodurch sich ein qualitätsverbessernder Prozesszyklus entwickelt.

In der klassischen Variante in der stationären Altenhilfe beobachtet ein Anwender der Methode (Mapper) sechs bis acht Personen mit Demenz für 6–10 Stunden und zeichnet nach jeweils fünf Minuten auf der Basis eines umfangreichen Regelwerkes für jeden Teilnehmer einen Verhaltenscode und einen diesem zugeordneten Befindenswert, welcher sich aus dem Verhältnis von Affekt und Kontakt ergibt. Des Weiteren werden bei Vorkommen sowohl personstützende als auch der Person schadende Interaktionen zwischen dem Personal und den Menschen mit Demenz nach einem Regelwerk detailliert kodiert. Zudem werden freie «Feldnotizen» zur Umgebungsgestaltung notiert.

6.3.2 Anwendung der DCM-Methode im Krankenhaus

In der beschriebenen Form kann die DCM-Methode nicht in Krankenhäusern angewendet werden. Um Mithilfe von DCM die Versorgung Demenzerkrankter in Krankenhäusern zu verbessern muss das Verfahren entsprechend verändert werden.

In der «klassischen» Form werden Menschen mit einer Demenz zwischen 6 bis 8 Stunden ausschließlich im öffentlichen Raum beobachtet. Dies ist in Krankenhäusern aus zweierlei Gründen nicht durchführbar. Zum einen sind die Personen in Krankenhäusern akut erkrankt. Dies würde in der stationären Altenpflege als Ausschlusskriterium für die Teilnahme an einer DCM-Erhebung bewertet, da in diesen versucht wird, die «Normalität» des täglichen Lebens abzubilden. Im Falle der Beobachtung in Krankenhäusern geht es dagegen um die Verbesserung des Wohlbefindens und der Lebensqualität akut erkrankter Menschen mit einer Demenz. Des Weiteren werden aufgrund von Untersuchungen und dem Gesundheitsstatus der Teilnehmenden kaum Beobachtungszeiten von sechs bis acht Stunden erreicht werden können. Die Beobachtung dort besteht vielmehr aus vielen kleinen Beobachtungssequenzen oder gar «mitgehörten» Kontakten zwischen Pflegenden und Erkrankten. Eine Möglichkeit, diese Frequenzen im Sinne einer teilnehmenden Beobachtung zu erfassen, ist die Absprache mit Betroffenen, Betreuern und Pflegenden, ob kurzzeitig auch in den Zimmern beobachtet werden kann (beispielsweise bei den Mahlzeiten).

Unabhängig von der Anwendung des Instrumentes Dementia Care Mapping braucht das Verfahren zur Anwendung in Krankenhäusern einen entscheidenden Wechsel in der Methodik. In der stationären Altenpflege geht es darum, mithilfe der erfassten Daten und deren Spiegelung an die Pflegenden konkrete Verbesserungen für die beobachteten Personen durch die erarbeiteten Handlungsplanungen zu erreichen. Wenn man aber das Verfahren in Krankenhäusern anwendet, befinden sich die beobachteten Personen nach der Datenanalyse zumeist nicht mehr im Krankenhaus. Es kann also nicht darum gehen, konkrete Verbesserungen für die beobachtete Person zu erreichen. Vielmehr geht es darum, durch eine DCM-Erhebung quasi am Beispiel einer Person für die kommenden Patienten mit einer Demenz zu arbeiten und sich auf diese Weise in Haltung, Wissen und natürlich der Entwicklung des materiellen Milieus zu verändern respektive zu verbessern. Dies ist der wesentliche Unterschied in der Nutzung der Methode Dementia Care Mapping in Krankenhäusern. Einen Sonderfall stellen gerontopsychiatrische Krankenhäuser dar, in welchen die Menschen längere Aufenthaltsdauern haben (Zemlin/Rüsing, 2008, Zemlin/Rüsing, 2009).

Obschon auch bei der Anwendung des Verfahrens in der stationären Altenhilfe die Gestaltung des Umfeldes einen großen Raum einnimmt, liegt auf diesem Bereich bei der Nutzung von DCM im Krankenhaus ein besonderer Schwerpunkt. Aufgrund des in der Regel reduzierten Datenmaterials zu den Patienten selbst (siehe oben) werden die Umgebungsbeobachtungen durch den DCM Anwender und die Auseinandersetzung mit dem Team vor allem deswegen sehr wichtig, weil diesbezüglich eine stetige und sichtbare Weiterentwicklung möglich ist (Zemlin/Rüsing, 2009), die seitens der Betreuenden als Erfolg wahrgenommen werden kann.

6.3.3 DCM – Studien zur Anwendung in Krankenhäusern

Dieser Teil der Ausführungen beschäftigt sich mit der Frage, inwieweit sich das DCM-Verfahren eignet, um Lebensqualität von Patienten mit Demenz in Krankenhäusern zu erfassen und ob es als Instrument zur Weiterentwicklung der Praxis im Krankenhausbereich nützlich sein kann. Die Studienlage zur Implementierung von DCM in Krankenhäusern ist diffus und lückenhaft. Folgend werden einige Studien und Projekte der Anwendung des Verfahrens in Krankenhäusern und krankenhausähnlichen Settings skizziert.

Bereits 2004 beschrieb Tracy Packer Erfolge durch den Einsatz von DCM in Krankenhäusern (Packer, 2004). Auch Penning und Clavan (2005) weisen auf den Einsatz von DCM auf *assessment wards* als Argument hin, dieses Verfahren auch in Akuthospitälern zu verwenden. Sie berichten von einer Pilotstudie in einem Krankenhaus, die zum Ziel hatte, das DCM-Verfahren einzuführen, um die Pflege- und somit Lebensqualität von Patienten mit Demenz zu verbessern. Des Weiteren beschreiben sie den Einsatz von DCM auf einer Station, die Patienten mit immunologischen und respiratorischen Erkrankungen behandelt. Auf dieser wurden 18 Patienten über jeweils sechs Stunden beobachtet. Dies war allerdings nur möglich, weil die beiden DCM Anwender, die parallel die Untersuchungen machten, direkt im Krankenzimmer mit jeweils 4 Betten bei den Patienten saßen. Dieses Vorgehen wurde zuvor mit den Patienten oder den gesetzlichen Vertretern abgesprochen und es wurde auch sensibel auf möglicherweise dadurch erzeugte Stresssituationen reagiert (Ongoing-consent). Penning/Claran (2005) beschreibt die Implementierung des DCM auch auf dieser Station als Erfolg.

Wightman et al. (2005) berichten von der Initiierung eines Projekts, das unter anderem von Mitgliedern der Bradford Dementia Group unterstützt wurde. Man versuchte durch die Einführung des person-zentrierten Ansatzes und durch Nutzung des DCM-Verfahrens die Liegedauer von Patienten mit Demenz, die Entwicklung eines guten therapeutischen Umfeldes und die Verbesserung der Pflege auf einer Station eines Allgemeinkrankenhauses zu beeinflussen. Leider wird nicht weiter über Erfahrungen mit diesem sehr interessanten Projekt berichtet.

Traynor et al. (2006) berichten von einer Studie in zwei Akutbereichen (Acute Medical Ward und Acute Dementia Ward), in der mithilfe von Workshops die Haltung zu Patienten mit Demenz erfolgreich verbessert wurde und diese Entwicklung zur Erstellung von Richtlinien führte. Dabei wurden Pflegende, Demenzerkrankte, und Angehörige einbezogen. Die DCM-Methode wurde hier 20-mal als Feedback-Methode genutzt. In der Literatur konnten allerdings keine näheren Angaben zu möglichen Problemen mit der Methode gefunden werden.

In Deutschland wurden zwei publizierte Pilotprojekte gefunden, in denen Erfahrungen mit der Anwendung der Methode in Krankenhäusern beschrieben werden.

Rüsing (Zemlin/Rüsing, 2008; 2009) berichtet über Probleme im Rahmen eines dreijährigen Projektes zur Implementierung des DCM-Verfahrens in zwei psychiatrischen Krankenhäusern in Deutschland. Aus seiner Sicht scheiterte die Implementierung vor allem am Widerstand der teamleitenden Ärzte. Rüsing hatte 10 DCM-Anwender ausgebildet und bei den Untersuchungen auf den Stationen eng begleitet. Trotzdem konnten die Projekte nur mit geringem Erfolg beendet werden. In einem Krankenhaus musste die Implementierung als gescheitert bewertet werden. Rüsing diskutiert drei Hauptgründe für ein mögliches Scheitern oder Gelingen:

Wesentlich für eine erfolgreiche Implementierung von DCM ist die Unterstützung des ärztlichen Dienstes, der dem Pflegepersonal gegenüber weisungsbefugt ist. Bei Erhebungen im Krankenhaus werden selbstredend die betreuenden Mediziner ebenfalls von den Anwendern bei ihrer Interaktion mit den Demenzerkrankten beobachtet. Insofern muss von diesen das Konzept der Methode – also auch die Rückmeldung im Feedback an die Mediziner – mitgetragen werden. Ist dies nicht der Fall, muss das Projekt scheitern. DCM im Krankenhaus benötigt die Bereitschaft aller Berufsgruppen zur Reflexion der eigenen Arbeit; insbesondere auch die des medizinischen Dienstes.

Ein weiteres Problem liegt laut den Autoren in einer stark auf Therapie ausgerichteten Handlungsweise und Haltung sowie der Konzentration auf einzelne Symptome ohne einen ganzheitlichen Ansatz.

Zemlin (Zemlin/Rüsing, 2008; 2009) berichtet von einem dreijährigen Projekt auf zwei Stationen eines geriatrischen Krankenhauses in Deutschland, die jeweils über einen segregativen Bereich für Patienten mit schwerer Demenz verfügen. Ein externer DCM-Anwender hat zweimal jährlich Untersuchungen durchgeführt, es wurden diverse positive Effekte dokumentiert. Ein Effekt lag in einer klientengerechten Veränderung des Milieus, einer dem Normalitätsprinzip folgenden Tagesablaufgestaltung und der Qualität der Kommunikation.

Rüsing und Zemlin (Zemlin/Rüsing, 2008; 2009) diskutieren beide die Problematik der geringen Wirksamkeit der in den Feedbackgesprächen erstellten Handlungspläne für den einzelnen Patienten durch die kurze Liegedauer. Ihrer Meinung nach müssen Handlungspläne im Krankenhaus weitreichender und abstrakter gefasst werden, um so zukünftigen Patienten zu nutzen. Als eine Möglichkeit zur Unterstützung der beobachteten Personen wird die unmittelbare Rückmeldung an das Team am selben Tag diskutiert, was jedoch einen sehr erfahrenen DCM-Anwender voraussetzt.

Zudem diskutiert Zemlin (Zemlin/Rüsing, 2008) das Thema der kurzen Verweildauer der Patienten im Beobachtungsraum (öffentlicher Raum) aufgrund von Behandlungen und Ruhezeiten und der Frage der Aussagekraft der so genannten Kurzmappings. Für das Ziel des Projekts, Milieuentwicklung und Kommunikationsqualität zu forcieren, waren ihrer Meinung nach die Kurzmappings hilfreich.

Am differenziertesten bezüglich der Klärung der Fragestellung, inwieweit DCM ein hilfreiches Verfahren zur messbaren Verbesserung der Pflege von Patienten mit Demenz im Krankenhaus ist, ist die Untersuchung von Woolley et al. (2008a, b) zu nennen. In drei geriatrischen Krankenhäusern und zwei Allgemeinkrankenhäusern wurden 58 Patienten (12 Personen mit Demenz) mit dem DCM-Verfahren beobachtet. Zusätzlich wurden sieben leitfadengestützte Interwies mit Patienten ohne Demenz und narrative Interviews mit 51 Patienten durchgeführt. Ziel der Studie war die Überprüfung der Validität (konkurrierende Validität), indem die Ergebnisse der Erhebung mit den seitens der Teilnehmer geschilderten Beobachtungen übereinstimmten. Es wurde analysiert, inwieweit durch das DCM-Verfahren die für die Patienten wichtigen Themen abgebildet werden. Dazu wurden die Patientinnen und Patienten zu ihrem Wohlbefinden und ihrer Einschätzung zu den Punkten Aktivitätenfrequenz (activity frequency), Gesundheitsstatus (health status) und der Pflegequalität (quality of care providing by staff) befragt und diese Aussagen mit den Ergebnissen der DCM-Erhebung verglichen.

Die wichtigsten Ergebnisse der Untersuchung sind:

- DCM hat die Fähigkeit, systematisch die wichtigsten Bedürfnisse der Patienten abzubilden.
- DCM ist nicht umfassend genug und identifiziert nicht alle wichtigen Bedürfnisse für das individuelle Wohlbefinden in Krankenhäusern.
- Die Methoden der Erfassung sollten vielfältig sein und sowohl die Befragung als auch die Beobachtung der Pflege beinhalten, um sicher zu gehen, dass die Verbesserung der Qualität der Versorgung die Bedürfnisse der Patienten betrifft.

6.4 Fazit

Zusammenfassend lässt sich sagen, dass insbesondere die Versorgung von Menschen mit einer Demenzerkrankung im Krankenhaus eine im besonderen Maße herausfordernde Aufgabe für unsere Gesellschaft ist. Die vorhandenen Studien belegen eindeutig die Notwendigkeit der Beförderung person-zentrierter Ansätze in unserer Krankenhauslandschaft, welche sowohl von außenstehenden Forscherinnen und Forschern als auch von den Protagonisten in den Hospitälern selbst gefordert wird.

Dementia Care Mapping (DCM) konnte in den letzten 15 Jahren seinen Nutzen in (teil-)stationären Einrichtungen eindrucksvoll belegen. Der Nachweis des Nutzens des Einsatzes der Methode in Krankenhäusern steht noch aus. Erste Erfahrungen zeigen eine positive Tendenz, wenn das besondere Setting zum einen (beispielsweise die Rolle der Mediziner bei der Einführung) und eine Abänderung der «klassischen Methodik» zum anderen (beispielsweise Veränderung der Handlungsplanung weg von der Person auf grundsätzliche Haltungsthemen) berücksichtigt wird.

Es ist unübersehbar, wie wenig das Thema bislang systematisch untersucht wurde. Dramatisch ist auch, wie wenig die Betroffenen selbst in die wissenschaftlichen Untersuchungen mit einbezogen wurden; sei es mit direkter systematischer Beobachtung, oder wenn es möglich war, mit Befragungen.

Es werden notwendigerweise weitere Untersuchung sowohl bezüglich der Methodik des DCM in Krankenhäusern als auch zu möglichen Effekten des Einsatzes des Verfahrens benötigt, um fundierte Aussagen zum Nutzen des DCM-Verfahrens in Krankenhäusern treffen zu können. Der Patient mit Demenz muss darin – wie jeder andere Patient auch – differenziert mit seinen Belangen erfasst werden. Es scheint, obwohl bisherige Untersuchungen zumeist Pilotcharakter haben, dass die DCM-Methode – notwendigerweise mit entsprechenden Modifikationen (Woolley et al., 2008a, b; Zemlin/Rüsing 2008;

2009) hilfreich in zweierlei Hinsicht sein kann: es scheint nicht unmöglich, sowohl das materielle Milieu demenzgerecht zu verändern und vor allem scheint DCM auch in Krankenhäusern das Vermögen zu haben, den Patienten mit Demenz eine Stimme zu geben.

Literatur

Archibald C. (2003). People with dementia in acute hospitals: A practice guide for registered nurses. University of Sterling: Dementia Services Development Centre.
Archibald C. (2007). Menschen mit Demenz im Krankenhaus – Ein Lern- und Arbeitsbuch für Pflegefachkräfte Band 5. Köln: Kuratorium Deutsche Altershilfe.
Bradford Dementia Group (1997). Evaluating Dementia Care. The DCM Method. 7th Edition. Bradford: University of Bradford. (Dt. Übersetzung: Müller-Hergl C.: Demenzpflege evaluieren. Die DCM Methode. 7. Auflage).
Bradford Dementia Group (2008a). Dementia Care Mapping (DCM) 8. Grundlagen und praktische Anwendung. Bradford, Witten: University of Bradford.
Bradford Dementia Group (2008b). Dementia Care Mapping (DCM) 8. Handbuch. Witten: Universität Witten/Herdecke.
Brooker D. (2005). Dementia Care Mapping: A review of the research literature. In: The Gerontologist. 45 (Special Issue), 11–18.
Kitwood T. (2000). Demenz. Der personenzentrierte Ansatz im Umgang mit verwirrten Menschen. Bern: Verlag Hans Huber.
Kitwood T., Benson S. (1995). The new culture of dementia care. London: Hawker Publications.
Kleina T., Wingenfeld K. (2008). Die Versorgung demenzkranker älterer Menschen im Krankenhaus. Bielefeld: Veröffentlichungsreihe des Instituts für Pflegewissenschaften an der Universität Bielefeld.
Klostermann J. (2004). Zuwendung braucht Kompetenz und Zeit. Pflege von Menschen mit Demenz im Krankenhaus. In: Pflegezeitschrift. 57(12), 841–844.
Müller E., Dutzi I., Hestermann U., Oster P., Specht-Leible N., Zieschang T. (2008). Herausforderung für die Pflege: Menschen mit Demenz im Krankenhaus. Bericht über das Interventionsprojekt «Geriatrisch-internistische Station für akuterkrankte Demenzpatienten (GISAD)». In: Pflege & Gesellschaft. 13 (4), 321–336.
Packer T. (2004). DCM in Acute Hospital Care, Paper presented on Dementia Care Mapping: A two-day international conference, Warrington.
Penning C., Clavan S. (2005). Person-centred approach project March-Sept 2003 [online]. Pool. Hunter New England Area Health Service. Abg. Am 14.07.13 unter: http://www.health.nsw.gov.au/resources/nursing/pdf/moc_05/dementia_care_mapping_hahs_claven_penning.pdf.
Rüsing D. (2003). Die Reliabilität und Validität des Beobachtungsinstruments ‹Dementia Care Mapping› – Eine Literaturanalyse. Dorsten: Ingrid Zimmermann Verlag.
Rüsing D. (2005). Die Interraterreliabilität der Verhaltens- und Wohlbefindlichkeitskodierung des Beobachtungsinstrumentes «Dementia Care Mapping (DCM)». Masterthesis. Witten: Institut für Pflegewissenschaft. Witten: Private Universität Witten/Herdecke.
Rüsing D., Herder K., Müller-Hergl C., Riesner C. (2008). Der Umgang mit Menschen mit Demenz in der (teil-) stationären, ambulanten und Akutversorgung. Problematische Situationen, Wissensbedarfe und Selbsteinschätzungen. Eine deskriptive Studie. In: Pflege und Gesellschaft. 13 (4), 306–321.
Schaeffer D., Wingenfeld K. (2008). Qualität der Versorgung Demenzkranker: Strukturelle Probleme und Herausforderungen. In: Pflege & Gesellschaft. 13 (4) 293–305.
Thornton A., Hatton C., Tatham A. (2004). DCM reconsidered: Exploring the reliability and validity of an observational tool. In: International journal of Geriatric Psychiatry. 19, 718–726.
Traynor V., Baker P., DeFriex J., Dirkse Van Schalkwyk W., McGarry J., Thompson D., Bartlett R. (2006). Collaborative Action Research: Making it happen [online]. Pool. University of Wollongong. Am 10.11. 2008. Abgerufen unter: http://dementia.uow.edu.au/pdfs/2007%20resources/EADTSC_vtraynor_nov%202006.pdf.
Wingenfeld K.; Steinke M. (2013). Die Tagesbetreuung von Krankenhauspatienten mit kognitiver Beeinträchtigung. In: informationsdienst altersfragen. 40, 3–8.
Wightman, S. (2005). Meeting NSF standards through partnership. Journal of Dementia Care, Jan/Feb. pp. 8–9.
Woolley R., Young J., Green J.R., Brooker D (2008 a). The feasibility of care mapping to improve care for physically ill older people in hospital. In: Age and Ageing. 37(4) 390–395.
Woolley R., Green J., Brooker D., Young J. (2008 b). Does Dementia Care Mapping (DCM) adequately capture subjective reported patient experience in hospital? Poster presented on the 3rd UK Dementia Congress: Bournemouth.
Zemlin C., Rüsing D. (2008). Implementation of Dementia Care Mapping in a geriatric and a psychiatric hospital in Germany. Paper presented on the 3rd UK Dementia Congress: Bournemouth.
Zemlin C., Rüsing D. (2009). Dementia Care Mapping im Krankenhaus – ein lohnender Weg. Erste Ergebnisse und Hindernisse. In: Pflegezeitschrift. 62 (5), 278–281.

7. DCM in der Tagespflege – Ein Erfahrungsbericht

Von Tina Quasdorf und Milena von Kutzleben

7.1 Einleitung

Dementia Care Mapping kommt in unterschiedlichen Versorgungssettings zum Einsatz. Vorwiegend wird es jedoch bisher im Bereich der stationären Altenhilfe eingesetzt. Tagespflegeeinrichtungen unterscheiden sich in ihrer Konzeption und damit auch in ihren Strukturen von Einrichtungen der stationären Altenhilfe. Der Fokus liegt hier darauf, Tagesgäste stundenweise in ein Gruppenangebot zu integrieren.

In diesem Beitrag werden Ergebnisse eines DCM-Mappings in einer Tagespflegeeinrichtung vorgestellt und im Sinne eines Erfahrungsberichtes diskutiert. Dabei wird besonderes Augenmerk auf die Beobachtung und die Darstellung des Gruppengeschehens im Tagesverlauf gelegt.

7.2 Tagespflege als ein Angebot der teilstationären Versorgung für Menschen mit Demenz

Die Tagespflege (da das Angebot der Nachtpflege für den vorliegenden Beitrag nicht relevant ist, wird sie bei den folgenden Ausführungen ausgeklammert) als teilstationäres Versorgungsangebot für pflege- und hilfebedürftige Menschen ist bereits seit Einführung der sozialen Pflegeversicherung im Jahr 1995 fester Bestandteil des Leistungspakets der Pflegekassen (§ 41 SGB XI). Übergeordnetes Ziel dieser Hilfeform ist die langfristige und dauerhafte Sicherung der häuslichen Pflege und Versorgung, in dem sie ergänzend und stärkend zur häuslichen Versorgung durch Angehörige und andere informelle Hilfepersonen sowie professionelle Dienstleiter eingesetzt wird. Zielgruppe dieses Angebots sind vor allem diejenigen hilfe- und pflegebedürftigen Personen, die während der Abwesenheit ihrer primären Pflegepersonen (beispielsweise aufgrund von Berufstätigkeit) nicht in der Lage sind, alleine in ihrer Wohnung bleiben zu können oder zu wollen. Die Anspruchsvorrausetzungen für Tagespflege sind im Gesetz nicht explizit definiert, müssen also anhand der Gegebenheiten im Einzelfall geprüft werden (Vogel, 2009: 471 ff.). Gründe, die eine Inanspruchnahme rechtfertigen, sind beispielsweise:

- das Ermöglichen einer (Teil-)Erwerbstätigkeit von Pflegepersonen;
- wirksame Entlastung der Pflegepersonen im Laufe des Tages;
- günstigere Rahmenbedingungen zur Realisierung aller erforderlichen Maßnahmen, zur Rehabilitation, die eine teilstationäre Versorgung bietet;
- eine aktivierende Pflege ist nur mit Unterstützung der Tagespflege möglich;
- der Pflegebedürftige droht zu vereinsamen, so dass es die soziale Kommunikation zu fördern oder zu erhalten gilt;
- eine ständige Beaufsichtigung durch Dritte ist für einige Stunden am Tag notwendig;
- Krisensituationen, in denen die häusliche Versorgung nicht gewährleistet ist (ebd. 2009, : 477).

Der Tagespflege wird damit auch ein rehabilitativer Auftrag erteilt. Wie dies für die Versorgung von Menschen mit Demenz interpretiert und umgesetzt wird, bleibt jedoch weitgehend den einzelnen Einrichtungen überlassen. Es besteht die Möglichkeit, sich als Facheinrichtung für die Versorgung von Menschen mit Demenz bei den Pflegekassen registrieren zu lassen. Dann ist jedoch eine Betreuung von Gästen ohne eine Demenz nicht zulässig, weshalb sich viele Einrichtungen, so auch die in diesem Beitrag erwähnte, gegen diese Möglichkeit entscheiden.

In den meisten häuslichen Versorgungsarrangements für Menschen mit Demenz liegen mehrere der oben genannten Gründe für die Inanspruchnahme einer teilstationären Versorgung in der Tagespflege vor: Durch die kognitiven Einschränkungen und dem damit einhergehenden Verlust von Alltagskompetenzen besteht ein erhöhter Bedarf an allgemeiner Betreuung, insbesondere Beaufsichtigung und Anleitung. Angehörige von Menschen mit Demenz sind durch den hohen Betreuungsaufwand häufig sehr belastet (Pinquart/Sorensen, 2003; Zank/Schacke, 2007) und sowohl die Betroffenen selbst, als auch die pflegenden Angehörigen leiden oftmals unter einem Rückgang sozialer Kontakte (Gräßel, 2009; Graumann, 2011). Tagespflege intendiert also vor allem zwei Hauptwirkungen: 1. die Entlastung pflegender Angehöriger und 2. soziale Teilhabe für die Nutzer, im hier vorliegenden Falle die Menschen mit Demenz (Moldenhauer, 2008).

Obwohl Menschen mit Demenz mittlerweile einen Großteil der Tagespflegenutzer darstellen (Kuratorium Deutsche Altershilfe, 2010), wird Tagespflege als formelle Hilfe von Menschen mit Demenz beziehungsweise von deren versorgenden Angehörigen vergleichsweise selten in Anspruch genommen. Wesentlich prominentere Unterstützungsformen sind laut einer Repräsentativbefragung zu Selbständigkeit und Hilfebedarf bei älteren Menschen in Privathaushalten von Schneekloth und Wahl (2008), bei der eine Teilstichprobe von Menschen mit Demenz gesondert ausgewertet wurde, ambulante Pflegedienste (diese wurden von einem Viertel der Befragten genutzt) gefolgt von privat beschäftigten Helfenden, Essen auf Rädern und hauswirtschaftlichen Diensten (Schäufele et al., 2008). Als Gründe für diese, auch unter pflegebedürftigen Personen, die keine Demenz aufweisen, allgemein niedrige Inanspruchnahme werden zum einen ökonomische Umstände, zum anderen persönliche Präferenzen der Betroffenen vermutet (Kuratorium Deutsche Altershilfe, 2010). Ein weiterer Grund könnte ein vergleichsweise niedriger Bekanntheitsgrad des Angebots Tagespflege sein (Frey/Heese, 2011; Kuratorium Deutsche Altershilfe, 2010).

Das Kuratorium Deutsche Altershilfe diskutiert in seinen Empfehlungen zur Konzeption einer Tagespflege unter anderem Kriterien für die Aufnahme beziehungsweise Ablehnung von Klienten. Dabei werden insbesondere drei Faktoren benannt, die bezügliche der tagespflegerischen Versorgung von Menschen mit Demenz relevant werden. Dies ist zunächst einmal die soziale Integration in die bestehende Gruppe. Es ist erklärtes Ziel, dies für jeden einzelnen Klienten beziehungsweise Gast zu gewährleisten, gleichzeitig müssen die Betreiber einer Tagespflege bei der Aufnahme gegebenenfalls kritisch abwägen, ob eine Integration des Bewerbers überhaupt möglich erscheint beziehungsweise ob die dadurch entstehende Belastung für Mitarbeiterinnen und Nutzer absehbar zu hoch ist. Die Tagespflegen werden ermutigt, einen vorschnellen Ausschluss zu vermeiden, um nicht zur Stigmatisierung und Exklusion einzelner Nutzergruppen beizutragen. Herausfordernde Verhaltensweisen (vgl. dazu Bartolomeyczik, 2006), die mit einer Fremd- und/oder Selbstgefährdung einhergehen, können unter Umständen ein weiterer Grund für eine Ablehnung von Klienten sein. Der dritte Faktor, nämlich das Vorliegen einer Demenzerkrankung an sich, erfordert zwar gewissen Rahmenbedingungen (beispielsweise einen entsprechenden Personalschlüssel und eine entsprechende Ausbildung des Personals), sollte aber kein Grund für eine generelle Ablehnung sein (Kuratorium Deutsche Altershilfe, 2010).

Die Versorgung in einer Tagespflege ist charakterisiert durch die Integration der Nutzer in eine Gruppe. Weitere Ziele sind die Strukturierung des Tagesablaufs und das Trainieren von Alltagsfertigkeiten. Dabei wird empfohlen, einen im Grundsatz integrativen Ansatz zu verfolgen, jedoch auch homogene Teilgruppenangebote vorzuhalten, um Menschen mit unterschiedlichen kognitiven und motorischen Fähigkeiten gleichermaßen gerecht werden zu können (Kuratorium Deutsche Altershilfe, 2010).

Die oben beschriebenen Merkmale des Konzepts Tagespflege erfordern die Implementierung von Strukturen und Abläufen in den Betreuungsalltag, die auf die intendierten Ziele (Integration in eine Gruppe, Alltagsstrukturierung und Ressourcenförderung) ausgerichtet sind. In einer Befragung von Rüsing et al. (2008) zum Umgang mit Menschen mit Demenz in der (teil-)stationären, ambulanten und Akutversorgung empfanden Mitarbeiterinnen in Tagespflegeeinrichtungen insbesondere *Aggressivität* und das sogenannte *Wandering* als problematisch im Umgang mit Menschen mit Demenz. Als Hauptproblem aus Sicht der Menschen mit Demenz selbst vermuteten die Befragten schlechte *Kommunikation*, gefolgt von mangelnder *Beschäftigung* und *zeitlicher Orientierung*.

In einer schwedischen Studie von Måvall und Malmberg (2007) weisen die Autoren darauf hin, dass Einrichtungen der Tagespflege in ihrer aktuellen Form Menschen mit Demenz, die herausfordernde Verhaltensweisen zeigen, nicht ausreichend gerecht werden. Auch wenn die Rahmenbedingungen sich in den jeweiligen Ländern unterscheiden, so wird der Umgang mit herausforderndem Verhalten länderübergreifend als ein zentrales Thema in der Versorgung von Menschen mit Demenz beschrieben.

Hochgraeber et al. (2012) weisen in einer Studie zu niedrigschwelligen Betreuungsgruppen für Menschen mit Demenz in der DCM zum Einsatz kam darauf hin, dass besonders Menschen mit fortgeschrittener Demenz Gefahr laufen von Gruppenaktivitäten ausgeschlossen zu werden, dass sich wiederum eine erhöhte Zuwendung durch Mitarbeiterinnen aber positiv auf das Wohlbefinden dieser Nutzergruppe auswirkt.

Sowohl die Ziele der tagespflegerischen Versorgung als auch die potentiellen Probleme auf Anbieter- und Nutzerseite im Blick behaltend, wird im vorliegenden Beitrag die DCM-Beobachtung in einer Tagespflege ausgewertet und diskutiert.

7.3 Die Tagespflege am Turm in Sprockhövel als beispielhaftes Setting für eine DCM-Beobachtung

Das DCM-Mapping fand in der *Tagespflege am Turm* in Sprockhövel statt. Das ländlich gelegene Sprockhövel gehört zum Ennepe-Ruhr-Kreis und liegt im südlichen Ruhrgebiet. Es gilt als «Wiege des Bergbaus» und hat eine gute Anbindung an umliegende Städte und das Ruhrgebiet (www.tagespflegeamturm.de).

Die *Tagespflege am Turm* hatte etwa zwei Jahre vor dem Mapping den Betrieb aufgenommen. Sie ist somit eine sehr junge Einrichtung und es ist davon auszugehen, dass sie sich zum Zeitpunkt des Mappings, trotz bereits gut etablierter Abläufe und Strukturen, nach wie vor in einer Phase des Aufbaus und der Entwicklung befand. Die Einrichtung ist solitär und umfasst zwölf Tagespflegeplätze (Tagespflege am Turm, 2012b). Als Zielgruppe werden nicht explizit Menschen mit Demenz angesprochen (ebd.). Dennoch wiesen zum Zeitpunkt des Mappings alle Bewohner eine dementielle Erkrankung auf. Das Versorgungsteam mit sieben Mitarbeiterinnen setzt sich aus Pflegefach- und Hilfskräften (Betreuungskräfte mit Qualifizierung nach § 87b SGB XI) sowie einer Hauswirtschaftsleitung und hauswirtschaftlichen Hilfskräften zusammen. Geschäftsführung, Verwaltung sowie Management von Pflege und Betreuung liegen in der Hand der beiden Gründungpersonen der Einrichtung (Tagespflege am Turm, 2012b).

Die Tagespflege befindet sich in einem Zweifamilienhaus, das zentral in einer belebten Gegend gelegen ist. Bei den vorbereitenden Umbaumaßnahmen wurde Wert auf eine freundliche, häusliche Atmosphäre und auf unterschiedliche Räume, die sowohl Gruppenaktivitäten zulassen als auch Ruhe- und Rückzugsmöglichkeiten bieten, gelegt. Es stehen außerdem ein Balkon und ein Außengelände für die Gäste zur Verfügung (www.tagespflege-amturm.de; Tagespflege am Turm, 2012b).

Neben der pflegerischen Versorgung liegt der Schwerpunkt des Einrichtungskonzeptes vor allem auf der Betreuung und gemeinsamer Aktivität der Gäste. Richtungsweisend ist hierbei die Individualität der Betreuungsgestaltung, die sich an den tagesaktuellen Bedürfnissen der einzelnen Gäste und der Gruppe orientiert. Zwar liegt der Betreuung ein Betreuungsrahmenplan zugrunde, von einer vorstrukturierten Betreuungsplanung wird jedoch abgesehen (Tagespflege am Turm, 2010, 2012a). Als Auftrag der sozialen Betreuung werden im Betreuungskonzept (2010) «(…) der Beziehungsprozess, die soziale Integration und Interaktion zur Vorbeugung von Immobilität, Desorientierung, Vereinsamung und Depression» genannt. Handlungsleitend und im Einrichtungsleitbild verankert sind das Modell der fördernden Prozesspflege nach Monika Krohwinkel, der person-zentrierte Ansatz nach Tom Kitwood und das psychobiografische Pflegemodell nach Erwin Böhm (Tagespflege am Turm, 2012c).

Vor diesem Hintergrund wurde im September 2011 das DCM-Mapping durch die Geschäftsführung der Einrichtung in Auftrag gegeben. Ziel der Beobachtung war eine Evaluation der Versorgungsqualität im Hinblick auf die Lebensqualität und das Wohlbefinden der Gäste. Die zuvor stattgefundene umfangreiche konzeptionelle Arbeit und deren Umsetzung in den Versorgungsalltag sollte hiermit überprüft und in einem auf die Beobachtung folgenden Feedbackgespräch diskutiert werden. Außerdem erhofften sich die Geschäftsführerinnen durch die Beobachtung einzelner Gäste, bei denen das Wohlbefinden aus Sicht der Mitarbeiterinnen immer wieder beeinträchtigt oder insgesamt schwer zu beurteilen war, Informationen, um auf die Bedürfnisse besser eingehen zu können. Im Vorfeld der Beobachtung fand ein Gespräch zwischen Geschäftsführung und Mapperinnen statt in dem die Ziele des DCM-Einsatzes in der Einrichtung sowie der Ablauf des Mappings und die interne Vorbereitung besprochen wurden.

Die vorbereitende Information von Gästen, Angehörigen und Mitarbeiterinnen und das Einholen der informierten Zustimmungen der Gäste oder deren gesetzlicher Betreuer wurde durch die Geschäftsführung der Einrichtung übernommen, wobei eine der Geschäftsführerinnen DCM-Basic-Userin ist und somit über ausreichende Kenntnisse des DCM-Verfahrens verfügt. Die Auswahl der zu beobachtenden Gäste fand im Versorgungsteam statt. Seitens der Gäste beziehungsweise ihrer Betreuungspersonen bestanden keinerlei Bedenken bezüglich der Beobachtung. Einzelne Mitarbeiterinnen der Tagespflege zeigten sich jedoch zunächst verunsichert. Diese Bedenken konnten aus Sicht der Geschäftsführung im Rahmen informierender Gespräche aber genommen werden.

Das Mapping wurde von einer DCM-Advanced Userin und von einer DCM-Basic Userin durchgeführt. Jede der Mapperinnen beobachtete drei Gäste, sodass insgesamt Daten zu sechs Gästen (drei Männer, drei Frauen) zur Verfügung stehen. Der Beobachtungszeitraum umfasste einen vollständigen Tagespflege-Tag (8 Uhr bis 16 Uhr) mit einer Pause in der Mittagszeit (13:40 Uhr bis 14:40 Uhr), um Ruhe- und Rückzugsmöglichkeit für die Gäste zu gewährleisten.

7.4 Ergebnisse

Im Folgenden werden zunächst gruppenbezogene Ergebnisse der DCM-Beobachtung vorgestellt. Im Anschluss daran werden die Ergebnisse zu zwei der beobachteten Gäste in Form von Fallbeispielen aufgearbeitet. Beide Gäste zeichnen sich dadurch aus, dass sie am meisten von der insgesamt sehr harmonischen Gruppe distanziert waren. Abschließend folgen eine kurze Reflexion der Zusammenarbeit mit den Mitarbeiterinnen sowie des Feedbackgesprächs.

7.4.1 Gruppenbezogene Ergebnisse – Darstellung im Tagesverlauf

Die Gruppe der beobachteten Gäste bestand aus drei Frauen und drei Männern, die alle bereits seit längerer Zeit die *Tagespflege am Turm* besuchten und dementsprechend mit den Strukturen und Gegebenheiten sowie den Mitarbeiterinnen und anderen Gästen vertraut waren. Sie unterschieden sich im Hinblick auf den Betreuungs- und Pflegebedarf sowie in Bezug auf die Art und den Fortschritt der Demenz. Des Weiteren besuchten sie die Tagespflege an unterschiedlichen Tagen der Woche und unterschiedlich häufig. (Der Umfang der Betreuung richtet sich nach dem individuellen Bedarf. Es ist sowohl eine tägliche als auch eine Betreuung an einzelnen Tagen der Woche möglich. Hierdurch stellt sich die Gesamtgruppe der Gäste an jedem Tag der Woche unterschiedlich dar.)

Insgesamt umfasste die Gruppe der Gäste am Beobachtungstag zwölf Personen. Aus Sicht der Mitarbeiterinnen harmonierte die am Beobachtungstag anwesende Gruppe von Gästen insgesamt gut. Bewusst wurden jedoch auch diejenigen Gäste in die Beobachtung eingeschlossen, bei denen die Integration in die Gruppe von den Mitarbeiterinnen als schwierig empfunden wurde oder aber bei denen das Wohlbefinden im Tagesverlauf aus Sicht der Mitarbeiterinnen schwierig einzuschätzen war.

7.4.2 Zusammenfassung der Daten

Die Gruppe der beobachteten Gäste hat einen gruppenbezogenen WIB-Durchschnitt von +1,9 und lag damit deutlich im positiven Bereich. Vier der beobachteten Gäste wiesen einen individuellen WIB-Durchschnitt von +2 oder größer auf. Der niedrigste individuelle WIB-Durchschnitt lag bei +1,2 (s. Fallbeispiel II). Negative ME-Werte wurden insgesamt selten dokumentiert (−1 = 4 %, −3 = 1 %) und beziehen sich zu etwa 78 % auf einen einzelnen Gast (s. Fallbeispiel II). Tätigkeiten, die am häufigsten beobachtet wurden, waren Essen und Trinken (24,1 %), Artikulation (21,5 %), Kommen und Gehen (11,7 %), (hiervon entfallen etwa 7 % auf einen Gast mit ausgeprägter Hinlauftendenz, s. Fallbeispiel II). Beobachten (10,2 %) und Körperliche Übungen oder Sport (5,4 %). Insgesamt war ein breites Spektrum an unterschiedlichen Tätigkeiten zu beobachten (s. Abbildung 7-1). BCCs mit klarem Bezug zum Betreuungsauftrag/-verständnis (hier wurden die folgenden BCCs zusammengefasst: E, G, I, J, L) der Einrichtung machten 17,6 % der dokumentierten Tätigkeiten aus. Zu diesen Tätigkeiten wurden deutlich positive ME-Werte dokumentiert (Durchschnitt +2,7). Auch die Tätigkeit Essen und Trinken ging mit hohen ME-Werten einher (Durchschnitt +2,5). BCCs mit niedrigem Potential wurden selten dokumentiert (insgesamt +2,2 %).

Im Tagesverlauf konnten zu allen fünf im DCM definierten psychologischen Bedürfnissen personale Aufwertungen dokumentiert werden (s. Abbildung 7-2).

Am häufigsten wurde das Bedürfnis nach Einbeziehung adressiert. Personale Detraktionen wurden selten dokumentiert und betrafen ebenfalls vor allem das Bedürfnis nach Einbeziehung.

7.4.3 Tagesverlauf

Im Tagesverlauf der Gruppe war die im Betreuungsrahmenplan vorgegebene Struktur klar erkennbar. Die ersten beiden Gäste der Beobachtungsgruppe trafen um 8:35 Uhr in der Tagespflege ein, der letzte Gast der Beobachtungsgruppe kam um 9:30 Uhr dazu.

Alle Gäste wurden zunächst in einem Empfangsraum begrüßt, der ausreichend Sitzgelegenheiten für die Ankommenden bereit hielt, und nach ihrem Befinden befragt. Nach und nach wechselten sie dann vor Beginn des Frühstücks in den Speiseraum. Die Abläufe schienen

120 7. DCM in der Tagespflege – Ein Erfahrungsbericht

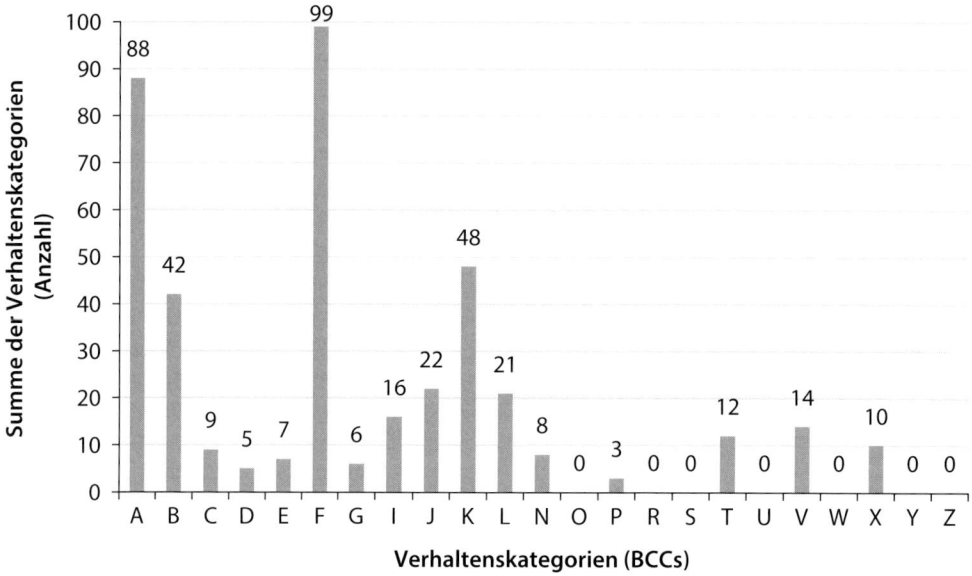

Abbildung 7-1: Tätigkeitsspektrum

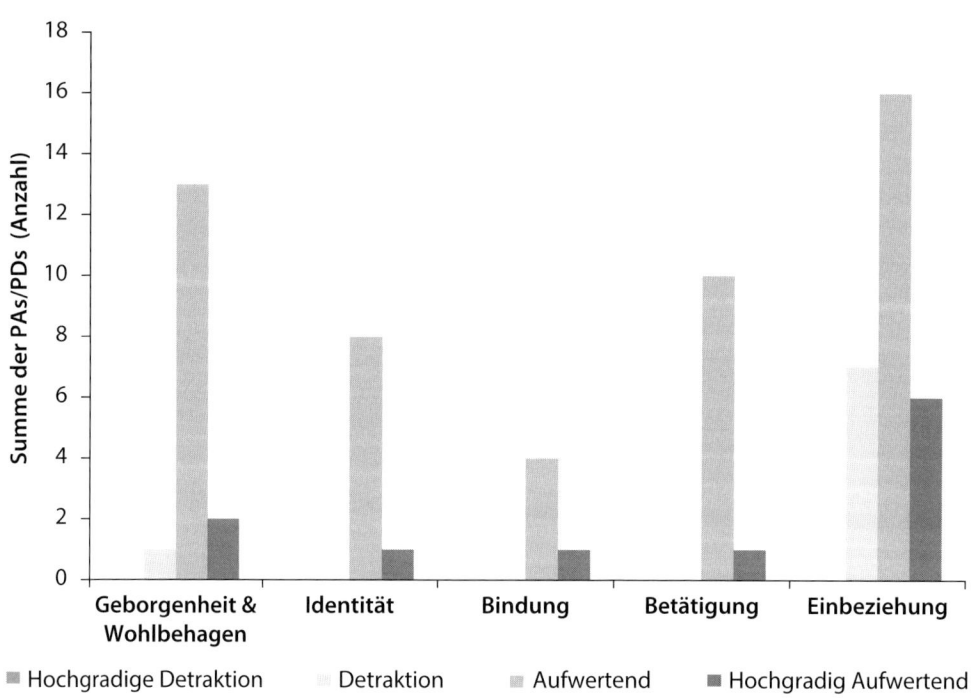

Abbildung 7-2: Personale Aufwertungen und Detraktionen zu den psychologischen Bedürfnissen im DCM

den Gästen hierbei vertraut und willkommen. Gegen 9:30 Uhr begann das gemeinsame Frühstück. Die Gäste saßen hierbei in kleinen Gruppen mit den Mitarbeiterinnen zusammen an den Tischen. Die Mitarbeiterinnen nahmen am Frühstück teil und bezogen alle Gäste in die gemeinsame Mahlzeit und die begleitende Konversation ein. Je nach Bedarf wurden die Gäste beim Einnehmen der Mahlzeit angeleitet und unterstützt. Dabei wurde darauf geachtet, dass Gäste mit hohem Unterstützungsbedarf genug Ruhe und Raum für das Einnehmen der Mahlzeit bekamen. Zwei Personen saßen deshalb an einem etwas separaten Tisch im Speiseraum. Gleichzeitig fühlten sich so andere Gäste in ihrem Bedürfnis nach einer ungestörten Mahlzeit nicht beeinträchtigt. Insgesamt verlief die Mahlzeit sehr harmonisch und alle Gäste schienen mit Genuss daran teilzunehmen. Dies spiegelt sich entsprechend auch in den ME-Werten wieder, die in dieser Phase dokumentiert wurden. Nach dem Ausklingen des Frühstücks wechselten die meisten Gäste selbständig oder in Begleitung in das Wohnzimmer und nahmen dort Platz. Einige wurden vorher auch zur Toilette begleitet. Einzelne Gäste, die weniger in das Gefüge der Gesamtgruppe eingebunden schienen und für die eine Teilnahme an der folgenden Gruppensituation nicht angebracht schien, verblieben im Speiseraum, beziehungsweise verließen das Wohnzimmer nach kurzer Zeit wieder.

Während des gesamten Zeitraums waren die Mitarbeiterinnen für die Gäste in unterschiedlichen Bereichen der Einrichtung präsent. Nachdem der Großteil der Gruppe in einem Kreis im Wohnzimmer Platz genommen hatte wurden unterschiedliche Formen der Gruppenbetreuung von einer Mitarbeiterin durchgeführt (Wortspiele wie Sprichwörter vervollständigen, Luftballon werfen, etc.). Gäste, die nicht in die Gruppensituation eingebunden waren, hielten sich in erster Linie im Speiseraum auf. Hier waren im gesamten Zeitraum immer ein oder mehrere Mitarbeiterinnen anwesend und für die Gäste ansprechbar. Während die Mitarbeiterinnen Dinge wie beispielsweise die Dokumentation erledigten, nahmen sie immer wieder Kontakt zu diesen Bewohnern auf und es fanden Maßnahmen der Einzelbetreuung statt. Insgesamt zeigten auch in dieser Phase zwischen Frühstück und Mittagessen die meisten Gäste ein ausgesprochen hohes Wohlbefinden. Die Gruppe im Wohnzimmer harmonierte während dieser Phase sehr gut.

Zu unterschiedlichen Zeitpunkten während dieser Betreuungsphase wurden wie auch im späteren Tagesverlauf mit einem offensichtlich etablierten Servierritual immer wieder kleine Trinkmengen angeboten. Alle Gäste nahmen mit sichtlicher Begeisterung an diesem Ritual teil, sodass auf diese Weise erreicht wurde, dass alle Gäste in ungezwungener Weise über den Tag verteilt eine ausreichende Trinkmenge zu sich nahmen.

Gegen 12:30 Uhr wurde die gemeinsame Runde im Wohnzimmer langsam aufgelöst. Einzelne Gäste wurden wieder zur Toilette begleitet. Danach nahmen alle Gäste wieder im Speiseraum Platz. Gegen 13 Uhr begann das Mittagessen, das ähnlich ablief wie das Frühstück. Auch hier wurden alle Gäste in die Kleingruppen an ihrem Tisch eingebunden und zeigten dabei ein insgesamt hohes Wohlbefinden.

Nach dem Mittagessen war die Mittagsruhe vorgesehen. Die Gäste wurden je nach Bedarf ins Bett begleitet oder erhielten die Möglichkeit in einem Sessel zu ruhen. Gegen 14:40 Uhr wurde die Mittagspause beendet. Die Gäste wurden zum Kaffeetrinken in den Speisesaal begleitet. Nach dem Kaffeetrinken verblieben die Gäste im Speisesaal und spielten dort gemeinsam mit zwei Mitarbeiterinnen ein Spiel.

Um 15:20 Uhr wurde der erste Gast abgeholt. Die anderen Gäste der Beobachtungsgruppe verließen die Tagespflege um 16 Uhr.

7.4.4 Psychologische Bedürfnisse

Wesentliches Thema war hier die Einbeziehung der Gäste in die Gruppe und das Alltagsgeschehen der Tagespflegeeinrichtung. So wurde beispielsweise jeder neu ankommende Gast von der

Gruppe inklusive der Mitarbeiterinnen durch Zuprosten mit dem gereichten Begrüßungsgetränk in der Gruppe willkommen geheißen (PA Einbeziehen). Insbesondere durch diese intensive Arbeit der Einbeziehung der Gäste in die Gruppe konnten die Mitarbeiterinnen das Wohlbefinden der Gäste offensichtlich immer wieder aufrechterhalten, beziehungsweise steigern. Neben diesem Grundanliegen der Betreuung wurden individuelle Bedürfnisse der Gäste von den Mitarbeiterinnen erkannt und unterstützt. So wurde etwa auch dem Bedürfnis nach Geborgenheit und Wohlbehagen, nach Betätigung oder nach Identität situationsangemessen begegnet. Nach Beendigung des Begrüßungsrituals wurden beispielsweise einige Gäste damit beauftrag die Gläser abzuräumen, während weniger mobile Gäste verbal in die Aktivität miteinbezogen. Insgesamt schienen die Gäste ein hohes Maß an Wohlbefinden aufzuweisen.

7.4.5 Diskussion und Zwischenfazit

Die Ergebnisse der Beobachtung deuten darauf hin, dass es der beobachteten Gruppe im Beobachtungszeitraum insgesamt gut ging. Hiermit bestätigt sich die Einschätzung der Mitarbeiterinnen. Phasen mit niedrigerem Wohlbefinden traten insbesondere bei zwei Gästen auf, die weniger gut in die Gruppe eingebunden waren. Die Ergebnisse dieser beiden Gäste werden im Folgenden in Form von Fallbeispielen detaillierter aufgearbeitet.

Wie im Einrichtungskonzept vorgesehen stellt die Betreuung der Gäste einen wesentlichen Schwerpunkt der Versorgung in der *Tagespflege am Turm* dar. Dies spiegelt sich sowohl in der großen Anzahl derartiger BCCs wieder als auch in dem großen Spektrum unterschiedlicher BCCs, die mit Betreuungsangeboten einhergehen. Der Fokus liegt hierbei auf unterschiedlichen gruppenbezogenen Angeboten. Es gibt jedoch auch individuelle Angebote für Gäste, die nicht am Gruppenangebot teilnehmen möchten. Der Wunsch nach Nicht-Teilnahme wird akzeptiert (s. auch Fallbeispiele).

Pflegerische Aspekte spielten im Beobachtungszeitraum hingegen wie erwartet eine untergeordnete Rolle.

Soziale Teilhabe als Hauptziel der Versorgung in einer Tagespflegeeinrichtung wurde auch im Beobachtungszeitraum immer wieder von allen Mitarbeiterinnen und für alle Gäste angestrebt. Dies zeigt sich insbesondere in den dokumentierten personalen Aufwertern, wird aber auch anhand der für die Gruppe dokumentierten BCCs deutlich. Hierbei wurden dennoch auch individuelle Bedürfnisse (beispielsweise das individuell gelagerte Bedürfnis der Gäste nach Nähe und Distanz zur Gruppe) wahrgenommen und erfüllt.

Insgesamt weisen die Ergebnisse daraufhin, dass die im Konzept der Tagespflegeeinrichtung verankerten Grundsätze und Ziele in ausgesprochen erfolgreicher und selbstverständlicher Weise in das alltägliche Handeln Eingang gefunden haben und umgesetzt werden können.

7.5 Fallbeispiel I – Herr A

Dieses erste Fallbeispiel bezieht sich auf einen Gast (Herrn A), für den die Mitarbeiterinnen eine ausgeprägte Hinlauftendenz sowie Schwierigkeiten bei der Einbindung in die Gesamtgruppe der Gäste als wesentliche Herausforderungen der Versorgung benannten. Herr A war zum Zeitpunkt der Beobachtung 79 Jahre alt und besuchte die *Tagespflege am Turm* bereits seit längerer Zeit regelmäßig einmal pro Woche. Er hatte eine Demenz, die am ehesten vom Alzheimer Typ war. Es bestanden aber auch Verdachtsmomente für eine frontotemporale Demenz. Darüber hinaus hatte er keine wesentlichen Begleiterkrankungen.

7.5.1 Zusammenfassung der Daten

Herr A hatte eine individuelle WIB-Punktzahl von +2,0 und zeigte somit überwiegend einen positiven Affekt. Lediglich vier Mal wurden negative ME-Werte beobachtet. Am häufigsten wurde ein ME-Wert von +1 beobachtet. Tätigkeiten die er am häufigsten ausübte waren Kommen und Gehen (45%), Artikulation (21%), Essen und Trinken (15%), körperliche Übungen oder Sport (4%) und Going Back (3%) sowie intellektuelle Tätigkeiten (3%). Während bei den meisten Tätigkeiten (sehr) positive ME-Werte beobachtet wurden, fällt auf, dass er in den zahlreichen Phasen des Herumlaufens eher neutrale oder sogar negative Stimmungslagen aufwies (s. **Abbildung 7-3**). Tätigkeiten mit niedrigem Potential (Cool, Unresponded, Withstanding) waren kaum zu beobachten. Insgesamt war bei Herrn A ein breites Spektrum von Tätigkeiten zu beobachten. Im Hinblick auf die psychologischen Bedürfnisse wurde vor allem das Bedürfnis nach Einbeziehung durch die Mitarbeiterinnen berücksichtigt. Nur in seltenen Fällen wurde diesem Bedürfnis nicht nachgekommen. In einigen Fällen bezogen sich personale Aufwerter auch auf das Bedürfnis nach Betätigung, nach Bindung und nach Identität. Das Bedürfnis nach Geborgenheit und Wohlbefinden spielte im beobachteten Zeitraum keine Rolle.

7.5.2 Tagesverlauf

Herr A kam am Beobachtungstag um 9:15 Uhr in die Tagesgruppe. Er war von Beginn an sehr unruhig und lief viel herum. Seine Stimmung schien gut zu sein. Er begrüßte die Mitarbeiterinnen überschwänglich und wurde von diesen ebenso freudig begrüßt. Beim Frühstück aß er selbständig und war sehr schnell fertig. Am Tischgespräch beteiligte er sich aktiv. Nachdem er fertig gefrühstückt hatte, stand er auf und lief wieder herum. Die anderen Gäste frühstückten zu diesem Zeitpunkt noch. Während des Herumlaufens schien er immer wieder irritiert über die Anwesenheit der Mapper, legte seine Unsicherheit jedoch nach einiger Zeit ab. Nach dem Frühstück nahm Herr A zunächst nicht an der Vormittagsrunde im Wohnzimmer teil, sondern lief weiter herum. Er äußerte, dass er die Spiele albern und kindisch fände, lief aber dann zwischendurch doch immer wieder in die Runde und freute sich, wenn er von den Mitarbeiterinnen in das Spiel und die soziale Interaktion der Gruppe einbezogen wurde, obwohl er Aufforderungen teilzunehmen ablehnte. Während des Herumlaufens hielt er sich immer wie-

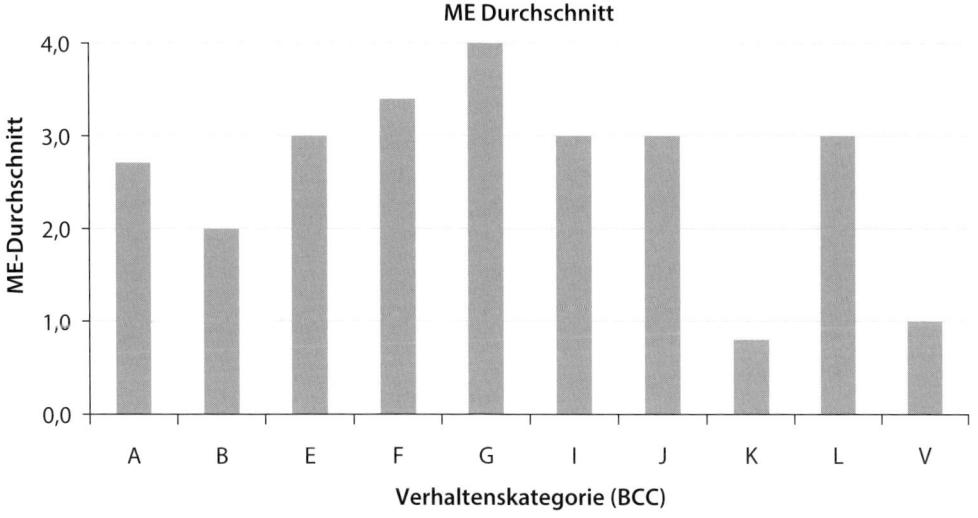

Abbildung 7-3: Übersicht Stimmungslagen

der auch im Essbereich auf und führte Gespräche mit den dort anwesenden Mitarbeiterinnen. Die Gesprächsinitiative ging teilweise vom Personal, teilweise aber auch von ihm selbst aus. Einmal lief er in die Küche und wurde auch dort freundlich dazu eingeladen, zuzuschauen. Während des Herumlaufens schien Herr A meist neutraler Stimmung zu sein, teilweise wirkte er auch etwas unzufrieden. Wurde das Herumlaufen unterbrochen und er in Aktivitäten oder Gespräche einbezogen, war er jedes Mal sehr interessiert. Das Mittagessen verlief ähnlich wie das Frühstück. Herr A war wieder sehr schnell fertig und lief dann in den Räumen herum, während die anderen Gäste weiter aßen. Nach einiger Zeit entdeckte er den Nachtisch, der auf einem Servierwagen stand. Daran war er sehr interessiert. Er verteilte den Nachtisch zunächst an den Tischen, nahm dann jedoch immer wieder einen für sich selbst und aß ihn heimlich. Er freute sich darüber offensichtlich sehr, insbesondere als er einen weiteren übriggebliebenen Nachtisch erhielt. Auch beim Kaffeetrinken war Herr A wieder schnell fertig und lief dann herum, setzte sich aber zwischendurch auch immer wieder an den Tisch. Nach dem Kaffee wurden die Gäste eingeladen, sich für ein Würfelspiel an einen großen Tisch zu setzen. Herr A saß in dieser Zeit eine Weile allein an seinem Platz, während hinter ihm bereits gespielt wurde. Hierüber schien er unglücklich zu sein. Als er dann dazu geholt wurde, freute er sich. Herr A wurde dann später gemeinsam mit anderen Gästen nach Hause gebracht. Das Verabschiedungsprozedere schien ihm dabei vertraut und willkommen zu sein.

7.5.3 Psychologische Bedürfnisse

Herr A zeigte während des gesamten Beobachtungszeitraums einen sehr starken Drang zu Laufen. Hierdurch distanzierte er sich von der Gruppe und ihren Aktivitäten. Darüber hinaus schien er viele der Aktivitäten für sinnlos und kindisch zu halten. Gleichzeitig zeigte er jedoch in vielen Situationen ein großes Bedürfnis danach, dennoch einbezogen zu werden. Die Mitarbeiterinnen begegneten diesem Verhalten sehr einfühlsam. Signale von Herrn A zur Teilnahme an den Gruppenaktivitäten wurden genauso gewürdigt wie eine Ablehnung der Teilnahme. Auch Einzelgespräche dienten immer wieder dazu, Herrn A in den Tagesablauf einzubeziehen und konnten ihn von seinem weniger zufrieden machenden Laufdrang abbringen. So konnte beispielsweise eine Situation beobachtet werden, in der Herr A eine Mitarbeiterin mit den Worten «Hallo, wir haben uns noch nicht Hallo gesagt» freudig ansprach, worauf diese in ihrer Tätigkeit inne hielt und die Begrüßung mit gleicher Freude erwiderte. Nur in seltenen Fällen wurden die Hinweise von Herrn A auf den Wunsch nach Teilhabe an Aktivitäten und Gesprächen durch die Mitarbeiterinnen nicht gewürdigt. In einigen Fällen wurde auch versucht, einem Bedürfnis nach Betätigung zu entsprechen. Meist wurde das von Herrn A positiv aufgenommen.

7.5.4 Diskussion und Zwischenfazit

Auffällig waren im beobachteten Zeitraum das ruhelose Umherlaufen sowie der Wechsel zwischen Distanzierung von der Gruppe und dem Suchen nach Nähe zur Gruppe. Beiden Bedürfnissen wurde durch die Mitarbeiterinnen angemessen begegnet. Darüber hinaus erwiesen sich zwei Merkmale des besonderen Settings im Hinblick auf die Auseinandersetzung mit den Bedürfnissen von Herrn A als positiv. Zum einen bot der häusliche Charakter des Settings, bei dem das gemeinsame Leben des Alltags sowie die Möglichkeit zum Rückzug im Vordergrund stehen, Herrn A die Möglichkeit sich einerseits immer wieder aus der Gruppe herauszuziehen und sich andererseits auch immer wieder der Gruppe anzuschließen. Der freie Zugang zu allen Räumen mit ihren unterschiedlichen Verwendungszwecken (beispielsweise Küche, Speise-/Aufenthaltsraum, Wohnzimmer, Begrüßungszimmer) schien dem Bewegungsdrang von Herrn A hierbei entgegenzukommen und entsprachen auch seinem Bedürfnis nach

Einbeziehung und Teilhabe bei gleichzeitiger Distanz zur Gruppe. Zum anderen schien die ständige Präsenz der Mitarbeiterinnen in unterschiedlichen Bereichen der Einrichtung sich positiv auf Herrn A auszuwirken. Zwar gingen die Mitarbeiterinnen im Tagesverlauf unterschiedlichen Tätigkeiten nach, waren dabei aber immer präsent und für die Gäste greifbar. Herr A hatte so die Möglichkeit, während seines Umherlaufens immer wieder mit den Mitarbeiterinnen in Kontakt zu treten. Hier unterscheidet sich das Setting einer Tagespflege möglicherweise von anderen Pflegesettings, wie der stationären Altenhilfe oder der ambulanten Pflege, in denen Mitarbeiterinnen deutlich mehr in (körper-)pflegerische Tätigkeiten eingebunden und dadurch im öffentlichen Raum weniger präsent und für die Gäste/Bewohner greifbar sind.

7.6 Fallbeispiel II – Frau B

Auch das zweite Fallbeispiel bezieht sich auf einen Gast (Frau B), bei dem die Integration in die Gesamtgruppe der Gäste aus Sicht der Mitarbeiterinnen schwierig schien. Die Mitarbeiterinnen beschrieben außerdem ein starkes Bindungsbedürfnis von Frau B zu den Mitarbeiterinnen sowie eine in sich gekehrte, sensible Grundstimmung als Herausforderung der Versorgung. Frau B war zum Zeitpunkt der Beobachtung 74 Jahre alt und besuchte die *Tagespflege am Turm* schon seit längerer Zeit an zwei Tagen pro Woche. Sie hatte eine Demenz, die nicht näher bezeichnet war. Als weitere Begleiterkrankungen wies sie eine arterielle Hypertonie und eine Herzinsuffizienz auf.

7.6.1 Zusammenfassung der Daten

Frau B hatte eine individuelle WIB-Punktzahl von +1,2 und zeigte somit überwiegend einen sehr leicht positiven Affekt. Zwar wurden positive ME-Werte von +3 oft beobachtet, jedoch wurden ebenfalls negative ME-Werte beobachtet. Am häufigsten wurde ein ME-Wert von +1 beobachtet. Insgesamt schien Frau B bereits von ihrer Grundstimmung eher in sich gekehrt und traurig zu sein. Innerhalb der Gruppe wies sie den niedrigsten ME-Durchschnitt auf. Eine Übersicht der ME-Durchschnittswerte zu den dokumentierten BCCs findet sich in Abbildung 7-4.

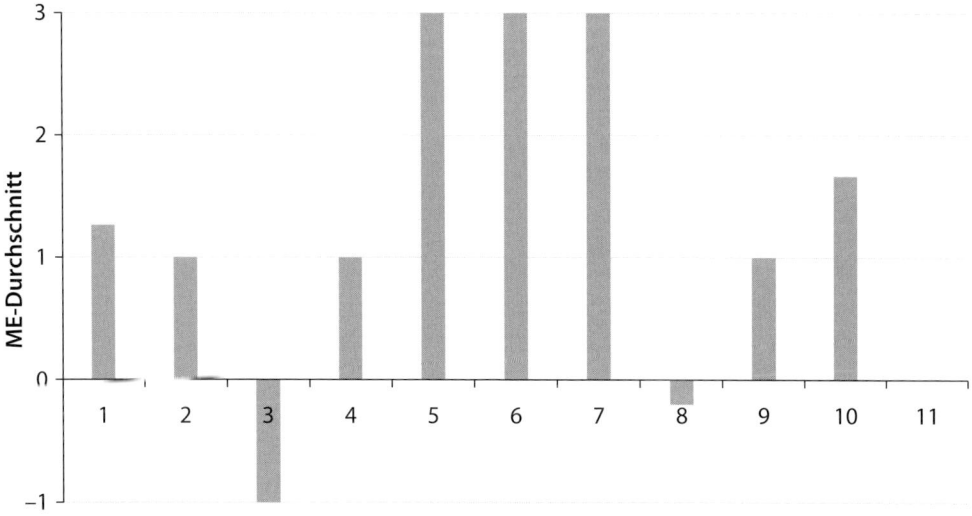

Abbildung 7-4: Übersicht der ME-Durchschnittswerte zu den dokumentierten BCCs

BCCs, die am häufigsten beobachtet wurden waren Artikulation (23 %), Essen und Trinken (17 %), Timalation (17 %), Cool (= in sich zurück gezogen sein, 11 %) und Kommen und Gehen (8 %). Sehr positive ME-Werte waren vor allem beim Essen, bei Gesprächen mit Erinnerung an die Vergangenheit und bei körperlicher Betätigung zu beobachten (+3). Gespräche wurden in erster Linie mit Mitarbeiterinnen und weniger mit anderen Gästen geführt. Dabei ging die Gesprächsinitiative meist von den Mitarbeiterinnen durchaus aber auch von Frau B selbst aus. Der WIB-Wert während dieser Gespräche lag im Durchschnitt bei +1,3. Gespräche fanden insbesondere statt, wenn Frau B traurig war, so dass insgesamt eher niedrige ME-Werte jedoch in Kombination mit personalen Aufwertern dokumentiert wurden.

7.6.2 Tagesverlauf

Frau B kam als eine der ersten Gäste um 8:40 Uhr und wurde von ihrem Mann gebracht. Sie wirkte sehr aufgewühlt und traurig. Eine Mitarbeiterin begrüßte sie sofort und fragte, was los sei. Frau B weinte und berichtete von einem Streit mit ihrem Mann. Im Gespräch ließ sich Frau B von ihrem Streit zu anderen Themen lenken. Sie wurde während der gesamten Begrüßungsrunde nicht allein gelassen. Die Mitarbeiterinnen lösten sich gegenseitig ab. Beim Frühstück war Frau B in sich gekehrt wurde jedoch vom Personal immer wieder nach ihren Wünschen gefragt und man versuchte sie in das Gespräch einzubeziehen. Beim Essen war Frau B sehr konzentriert und aß mit Appetit. Nach dem Frühstück ging Frau B zunächst mit in die Vormittagsrunde, kam jedoch zwischenzeitlich wieder in den Speiseraum. Sie suchte immer wieder Kontakt zum Personal und wirkte sehr traurig. Zwischendurch weinte sie. Die Mitarbeiterinnen gingen kontinuierlich sehr einfühlsam auf ihr Bedürfnis nach Bindung und Gespräch ein, konnte sie mit anderen Themen gut von ihrem Kummer ablenken. Kontakt zu anderen Gästen hatte Frau B kaum.

Vor dem Mittagessen war das Personal sehr beschäftigt, Frau B stand eine ganze Weile allein vor der Eingangstür und schaute nach draußen. Zwischendurch weinte sie. Zum Mittagessen wurde sie als eine der letzten geholt. Das Mittagessen verlief ähnlich wie das Frühstück. Frau B war wiederum sehr in sich gekehrt und konzentriert auf das Essen. Am Tischgespräch nahm sie nur auf direkte Ansprache durch die Mitarbeiterinnen teil. Auch das Kaffeetrinken verlief ähnlich wie die anderen Mahlzeiten. Gegen Ende des Kaffeetrinkens wurde Frau B unruhig und wartete auf ihren Mann und wollte sich bereits anziehen. Eine Mitarbeiterin erklärte ihr, dass sie noch Zeit habe. Frau B setzte sich zunächst wieder und ließ sich in ein Gespräch einbinden. Zwischendurch wurde sie jedoch immer wieder unruhig. Um 15:20 Uhr wurde sie dann von ihrem Mann abgeholt.

7.6.3 Psychologische Bedürfnisse

Bei den personalen Aufwertern und Detraktionen spielte vor allem das Bedürfnis nach Geborgenheit und Wohlbehagen eine Rolle, da Frau B immer wieder aus Phasen von Traurigkeit herausgeholt werden musste. In diesem Zusammenhang wurde auch dem Bedürfnis nach Einbeziehung und Bindung nachgekommen. Personale Detraktionen wurden insgesamt selten beobachtet und fanden vor allem in Phasen statt, in denen keine Zeit für eine Einzelbetreuung vorhanden war. Hier gab es eine Situation vor dem Mittagessen, in der Frau B längere Zeit allein vor der Eingangtür stand und traurig nach draußen schaute.

Der traurigen Stimmung von Frau B begegneten die Mitarbeiterinnen insgesamt sehr einfühlsam. Gesprächsbedarf wurde immer wohlwollend aufgenommen und es fanden sehr viele Einzelgespräche mit Frau B statt. Besonders einprägsam war eine Szene während der Begrüßung bei Ankunft der Gäste. Frau B war bei der Ankunft in der Tagespflege sehr traurig, wegen eines vorangegangenen Streits mit ihrem Ehemann. Die beiden anwesenden Mitarbeiterinnen nahmen ihre Sorgen sehr ernst und redeten mit ihr über den Streit und ihre Traurigkeit darüber. Im weiteren Verlauf der Begrüßungssituation wurde Frau B. nie allein gelassen. So lösten sich die Mitarbeiterinnen bei Ankunft neuer Gäste gegenseitig ab.

Frau B wirkte körperlich sehr gebeugt und in sich gekehrt. Die Mitarbeiterinnen begaben sich bei Gesprächen mit ihr körperlich auf eine Ebene in dem sie sich dazu hockten. Bei den Mahlzeiten wurde versucht, Frau B in die Tischgespräche einzubeziehen. Dies gelang teilweise. Außerhalb der Mahlzeiten war Frau B eher nicht in Gruppenaktivitäten einbezogen. Auch ein Einbezug in Arbeiten und Betätigung fand eher selten statt.

7.6.4 Diskussion und Zwischenfazit

Ähnlich wie Herr A zeichnete sich Frau B dadurch aus, dass sie wenig in die sehr harmonische Gesamtgruppe der Gäste integriert war. Während jedoch Herr A immer wieder auch den Kontakt zur Gruppe suchte, kam ein Bedürfnis nach Einbeziehung in die Gruppe bei Frau B nicht zum Ausdruck. Hier stand vor allem das Bedürfnis nach Bindung und Kontakt zu den Mitarbeiterinnen im Vordergrund.

Die Besonderheiten des Settings, die bereits bei Herrn A hervorgehoben und diskutiert wurden, wirkten sich auch bei Frau B positiv aus. Auch ihr wurde weitestgehend die Möglichkeit geboten, sich von den Gruppenaktivitäten zu distanzieren (anderer Raum) bei gleichzeitiger Präsenz der Mitarbeiterinnen. Während sich jedoch die vielen unterschiedlichen Rückzugsmöglichkeiten (verwinkelte Räumlichkeiten) bei Herrn A positiv darstellten, waren sie bei Frau B in Phasen geringerer Mitarbeiteraufmerksamkeit problematisch. Herr A kehrte selbständig immer wieder zur Gruppe und zu den Mitarbeiterinnen zurück, suchte eigeninitiativ Kontakt. Frau B hingegen war in kurzen Phasen mit geringer Aufmerksamkeit des Personals isoliert und konnte sich aus dieser Isolation nicht selbständig lösen. Die baulichen Gegebenheiten führten dazu, dass dies von den Mitarbeiterinnen in einzelnen Fällen erst mit Verzögerung bemerkt wurde. Insgesamt begegneten die Mitarbeiterinnen Frau B jedoch einfühlsam und mit viel Zeitaufwand. Insbesondere Einzelgespräche dienten immer wieder dazu, Frau B aus ihrer Traurigkeit heraus zu holen. Die besonderen Strukturen und Rahmenbedingungen des Settings schienen sinnvoll und erfolgreich. Insbesondere die im Konzept vorgesehene Orientierung an einem lediglich groben Betreuungsrahmenplan zugunsten einer tagesaktuellen und an den Bedürfnissen des Gastes orientierten Gestaltung der Betreuung hat sich hier bewährt.

7.7 Reflexionen der Zusammenarbeit mit den Mitarbeiterinnen und des Feedbackgesprächs

Das Feedbackgespräch wurde auf einen späten Nachmittag vier Wochen nach dem Mapping terminiert, sodass die Gäste nicht mehr anwesend waren und möglichst alle Mitarbeiterinnen an dem Gespräch teilnehmen konnten. Es waren beide Geschäftsführerinnen und die Mehrzahl der Mitarbeiterinnen anwesend. Aufgrund der geringen Anzahl der Mitarbeiterinnen und der Tatsache, dass die Geschäftsführerinnen auch direkt in die Betreuung der Gäste eingebunden waren (somit auch in der Beobachtungssituation anwesend waren) wurde ein gemeinsames Feedback für das gesamte Team der Einrichtung durchgeführt.

Die Stimmung im Feedbackgespräch war wohlwollend und interessiert. Mitarbeiterinnen, die im Vorfeld der Beobachtung Unsicherheit aufgrund der Beobachtungssituation geäußert hatten, meldeten im Feedbackgespräch zurück, dass sich diese Vorbehalte in der Beobachtungssituation aufgelöst hätten. Das Verhalten der Mitarbeiterinnen am Beobachtungstag war kooperativ und freundlich. Von den Mapperinnen wurden keine Vorbehalte auf Seiten der Mitarbeiterinnen oder der Gäste wahrgenommen, die einen wesentlichen Einfluss auf die Beobachtungssituation gehabt hätten oder gar den Abbruch der Beobachtung erforderlich gemacht hätten.

Der Beobachtungstag stellte aus Sicht der Mitarbeiterinnen einen typischen Tag in der Tagespflegeeinrichtung dar, der ohne außergewöhnliche Ereignisse verlief. Die im Feedbackgespräch präsentierten Ergebnisse der DCM-Beobachtung wurden von den Mitarbeiterinnen interessiert aufgenommen. Es wurde geäußert, dass die Ergebnisse die eigene Wahrnehmung der Beobachtungssituation widerspiegelten und dass sich auch die eigene Einschätzung der Gäste und ihrer Versorgungssituation im Hinblick auf ihr Wohlbefinden und ihre Lebensqualität bestätigten. Vorschläge der Mapperinnen zur weiteren Optimierung wurden konstruktiv diskutiert und durch eigene Ideen des Teams ergänzt. So wurde beispielsweise darüber diskutiert, wie die Mitarbeiterinnen dem in Fallbeispiel II geschilderten ausgeprägten Bedürfnis nach Bindung von Frau B begegnen können. In diesem Zusammenhang wurde vor allem nach Lösungen gesucht, sowohl dem Bedürfnis von Frau B wohlwollend und professionell zu begegnen als auch eigene Grenzen der Belastbarkeit zu erkennen und anzunehmen.

Da die DCM-Beobachtung in der *Tagespflege am Turm* bisher einmalig stattfand, kann die weitere Auseinandersetzung der Mitarbeiterinnen mit den DCM-Ergebnissen an dieser Stelle nicht beurteilt werden.

Zusammenfassend kann jedoch festgehalten werden, dass obwohl in der *Tagespflege am Turm* im Rahmen der DCM-Beobachtung keine schwerwiegenden Problemlagen sichtbar wurden, die das Wohlbefinden der Gäste oder des Personals nennenswert beeinflusst hätten, das Mapping und das anschließende Feedbackgespräch mit dem Team von den Mitarbeiterinnen als hilfreich empfunden wurden, sowohl das eigene alltägliche Handeln als auch die Umsetzung des Betreuungskonzepts zu reflektieren.

7.8 Diskussion und Fazit

Die Rahmenbedingungen für eine DCM-Beobachtung waren in der *Tagespflege am Turm* besonders günstig. Die Gäste befanden sich den ganzen Tagesverlauf über, mit Ausnahmen von Toilettengängen, in öffentlichen beziehungsweise für die Mapperinnen einsehbaren Räumen. Dadurch gab es kaum Beobachtungspausen und eine Dokumentation des gesamten Tagesverlaufs war möglich. Die Beobachtung begann mit Eintreffen des ersten Gastes und wurde mit Verabschiedung des letzten Gastes beendet. Es handelte sich um eine relativ kleine überschaubare Gruppe von 12 Gästen und 3 Mitarbeiterinnen, sodass die Mapperinnen sich einen guten Gesamteindruck verschaffen konnten.

Diese Gegebenheiten sind sicherlich auch in anderen Tagespflegeinrichtungen vorhanden und erleichtern das Beobachten in diesem Setting. Dabei ist aber nicht außer Acht zu lassen, dass sich fast das gesamte Geschehen im «öffentlichen» Raum abspielt und es daher wenig Rückzugsmöglichkeit für die Gäste und Mitarbeiterinnen gibt. DCM-Anwender sollten sich dieser Tatsache bewusst sein und entsprechend rücksichtsvoll agieren.

Das Setting Tagespflege weist einige Besonderheiten auf. Generell steht die Betreuung der Tagesgäste im Vordergrund und (körper-)pflegerische Tätigkeiten spielen eine untergeordnete Rolle (vgl. Abbildung 7-1 zu den dokumentierten BCCs). Dadurch haben die Mitarbeiterinnen die Möglichkeit, fast durchgängig präsent zu sein. Diese Möglichkeit wurde in der *Tagespflege am Turm* beobachtbar gut und systematisch genutzt. Die Gäste erfuhren ein hohes Maß an Ansprache und Zuwendung und wurden sehr selten und nur während kleinerer Zeitfenster sich selbst überlassen. Dabei wendeten die Mitarbeiterinnen untereinander ein Rotationsverfahren an, in dem sie regelmäßig zwischen direkter Betreuungstätigkeit in der Gruppe oder mit einzelnen Gästen und Arbeiten im Hintergrund wechselten. Diese Wechsel wurden so in die Abläufe eingebaut (beispielsweise beim Servieren von Getränken), dass für die Gäste der Gesamtablauf kontinuierlich blieb.

Des Weiteren ist es durch die Tatsache, dass (körper-)pflegerische Aspekte im Vergleich zur Versorgung in der vollstationären Altenhilfe eine untergeordnete Rolle spielen in diesem Rahmen deutlich leichter, Räumlichkeiten eher häuslich denn institutionell zu gestalten. Dieser Umstand war im Falle der vorliegenden DCM-Beobachtung dem Gefühl des Miteinanders in der Gruppe außerordentlich zuträglich. Die Gäste verbrachten die meiste Zeit des Tages gemeinsam und es geschah nur selten, dass einzelne Personen von den Mitarbeiterinnen für die Verrichtung (körper-)pflegerischer Tätigkeiten separat versorgt wurden.

Auftrag beziehungsweise Ziel der Beobachtung war es, in einer noch recht jungen Institution, in der die konzeptionelle Arbeit und Umsetzung sich noch in einem stetigen Anpassungsprozess befinden, zu evaluieren, inwieweit das gewählte Betreuungskonzept dem Wohlbefinden und der Lebensqualität der Gäste zuträglich ist. Den Auftraggebern war es dabei insbesondere wichtig, durch eine externe Evaluation zu überprüfen, ob die Intention einer individuellen Betreuungsgestaltung, die sich an den tagesaktuellen Bedürfnissen der einzelnen Gäste und der Gruppe orientiert, erfolgreich umgesetzt werden konnte.

In der *Tagespflege am Turm* waren sowohl das Einrichtungs- als auch das Betreuungskonzept in ihrer Umsetzung durch eine person-zentrierte Haltung gekennzeichnet. Einzelne Gäste, die sich (zeitweise) von der Gruppe distanzierten oder aufgrund ihrer psychologischen Bedürfnisse ein höheres Maß an Aufmerksamkeit und Hilfestellung benötigten, wurden durch eine individuelle Betreuungsstrategie aufgefangen. Das gesamte Betreuungsangebot war darauf abgestimmt sowohl Gruppen- als auch Einzelangebote flexibel und spontan anzubieten. Pflegerische Aspekte, wie beispielsweise Trinkrituale und diskret angebotene Toilettengänge waren in die Betreuung integriert. Der Alltag wurde gemeinsam gestaltet, so hatten die Gäste Zutritt auch in Bereiche wie die Küche, und wurden in Alltagstätigkeiten eingebunden.

Die Betrachtung der Ergebnisse der DCM-Beobachtung gibt deutliche Hinweise darauf, dass es der Gruppe, die am Tag des Mapping die *Tagespflege am Turm* besuchte, insgesamt gut ging. So lag der gruppenbezogene WIB-Durchschnitt mit +1,9 durchweg im positiven Bereich und selbst der niedrigste individuelle WIB-Durchschnitt (siehe Fallbeispiel II Frau B) lag mit +1,2 noch deutlich außerhalb des Bereichs des Unwohlseins. Diese Ergebnisse decken sich mit der Einschätzung, die Mitarbeiterinnen im Vorfeld der Beobachtung äußerten. Momente negativen Affekts oder Unwohlseins in Form von negativen ME-Werten wurden fast ausschließlich bei den beiden, als vergleichsweise herausfordernd eingeschätzten Fallbeispielen (Herr A und Frau B) dokumentiert.

Wie Abbildung 7-1 zeigt, konnten fast alle Verhaltenskategorien (BCCs) mit hohem Potenzial im Tagesverlauf beobachtet werden, wohingegen von denen mit niedrigem Potential lediglich die Verhaltenskategorie Cool (Kühl = nicht engagiert, zurückgezogen sein) dokumentiert wurde. Dementsprechend wurden die Verhaltenskategorien Unresponded (unbeantwortet = Versuch zu kommunizieren, ohne eine Reaktion oder Antwort zu bekommen) und Withstanding (= ständige und anhaltende Selbststimulation, kein Außenbezug) zu keiner Zeit beobachtet. Diese Ergebnisse spiegeln zum einen das abwechslungsreiche Aktivitätsprofil der Gruppe in der *Tagespflege am Turm* wieder, sie zeigen aber vor allem, dass es den Mitarbeiterinnen über weite Strecken des Tages gelingt, eine Atmosphäre zu schaffen, in der sich alle Gäste wohl fühlen.

Laut Hochgraeber et al. (2012) (siehe Kapitel 5) ist nach dem subjektiven Empfinden der Nutzer von niedrigschwelligen Betreuungsangeboten für Menschen mit Demenz das Phänomen der «Vetrauten Gemeinschaft» und «persönliche Sinnfindung» von zentraler Relevanz, das heißt dass sich die Gäste hier als Mitglieder einer Gruppe fühlen, in der jeder einzelne seine Rolle einnimmt, seinen Platz findet und für ihn sinnvollen Tätigkeiten nachgehen kann. Es kann vermutet werden, dass dies unter den Nutzern von Angeboten der Tagespflege ähnlich empfunden wird. Hochgraeber et al. (2012) weisen darüber hinaus darauf hin, dass zum Gelingen einer solchen «Vetrauten Gemeinschaft» entsprechendes Fachkönnen und -wissen bei den Mitarbeiterinnen vorhanden sein sollte. Im Rahmen des hier berichteten DCM-Mappings konnte gut beobachtet werden wie diesbezüglich von den Mitarbeiterinnen interveniert wurde. So waren personale Aufwerter vor allem zu Geborgenheit/Wohlbehagen, Betätigung und Einbeziehung zu sehen. Insbesondere die beiden Fallbeispiele (Herr A und Frau B) zeigen, wie die Mitarbeiterinnen gezielt und kontinuierlich die Gäste darin unterstützen, ihren Platz in der Gruppe entsprechend ihrer individuellen Bedürfnisse zu finden und ihr Personsein ständig neu zu stabilisieren. Während Herr A trotz seiner Hinlauftendenzen und seiner verbal geäußerten Abneigung gegen bestimmte Gruppenaktivitäten immer wieder eigeninitiativ den Kontakt zur Gruppe suchte und von den Mitarbeiterinnen dabei dann freundlich unterstützt wurde, zeigte Frau B insgesamt wenig Bedürfnis nach Integration in die Gruppe. Die Mitarbeiterinnen reagierten auf Frau B entsprechend, indem sie ihrem Bedürfnis nach Bindung und Kontakt zum Personal gerecht wurden. Es wird an dieser Stelle deutlich, wie hoch die Anforderungen an die Mitarbeiterinnen solcher Gruppenangebote sind, zum einen Integration zu ermöglichen und zu fördern, gleichzeitig aber auch zu erkennen, wann individuelle Angebote für einzelne Gäste angemessen sind. Hiermit werden Kernaspekte aufgegriffen, die im VIPS-Modell verankert sind, in welchem die personzentrierte Versorgung nach Kitwood weiter entwickelt wurde (Brooker 2007).

Die in diesem Beitrag diskutierte Erfahrung mit der Anwendung von DCM in einer Einrichtung der Tagespflege kann abschließend als positiv bewertet werden. Das Mapping erwies sich in zweierlei Hinsicht als hilfreich: Es konnte der Auftrag der Einrichtung, das Wohlbefinden der Gäste während der Inanspruchnahme zu erfassen, erfüllt werden. Wobei sowohl die Beleuchtung einzelner Fälle möglich war, als auch die Gruppensituation erfasst werden konnte. Darüber hinaus ermöglicht DCM als Beobachtungsmethode die Nachzeichnung des Wohlbefindens im Tagesverlauf. Angebote der Tagespflege legen ihren Schwerpunkt insbesondere auf die Strukturierung eines Tagesablaufs, der für die jeweiligen Gäste sinnhafte und fördernde Aktivitäten beinhalten soll. Dies lässt sich mit DCM nachvollziehbar abbilden, da hier nicht nur zusammenfassend eine Einschätzung des Wohlbefindens oder der Lebensqualität abgegeben wird, sondern auch Aussagen zu unterschiedlichen Zeitpunkten und bei verschiedenen Aktivitäten möglich sind.

Die hier geschilderte Erfahrung mit DCM in der Tagespflege stellt also zum einen den Auftraggebern eine systematische Einschätzung bezüglich des Wohlbefindens der in ihrem Angebot betreuten Gäste zur Verfügung, zum anderen lässt sie den Schluss zu, dass DCM generell geeignet für die Arbeit in diesem teilstationären Setting zu sein scheint. Angesichts der als spärlich zu bezeichnenden Evidenzlage bezüglich der Wirkung und dem Nutzen von tagespflegerischer Versorgung auf beziehungsweise für Menschen mit Demenz (Bartholomeyczik et al., 2008), kann DCM ein hilfreiches Instrument für die Erfassung des Wohlbefindens dieser Nutzergruppe sein und eine Ausweitung seiner Anwendung auf dieses Setting könnte dazu beitragen, diesen bisher eher wenig beleuchteten Bereich der Versorgung besser beurteilen und im Sinne einer person-zentrierten Versorgung weiter entwickeln zu können.

Literatur

Bartholomeyczik S., Halek M., Müller-Hergl C., Riesner C., Rüsing D., Vollmar H.C., Wilm S. (2008). Institut für Forschung und Transfer in der Pflege und Behandlung von Menschen mit Demenz: Konzept.

Pflege und Gesellschaft. Zeitschrift für Pflegewissenschaft., Jg. 13, H. 4, 289–384.

Bartolomeyczik S. (2006). Rahmenempfehlungen zum Umgang mit herausforderndem Verhalten bei Menschen mit Demenz in der stationären Altenhilfe. Demenz, 33.

Brooker D. (2007). [Dt. Herausgabe von Müller-Hergl, C. und Rüsing, D.]: Person-zentriert pflegen. Das VIPS-Modell für Menschen mit Demenz. Bern: Verlag Hans Huber.

Frey C., Heese C. (2011). Versorgung und Hilfe bei Demenz – Bekanntheit von Entlastungsangeboten für Angehörige und Versorgungswünsche. Pflege & Gesellschaft, 16 (3).

Gräßel E. (2009). Subjektive Belastung und deren Auswirkungen bei betreuenden Angehörigen eines Demenzkranken-Notwendigkeit zur Entlastung. Stoppe G, Stiffens G (Hrsg.) Niederschwellige Betreuung von Demenzkranken, 1, 42–47.

Graumann S. (2011). Menschen mit einer demenziellen Veränderung in der häuslichen Umgebung – Merkmale tragfähiger Unterstützungskonstellationen. Soziale Passagen, 3(1), 151–154.

Hochgraeber I., Riesner C., Schoppmann S. (2012). The experience of people with dementia in a social care group. Case study. *Dementia*, 12(6).

Kuratorium Deutsche Altershilfe. (2010). Tagespflege. Planungs- und Arbeitshilfe für die Praxis. Köln. 41–45.

Måvall L., Malmberg B. (2007). Day care for persons with dementia An alternative for whom? Dementia, 6(1), 27–43.

Moldenhauer M. (2008). Die Chancen der Tagespflege in der pflegerischen Versorgung nach dem Pflege-Weiterentwicklungsgesetz. ProAlter, 4, 7–9.

Pinquart M., Sorensen S. (2003). Associations of stressors and uplifts of caregiving with caregiver burden and depressive mood: a meta-analysis. J Gerontol B Psychol Sci Soc Sci, 58(2), 112–128.

Rüsing D., Herder K., Müller-Hergl C., Riesner C. (2008). Der Umgang mit Menschen mit Demenz in der (teil-) stationären, ambulanten und Akutversorgung. Pflege & Gesellschaft, 13(4), 306–321.

Schäufele M., Köhler L., Teufel S., Weyerer S. (2008). Betreuung von demenziell erkrankten Menschen in Privathaushalten: Potentiale und Grenzen. In U. Schneekloth & H.-W. Wahl (Hrsg.), Selbstständigkeit und Hilfebedarf bei älteren Menschen in Privathaushalten. Pflegearrangements, Demenz, Versorgungsangebote (2. Aufl., S. 103–143). Stuttgart: Kohlhammer.

Schneekloth U., Wahl H. (Hrsg.) (2008). Selbstständigkeit und Hilfebedarf bei älteren Menschen in Privathaushalten. Pflegearrangements, Demenz. Versorgungsangebote (2. Aufl.). Stuttgart: Kohlhammer.

Tagespflege am Turm (2010). Betreuungskonzept. [Stand 2010-10-31].

Tagespflege am Turm. (2012a). Betreuungsrahmenplan. [Stand 2012-07-12].

Tagespflege am Turm. (2012b). Einrichtungskonzept. [Stand 2012-08-12].

Tagespflege am Turm. (2012c). Unternehmens-/Pflegeleitbild. [Stand 2012-08-12].

Tagespflege am Turm. http://www.tagespflegeamturm.de/index.html [Stand 2013-05-21].

Vogel G. (2009). Teilstationäre Pflege und Kurzzeitpflge. In T. Klie & U. Krahmer (Hrsg.), Sozialgesetzbuch XI. Soziale Pflegeversicherung. Lehr- und Praxiskommentar (Vol. 3. Auflage, pp. 471–492). Baden-Baden: Nomos.

Zank S., Schacke C. (2007). Projekt Längsschnittstudie zur Belastung pflegender Angehöriger von demenziell Erkrankten (LEANDER). Abschlussbericht Phase 2: Längsschnittergebnisse der LEANDER Studie (pp. 178). Siegen: Universität Siegen, Lehrstuhl für Klinische Psychologie.

8. Die DCM-Evaluation ist zu lang – geht es auch kürzer?

Von Johannes van Dijk und Claudia Zemlin

8.1 Einleitung

DCM wird in Deutschland geschätzt und durch die MDS (Medizinischer Dienst des Spitzenverbandes Bund der Krankenkassen e. V.) in der «Grundsatzstellungnahme – Pflege und Betreuung von Menschen mit Demenz in stationären Einrichtungen» (2009) empfohlen. Es gibt Einrichtungen, in denen DCM regelmäßig durchgeführt wird, die über positive Auswirkungen berichten und in denen DCM zum festen Bestandteil des Qualitätsmanagements geworden ist. Trotzdem wird DCM in Deutschland nicht flächendeckend eingesetzt. Laut Angabe vom DCM Strategic Lead bei der Universität Witten/Herdecke gibt es zurzeit keine verlässlichen Daten zur genauen Zahl der Nutzer. Im Rahmen der «Dementia Care Mapping Anwender-Befragung 2012» beim DZNE (Deutsches Zentrum für Neurodegenerative Erkrankungen in der Helmholtz Gesellschaft) werden bis Dezember 2013 erstmalig im deutschsprachigen Raum Erkenntnisse zur tatsächlichen Anwendung von DCM in der Praxis generiert.

Mehrere Einrichtungen, die gerne mit DCM arbeiten würden, fangen damit nicht an, weil die Durchführung zu viel Zeit und Geld kosten würde. Andere, die mit DCM angefangen haben, hören nach einiger Zeit wieder auf, weil eine Freistellung der Mitarbeiter für eine regelmäßige Durchführung nicht realisiert werden kann. Manchmal wird die Weiterführung von den Mitarbeitenden abgelehnt. In Abschnitt 8.2 wird hierauf ausführlicher eingegangen und gezeigt, dass nicht nur die Kosten entscheidend sind, ob DCM ein- und/oder weitergeführt wird.

Oft wird jedoch der hohe Zeitbedarf für DCM als Grund benannt, es nicht einzusetzen.

Die Fragestellung für dieses Kapitel ist: Kann DCM mit qualitativ guten Ergebnissen mit weniger Zeitaufwand (zum Beispiel als Kurz-DCM) durchgeführt werden?

8.2 Gründe dafür, dass DCM nicht angewendet wird

In DCM 8 – Grundlagen und praktische Anwendung wird zu DCM geschrieben: «DCM in einer Organisation als Motor für eine personzentrierte Pflegepraxis einzusetzen ist ein größeres Unterfangen (…). DCM ist alles andere als ein einfacher Prozess. Es stellt keine schnelle Lösung in Aussicht. Es ist ein wirkungsvolles Instrument, das große Veränderungen bewirken kann» (DCM 8 Grundlagen, 2008: 67–68). Die Durchführung erfordert personelle Ressourcen und eine Offenheit und Bereitschaft der Mitarbeiterinnen der Organisation sich auf mögliche Änderungen ein zu lassen und gegebenenfalls daran aktiv mit zu arbeiten. DCM kostet Zeit und Energie. Im genannten Text wird betont, dass die Mitarbeiter ein konzeptionelles Verständnis einer person-zentrierten Pflege haben sollten, damit sie eine klare Vorstellung haben, welchem Zweck DCM dient. Es sind meistens die Führungskräfte von Einrichtungen, die sich für DCM interessieren und eine mögliche Durchführung initiieren.

8.2.1 Potentiell interessierte Einrichtungen, die DCM nicht einsetzen

Manche Einrichtungen stellen fest, dass zu wenig person-zentriertes Pflegeverständnis im Mitarbeiterteam vorhanden ist. Sie bevorzugen, erst daran zu arbeiten, bevor mit DCM angefangen wird. Manchmal sind größere personelle oder organisatorische Veränderungen zu bewältigen oder Probleme, wie Disziplinarverfahren gegen Mitarbeiter, Nachprüfungen nach einer MDK-Prüfung oder sogar die Drohung einer Schließung. Die Mitarbeiter werden so sehr mit der aktuellen Arbeitssituation beschäftigt sein, dass sie nicht offen sind für eine inhaltliche Weiterentwicklung der Arbeit, wozu DCM anregen kann. Der Einführung von DCM wird abgeraten und es ist erst wieder sinnvoll DCM weiter zu verfolgen, wenn die Mitarbeitenden die Bereitschaft aufbringen können, sich auf ihre Zukunft zu konzentrieren (DCM 8 Grundlagen, 2008: 68).

Es gibt Einrichtungen, die sich bewusst gegen DCM entscheiden, weil sie die Kosten, vor allem der benötigten Arbeitszeit und Freistellung der Mitarbeiter für die DCM-Ausbildung und -Durchführung, als zu hoch einschätzen. Manchmal fehlen geeignete Fachkräfte. Manchmal fehlt die Möglichkeit, sie für DCM regelmäßig und ausreichend lang freizustellen.

Es gibt allerdings Einrichtungen, die DCM schon mehrere Jahre einsetzen, die berichten, dass die positiven Effekte auf Pflege- und Lebensqualität der betreuten Personen sich auch finanziell lohnen (siehe Kapitel 11). Zufriedene Kunden sind gute Werbung und fördern eine gute Belegung der Einrichtungen. Ein angenehmes Betriebsklima zieht neue Mitarbeiter an und fördert, dass sie in der Einrichtung bleiben.

8.2.2 Einrichtungen, die DCM anfangen und damit später wieder aufhören

Manche Einrichtungen entscheiden sich, DCM einzusetzen, kennen die zeitlichen Anforderungen, wählen Mitarbeiter aus und ermöglichen ihnen die DCM-Ausbildung.

Im Arbeitsalltag gibt es oft Probleme, weil die Anwender für eine geplante DCM-Beobachtung nicht freigestellt werden. Sie sind dann als Teammitglied in der täglichen Pflegearbeit eingebunden. Die personelle Besetzung im Pflegebereich ist häufig knapp. Bei personellen Engpässen, wie beispielsweise bei Krankmeldungen wird DCM oft abgesagt, weil der «Sicherung der Dienstplanung» höhere Priorität gegeben wird. Die Entscheidung dazu wird in der Regel von der Teamleitung – oder vom Anwender getroffen, aus Solidarität mit –, oder aus Angst vor negative Reaktionen von Koleginnen und Kollegen. Wenn solche Absagen wiederholt passieren, verringert das die Wertschätzung des DCM und schmälert die Bereitschaft der Anwender, sich für eine Durchführung einzusetzen. Die Anwender sind nach der Ausbildung oft sehr motiviert DCM anzuwenden. Wiederholte Absagen gefährden deren Motivation. Uns sind mehrere DCM-Anwender bekannt, die aus diesem Grunde mit DCM aufgehört haben. Es wurde die persönliche Erfahrung gemacht, dass die Durchführung von DCM möglich war, weil die direkte Vorgesetzte, die DCM sehr schätzte, dafür den benötigten Freiraum im Dienstplan schaffte. Diese Unterstützung gibt es leider nicht immer.

Einige dieser Probleme werden in einem Artikel über den Vergleich von Erfahrungen von DCM-Anwendern in den USA und Großbritannien beschrieben: (Douglas et al., 2010). Für die Durchführung fehlt oft die Zeit. Es werden Zeitmangel in allen Phasen des DCM-Prozesses, Mängel an Unterstützung aus der Organisation und Ablehnung durch Teams bei der Durchführung und Feedbackbesprechung benannt.

Mehrmals wurde durch eine nicht sachgerechte Durchführung von DCM die Bereitschaft von Teams daran mitzuarbeiten beendet. Einige Beispiele aus Erfahrungen der Autoren:

- Als bei Voll-DCM die Handlungspläne zu umfangreich wurden, hat die Menge die Teams erschlagen und entmutigt. Sie lehnten die Fülle der notwendigen Veränderungen als

«nicht machbar» ab und es kam zu gar keiner Veränderung.
- Eine unsensible Vermittlung von Beobachtungsergebnissen, vom Team empfunden als «Expertenkritik von oben herab», ohne Verständnis für aktuellen Arbeitsgegebenheiten oder Ansichten und Wünsche des Teams, führte dazu, dass das Team kein DCM mehr möchte.

Bei der Entscheidung ob DCM eingeführt werden soll, spielen die geschätzten Kosten sicher eine große Rolle. Ob eine Einrichtung, die mit DCM angefangen hat, damit weiter macht, hängt neben den personellen Kosten von der Organisation und Qualität der DCM-Arbeit ab.

8.3 Was kostet DCM?

Wenn eine Organisation mit DCM anfangen möchte, müssen Mitarbeitende in DCM geschult sowie Zeit- und Leitungsressourcen geschaffen werden, um die Durchführung des DCM-Prozesses zu organisieren, zu koordinieren und zu begleiten. Für die Durchführung der DCM-Beobachtungen, inklusive Informationsgespräche, Datenbearbeitung, Berichterstellung und Besprechung der Ergebnisse mit den Teams, muss für die geschulten Mitarbeitenden eine angemessene Freistellung realisiert werden. Abhängig von der Situation in der Organisation sind zur Vorbereitung von konkreten DCM-Beobachtungen mehr oder weniger Investitionen nötig. Diese Vorbereitungs-Kosten werden im nachfolgenden Kostenvergleich ausgelassen, weil sie unabhängig von der Länge der DCM-Beobachtung nötig sind.

In Bezug zu unserer Fragestellung werden die Kosten der konkret durchgeführten DCM-Beobachtungen, vom Informationsgespräch bis inklusive der Nachbesprechung, behandelt. Die Kosten betreffen vor allem die Personalkosten für die benötigte Arbeitszeit. In dieser Betrachtung wird davon ausgegangen, dass DCM durch eigene, dazu ausgebildete Mitarbeiter durchgeführt wird. Es gibt auch die Möglichkeit DCM durch externe Anwender, die mindestens den DCM-Evaluator-Abschluss haben sollen, durchführen zu lassen. Die Kosten werden in diesem Fall in freier Verhandlung bestimmt und können sich stark unterscheiden.

Bei einer DCM-Beobachtung gibt es laut «DCM 8 – Grundlagen und praktische Anwendung» folgende Unterteilung der DCM-Prozessphasen:

1. Informationsgespräch über DCM im Team, inkl. Vorbereitungszeit
2. Überprüfung der Interrater-Reliabilität (IRR)
3. Durchführung DCM-Beobachtung, inklusive kurze Vorbereitung und Rückmeldung ans Team
4. Analyse der Daten und Verfassen des Berichts
5. Rückmeldung ans Team
6. Planung von Maßnahmen (DCM 8 Grundlagen, 2008: 72–73).

Die Überprüfung der Interrater-Reliabilität dient dazu, sicherzustellen, dass Anwender die gemeinsam eine Situation beobachten, die gleichen Kodierungen machen, beziehungsweise so weit wie möglich gleiche Daten sammeln. Diese IRR-Prüfung, die ca. zwei Stunden dauert, wird vor dem ersten selbständigen DCM durchgeführt und danach mindestens einmal jährlich empfohlen. Sie soll unabhängig von der Länge der DCM-Beobachtung gemacht werden und wird deshalb aus dem weiteren DCM-Kostenvergleich ausgelassen.

Die Planung von Maßnahmen (6) die mit zwei bis vier Stunden veranschlagt wird, ist Aufgabe des Teams, welches die Rückmeldung erhält. Die Planung von Verbesserungsvorschlägen, die sowohl nach kürzeren als auch längeren DCM-Beobachtungen begonnen werden können, werden als reguläre Arbeit betrachtet. Auch dieser Aspekt wird aus dem DCM-Kostenvergleich ausgelassen. Erst wird der Zeitbedarf des DCM-Anwenders bei der DCM-Beobachtung (Voll-DCM) über sechs Stunden bei acht Personen berücksichtigt, danach die zeitliche Beanspruchung fürs Team:

1. Informationsphase:
Es werden für den Gesamt DCM-Zyklus Termine gemacht. Die Absprache dauert im Allgemeinen einige Minuten. Das Informationsgespräch benötigt inklusive Vorbereitungszeit, abhängig von der Größe der Gruppe und deren Vorkenntnissen, ca. ein bis zwei Stunden (DCM 8 Grundlagen, 2008: 72). Diese Zeitangabe stimmt mit unseren Erfahrungen überein, wenn ein Team zum ersten Mal über DCM unterrichtet wird. Beim nächsten DCM reichen durchschnittlich 15 bis 30 Minuten aus.

2. Durchführung der Beobachtung:
In den «DCM 8 – Grundlagen» wird die Dauer eines Voll-DCM als «beispielsweise tagsüber für eine Dauer von sechs Stunden» beschrieben (DCM 8 Grundlagen, 2008: 41). Im Anhang auf Seite 164 steht: «Die DCM-Beobachter führen ihre Arbeit über mehrere Stunden durch. Die Länge einer vollständigen Beobachtung hängt von deren Zweck und den verfügbaren Mitteln ab». In einem Artikel in The Gerontologist schreibt Dawn Brooker, dass sechs Stunden als Dauer für eine DCM-Beobachtung abgesprochen wurde, aber es gäbe keine empirischen Belege dafür, dass nur mit dieser Zeitdauer eine repräsentative Beobachtung möglich ist. Es gibt Veröffentlichungen über längere und kürzere Beobachtungszeiten. Es wird ausgesprochen, dass zum Forschungszweck eine «gestraffte» (streamlined) Version von DCM sinnvoll und wünschenswert sein kann. Es sollte geklärt werden, wie sich die Ergebnisse der gestrafften Version und die vollständige Fassung verhalten (Brooker, 2005).

Zum Kostenvergleich nehmen wir eine Beobachtungszeit von sechs Stunden als Grundlage, weil diese Zeitdauer am meisten genutzt wird. Inklusive kurzer Besprechungen vor- und hinterher, werden für eine sechsstündige Beobachtung sieben bis acht Stunden veranschlagt (DCM 8 Grundlagen, 2008: 72). Auch diese Zeitangabe entspricht unseren Erfahrungen.

3. Datenbearbeitung, Analyse der Daten und Verfassen des Berichts:
Für die Analyse der Daten und das Verfassen des Berichts werden in den DCM 8 Grundlagen ca. vier bis fünf Stunden veranschlagt, dies «bei Benutzung eines EDV-Programms für die Datenanalyse». Der deutschen Herausgeber nennt auf Grund eigener Erfahrungen: «einen ganzen Tag» (acht Stunden) (DCM 8 Grundlagen, 2008: 72–73). Die Angabe des Zeitbedarfs für diese Tätigkeit ist schwierig, weil es keine verbindlichen Vorgaben für einen Bericht über eine DCM-Beobachtung gibt. Es gibt Empfehlungen und Beispiele in den DCM 8 Grundlagen. Wir machten die Erfahrung, dass die Länge des Berichts abhängig ist von der Zahl der beobachteten Personen, der Menge der Ereignisse in der Beobachtungszeit und der Erfahrung des DCM-Anwenders. Die Eingabe der Beobachtungsdaten in ein EDV-System dauert bei einiger Übung max. eine Stunde. Insgesamt sind nach unserer Erfahrung acht bis zwölf Stunden zur Erstellung eines DCM-Berichts notwendig, der den Empfehlungen in den DCM 8 Grundlagen entspricht.

4. Rückmeldung der Ergebnisse an das Mitarbeiterteam:
In den DCM 8-Grundlagen werden je nach Anzahl der Mitarbeiter und deren DCM-Kenntnisse für die Rückmeldung 1 bis 3 Stunden genannt. Der deutsche Herausgeber merkt an, dass in Deutschland maximal einundeinhalb Stunden möglich sind (DCM 8 Grundlagen, 2008: 73). Dies entspricht unseren Erfahrungen. Dazu kommt die Vorbereitung der Besprechung. Oft gibt es viele Verbesserungsmöglichkeiten. Die Prioritätenbestimmung der Themen und eine passende Präsentation sind wichtig, damit die Mitarbeitenden die Rückmeldung annehmen. Die Vorbereitung kostet durchschnittlich eine Stunde. Bei wiederholtem DCM und einer Verbesserung beim Umsetzen des person-zentrierten Ansatzes, gibt es oft weniger Themen. Es reicht meistens eine Stunde.

8.4 Zeitbedarf für eine Beobachtung über sechs Stunden

- Vorbereitung: beim 1. Mal DCM: ca. ein bis zwei Stunden; danach ca. 30 Minuten.
- Durchführung: insgesamt sieben bis acht Stunden.
- Datenbearbeitung, -Analyse und Berichterstellung: ca. acht bis zwölf Stunden.
- Rückmeldung (inkl. Vorbereitung): ca. zweiundhalb Stunden, nach mehrmaliger DCM-Anwendung ca. zwei Stunden.

Gesamtzeitbedarf: beim 1. Mal DCM: 18,5–24,5 Stunden, danach: 18–23 Stunden.

Anmerkung: Die Berichterstellung kostet oft mehr Zeit, als die DCM-Beobachtung selbst! Auch dafür soll ein Anwender freigestellt werden. Anfangs sind Anwender bereit und motiviert private Zeit zu opfern. Wenn das dauerhaft notwendig bleibt, nimmt die Motivation zu Mappen im Allgemeinen rasch ab.

Zeitbedarf des Teams während eines DCM-Zyklus:
- Informationsgespräch: Beim 1. Mal DCM ein bis zwei Stunden, danach ca. 30 Minuten
- Rückmeldungsgespräch: einundeinhalb Stunden, nach mehrfachem DCM ca. eine Stunde
- Bericht lesen (Gesamtbericht oder nur Zusammenfassung).

Die Umsetzung des Handlungsplans und eventuelle Ausarbeitungen in der Dokumentation rechnen wir nicht zum DCM. Sie gehören beide zur regulären alltäglichen Arbeit.

Zeiteinsparung ist durch Kurz-DCM möglich?
Die Bemühungen beim DCM Zeit einzusparen, konzentrieren sich auf die Verkürzung der Beobachtungszeit, beispielsweise wird über DCM während ca. eine Stunde vor dem Mittagessen geschrieben. Auch wurden DCM-Modelle ausprobiert und untersucht, in denen sowohl über kürzere Zeit, als auch parallel in mehreren Räumen gemapt wurde. Bei den Betrachtungen und Berechnungen in diesem Abschnitt wird vom Vergleich zwischen Voll-DCM über sechs und Kurz-DCM über zwei Stunden bei acht Personen ausgegangen, weil mit Beobachtungen in diesen Längen schon über längerer Zeit Erfahrungen gemacht wurden.

1. Zeiteinsparung bei der Vorbereitung:
Terminabsprache und Informationsgespräch kosten wenig Zeit. Zum Erfragen vom Einverständnis des Teams, zur Vertrauensbildung und zur Vorbeugung von Ängsten und Unsicherheiten bei Mitarbeitenden ist die gleiche Zeit nötig wie beim Voll-DCM und das Einsparpotential zu vernachlässigen klein.

2. Bei der Durchführung:
Kurz-DCM über zwei Stunden wird inklusive kurzer Besprechungen vor- und hinterher ca. zweiundeinhalb Stunden kosten. Dies ist eine Einsparung von ca. fünf Stunden im Vergleich zum Voll-DCM.

3. Bei der Datenbearbeitung, Analyse der Daten und Verfassen des Berichts:
Beim Kurz-DCM ist für die Eingabe der geringeren Anzahl an Beobachtungsdaten in die EDV eine Zeitersparnis möglich. Auch die Datenanalyse und Berichterstellung kosten weniger Zeit. Wie viel Zeit konkret eingespart werden kann, ist abhängig von der genauen Beobachtungsdauer, von der Zahl der beobachteten Personen, von der Menge der Ereignisse in der Beobachtungszeit und der Erfahrung des Anwenders. Auch hier muss erwähnt werden, dass es keine genaue Beschreibung einer Mindestanforderung zum DCM-Bericht gibt. Auf Grund unserer Erfahrung schätzen wir, dass hierfür beim Kurz-DCM ca. vier Stunden notwendig sind. Beim vollständigen DCM wurden acht bis zwölf Stunden veranschlagt. Hier ist ein relativ großes Einsparpotential. Eine Angabe zu Mindestanforderungen des DCM-Berichts erscheint sinnvoll, unabhängig von der Beobachtungszeit! Für eine gute Lesbarkeit und Benutzerfreundlichkeit sollen die Ergebnisse übersichtlich dargestellt sein. Hier ist ein erfahrener Anwender im Vorteil, weil Prioritäten besser erkannt werden.

Abhängig von zeitlichen Ressourcen des Anwenders/der Einrichtung kann der Bericht mehr- oder weniger ins Detail gehen. Für eine qualitativ gute Rückmeldung braucht es eine gründliche- und sorgfältige Bearbeitung und Analyse der Beobachtungsergebnisse, sowohl beim Kurz- als beim Voll-DCM.

Anmerkung der Autoren: der Zeitaufwand beim Voll-DCM könnte beim kürzeren Bericht reduziert werden und zu weniger Arbeitsaufwand und Freistellungsbedarf führen! Es erscheint uns wichtig zu prüfen ob damit, auch ohne die Beobachtungszeit zu kürzen, eine höhere Akzeptanz und bessere Durchführung vom Voll-DCM zu erreichen wäre.

4. Bei der Rückmeldung:
Es ist zu erwarten, dass die Rückmeldung beim Kurz-DCM kürzer ist als beim Voll-DCM. Wenn hierfür 30 Minuten nötig sind, würden 30 Minuten bis eine Stunde Zeit gespart.

Am meisten Zeitersparnis kann erzielt werden, wenn die Rückmeldung am gleichen Tag des Kurz-DCM erfolgt, alleine schon wegen geringerer Anfahrtswege. Das hat zusätzlich den Vorteil, dass die Mitarbeiter, die im DCM aktiv waren, bei der Besprechung dabei sind.

Anmerkung der Autoren: Um Kurz-DCM mit Datenbearbeitung, Kurzberichterstellung und Rückmeldung an einem Tag durchführen zu können, soll ein DCM-Anwender gut geübt sein mit der Analyse der Ergebnisse und dem Erkennen der für die Rückmeldung wichtigen Aspekte. In Altenpflege-Einrichtungen eines uns bekannten Trägers wurden mit Kurz-DCM und Rückmeldung am selben Tag schon Erfahrungen gemacht. Die Erfahrungen: «Der DCM-Anwender ist dem Geschehen noch sehr nah. Es ist eine überschaubare Zeit, die den Prozess der Reflexion nicht zu umfangreich werden lässt und daher nach zwei Stunden DCM durchaus ein Feedback erlaubt».

Zusammenfassung möglicher Zeitersparung für DCM-Anwender:
Im Bereich der Berichterstellung können vier bis acht Stunden eingespart werden. Durch die Verkürzung der Beobachtungszeit viereinhalb bis fünfeinhalb Stunden. Durch kürzere Informations- und Rückmeldungsgespräche sind nur geringe Zeiteinsparungen möglich.

Beispielrechnung Kurz-DCM über zwei Stunden bei acht Personen (Erfahrungswerte, exklusive Anfahrtswege):
- Termine absprechen und Vorbereitungsgespräch: ca. 30 Minuten
- DCM inklusive kurze Besprechung vor- und hinterher: ca. zweieinhalb Stunden
- Dateneingabe in EDV, Datenanalyse und Berichterstellung: ca. vier Stunden
- Rückmeldungsgespräch (inkl. 30 Minuten Vorbereitung): ca. eine Stunde

Gesamtzeit: ca. 8 Stunden.

Im Vergleich zum Voll-DCM über sechs Stunden bei 8 Personen, werden 10 bis 16 Stunden weniger gebraucht. Bei «alles an einem Tag», können die Anfahrtszeiten eingespart werden.

Mögliche Zeiteinsparung fürs Team:
Die Rückmeldebesprechung ist beim Kurz-DCM, mit ca. 30 Minuten, deutlich kürzer. Oft findet diese Besprechung nach dem Frühdienst statt und wird dadurch als belastend empfunden. Eine Verkürzung wird für die Mitarbeitenden eine deutliche Erleichterung sein.

Anmerkung: Unabhängig von der Länge der Besprechung, ist es wichtig, dass die Inhalte gut ausgewählt, nicht zu viele Einzelthemen betreffend und sinnvoll-/im Einklang mit der Arbeitssituation und Fragen und Interessen des Teams sind.

8.5 Können mit weniger Zeitaufwand ausreichend gute Ergebnisse erzielt werden?

Hierzu ist es wichtig zu schauen, woran die Qualität der DCM-Ergebnisse gemessen wird. DCM ist sowohl Instrument als auch Methode. Auf beide Aspekte wird eingegangen.

DCM als Instrument
Mitarbeiter bekommen mit den quantitativen DCM-Daten eine Abbildung von Verhaltensweisen, Aktivitäten und Wohlbefinden der beobachteten Personen in der Beobachtungszeit. Personale Aufwerter (PA) und Personale Detraktionen (PD) werden qualitativ beschrieben, wenn sie in der Beobachtungszeit stattfinden (siehe Kapitel 2). Durch teilnehmende Beobachtung erleben DCM-Anwender den Kontext, in dem die beobachteten Personen leben.

Bei kürzerer Beobachtungszeit gibt es weniger quantitative Daten und weniger qualitative Situationsbeschreibungen. Statistisch/objektiv haben diese eine geringere Aussagekraft. Allerdings wird die Wohn- und Lebenssituation der Menschen mit Demenz auch beim Voll-DCM nur sechs Stunden, meistens max. zwei bis dreimal pro Jahr beobachtet. Bei beiden DCM-Formen gibt die Beobachtung dieses Abschnitts vom Leben der beobachteten Personen nur einen Eindruck aus deren Lebenssituation.

Gilt ein Kurz-DCM nur als gut, wenn quantitativen Ergebnissen der WIB-Werte und -Profile und BCC-Verteilungen die des Voll-DCM ähneln? Sind nur diese Werte wichtig als Grundlage für mögliche Anregungen zu Verbesserungen?

Die quantitativen Daten geben wichtige Hinweise. DCM bildet damit in der individuellen Beobachtung einen Prozess des Alltagserlebens ab. Eine Begebenheit führt zur nächsten und dies ist wesentlich für die Reflektion der Pflegenden, auch wenn diese Daten als quantifizierte Messgrößen kaum Relevanz besitzen. Unerwartete- und oder von der Gruppe abweichende Werte regen gezielte Betrachtung der Situation an. Wenn bei einer Person beispielsweise durch ihr Erleben ein niedriger individueller WIB-Wert entsteht, während andere Personen in der gleichen Situation hohe WIB-Werte erhalten, gibt das einen Anlass, diese Situation gezielt zu analysieren. Für eine Interpretation und zum Verstehen der Ursachen dieses Unterschieds, reichen die quantitativen Daten allein nicht aus. Erst wenn sie im Gesamtkontext der Wohn- und Lebenssituation und der Arbeitssituation der Mitarbeiter betrachtet werden, bekommen sie Aussagekraft und können gedeutet werden, mit dem Ziel, das Bewohnerverhalten und -empfinden zu verstehen. Dies ist nur möglich, wenn der Anwender beim DCM durchgehend im Raum ist. Kurz-DCM-Modelle, in denen Anwender abwechselnd fünf Minuten in verschiedenen Räumen mappen, sind schon deshalb nicht zu empfehlen. Die einzelnen Situationen, die beobachtet werden, können unabhängig von der Länge der DCM-Beobachtung, von eine bis sechs Stunden, gleichen Wert und Aussagekraft haben. Der Unterschied zwischen Voll- und Kurz-DCM liegt in der Menge der gesammelten Daten. Eine längere Präsenz des Anwenders im Raum hilft, Zusammenhänge zwischen Verhaltensweisen und Umgebungseinflüssen besser zu verstehen.

DCM als Methode
Auf Grund der DCM-Ergebnisse wird mit den Mitarbeiterinnen und Mitarbeitern über Verbesserungsmöglichkeiten gesprochen und dazu ein Handlungsplan erstellt. Wahrscheinlich gibt es bei Kurz-DCM zahlenmäßig weniger Ansatzpunkte für Verbesserungsprozesse je kürzer die Beobachtungszeit ist. Dies ist möglicherweise förderlich, denn die eingegrenzte Alltagssituation bietet eine gute Grundlage der Konzentration. Ebenso kann das wiederholt stattfindende DCM die Mitarbeiter üben, auch ohne Anregung des Anwenders, selbst ihre Arbeitssituation zu reflektieren und sich auf Änderungen einzulassen und daran aktiv mitzuarbeiten. Dabei lernen Mitarbeiter, die Erkenntnisse zum Zusammenhang von Verhalten und Wohlbefinden einzelner Personen und der umgebenden Situation auch auf andere Situationen zu übertragen. DCM kann die Änderungsprozesse, die dadurch entstehen, unterstützen. Dieser Prozess findet unabhängig von der Länge vom DCM statt. Wenn es Mitarbeitenden gelingt, Verbesserungen zu bewirken, führt das häufig dazu, dass sie sich ihren eigenen Ressourcen bewusst werden und ihre eigenen Kompetenzen wahrneh-

men. Die dabei entstehende Erfahrung, etwas bewirken zu können, also handlungsfähig zu sein, kann die Motivation positiv beeinflussen (Bandura, 1977).

Fazit
Bei Kurz-DCM werden weniger alltagsrelevante Daten gesammelt. Es wird wahrscheinlich weniger Ansatzpunkte für Verbesserungsprozesse geben. DCM als Methode ist auch mit weniger Themen gut möglich.

8.6 Erfahrungen mit Kurz-DCM

Kurz-DCM wurde in verschiedenen Formen durchgeführt. In diesem Abschnitt werden einige Erfahrungen beschrieben. Es wird über Kurz-DCM während der Stunde vor dem Mittagessen berichtet, über die Untersuchung von sieben Kurz-Beobachtungsmodellen (streamlined models) und über Parallelmappings zum Übungs- und Ausbildungszweck und zur Überprüfung der IRR. Weiter ist ein Erfahrungsbericht eines durchgeführten Kurz-DCM dargestellt sowie eine Beschreibung der Ergebnisse einer Mitarbeiterbefragung zu Kurz-DCM. Zum Schluss erfolgt eine Betrachtung über die möglichen Auswirkungen, wenn von einem Voll-DCM nur die Daten von zwei Beobachtungsstunden benutzt werden. Hier werden mit einem Praxisbeispiel die möglichen Effekte eines fingierten Kurz-DCM dargestellt.

8.6.1 Kurz-DCM in der Stunde vor dem Mittagessen

Dawn Brooker schreibt in ihrem Artikel in The Gerontologist auf Seite 17, dass es belegt ist, dass brauchbare Informationen aus kürzeren Mappings (just a couple of hours) gewonnen werden können. Es wird belegt, dass eine statistisch signifikante Korrelation zwischen den Gruppenwerten der Stunde vor dem Mittagessen und der Voll-Erhebung von sechs Stunden besteht. Die individuellen Werte würden sich allerdings im Vergleich deutlich unterscheiden (Brooker, 2005).

In einer Stichprobe durch J. van Dijk (mündliche Aussage) bei fünf Voll-DCM-Beobachtungen, die an verschiedenen Tagen in verschiedenen stationären Einrichtungen von 7:30 bis 13:30 Uhr durchgeführt wurden, ließ sich eine Ähnlichkeit bei den Gruppenwerten nicht bestätigen. Als in dieser Stunde vor dem Mittagessen zehn Minuten des Mittagessens mit aufgenommen wurden, gab es mehrfach einen ähnlichen Gruppen-WIB-Wert. Das Gruppen-BCC-Profil war weiterhin sehr unterschiedlich.

Dawn Brooker empfiehlt weitere Forschungen zur Auswirkung von kürzeren Beobachtungszeiten auf den Ergebnissen vom DCM (Brooker, 2005).

8.6.2 Untersuchungsergebnisse von sieben Kurz-DCM-Modellen

In einer Untersuchung wurden sieben Modelle von Kurz-DCM mit dem Ziel getestet ein weniger zeitintensives DCM-Modell zu finden, dass weniger kostet und dadurch mehr eingesetzt werden kann (Fulton et al., 2006). Folgende DCM-Modelle wurden untersucht:

(TF = Time Frequenz/Zeitabschnitt über fünf Minuten)

1. WIB-10: alle 10 Min. von 10:00 Uhr bis 15:00 Uhr wird 1 TF beobachtet. DCM in zwei Gruppen parallel. Statt sechs könnten $2 \times 5 = 10$ Personen beobachtet werden.
2. WIB-15: alle 15 Min. von 10:00 Uhr bis 15:00 Uhr wird 1 TF beobachtet. DCM in drei Gruppen parallel. Statt sechs könnten $3 \times 4 = 12$ Personen beobachtet werden.
3. WIB-30: alle 30 Min. von 10 bis 14:30 Uhr wird 1 TF beobachtet DCM in vier Gruppen parallel. Statt sechs werden $4 \times 4 = 16$ Personen beobachtet. (bei 2×5 Min. Pause pro 30 Min.)
4. WIB-1Hr: DCM während einer Stunde vor dem Mittagessen.
5. WIB-2Hrs: DCM – 2×1 Stunde (nicht aufeinander folgend) beispielsweise ab 10 Uhr und 14 Uhr.

6. WIB-3Hrs: DCM – 3 × 1 Stunde (aufeinander folgend) beispielsweise ab 11 Uhr.
7. WIB-4Hrs: DCM – 2 × 2 Stunden (zwei aufeinander folgende vormittags und –nachmittags) beispielsweise 10 Uhr–12 Uhr und 13 Uhr–15 Uhr.

Die Ergebnisse dieser Beobachtungen wurden auf mögliche statistische Übereinstimmung mit den Ergebnissen eines Voll-DCM über sechs Stunden bei sechs Personen mit Demenz beurteilt:

- Keine dieser Kurzmodelle gibt im Vergleich zum Voll-DCM eine adäquate Abbildung von individuellen WIB- und BCC-Profilen. Die Ergebnisse von WIB-15 und WIB-3Hrs lagen dem Voll-DCM noch am nächsten. Fulton et al. schreiben, dass keine der Kurzmodelle für individuelle Auswertungen verwendet werden sollten. Sie empfehlen zu diesem Zweck das Voll-DCM oder gezielte Zeitabschnitte oder -Aktivitäten zur DCM-Beobachtung auszuwählen.
- Zur Einschätzung des Gruppen-WIB-Werts, des Gruppen-WIB- und -BCC-Profils werden das WIB-30-Modell und, wenn nicht die Verhaltenskategorie F (Essen und Trinken) wichtig ist, das WIB-2Hrs-Modell empfohlen.
- Insgesamt liefert das WIB-15-Modell die Ergebnisse, die am ehesten denen des Voll-DCM entsprechen. Zur Einschätzung individueller WIB- und BCC-Profile bräuchte es die ergänzende Beobachtung von bestimmten Aktivitäten oder -Perioden, die die erwünschte Zeiteinsparung wieder verringern. Diese Untersuchungen zeigen auf, dass die statistischen Ergebnisse von Kurz-DCM-Modellen abweichen von denen beim Voll-DCM.

Anmerkung der Autoren: Die Wichtigkeit von durchgehender Präsenz des Anwenders während einer DCM-Beobachtung zur Deutung der gesammelten Daten, wird nicht angesprochen. Hier sind unseres Erachtens WIB-1, WIB-2, WIB-3 und WIB-4Hrs im Vorteil zum WIB-10, WIB-15 und WIB-30, bei denen die Anwender andauernd den Raum wechseln.

Fulton et al. erwähnen, dass die Entwicklung von Kurz-DCM-Modellen helfen kann, besser zu verstehen, ob und wie DCM für verschiedene Situationen angewendet werden kann. Sie hoffen, dass ein mögliches Kurz-DCM dazu beiträgt, dass mehr Organisationen es anwenden werden, um die Versorgung der Menschen mit Demenz zu verbessern (Fulton et al, 2006).

8.6.3 Parallelmappings

Zum Erlernen der Durchführung von DCM nach dem Grundkurs und zur Überprüfung der Qualität der DCM-Beobachtung (Interrater Reliabilität – IRR) mappt der neu ausgebildete Anwender oft über Perioden von ein bis ca. zwei Stunden gemeinsam mit einem erfahrenen Anwender. Hierbei gab es meistens nur bedingt-, kurz- oder keine Rückmeldung ans Mitarbeiterteam. Beide Anwender besprachen sich beim Abgleich der parallel beobachteten Daten. Die Autoren entdeckten dabei oft wichtige- und für die Mitarbeiter interessante Themen der Diskussion. Eine Rückmeldung an das Team wäre hier auch ohne ausführliche Datenbearbeitung und -Analyse sinnvoll gewesen. Als Beispiel dient die Beobachtung einer Situation über fünf Minuten:

«Herr M. sitzt vor seinem Frühstücksbrötchen und isst nicht. Mitarbeiter 1 (MA 1) bittet ihn freundlich noch mal abzubeißen. Herr M. nickt MA 1 zu. Sie verlässt den Raum dann wieder. Herr M. isst jedoch nicht weiter. Kurz danach kommt Mitarbeiter 2 (MA 2). Sie setzt sich kurz zu Herrn M., zeigt auf sein Brötchen und fragt freundlich, ob er noch weiter essen möchte. Er nickt. Wenn er sein Brötchen nicht nimmt, gibt MA 2 es ihm in seine Hand. Jetzt isst er weiter». MA 2 verlässt dann wieder den Raum. Dann kommt wieder MA 1 hinein, die nicht gesehen hat, was MA 2 getan hat. MA 1 sieht, dass Herr M. jetzt isst und könnte annehmen, dass die erste Intervention ausreichend gewesen ist.

Eine Rückmeldung zur Aufklärung ist für Herr M. und für die Mitarbeiter sinnvoll, denn erst durch die Anbahnung der Essbewegung konnte Herr M. sein Brötchen essen.

Auch bei den Parallelmappings können Personale Detraktionen stattfinden. Diese geschehen oft unbeabsichtigt, unbewusst und unbemerkt. Eine Rückmeldung kann für das Team und/oder die beobachtete Person sehr wichtig sein. Ebenso kann ein Lob für einen Personalen Aufwerter die Mitarbeiter erfreuen und stärken.

8.6.4 Ein positives Praxisbeispiel von Kurz-DCM

Das Unternehmen zu der die im Folgenden beschriebene Einrichtung gehört, arbeitet bereits seit einigen Jahren mit so genannten «Kurzmappings», hier als Kurz-DCM beschrieben. Das geschilderte Fallbeispiel ist von einem Wohnbereich, auf dem man mit einem segregativen Betreuungsansatz arbeitet. Die Mitarbeitenden waren im Umgang mit Klienten mit Demenz besonders geschult. Im Rahmen einer internen Qualitätsprüfung wurde auf diesem Wohnbereich, auf dem 24 Klienten wohnen, die Mittagssituation mit dem DCM Verfahren evaluiert. Dieser abgesteckte Zeitrahmen wurde gewählt, weil die Mitarbeiter selbst mit der Mittagssituation nicht zufrieden waren. Die gezielte Evaluation war also auch durch die Mitarbeiter gewollt.

Die Räumlichkeiten auf dem Wohnbereich waren für die Klientel angemessen eingerichtet. Eine gemütliche Wohnküche gab die ansprechende Umgebung für die Mahlzeiten. Einschränkend muss bemerkt werden, dass, wenn alle Klienten zur Mahlzeit anwesend waren, es etwas eng wurde.

Das Ergebnis dieser räumlichen Einschränkung war, dass die Mitarbeiter sich gezwungen sahen, viele mit den Mahlzeiten verbundene hauswirtschaftliche Tätigkeiten möglichst im Vorhinein zu erledigen, da einfach der Platz fehlte, gemeinsam mit Klienten Tätigkeiten durchzuführen. Das Resultat war, dass die Tische bereits eine halbe Stunde vorher gedeckt wurden, um beim Essen möglichst wenig Arbeiten durchzuführen, welche die Atmosphäre stören.

Beim Beobachten mit Kurz-DCM wurden folgende Aspekte deutlich:

- Die Mitarbeiter waren sehr um das Wohl der Klienten bemüht, also alles war vorbereitet und die Klienten brauchten nur essen.
- Klienten mit geringen demenziellen Veränderungen «beherrschten» den Raum und taten Ihre berechtigten Wünschen, beispielsweise nach einer zweiten Serviette, noch etwas Soße … kund.
- Mitarbeiter, bemüht den Klienten mit größerem Unterstützungsbedarf gerecht zu werden, sahen sich häufig gezwungen, das Essenanreichen zu unterbrechen, sich durch die Stühle durchzuzwängen um Forderungen der eigentlich selbstständigen Klienten nachzukommen.
- Die räumliche Enge hatte zur Folge, dass Klienten mit großem Selbständigkeitspotential keine Reaktivierung von beispielsweise hauswirtschaftlichen Tätigkeiten erfahren konnten, also zur Passivität «verurteilt» wurden und die Klienten mit mehr Hilfebedarf kamen letztendlich auch nicht zu ihrem Recht. Mit Begriffen aus DCM beschrieben, waren Personale Detraktionen, wie Entmächtigung durch Überversorgung, Unterbrechung und Überholen zu sehen.
- Die Atmosphäre war durch Unruhe und Ungeduld einiger Klienten gekennzeichnet.

Obwohl der durchschnittliche WIB-Wert für die Verhaltenskategorie Essen F für die beobachteten Teilnehmer eigentlich mit einem durchschnittlichen Wert von 2,1 sehr gut war, war den Mitarbeitenden klar, dass hier eine bessere Lösung für die Gestaltung der Situation nötig ist. Sie versuchten mit größten Anstrengungen, die Situation emotional gut zu begleiten, aber die ungünstige Konstellation kostete Nerven. In der Feedbackrunde wurde ganz deutlich formuliert, dass die Essenssituation für alle unbefriedigend war. Es wurden verschiedene

Lösungsansätze besprochen. Unter anderem schlug das Team unterschiedliche Essenszeiten vor, was aber nicht ohne organisatorische Schwierigkeiten umzusetzen gewesen wäre.

Auf dem Wohnbereich existierte noch ein großes Wohnzimmer, welches über den Tag hin für verschiedenste Beschäftigungen genutzt wurde, aber nicht zum Essen beansprucht wurde. Gemeinsam mit dem Team wurde besprochen, ob dieser Raum nicht als Esszimmer mitgenutzt werden könnte. Dort sollten Klienten, die noch ausgesprochen selbständig sind, ihre Mahlzeiten erhalten. Dadurch wären folgende Möglichkeiten eröffnet:

- Die Klienten könnten nach dem Prinzip der Reaktivierung altbekannter Fähigkeiten, hauswirtschaftliche Tätigkeiten, wie Tischdecken und -abdecken selbständig durchführen.
- Man könnte mit einem Schüsselsystem mehr dem Normalitätsprinzip nachkommen.
- Jeder könnte sich selbst bedienen und Dinge selbst holen, da genügend Raum zum Bewegen da wäre.
- Das Selbstbewusstsein der Klienten könnte deutlich erhöht werden.
- Das Tempo und die Unruhe in der Küche würden reduziert werden, was den Klienten mit hohem Unterstützungsgrad entgegenkommt.
- Mitarbeiter würden entlastet, weil Klienten wieder bemächtigt werden.

Die organisatorischen Aspekte, wie ein kleiner zusätzlicher Wagen für das Wohn-/Esszimmer wurden angeschafft, Schüsseln besorgt und die Klientinnen und Klienten wurden langsam auf die neue Situation vorbereitet. Man muss davon ausgehen, dass Überversorgung nicht spurlos an den Klienten vorbei geht. Einige Klienten brauchten Zeit, wieder selbständig zu werden.

Die folgende Evaluation der neu entstandenen räumlichen Situation konnte die Verbesserung deutlich machen. Zwar konnten nicht alle Teilnehmenden wieder beobachtet werden, da sie teilweise verstorben waren, oder aktuell im Krankenhaus lagen, aber die Ergebnisse zeigten WIB-Werte bei der Mittagssituation, die um 0,6 Punkte über der Ausgangssituation lagen, ein offensichtlicher Erfolg, der die Veränderung mit sich brachte. Im Resultat wurden die Klienten nicht nur während der Mittagssituation, sondern bei allen Mahlzeiten durch die Nutzung des Wohnzimmers als Esszimmer reaktivierend begleitet.

Die Ergebnisse dieses Kurz-DCM konnten genutzt werden, um entscheidende Prozesse in Bewegung zu setzen und letztendlich die situationsspezifischen Erfolge auch verallgemeinernd im Tagesablauf zu nutzen. Bei einer Evaluation, die zwei Jahre später erfolgte, konnte gezeigt werden, dass die Erkenntnisse aus diesem Kurz-DCM dauerhaft wirkten. Die Ergebnisse lagen jetzt sogar 0,86 Punkte über dem Ausgangswert.

8.6.5 Schriftliche Befragung der Mitarbeiter zur Einschätzung von Kurz-DCM

2012 wurde bei Vitanas, einem Unternehmen, das in Deutschland ca. 40 Altenheime unterhält, eine anonyme Mitarbeiterbefragung durchgeführt zum Thema «DCM – Wo stehen wir?» Eine Frage betraf Kurz-DCM und lautete:

«Eine DCM Untersuchung sollte ursprünglich 6 Stunden dauern. Vitanas hat sich auch für Kurzmappings entschieden (ein bis einundeinhalb Stunden). Wie schätzen Sie Kurzmappings ein».

Es gab die Möglichkeit, Vorteile und Nachteile aufzuschreiben.

Bei der Auswertung wurden die Reaktionen der Einrichtungsleitungen und die der Mitarbeiter, die DCM-Anwender waren, getrennt analysiert.

Auf der Führungsebene antworteten 27 Einrichtungsleitungen.

Sie sahen folgende *Vorteile*:

- Es können deutlich mehr Klienten evaluiert werden.
- Auslösende Momente für herausforderndes Verhalten können situationsspezifischer er-

kannte und auch individuell schneller verändert werden.
- Planung und Durchführung sind leichter umsetzbar, da weniger zeitaufwendig.
- Umfang der Ergebnisse und mögliche Handlungspläne bleiben überschaubar.
- Evaluationssituation ist durch zeitliche Überschaubarkeit für alle Beteiligten (Mitarbeiter, Klienten, DCM-Anwender) weniger belastend.
- DCM-Anwender kann auch in weiter entfernten Einrichtungen des Unternehmens zum Einsatz kommen, ohne Zusatzkosten für Übernachtungen.

Sie sahen folgende *Nachteile*:

- Kritische Situationen werden vielleicht nicht wahrgenommen (Vorführeffekt).
- Ein kurzer Einblick kann möglicherweise das Bild verfälschen.
- Der DCM-Anwender muss gut geschult sein.
- In kurzer Beobachtungszeit werden nur wenige Mitarbeiter einbezogen.
- Nur Kurz-DCM ist zu wenig. Gut sei ein Verhältnis 2/3 Kurz-DCM zu 1/3 Voll-DCM.

Auf der *Mitarbeiterebene* antworteten 21 DCM-Anwender. Das entspricht etwa einem Viertel der speziell geschulten DCM-Anwender im Unternehmen.

Sie sahen folgende *Vorteile*:

- Kurz-DCMs sind sehr wertvoll, wenn man sich spezielle Situationen, wie beispielsweise zwischen den Mahlzeiten ansieht.
- Man erhält schnell einen Überblick durch direktes Beobachten von vorher definierten Problemsituationen, was für klientbezogene Fallbesprechungen hilfreich ist.
- Man bleibt als Beobachter sehr aufmerksam und verhindert Ermüdung.
- Befinden, Aktivitäten und Kontaktqualität sind in kurzer Zeit gut einschätzbar.
- Es können mehr Klienten einbezogen werden.
- ein bis einundeinhalb Stunden sind zu kurz. Zwei bis drei Stunden sind optimal.

- Es ist eine gute Übung für Voll-DCM Untersuchungen.
- Kurz-DCMs sind im Dienstplan eher einzuplanen.

Sie sahen folgende *Nachteile*:

- Manchmal kann die definierte Problemsituation mit dem Kurz-DCM nicht erfasst werden, da sie nicht während der Beobachtungszeit auftritt.
- Es erfolgt nur ein kurzer Einblick, kein Gesamtbild.
- Längere Aktivitäten können nicht beobachtet werden.
- Obwohl auch Voll-DCMs nicht immer ein richtiges Bild ergeben können, ist es eventuell bei Kurz-DCM noch eher möglich, dass das Bild verfälscht ist.

Die Folgen der Einführung vom Kurz-DCM, ergänzend zum Voll-DCM, können folgendermaßen zusammengefasst werden:

- DCM-Anwender nehmen Kurz-DCM gerne an.
- Die Anzahl der DCM-Beobachtungen nimmt zu.
- Kurz-DCMs sind gezielt Teil von Fallbesprechungen geworden.
- Die Akzeptanz von DCM bei Vorgesetzten nimmt zu.
- Die Akzeptanz von Mitarbeitern, die gemappt werden, nimmt zu, da die außergewöhnliche Situation zeitlich überschaubar bleibt; Mitarbeiter fühlen sich weniger ausgeliefert und können die Situation besser ertragen. Mit der Zeit wächst Vertrauen.
- Zielgerichtete Evaluationen, womöglich ganz bedarfsgerecht nach den Wünschen des Teams ausgerichtet, also wo man halt ein Problem sieht und Hilfe wünscht, können dazu führen, dass das Team DCM tatsächlich als Unterstützung empfindet.
- Es kann die Motivation steigern, Veränderungen entlang des person-zentrierten Pflegeansatzes anzufangen.

8.6.6 Wenn aus Voll-DCM nur ein Teil benutzt wird

Wenn aus einem Voll-DCM nur ein Teil der Ergebnisse zum Beispiel in der Länge eines Kurz-DCM über zwei Stunden benutzt werden würde, gäben die wenigeren Daten trotzdem eine gute Grundlage für einen sinnvollen und wirksamen Einsatz von DCM?

Bei den vielen Voll-DCMs, die J. van Dijk in stationären Einrichtungen durchführte, gab es gezielte Rückmeldungen zu bestimmten Aktivitäten oder Phasen, die kürzeren Zeitspannen dauerten, wie beispielsweise zur Mahlzeitgestaltung, zu Beschäftigungsangeboten, zur Qualität von Interaktionen, zur Raumgestaltung und -atmosphäre, zur Mobilität und zum Fördern der Beweglichkeit der beobachteten Personen durch Mitarbeiter. Auch gab es gezielte Rückmeldungen zu einzelnen Interaktionen, die nur wenige Minuten umfassten. Dabei handelte es sich mehrfach um personale Aufwerter und/oder personale Detraktionen. Sinnvolle Rückmeldungen und Anregungen zur Verbesserung der Lebenssituation, wären auch möglich gewesen, wenn nur diese Phasen beobachtet gewesen wären.

An Hand eines Beispiels wird gezeigt, wie viele Auswirkungen die Rückmeldung zu einer Situation, die einundeinhalb Stunden dauerte, auslöste. Diese Rückmeldung bezog sich ausschließlich auf die Ergebnisse, die in diesen einundeinhalb Stunden gesammelt wurden und hätte genauso sein können, wenn nur in dieser Zeit Kurz-DCM durchgeführt worden wäre. Dieses Beispiel wurde auch gewählt, weil es eindrucksvoll aufzeigt, welche potentiellen Wirkungsmöglichkeiten DCM hat. Es betrifft das Abendbrot in einer stationären Altenpflegeeinrichtung. Die Situation wurde im DCM-Bericht beschrieben und in der Rückmeldebesprechung mit dem Team besprochen.

Bei zwei Bewohnerinnen, Frau Otto und Frau Frech, die die Mitarbeiter ab 18:15 Uhr zum Abendbrot ins Esszimmer begleiteten, wurde nicht bemerkt, dass sie nicht aßen und tranken. Frau Otto wurde zum Tisch begleitet, saß einige Minuten alleine, stand dann auf und setzte sich auf die Couch in der Ecke vom Wohnzimmer. Frau Frech saß 30 Minuten vor ihrem Teller mit darauf einer Scheibe Schwarzbrot, die nur mit Butter beschmiert war. Sie fasste das Brot mehrmals an, schmierte die Butter mit dem Messer nochmals «glatt», aber aß davon nicht. Sie stand dann auf und verließ den Raum. Der Teller wurde später abgeräumt. Im großen Esszimmer waren 20 Bewohnerinnen und Bewohner. Die Mitarbeitenden gingen wiederholt durch den Raum, unter anderem um Medikamente zu verteilen. Keiner war während des Abendbrots durchgehend präsent.

In der Rückmeldebesprechung zu dieser Situation waren die Mitarbeiter sehr betroffen. Es gab ein großes Bedürfnis die Ursachen herauszufinden, um vorzubeugen, dass so etwas wieder passiert. Es wurden mehrere Ursachen angesprochen:

1. Einige Mitarbeitenden versorgten während des Abendbrots Bewohner, die auch davor oder danach hätten versorgt werden können. Sie machten das, weil sie sich unter Zeitdruck fühlten und setzten. Sie wollten die Versorgung so weit wie möglich fertig haben, bevor die Nachtwachen um 21:00 Uhr kamen, damit die sich nicht beschweren würden.

2. Die Stationshelfer, die fürs Tischdecken, -abräumen und -aufräumen zuständig waren, erwähnten, dass sie wegen deren Arbeitszeit (bis 20:00 Uhr) das Abendbrot relativ früh abschließen mussten, um alle noch anliegenden Arbeiten zu schaffen. Sie spürten jeden Abend diesen Zeitdruck und kamen oft nicht pünktlich nach Hause. Sie hatten sich hierüber schon oft in Teambesprechungen beschwert.

3. Es wurde nicht abgesprochen, wer die Bewohnerinnen beim Abendbrot begleiten sollte.

Die Teamleitung äußerte sich enttäuscht und verärgert als sie bemerkte, dass mehrere Mitarbeitenden Sachen, die sie als klar und bekannt voraussetzte, nicht wussten. In der letzten Mitarbeiterbesprechung war nämlich abgesprochen, dass zur besseren Essensbegleitung so weit wie möglich keine grundpflegerische Versorgung während des Abendbrots gemacht werden sollte. Mehrere Mitarbeitende wussten das nicht.

Während der Besprechung wurden folgende Vorschläge und Absprachen erarbeitet:

- die Teamleitung sollte sicherstellen, dass die Ergebnisse der Mitarbeiterbesprechungen von allen betroffenen Mitarbeitern zur Kenntnis genommen werden
- die Schichtleitung sollte zu jeder Mahlzeit gezielt einteilen wer welche Bewohnerinnen und Bewohner begleitet
- die Mitarbeiter sollten beachten ob und wie die Bewohner, für die sie zuständig sind, essen und trinken
- auf Wunsch der Stationshelfer änderte die Pflegedienstleitung wegen des empfundenen Zeitdrucks deren Arbeitszeit. Deren Spätdienst wurde verschoben und dauerte ab jetzt bis 21:00 Uhr. Auf Wunsch der anderen Pflegemitarbeiter wurde für sie ein späterer Spätdienst eingerichtet, um den Druck, die Bewohner schon früher zu Bett zu bringen, wegzunehmen. Es wurde daran erinnert, dass die Nachtwachen wiederholt aussprachen auch nach 21:00 Uhr gut in der Lage zu sein Bewohner die noch auf sind zu versorgen.

Schon nach einer Woche wurde berichtet, dass das Abendbrot sowohl für die Mitarbeitenden als auch für die Bewohnerinnen und Bewohner viel entspannter ablief.

Dieses Beispiel macht den Einfluss vieler Rahmenbedingungen, wie Arbeitsabläufe und Organisationsstrukturen, auf die Lebens- und Versorgungsqualität der betreuten Personen sichtbar und für die Mitarbeiter verständlich. Die aus diesem Verständnis entwickelten Änderungen zeigten sich auch nach mehreren Jahren bei nachfolgenden DCM-Beobachtungen als dauerhaft. Beim Abendbrot gab es wie selbstverständlich eine klare Zuordnung. Es war sofort klar, welcher Mitarbeiter sich um welche Bewohner kümmert. In der Abendbrotszeit waren alle Mitarbeiter im Raum und nur noch im Notfall außerhalb aktiv.

8.7 Empfehlung zu Einsatzmöglichkeiten von Kurzmappings

Beim Voll-DCM können positive und negative Einflüsse auf die Lebensqualität der betreuten Personen, und deren Zusammenhang mit der sie umgebenden Lebenssituation, wahrscheinlich zügiger erkannt und verstanden werden als beim Kurz-DCM.

In Kapitel 8.6 wird gezeigt, dass auch mit Kurz-DCM eine qualitativ hochwertige Rückmeldung und sinnvolle Ansätze zu Verbesserungsprozessen möglich sind. Auch bei weniger gesammelten quantitativen Daten sind positive Auswirkungen auf der Lebens- und Versorgungsqualität der betreuten Personen möglich.

Anwender vom Kurz-DCM befürworten es, weiterhin Voll-DCM, etwas weniger oft, durchzuführen. Ausgebildete Anwender, die keine Zeitressourcen für Voll-DCM haben, können durch Kurz-DCM weiterhin mit dem Instrument arbeiten und verlieren nicht die Kenntnisse vom erlernten DCM.

Bei einigen uns bekannten Trägern von Einrichtungen wurde für DCM-Anwender eine Stabstelle eingerichtet, in der sie Voll-DCM durchführen können. Kurz-DCM in Situationen, an denen die Teams gezielt arbeiten möchten, wird von DCM-Anwendern durchgeführt, die hauptberuflich in der regulären Pflegearbeit tätig sind.

Um eine Empfehlung geben zu können zu Einsatzmöglichkeiten und optimaler Dauer von Kurz-DCM und zu einem möglichen kombinierten Einsatz mit Voll-DCM, sind weitere Untersuchungen ratsam. Auch empfehlen wir, nach Möglichkeiten zu suchen, bei der Berichterstellung Zeit einzusparen, weil die oft noch mehr Zeit kostet als die DCM-Durchführung selbst.

Zum Abschluss möchten wir die Hoffnung aussprechen, dass der Einsatz von Kurz-DCM dazu beitragen kann, dass mehr Einrichtungen sich trauen DCM als Instrument und Methode zur Verbesserung der Lebens- und Versorgungsqualität der betreuten Menschen mit Demenz einzusetzen.

Literatur

Bandura A. (1977). Self-efficacy: Toward a unifying theory of behavioural change. Psychological Review, 84, 191–215.

Brooker D. (2005). Dementia Care Mapping: A Review of the Research Literature. The Gerontologist Vol. 45, Special Issue No. 1, 11–18.

Bradford Dementia Group (2008). Dementia Care Mapping (DCM) 8. Handbuch. Bradford/Witten.

Douglas C., Keddie A., Brooker D., Surr C. (2010). Cross-Cultural Comparison of the Perceptions and Experiences of Dementia Care Mapping «Mappers» in the United States and the United Kingdom. Journal of Aging and Health, 22, 567–588.

Fulton B. R., Edelman P. & Kuhn D. (2006). Streamlined models of dementia care mapping. Aging & Mental Health, 10, 343–351.

Medizinischer Dienst des Spitzenverbandes Bund der Krankenkassen e. V. (MDS) (2009). Grundsatzstellungnahme. Pflege und Betreuung von Menschen mit Demenz in stationären Einrichtungen. Essen.

9. Angehörige im DCM-Prozess beteiligen

Von Stefan Ortner

9.1 Einleitung

Die Pflege-Transparenzvereinbarung stationär (PTVS) nach § 115, Abs. 1a, SGB XI (MDS, 2009) setzt voraus, dass stationäre Pflegeeinrichtungen das Wohlbefinden demenziell erkrankter Bewohnerinnen und Bewohner im Pflegeprozess kontinuierlich abbilden (Frage 39 der PTVS Anlage 1) und dass die Angehörigen in den Pflegeplanungsprozess einbezogen werden (Frage 37 der PTVS Anlage 1). Zur Erfassung des Wohlbefindens schlägt der Medizinische Dienst des Spitzenverbandes Bund der Krankenkassen e.V. (MDK) Dementia Care Mapping (DCM) vor. Ein wesentlicher Bestandteil des DCM ist die Phase der Feedbackgespräche sowie der daraus resultierenden Handlungspläne. Hierin liegt eine gute Chance, den DCM Prozess gewinnbringend zu erweitern, indem die Angehörigen am Feedback-Prozess beteiligt werden. Die Ergebnisse der Gespräche fließen dann in die Handlungsplanung und damit in den Pflegeplanungsprozess ein. Für die Erfüllung der Transparenzvereinbarung, vor allem aber für die Qualität der alltäglichen Arbeit kann diese erweiterte Form des Dementia Care Mappings eine starke Verbesserung bedeuten.

Dieses Kapitel soll Möglichkeiten der Durchführung von DCM mit Angehörigen beschreiben. Es erläutert den organisatorischen Aufbau und verdeutlicht die Rollen und Anliegen der Teilnehmenden. Dabei beleuchtet es daraus entstehende Fragestellungen und verdeutlicht die positive Wirkung der Angehörigenfeedbacks auf das Wohlbefinden der an Demenz erkrankten Bewohnerinnen und Bewohner.

9.2 Angehörige in den DCM-Prozessaufbau integrieren

Dementia Care Mapping ist geprägt von einem person-zentrierten Denken mit dem Bewohner mit Demenz im Mittelpunkt pflegerischer Beziehungsgestaltung. Kitwood erkannte die Bedeutung des Zusammenwirkens mehrerer Faktoren im Demenzgeschehen (Persönlichkeit, Biografie, somatische Gesundheit, neurologische Beeinträchtigung, sozialpsychologisches Umfeld) und konzentrierte sich auf das sozialpsychologische Umfeld, weil es im Vergleich zu den anderen Faktoren gut beeinflusst werden kann (Morton, 2002). Das Bedürfnis von Menschen mit Demenz, in ihrem Beziehungsfeld als Person anerkannt zu werden, bedarf beständiger Anpassung an ihr subjektives Erleben durch ihre zwei wichtigsten Beziehungspartner, die Angehörigen und die Pflegenden. Ob Angehörige und Pflegende dabei kooperieren oder ob ihr Verhältnis von Störungen geprägt ist, wirkt sich in dem Beziehungsdreieck stationärer Pflege auch auf den Menschen mit Demenz aus (Woods et al., 2009: 15).

Dementia Care Mapping mit seinem starken Fokus auf Feedbackgespräche und die damit verbundenen gemeinsamen Versuche, die Handlungen der Menschen mit Demenz zu verstehen, bietet gute Möglichkeiten für Pflegende, die Kooperation mit den Angehörigen zu verstärken. Dazu ist es notwendig, die Angehörigen in den üblichen DCM-Zyklus zu integrieren, besser gesagt diesen zu erweitern. Benötigt wird ein Gesprächsrahmen zwischen Pflegenden und Angehörigen, der außerhalb des Pflegealltags Raum für einen gemeinsamen Verstehensprozess schafft.

Möglich wird das durch eine zusätzliche Form des Feedbackgespräches, das mit Angehörigen durchgeführt wird. In diesem von den DCM-Beobachtern moderierten Gespräch nehmen sich Vertreter des Pflegeteams (möglichst die Wohnbereichsleitung oder die Bezugspflegekraft) Zeit für einen vertieften Dialog mit den Angehörigen. Diese Zeit einzuräumen kommt den Wünschen von Angehörigen nach häufigeren Gesprächen und Informationsaustausch über die Pflege des Bewohners mit Demenz entgegen (Engels/Pfeuffer, 2009).

Oft wird im Feedbackgespräch deutlich, dass Fachkräfte und Angehörige die Last, aber auch die Freuden der Pflege des dementen Menschen teilen. Für die Angehörigen kann außerdem der Blick auf den ganzen Alltag des Bewohners klarer werden, den sie ja meist nur in Ausschnitten erleben. Feedbackgespräche zwischen Angehörigen und Pflegenden im Dementia Care Mapping können der gemeinsame Versuch sein, das Handeln des Menschen mit Demenz zu verstehen und ihm mehr Lebensqualität in seinem Alltag zu ermöglichen. Durch die Einbindung der Angehörigen in das DCM erhalten Pflegende darüber hinaus oft einen Zugang zu lebensgeschichtlich bedeutenden Aspekten, die der Mensch mit Demenz selbst vielleicht nur bruchstückhaft in seinen Äußerungen und Handlungen zum Ausdruck bringt. Durch Angehörige kann Bedeutung aus der Lebensgeschichte oder aus der vorstationären Pflegezeit zu Hause rekonstruiert werden und damit erfährt das Wissen der Angehörigen um den Menschen mit Demenz eine Aufwertung. Folgt man einer Angehörigenbefragung der MuG IV Studie, erleben Angehörige im Gegensatz hierzu gewöhnlich eher, dass ihr Wissen über den Menschen mit Demenz nur punktuell abgerufen wird (Engels/Pfeuffer, 2009).

Menschen mit Demenz werden mittlerweile häufig in kleineren Wohnbereichen innerhalb der stationären Altenpflege gepflegt und betreut. So auch in der Altenpflegeeinrichtung, in der 2006 damit begonnen wurde, Angehörige von Menschen mit Demenz in das Dementia Care Mapping einzubeziehen. Dort lebten und leben 16 Menschen mit Demenz und herausfordernden Verhaltensweisen. Sie werden mit einem hohen Maß an Alltagsnormalität und einem starken Fokus auf die Beziehungsgestaltung betreut. Das Mitarbeiterteam bezieht nach Möglichkeit die Angehörigen aktiv mit ein und das sollte von Beginn an auch für den DCM Prozess gelten.

9.2.1 Aufbau des DCM-Prozesses mit Angehörigen

Im klassischen DCM Prozess sind die Angehörigen meist mehr im Vorfeld der Beobachtung eingebunden, sie werden über den Prozess und seine Zielsetzung informiert und um ihre Zustimmung gebeten. Idealerweise findet das im persönlichen Kontakt statt, möglicherweise wird DCM sogar im Rahmen eines Informationsabends oder eines Angehörigenkreises erläutert. Diese direkte Kommunikation ist einem reinen Schriftkontakt, in dem DCM erläutert und um die Einwilligung gebeten wird, sicher vorzuziehen. Sie wird auch der besonderen Nähe gerechter, die in kleineren Demenzwohnbereichen zwischen Mitarbeitenden und Angehörigen bestehen kann. Angehörige können hier zum Teil viele Stunden am Tag anwesend sein, mitunter, wenn auch eher selten, gestalten sie sogar den Lebensalltag im Wohnbereich mit und führen Angebote für demente Bewohnerinnen und Bewohner durch.

Aber selbst bei einer gewachsenen Nähe zwischen Pflegenden und Angehörigen sollte die Angehörigenintegration im DCM schrittweise aufgebaut und nicht überstürzt werden. Es ist gut möglich, Angehörigenfeedback im späteren

Verlauf der DCM-Implementierung einzuführen, beispielsweise im dritten Beobachtungszyklus. Die informierte Einwilligung und eine transparente Umsetzung von Handlungsplänen sollten allerdings von Beginn an Bestandteil des Prozesses sein.

Um Angehörigenfeedback in den DCM-Prozess integrieren zu können, macht es zunächst einmal Sinn, sich einen typischen Prozessverlauf von der DCM-Beobachtung bis hin zur Handlungsplanung anzuschauen (siehe auch Kapitel 2). In der Einrichtung, in der Angehörige zuerst einbezogen wurden, gestaltet sich der Ablauf üblicherweise wie folgt (s. **Abbildung 9-1**):

Möglichst zeitnah bis zu einer Woche nach der Beobachtung finden die gemeinsamen Feedbackgespräche statt. Im ersten Gespräch mit dem Leitungs- und Mitarbeiterteam wird der allgemeinere Gruppenbericht diskutiert und es werden Entscheidungen struktureller und strategischer Art angedacht. Anschließend findet ein Mitarbeiter-Feedback statt. Hier werden einzelne Bewohnerergebnisse diskutiert und die Ereignisse des Tages detailliert besprochen. Die Leitung ist an diesem Gespräch nicht mehr beteiligt, das schafft einen gewissen Schutzraum für das Team, das zugleich Motor der späteren Umsetzung sein soll.

Nach diesem Gespräch ist das Mitarbeiterteam aufgefordert, Verantwortung für den weiteren Prozess zu übernehmen. Es hat die Aufgabe, für jeden beobachteten Bewohner konkrete Handlungspläne zu entwickeln und diese Maßnahmen innerhalb eines Zeitraumes von zwei bis vier Wochen in die Pflegeprozessplanung zu integrieren. Handlungspläne mit einer vorgegebenen Zeitstruktur in der Umsetzung ermöglichen eine transparente Kontrolle der Erfolge des DCM Prozesses für alle Beteiligten.

Erst im Anschluss an das Mitarbeiterfeedback scheint ein geeigneter Zeitpunkt zu sein, auch Feedbackgespräche mit den Angehörigen in den Ablauf einzufügen. Als Hauptakteure der Pflege und Betreuung der dementen Bewohnerinnen und Bewohner sollten die Pflegenden vor den Angehörigen die Gelegenheit haben,

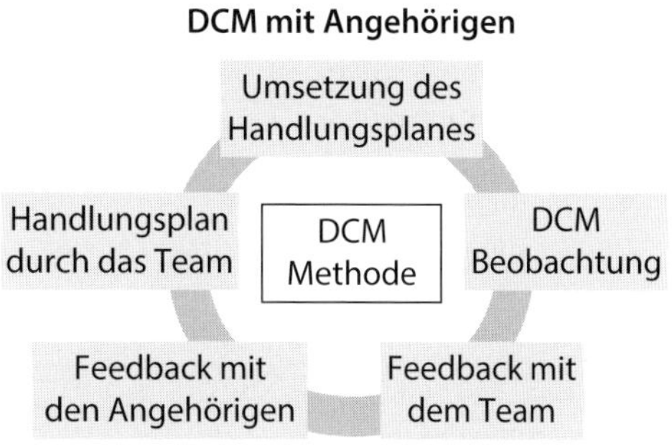

Abbildung 9-1: Ablauf von DCM unter Einbeziehung der Angehörigen

sich mit den Beobachtungen der Mapper auseinanderzusetzen und erste Veränderungsideen zu entwickeln. Anschließend ist es gut möglich, die Angehörigen aktiv mit in die begonnene Handlungsplanung einzubeziehen und sie nicht einfach nur über die geplanten Maßnahmen zu informieren. In diesem Gespräch können Angehörige zum Beispiel biografische Informationen über den Menschen mit Demenz in die Handlungsplanung mit einbringen oder aus den Beobachtungen resultierende pflegerische Maßnahmen gemeinsam mit den Pflegenden entscheiden.

9.2.2 Organisation von Feedbackgesprächen im DCM mit Angehörigen

In der Organisation von Feedback an Angehörige sind einige Aspekte zu beachten, die im Folgenden aufgeführt werden:

- Aufgrund der Praxiserfahrungen sollten Angehörige keinen eigenen schriftlichen Bericht erhalten, es macht Sinn, sich auf das persönliche Gespräch zu konzentrieren. Das stärkt und wahrt einen gewissen Schutzraum für das Pflegeteam, weil die Ergebnisse den Angehörigen durch den Beobachter erläutert werden können. Angehörige können Fragen zur Beobachtung im Gespräch direkt stellen, ein alleiniger schriftlicher Bericht hingegen lässt Spielraum für Missverständnisse und würde zudem dieselbe Frage aufwerfen wie

der Leitungsbericht: Was kann beschrieben werden und was nicht? Schriftliche Berichte für Angehörige, die detailliert den Umgang mit dem dementen Menschen über den Tag beschreiben, werden keine Akzeptanz beim Pflegeteam finden. Das Schreiben von weiteren fünf Angehörigenberichten neben den zu erstellenden fünf Bewohnerberichten ist auch zeitlich kaum möglich, zumal zusätzliches Angehörigenfeedback ohnehin mehr Zeiteinsatz von allen Beteiligten verlangt.
- Angehörigenfeedbackgespräche finden meist im Anschluss nach dem Gespräch mit dem Pflegeteam statt. Da Teamfeedback häufig zur Übergabezeit zwischen zwei Diensten stattfindet, beginnen die Angehörigenfeedbacks meist am Nachmittag. Das kommt berufstätigen Angehörigen entgegen. Es ist wichtig, sich hier flexibel zu zeigen, um eine möglichst große Akzeptanz bei den Angehörigen zu erreichen.
- Der Termin des Feedbacktages sollte frühzeitig feststehen, damit die Vertreter des Pflegeteams rechtzeitig für ihre Teilnahme am Angehörigenfeedback freigeplant werden können.
- Die Uhrzeiten der einzelnen Angehörigengespräche am Feedbacktag sollten von Vertretern des Pflegeteams im Vorfeld telefonisch mit den Angehörigen abgestimmt werden. Gegebenenfalls muss nach der Beobachtung noch einmal umorganisiert werden, wenn ein Bewohner nicht beobachtet werden konnte, weil er krank in seinem Zimmer war, und für ihn ein anderer Bewohner beobachtet wurde.
- Dabei ist darauf zu achten, dass zwischen den einzelnen Gesprächen kein Leerlauf entsteht, weil Angehörige zu bestimmten Uhrzeiten nicht können. Das würde den ohnehin langen Feedbacktag unnötig verlängern. Denn die beteiligten Beobachter und die Vertreter des Pflegeteams sind am Feedbacktag oftmals bis in den frühen Abend beschäftigt.
- Die Gespräche sollten mit einer kurzen Pause von fünf Minuten aufeinander folgen. Für die Gespräche selbst hat sich eine Dauer von etwa 25 bis 30 Minuten bewährt. Aufgrund der Länge des Feedbacktages ist es wichtig, die kurze Dauer der einzelnen Gespräche und die anschließenden Pausen einzuhalten.
- Es ist ratsam, für die Angehörigengespräche einen störungsfreien Rahmen zu organisieren: Die Gespräche sollten in einem separaten Raum und nicht im Dienstzimmer geführt werden. Das Stationstelefon sollte einer anderen Pflegekraft übergeben werden.

Nach den bisherigen Erfahrungen nutzen etwa 50 Prozent der eingeladenen Angehörigen diese Möglichkeit des Austausches, so dass an diesem Tag meist etwa drei, höchstens aber fünf Gespräche mit Angehörigen stattfinden.

Eine andere Form als Einzelgespräche zum beobachteten Bewohner ist denkbar, wurde jedoch bisher nicht ausprobiert: Strukturelle Ergebnisse könnten Bestandteil einer Präsentation und Diskussion während eines Angehörigenabends sein. Dabei könnte dann auch ein weiterer Kreis von Angehörigen in die Handlungsplanung zur Gruppe einbezogen werden. Hier hätten auch Angehörige die Möglichkeit mitzuwirken, deren verwandte Menschen mit Demenz nicht beobachtet wurden.

9.2.3 Der Ablauf des Angehörigenfeedback

Zu Beginn des Gespräches sollten Beobachter und Pflegende die Angehörigen freundlich begrüßen und dafür Sorge tragen, dass die Angehörigen sich eingeladen fühlen und sich auf die Gesprächsatmosphäre einlassen können. Die Beobachter sollten ihre Rolle als Moderator des Gespräches erläutern und auf den zeitlichen Rahmen des Gespräches hinweisen.

Nicht immer ist zu Beginn des Gespräches klar, wie vertraut die Angehörigen mit dem Dementia Care Mapping sind. Deswegen sollte nach der Begrüßung die Methode zunächst kurz, verständlich und möglichst ohne seine englischsprachigen Begriffe erläutert werden. Die wissenschaftliche Qualität von DCM und auch die Fundierung des Beobachterwissens spielt eine Rolle für die Angehörigen. Denn nicht selten möchten Sie das «Expertenwissen von außen» nutzen, um hilfreiche pflegefachliche Hinweise zum Verhalten des Verwandten zu bekommen (Beispielsweise zur Frage, wie sie damit umgehen können, dass ihre demente Mutter immer Nachmittags nach Hause zum längst verstorbenen Ehemann möchte). Ein kleines Informationsblatt, das die DCM-Methode, person-zentrierte Pflege und Gedanken zur Lebensqualität dementer Menschen kurz zusammenfasst, kann an dieser Stelle als Handout hilfreich sein.

Angehörige sind auf diese Vorinformationen angewiesen, damit sie sich auf das Gespräch einlassen können. Sie können dadurch ein Urteil fällen, ob die Teilnahme für ihren dementen Angehörigen wirklich zur Verbesserung seiner Lebensqualität beitragen kann. Und dieser Einstieg in das Gespräch ist auch wichtig, um zu klären, dass die psychosoziale Lebensqualität, das Wohlbefinden und Personsein Diskussionsmittelpunkt sein werden. Denn es kann durchaus sein, dass die Angehörigen vor allen Dingen an pflegerische Aspekte denken, wenn sie den Begriff Lebensqualität hören (Beispielsweise die Vermeidung von Dekubiti oder das Zuführen ausreichender Trinkmengen).

Die Beobachter werden dann beginnen, den Angehörigen den Tag des dementen Menschen zu schildern. Und wie im Teamfeedback spielt die Art der Schilderung von Beobachtungen hier eine entscheidende Rolle. Kodierte Daten sollten lebendig beschrieben werden, Szenen und Handlungen sollten buchstäblich erzählend zum Leben erweckt und der Bewohner damit im Gespräch bildhaft mit an den Tisch geholt werden. Dadurch entwickelt sich oft schon von selbst ein Austausch über einzelne Aspekte des Wohlbefindens des Bewohners. Gemeinsam mit Angehörigen und Pflegenden wird auf diese Art und Weise genauso wie im Teamfeedback über die wichtigsten Gesichtspunkte der Beobachtung beraten. Es werden Vorschläge zur Entwicklung des Wohlbefindens diskutiert, die bisherigen Handlungsideen vorgestellt und neue Ideen gemeinsam entwickelt. Idealerweise steht am Ende dieser Diskussion ein gemeinsam entwickelter Handlungsplan, mit dem Angehörige und Pflegende einverstanden sind.

Gegen Ende des Gespräches fassen die Beobachter die getroffenen Vereinbarungen noch einmal für die Gesprächsteilnehmenden zusammen. Sie verdeutlichen den Bezug der Handlungsplanung zum Wohlbefinden des beobachteten Bewohners, bedanken sich bei den Teilnehmenden und beenden das Feedbackgespräch.

9.3 Die Teilnehmenden des Angehörigenfeedback, ihre Rollen und Anliegen

Im folgenden Abschnitt sollen die verschiedenen Teilnehmenden des Angehörigenfeedbacks näher beschrieben werden. Die Rolle des Teamvertreters im Gespräch wird erklärt und es wird erläutert, welche Angehörigen zu den Gesprächen kommen und welche Anliegen sie mitbringen. Die besondere Aufgabe der Beobachter als Moderatoren und Advokaten des dementen Bewohners wird abschließend erörtert.

9.3.1 Die Vertreter des Pflegeteams

In den bisher durchgeführten Angehörigenfeedbacks ist neben den DCM-Beobachtern immer ein Vertreter des Teams dabei. Das ist unabdingbar, denn so kann das Pflegeteam als Hauptakteur des weiteren DCM-Prozess schon jetzt Prozessverantwortung für den Umgang mit den DCM-Ergebnissen nehmen.

Wer der Vertreter des Pflegeteams sein wird, ist oftmals eine Frage der aktuellen organisatorischen und zeitlichen Ressourcen. Häufig ist deswegen die Wohnbereichsleitung der Vertreter des Teams bei allen Gesprächen, da sie auch die Umsetzung der Handlungsplanung koordinieren wird.

Wünschenswert, aber schwerer zu organisieren ist eine Teilnahme der jeweiligen Bezugspflegekraft des Menschen mit Demenz, das kann helfen die Beziehung zwischen der Mitarbeiterin und den Angehörigen zu stärken. In der Praxis ist es leider oft nicht möglich, zwei oder drei Bezugspflegekräfte an einem Tag für die Zeit der Gespräche freizustellen und gleichzeitig den Diensteinsatz im Wohnbereich abzudecken.

Die Teilnahme eines Vertreters des Pflegeteams ermöglicht auch die Präsentation und Diskussion von Beobachtungen, bei denen Angehörige und das Pflegeteam sehr unterschiedlicher Meinung sind (siehe auch das Beispiel 2 in Kapitel 9.4). Denn der Vertreter kann bei Bedarf aktiv die Sichtweise des Pflegeteams einnehmen, Handlungen Pflegender erläutern und bei großer Unzufriedenheit von Angehörigen eine Schutzfunktion für sein Team wahrnehmen. Dadurch wird ein transparenter Umgang mit schwierigen Pflegesituationen möglich und das kann wesentlich zur Offenheit im weiteren Gesprächsverlauf beitragen.

9.3.2 Die Angehörigen und ihre Anliegen

Wer sind die Angehörigen, die an den Feedbackgesprächen teilnehmen? Die Gruppe der an Feedbacks teilnehmenden Angehörigen ist sehr heterogen, doch kann man sagen, dass sie eher aus den nahen Angehörigen besteht, die noch einen engen Bezug zum Menschen mit Demenz haben. Entferntere Verwandte oder gesetzliche Betreuer nehmen die Gelegenheit eines Angehörigenfeedbacks eher selten wahr.

Die MuG IV Studie gibt weitere Hinweise auf typischerweise in Pflegeheimen aktive Angehörige, die sich mit den Praxisbeobachtungen bisheriger Angehörigenfeedbacks decken:

«Etwa 86 % der in die Studie einbezogenen Bewohner hatten Angehörige, die sie besuchten. Meist handelte es sich um die eigenen Kinder, überwiegend Frauen (42 % Töchter gegenüber 23 % Söhnen). Ehepartner (12 %) oder Geschwister (6 %) waren zahlenmäßig geringer vertreten. Dafür kamen sie oft täglich zu Besuch, wohingegen die Kinder meist einmal bis mehrmals wöchentlich zu Besuch waren» (Engels/Pfeuffer, 2009: 230 f.).

Diese Beschreibung der Unterschiede in der Angehörigengruppe spiegelt die praktischen Erfahrungen wieder, die mit Teilnehmenden in den Angehörigenfeedbacks gemacht wurden: Auch hier sind es oft die Töchter, manchmal die Söhne oder Ehepartner, die an den Gesprächen teilnehmen. Aber während die Kinder meist nur ausschnittsweise Einblick in den Lebensalltag ihres Verwandten haben, ist das bei den Ehepartnern oft anders, weil sie ihren Partner häufig mehrere Stunden täglich besuchen oder gar in einem anderen Wohnbereich der Einrichtung leben. Ehepartner und Kinder bringen auch unterschiedliche Beziehungs- und Pflegethemen in das Feedbackgespräch mit ein (Themen, die dennoch bei allen Angehörigen bedeutsam sein können und häufig eine verwirrende Mischung aus der gemeinsamen Lebens- und Pflegegeschichte darstellen (Franke, 2006; Gröning et al., 2004).

Trotz der Unterschiede haben alle Angehörigen eines gemeinsam: Den Wunsch, dass ihrer Meinung zur Pflege und Betreuung des dementen Menschen mehr Aufmerksamkeit geschenkt wird (Woods et al., 2009). Und dafür bieten Angehörigenfeedbacks eine gute Möglichkeit, weil ihre Sichtweise hier direkt in die Handlungsplanung einfließen kann. In der darauf folgenden Umsetzung der Handlungsplanung wird dann das Pflegeteam eher wieder die Hauptrolle spielen. Denn folgt man weiteren Erkenntnissen der MuG IV Studie, scheinen sich die Angehörigen seltener aktiv pflegend oder in der direkten sozialen Betreuung beteiligen zu wollen, in dem sie beispielsweise Gruppenangebote durchführen. Sie helfen hingegen öfter durch psychosoziale Stabilisierung des betroffenen Menschen oder leisten flankierende organisatorische Unterstützung (Wäschepflege, Verwaltung der Finanzen, Begleitung zu Arztterminen). Manche agieren allerdings auch distanziert delegierend (Engels/Pfeuffer, 2009).

Was sind die Anliegen der teilnehmenden Angehörigen? Es ist ein wichtiges Anliegen zu hören, dass es dem Vater oder der Mutter gut geht. Denn Angehörige von Menschen mit Demenz empfinden selbst eine steigende Belastung mit fortschreitender Demenz, vor allem wenn sie die Lebenssituation ihres Verwandten zunehmend eingeschränkter erleben (Wilz, 2002). Und dadurch kann es sein, dass sie die Lebensqualität ihres Verwandten schlechter bewerten als der betroffene Mensch selbst. Das Wissen, dass der Mensch mit Demenz trotz fortschreitender Demenz Wohlbefinden zeigt, entlastet, auch weil es von einer nicht zur Einrichtung gehörenden Person mit Fachkompetenz wie dem DCM-Beobachter ausgesprochen wird.

Eine Stärke des DCM ist die kontinuierliche Erfassung eines ganzen Tages. Es ist schon für Mitarbeiterinnen und Mitarbeiter wichtig zu erfahren, was der Bewohner macht, wenn sie nicht da sind (Grundpflege in den Zimmern, Pausen). Für Angehörige hat das noch mehr Bedeutung, sie möchten oft wissen: Was macht mein Vater, meine Mutter in der langen Zeit, in der ich nicht zu Besuch bin? Den beobachteten Tag geschildert zu bekommen kann helfen, Befürchtungen aufzuheben, die der ausschnittsweise Blick der kurzen Besuche mit sich bringt. Der Alltag wird für die Angehörigen transparenter und das kann entlasten. So zum Beispiel, wenn man erfährt, dass die Mutter tatsächlich im Laufe des Tages angebotene Aktivierungsmöglichkeiten genutzt hat, sich am Abspülen beteiligt hat oder mit einer anderen Bewohnerin gemeinsam gestrickt hat. Während der Angehörige selbst sie im späteren Besuch eher passiv erlebt hat und die Bewohnerin auch noch berichtete «heute noch nichts getan zu haben».

Es kommt vor, dass Angehörige sich im Feedbackgespräch die Bestätigung erhoffen, dass sie sich im Umgang mit ihrem dementen Verwandten richtig verhalten. Denn meistens entlastet es Angehörige zu hören, dass der Kontakt, den sie dem dementen Menschen anbieten, ihm auch wirklich gut tut und dass sie dabei nichts falsch machen. Für das Feedback ist es aber wichtig zu wissen, dass sich eine positive Rückmeldung unter Umständen auch negativ auswirken kann: Angehörige, die ihr eigenes Handeln in einer pflegenden Situation negativ bewerten, erleben vielleicht die Unterstützung durch positives Feedback nicht als Entlastung, sondern sogar belastungssteigernd (Wilz, 2002).

Das schließt jedoch nicht aus, dass der externe Beobachter dem Angehörigen sein problematisches Verhalten im Umgang mit dem dementen Menschen zurückmeldet: Beispielsweise wenn der Angehörige häufig die reduzierten Fähigkeiten des Betroffenen korrigiert, in Handlungen eingreift oder Handlungen für den dementen Menschen übernimmt, obwohl dieser dazu selbst in der Lage wäre. In den Angehörigengesprächen ist solches Feedback oft leichter zu geben als im Pflegealltag. Denn der Angehörige erfährt die Wirkung seines Verhaltens auf den dementen Menschen ohne Vorwürfe, gerade weil der Beobachter wertfrei schildert und im Gespräch eine neutrale und vermittelnde Position einnimmt.

Ist eine vertrauensvolle Gesprächsbasis gegeben, kann es für den Angehörigen auch einfach nur darum gehen, einmal sein Herz auszuschütten und Belastungen auszusprechen. Oder aber Hilfe zu bekommen für den eigenen Umgang mit dem dementen Verwandten. Dabei ist es manchmal gar nicht nötig, das eigene Verhalten zu verändern. Ab und zu reicht es schon, die Situation aus einer anderen Perspektive wahrzunehmen und zu sehen, dass der Kontakt gar nicht misslungen war (s. **Kasten 9-1**).

9.3.3 Die Beobachter als Moderatoren und Advokaten des dementen Bewohners

Perspektivwechsel wie im Beispiel beschrieben zu unterstützen, ist eine Aufgabe des Beobachters im Angehörigenfeedback. Die Einführung von Angehörigenfeedbacks bringt es mit sich, dass der DCM-Beobachter, der ja nun auch dieses Gespräch moderiert, seine Rolle im Prozess und gegenüber den Prozessbeteiligten neu ausloten muss. Denn er sieht sich ja nicht nur Prozesspartnern der Einrichtung gegenüber, er

> Frau Müller, eine sehr unruhige Frau mit schwerer Demenz und stark reduziertem Sprachvermögen wird von ihrer Tochter besucht. Es gelingt der Tochter nicht zu verstehen, was ihre Mutter auszusprechen versucht. Sie hadert sehr damit und versucht immer wieder zu verstehen, sie bleibt auf der verbalen Ebene verhaftet.
> Von ihr unbemerkt ist währenddessen im Kontakt mit ihrer Mutter ein wunderbar synchroner Körperdialog entstanden: Mutter und Tochter sitzen gemeinsam nebeneinander auf einer Couch und die vorher sehr unruhige Frau Müller kommt langsam zur Ruhe. Erstaunlicherweise hält sie die Hand ihrer Tochter und nicht umgekehrt, die Beobachter haben den Eindruck dass Frau Müller sich im Geben geborgen fühlt. Lange nach dem Besuch der Tochter bleibt Frau Müller, die ansonsten oft agitiert ist, ruhig auf der Couch sitzen.
> Leider hat die Tochter ihre Wirkung im Kontakt zur Mutter nicht wahrgenommen. Erst durch die Schilderung der Beobachter konnte sie erkennen, dass alleine schon ihre reine Anwesenheit ihrer Mutter gut getan hat. Ihre Worte zu verstehen und dadurch etwas für ihre Mutter tun zu können, wäre nur zu ihrer eigenen Entlastung nötig gewesen. Für das Wohlbefinden der dementen Mutter spielte es keine Rolle.

Kasten 9-1: Beispiel 1: Einander Verstehen

muss nun auch sein Rollenverständnis zu den Angehörigen definieren. Er muss seine Rolle füllen gegenüber einer Beziehungstriade von Bewohnern mit Demenz, deren Angehörigen und den Mitarbeitern.

Und diese Beziehungstriade wird in neueren Versorgungsmodellen noch weiteren Veränderungen unterliegen, die auch sein Rollenverständnis beeinflussen werden. Wie wird der Beobachter in Zukunft in ambulanten Wohngemeinschaften handeln, in denen die Angehörigen gleichzeitig Arbeitgeber sind? Welches Feedback soll Ihnen gegeben werden? Behandelt der Beobachter sie als Leitung und gibt Feedback zur strukturellen Entwicklung? Oder behandelt er sie als Angehörige und gibt Feedback zur Kontaktgestaltung mit den dementen Menschen?

Neue Konstellationen werden immer auch die Rolle des Mappers im Feedbackprozess verändern. Und ein DCM-Beobachter gestaltet diesen Prozess und trägt darin Verantwortung. Durch sein Setting und seine Interventionen soll tragfähiges Vertrauen entstehen, denn erst dadurch ist es möglich, genau auf die Beziehungen in der Pflege der dementen Bewohnerinnen und Bewohner zu schauen und die damit verbundenen Themen in den Feedbackgesprächen zu thematisieren.

Der Beobachter sollte ein Verständnis dafür entwickeln, wie sich das Beziehungsverhältnis zwischen einzelnen Angehörigen und dem Pflegeteam in der Einrichtung gestaltet. Mit welchen Einstellungen und in welchen Haltungen begegnen die Angehörigen und das Pflegeteam einander? Ist das Verhältnis partnerschaftlich? Oder ist es eher von Störungen geprägt? Hierfür hat der Beobachter oft kaum Zeit vor dem Angehörigenfeedback, am meisten über die tatsächliche Einbindung der Angehörigen erfährt er in der Beobachtung und in der Vorbereitung (zum Beispiel in Vorgesprächen oder an einem Informationsabend, an dem er die Kommunikation zwischen Mitarbeitenden und Angehörigen beobachten kann).

Als Moderator des Gespräches nutzt der Beobachter seine gewonnenen Erkenntnisse um ein wahrnehmbares Kräftegleichgewicht zwischen den Teilnehmern herzustellen. Er sollte den Angehörigen verdeutlichen, dass er nicht Partei ergreifen will für die Pflegenden. Nicht umsonst bringen Angehörige der Kindergeneration oft Unterstützer mit zum Feedbackgespräch (die eigenen Ehepartner oder Geschwister). Vermutlich befürchten sie, dass der Beobachter auf der Seite der Einrichtung steht, weil die Einrichtung der Auftraggeber des Beobachters ist.

Seine neutrale Rolle gegenüber Angehörigen und Pflegenden muss der Beobachter im Gespräch gleich zu Beginn den Teilnehmern verdeutlichen. Im Wesentlichen hat er im Angehörigenfeedback zwei Aufgaben, die etwas in Spannung zueinander stehen:

- Er ist Advokat des Bewohners und bringt als solcher die Perspektive des dementen Menschen, sein Personsein und Wohlbefinden mit an den Tisch. Dadurch ergreift er Partei für den dementen Menschen.
- Er moderiert das Feedbackgespräch. Und in dieser Aufgabe versucht er neutral und parteilos zu handeln. Denn hierbei ist es sein Ziel, ein neues und tieferes Verständnis aus den verschiedenen Perspektiven von Pflegenden, Angehörigen und dem dementen Menschen zu schaffen.

9.3.4 Die Beobachter als Moderatoren: Konflikte und verdeckte Anliegen

Angehörige von Menschen mit Demenz bringen Erwartungen mit in die Feedbackgespräche. Und der Beobachter sollte als Moderator in der Lage sein, damit umzugehen. Dabei ist es wichtig, in den Gesprächen den Fokus mehr auf die Beziehungsqualität zu lenken und sich nicht zu sehr auf Problemanalysen und Problembewältigungsstrategien zu konzentrieren. Angehörige erfahren dadurch wahrscheinlich keine Entlastung, wie eine Studie im ambulanten Sektor vermuten lässt (Wilz, 2002). Außerdem kann es sein, dass durch die kurze Dauer der Angehörigenfeedbacks Lösungsstrategien unfertig bleiben, und das kann entmutigend wirken.

Durch die vielschichtigen Verflechtungen in der Beziehungstriade zwischen Angehörigen, Menschen mit Demenz und Pflegenden muss der Beobachter in seiner Rolle als Moderator zahlreiche Stolpersteine aus dem Weg räumen. Er muss Beziehungsthemen entwirren und die Perspektiven klären. Dabei sollte er mit Bedacht vorgehen, denn seine Gesprächspartner, Angehörige wie Mitarbeitende, bringen vielleicht verdeckte Anliegen in das Gespräch mit ein. Und möglicherweise wird der Moderator ein «Anliegen hinter dem Anliegen» vorab nicht kennen. Verdeckte Anliegen sind Stolpersteine für eine konstruktive Weiterentwicklung im Sinne des Bewohners.

Schwellende Konflikte zwischen Mitarbeitern und Angehörigen können solche Stolpersteine sein. Interessanterweise beschreiben Engels und Pfeuffer, dass mehr Mitarbeitende (31 %) als Angehörige (9 %) angeben, schon einmal in einem ernsthaften Konflikt mit dem jeweils Anderen gewesen zu sein. Diese unterschiedliche Wahrnehmung wurde mit dem verstärkten Druck auf die Mitarbeitenden erklärt (formales Gewicht durch die Pflicht zur Dokumentation von Beschwerden, gegebenenfalls Gespräche mit Vorgesetzten, Häufung kritischer Anliegen mehrerer Angehöriger). Konfliktanlässe wurden jedoch von Mitarbeitenden und Angehörigen ähnlich bewertet: Am Häufigsten wurden die Pflegequalität und das Konfliktverhalten des Anderen genannt (Engels/Pfeuffer, 2009). Hier hat der Moderator gute vermittelnde Möglichkeiten, indem er auf eine respektvolle Gesprächsführung und aufmerksames wechselseitiges Zuhören achtet. Und er sollte im Gespräch seine Fähigkeiten einsetzen um mögliche Anzeichen und Hinweise auf Konflikte zu erkennen. Pflegeteams geben solche Hinweise oft schon vor dem Angehörigen-Feedback («Das könnte schwierig werden, der Angehörigen XY zu vermitteln …»). Angehörige dagegen bringen verdeckte Konflikte oft zu Beginn des Gesprächs ein, indem sie ein bestimmtes Thema bei der ersten Gelegenheit in den Vordergrund rücken, ohne den Verlauf der Gesprächseröffnung abzuwarten.

Der Moderator unterliegt der Gefahr, vereinnahmt zu werden. Er muss darauf achten, seine neutrale Position zwischen den Gesprächspartnern zu wahren, eine auch nur kurzzeitige Koalition gegen einen der Beteiligten würde das Prozessziel behindern. Die Formen der Vereinnahmung sind unterschiedlich ausgeprägt. Die Einrichtungsleitung könnte ein Interesse haben, Einfluss zu nehmen, um die Balance zwischen Transparenz und positiver Außenpräsentation zu wahren. Mitarbeiter erhoffen sich Verhaltensanweisungen an Angehörige, wenn es ihnen vorab nicht gelungen ist, selber eine Verhaltensänderung herbeizuführen. Angehörige möchten oft pflegerische Veränderungen anstoßen, von denen sie selbst überzeugt sind, die sie aber bisher nicht durchsetzen konnten.

Interessanterweise scheinen Angehörige die Beobachter manchmal als «Kontrolleure» wahrzunehmen, sie solidarisieren sich dann zu Beginn mit den Pflegemitarbeitern und drücken ihre Zufriedenheit aus. Das mag tatsächliche Zufriedenheit ausdrücken, kann aber auch Ausdruck von Unbehagen sein, wenn im folgenden Feedbackgespräch schwierige Themen oder unbequeme Veränderungen befürchtet werden.

Verdeckte Anliegen sind zu akzeptieren im Dreieck der triadischen Beziehungen. Der Moderator tut gut daran, die verdeckten Anliegen der Gesprächsteilnehmer ernst zu nehmen. Oft verliert sich ihre unterschwellige Durchsetzungswucht gegenüber den anderen Gesprächsteilnehmern, wenn es gelingt sie aufzudecken. Verdeckte Anliegen im Dialog transparent zu machen könnte Angehörigen und Mitarbeitern helfen, die Beziehungsebene zu klären.

Rollensicherheit in seiner Position zwischen den Parteien ist wichtig für den Moderator, um diese Aufdeckungsarbeit leisten zu können. Idealerweise ist ein Beobachter deswegen selbst eingebunden in eine Gruppe von Beobachtern, mit denen er kollegiale Fallreflexion durchführen kann. Feedbacktage müssen vor- und nachbereitet werden, der Moderator braucht Gelegenheiten, sein Feedback und seine Moderation zu planen und den tatsächlichen Verlauf anschliessend kritisch zu betrachten. Nur so kann er im Angehörigenfeedback seinen eigenen Auftrag im Blick behalten: Anwalt zu sein für die Perspektive des dementen Menschen. Mit dem Ziel, Möglichkeiten zur Verbesserung des Wohlbefindens zu schaffen.

9.4 Die Beobachter als Advokaten: Perspektiven differenzieren

Hier zeichnet sich eine wichtige Aufgabe des moderierenden Beobachters im Angehörigenfeedback ab: Er muss im Verlauf des Gespräches immer wieder dafür Sorge tragen, dass die verschiedenen Sichtweisen der Beteiligten auf die Handlungen des dementen Menschen in ihrer Unterschiedlichkeit erkannt werden. Nur so kann eine Annahme darüber entstehen, was die ureigene Perspektive des dementen Menschen sein mag («Mir ist bewusst, dass wir selbst mit Beteiligung der Angehörigen im DCM nach wie vor nur «über» den Menschen mit Demenz und seine Sichtweise nachdenken, ohne ihn selbst einzubeziehen. Ich empfinde das als die größte Begrenzung von DCM», Anm. des Autors.)

Der moderierende Beobachter muss Pflegende und Angehörige im Gespräch immer wieder darin unterstützen, die Perspektive des dementen Menschen einnehmen zu können. Dabei muss er den Gesprächsteilnehmenden auch verdeutlichen, wenn sie ihre eigene Sichtweise auf den dementen Menschen übertragen. Ist das Training kognitiver Fähigkeiten für den Menschen mit Demenz wirklich hilfreich? Hat er tatsächlich Freude am gemeinsamen Lösen von Kreuzworträtseln bei den Besuchen? Oder gibt es eher mir als Angehörigen das Gefühl, etwas dazu beigetragen zu haben, dass die Demenz sich nicht verschlimmert? Das Fortschreiten der Demenz belastet (Wilz, 2002) und etwas dagegen zu tun gibt Angehörigen vielleicht ein Gefühl von Beruhigung.

Gefühle aus der gemeinsamen Pflegegeschichte und das damit verbundene eigene Belastungserleben können unbewusst auf den dementen Menschen projiziert werden und verdecken möglicherweise die ureigene Perspektive des betroffenen Menschen. Solche Übertragungsphänomene kommen in der Beziehungstriade vor und können Pflegende und Angehörige gleichermaßen beeinflussen (siehe Kasten 9-2).

Wenn eine Annäherung an eine Antwort überhaupt möglich sein soll, braucht es einen

> Die Beobachter sehen während des DCM, wie sich Frau Peters, eine hochgradig demente Bewohnerin, aufmerksam um Frau Müller (siehe auch Beispiel 1) kümmert, die wieder unruhig geworden ist. Frau Peters begleitet und tröstet Frau Müller. Sie scheint aus ihrer Fähigkeit zu helfen starkes Wohlbefinden zu schöpfen. Die Beobachter können keinerlei Anzeichen von Überforderung dabei erkennen. Die Tochter von Frau Peters erlebt ihre Mutter ganz anders und ist in großer Sorge. Sie glaubt, ihre Mutter kümmere sich um andere und würde dabei keine Rücksicht auf die eigene immer geringer werdende Kraft nehmen. Ist das Helfen nun eine Ressource oder eine Gefahr für das Wohlbefinden von Frau Müller? Im Gespräch stellt sich heraus, dass die Tochter ihre Mutter jahrelang aufopferungsvoll und bis an den Rand der eigenen Erschöpfung zuhause gepflegt hat. Überträgt sie unbewusst ihre eigene Erschöpfung und den damit möglicherweise verbunden Zwiespalt zu ihrer Helferrolle auf das Handeln ihrer Mutter?

Kasten 9-2: Beispiel 2: Perspektiven differenzieren

respektvollen Dialog und einfühlsames Zuhören im Angehörigenfeedback. Der Moderator sollte eine Gesprächsatmosphäre schaffen in der es allen Beteiligten möglich ist, die eigene Wahrnehmung kritisch im Lichte einer möglichst wertfreien DCM-Beobachtung zu hinterfragen.

Denn im Vordergrund steht das Wohlbefinden und Personsein des dementen Menschen, in dem Fall von Frau Peters. Die Sichtweise der Tochter und die der Pflegenden müssen gehört werden, die Ängste und Hoffnungen von Beiden spielen eine Rolle. Sie finden Beachtung, weil sie sich auf den Menschen mit Demenz im Zentrum der Beziehungen auswirken. Es ist notwendig, sich mit der Angst der Tochter auseinander zu setzen, damit Frau Peters weiterhin starkes Wohlbefinden aus ihrer Fähigkeit zu helfen gewinnen kann.

9.5 Die Dynamik der Öffnung im Angehörigenfeedback

Angehörigenfeedbacks können in ihrem Verlauf eine öffnende Dynamik entwickeln. Oft entsteht eine Art partnerschaftlicher Beziehungsraum zwischen Angehörigen und Pflegenden, in dem es möglich wird zu einem gemeinsamen tieferen Verstehen des dementen Menschen auf biografischer Ebene zu gelangen.

Zu Beginn eines Angehörigenfeedbacks gibt es meist eine Art von vorsichtiger Distanz. Mitarbeitende und Pflegende bringen ein Schutzbedürfnis mit in das Gespräch. Sie möchten sich schützen vor den Bewertungen des Anderen, die eigene Beziehung und das Verhalten zum Bewohner offenzulegen ist nicht einfach. In der Praxis von Angehörigenfeedbacks haben sich vier Faktoren herauskristallisiert, die im Verlauf des Gespräches zu einer spürbaren Öffnung und Annäherung beitragen (s. Abbildung 9-2):

Zeit: Wie in der Beschreibung der Organisation von Angehörigenfeedbacks (vergleiche Kapitel 9.2.2) verdeutlicht wurde, setzen die Mitarbeiterinnen und Mitarbeiter für die Angehöri-

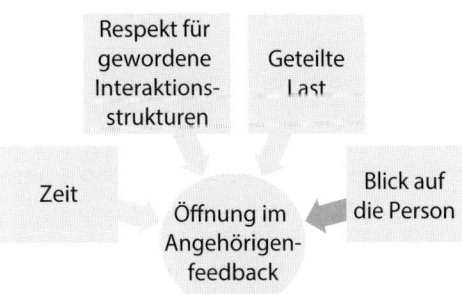

Abbildung 9-2: Faktoren im Angehörigenfeedback

genfeedbacks zusätzliche Zeitressourcen ein. Im Pflegealltag ist es oft genau diese Zeit, die in der Kommunikation von Angehörigen als fehlend bemängelt wird. Deswegen haben Angehörige mehrfach zum Ausdruck gebracht, dass sie die zur Verfügung gestellte Zeit für die Feedbackgespräche schätzen.

Blick auf die Person: Das Nachdenken über den einzelnen Bewohner im Angehörigenfeedback, dass Bemühen der Mitarbeitenden, kleine Möglichkeiten der Verbesserung für den anvertrauten Verwandten zu entdecken, zeigt die Verbundenheit der Pflegenden mit dem dementen Menschen über das pflegerisch-versorgende Grundmaß hinaus. Der gemeinsame Versuch, zu verstehen was den einzelnen Menschen mit Demenz in seinem Wesen ausmacht, wird im Laufe des Gespräches zur verbindenden Brücke zwischen Angehörigen und Mitarbeitenden.

Geteilte Last: Immer wieder wird deutlich, dass Angehörige die Last der Pflege nicht mit der Aufnahme des Menschen mit Demenz in das Pflegeheim abgeben (Woods et al., 2009). Im Laufe eines Angehörigenfeedbacks wird oft erkennbar, dass Angehörige und Mitarbeitende jeweils auf ihre Art um das Wohl des dementen Menschen ringen. Im Laufe des Gespräches zu erkennen, dass man die Last nicht alleine trägt schafft Erleichterung auf beiden Seiten, es verbindet Angehörige und Pflegende miteinander. Gerade in Angehörigengesprächen ist es für Pflegende möglich, eigene Beziehungsanteile wie Nähe oder Zweifel zu zeigen, ohne dadurch ihre Professionalität zu beschädigen.

Respekt für gewordene Interaktionsstrukturen: Die gegenseitige Akzeptanz der Rolle und Geschichte des Anderen in seiner erlebten Beziehung zum Menschen mit Demenz ist sehr bedeutsam in den Angehörigenfeedbacks. Wir wissen um die Schwierigkeiten von Kindern in der Rollenverkehrung, wenn sie Verantwortung für die Pflege der Eltern übernehmen (Klessmann, 1999; Dieris, 2006). Nicht selten kommt es auch vor, dass Pflegende bewusst oder unbewusst Rollen im erinnerten Familiensystem des dementen Menschen einnehmen und dadurch vielleicht in Konkurrenz zum Angehörigen treten, der die gewünschte Rollenerwartung nicht ausfüllen kann. Oder der Mensch mit Demenz zeigt in der Pflegeeinrichtung gänzlich andere Persönlichkeitszüge als Zeit seines Lebens in seiner Familie (s. **Kasten 9-3**).

Mitarbeitende und Angehörige haben in diesem Fall eine völlig gegenläufig gewachsene Interaktionsstruktur mit dem dementen Menschen, und es braucht den wechselseitigen Respekt der Unterschiede, um im Dialog zu einer Verständigung zu kommen. Gelegentlich kommt es sogar vor, dass in den Gesprächen nicht nur die anwesenden Angehörigen und der Mensch mit Demenz eine Rolle spielen. Familienmitglieder, die früher schon das Familiensystem dominiert haben, können unter Umstän-

---

Nehmen wir den dementen Herrn Scheidler: In dem Wohnbereich, in dem er jetzt lebt, verhält er sich gerade den Damen gegenüber charmant und er ist immer für einen Spaß zu haben. Er wird von den Pflegenden als die Frohnatur des Wohnbereiches beschrieben. Einer der gute Laune verbreitet. Früher war er Polizist von Beruf. Im Gegensatz zu Heute war er streng und auch privat wollte er eine Respektsperson darstellen. Die Pflegenden wussten davon nichts. Seine Tochter berichtete im Angehörigenfeedback, dass Herr Scheidler als Oberhaupt der Familie früher ein sehr autoritäres Regime führte. Für seine Kinder gab es unter ihm wenig zu lachen. Es kann sehr hilfreich sein, die Ambivalenz zu begreifen, die die Tochter nun verspüren mag, wenn sie ihren Vater mit den Pflegenden fröhlich lachend erlebt.

Kasten 9-3: Beispiel 3: gewordene Interaktionsstrukturen berücksichtigen

den selbst dann noch starke Emotionen im Feedbackgespräch hervorrufen, wenn sie tatsächlich längst verstorben sind.

9.6 Zugang zum biografischen Verstehen im Angehörigenfeedback

Wenn sich die Dynamik im Angehörigenfeedback öffnend entwickelt, können ein tieferes Verstehen des Verhaltens und ein ganz anderes Gestalten der Handlungspläne möglich werden. Durch die Einbindung von Angehörigen ist es wiederholt gelungen, biografische Aspekte der Beobachtung zu nutzen, deren Bedeutung ohne das Gespräch mit den Angehörigen nicht erkannt werden konnte. So wurde zum Beispiel erklärbar, dass eine Frau mit Demenz sich gerne im Dienstzimmer aufhielt. Im Laufe des Angehörigengespräches erinnerte sich der Sohn an ihre frühere Tätigkeit als Kellnerin. Durch diese Beschäftigung in der Gastronomie waren die hinteren Arbeitsräume für die Frau immer verbunden mit kurzen Auszeiten und Pausen, öffentliche Räume hingegen repräsentierten ihre direkte und sehr hektische Arbeit.

Eine andere Bewohnerin hielt sich sehr gerne auf dem Sofa des Wohnbereiches auf, sie konnte dort lange ausharren. Die Angehörigen konnten erläutern, dass in der früheren engen Wohnung der Familie das Sofa ihr Lebensmittelpunkt war, um das herum sich das ganze Familienleben abspielte. Auf ihm wurde sogar nachts geschlafen. Biografisches Wissen dieser Art bringt den DCM-Prozess in den Feedbacks häufiger voran, es ergibt sich im Laufe der Gespräche, wenn die Beobachtungen beschrieben werden und Angehörige beginnen, sich zu erinnern.

Manches Verhalten dementer Menschen trägt jedoch eher unscheinbare und kaum erkennbare Spuren der Biografie in sich. Die Beobachter fühlen dann ihre Bedeutung eher intuitiv, als dass sie sie während der Beobachtung kognitiv wahrnehmen. Es sind Fragmente innewohnender Bedeutung, die gespürt werden. Diese Fragmente sind von Natur aus sehr zart, oft werden sie überhaupt erst mit wachsender Beobachtungserfahrung durch die Beobachter wahrgenommen (s. **Kasten 9-4**).

Eugene Gendlin, ein Schüler Carl Rogers hat mit der Focusing-Methode versucht, einen Prozess zu entwickeln (Gendlin/Wiltschko, 1999), der auch im DCM angewendet werden kann, um die in diesen Beobachtungen innewohnende Bedeutung zu entfalten.

Focusing in Worten zu beschreiben ist nicht einfach, zumal es sich oft einer ganz eigenen Sprache bedient, um mit den inneren Prozessen in einen Dialog treten zu können. Gendlin selbst beschreibt Focusing als «(…) kleine Zeit, die man darauf gibt, mit etwas zu verweilen, das nicht klar ist, aber konkret im Körper zu spüren ist und sicher mit etwas zu tun hat». (Gendlin/Wiltschko, 1999: 13).

Focusing umfasst ursprünglich sechs Schritte, wie Gendlin erläutert:

«Der *erste Schritt* ist: in den Körper hinein kommen und dort begrüßen, was immer da

---

Da murmelt Frau Reisiger, eine schwer demente Frau, immer wieder Sprachfetzen vor sich hin. Anfangs überhört, bilden sich für die Beobachter im Laufe der Stunden die Worte «Rhabarber … Rhabarber … Rhabarber» heraus. Es sind kleine Impulse, die sich erst im Laufe des Mappingtages zu einer Gestalt formieren. Wie die Haltung von Frau Becker, einer den ganzen Tag umherlaufenden dementen Frau, aus der sich nach Stunden das Bild eines schreitenden Kommunionkindes entfaltet. Mit wachsender Beobachtungserfahrung ist die tiefere Bedeutung intuitiv spürbar, die in solchen zarten unscheinbaren Verhaltensweisen verborgen liegen kann.

Kasten 9-4: Beispiel 4. Biografische Fragmente

ist, statt in es hineinzufallen und darin verloren zu gehen. Man sagt sich: «Ah ja, das ist da, und das ist da». Wir nennen das «Platz machen». Man macht sich da drinnen im Körper einen Platz. «Raum schaffen» kann man auch dazu sagen. Man schafft sich im Körper Raum.
Der *zweite Schritt* ist: die körperliche Qualität eines bestimmten Problems spüren. Man sucht sich ein bestimmtes Problem aus. Das kann ein Lebensthema sein, oder auch etwas ganz Kleines. Jedes Problem bringt im Körper eine ganz bestimmte Qualität, die man spüren kann. Diese Qualität nennen wir *felt sense*.
Der *dritte Schritt* ist: dieser körperlich gespürten Qualität, dem *felt sense*, einen Namen geben. Oder einen «Griff», wie wir auch sagen. Dieser Name oder Griff muss nicht unbedingt ein Wort sein. Es kann auch ein inneres Bild oder eine Bewegung, eine Geste sein.
Der *vierte Schritt* ist: den Griff überprüfen. Da frage ich den *felt sense*: «Na, passt dieser ... (Griff)?» Und wenn er passt, bekommt man so ein innerliches Nicken, so einen Atemzug: «Ja, so ist es, mhm».
Der *fünfte Schritt* ist: den *felt sense* befragen, beispielsweise: «Was ist das denn an meinem Problem X, das mir dieses körperliche Gefühl (*felt sense*) gebracht hat?» Ich befrage den *felt sense*, das körperliche Gefühl zu diesem Problem X.
(...) Der *sechste Schritt* ist: «zurückschauen, wo etwas Echtes von innen gekommen ist. Diesen Schritt nennen wir auf Englisch *receiving*, also empfangen» (Gendlin/Wiltschko, 1999: S. 21).

Die in Beispiel 4 beschriebenen Fragmente möchte ich mit Gendlin als *felt senses* bezeichnen, als gefühlte Bedeutung. Das in den Worten «Rhabarber, ... Rhabarber» Bedeutung liegt, ist körperlich vom Mapper während der Beobachtung spürbar gewesen. Die Bedeutung war noch nicht denkbar, ihre Fülle klang aber im Körper bereits an. Gendlin (Gendlin/Wiltschko, 1999) schlägt vor, dass wir Zeit mit dem *felt sense* verbringen, dass wir im Körper spürend mit dem Noch-nicht-Gewussten verweilen und versuchen in einen Dialog mit dem *felt sense* einzutreten.

Eine ganztägige DCM-Beobachtung kann diesem Prozessschritt sehr ähnlich sein. Der Beobachter kann wahrgenommene Fragmente intuitiv als *felt senses* spüren, zu ihrer Entschlüsselung braucht er jedoch einen Partner der den Menschen mit Demenz lange kennt. Erst gemeinsam im Dialog mit den Angehörigen gelingt es immer mal wieder, den nächsten Schritt wie in einem Focusing Prozess zu vollziehen: Für den *felt sense* einen *Griff* zu finden. Um so weit zu kommen, muss der Moderator versuchen, im Angehörigenfeedback einen *Raum zu schaffen* und zu halten und es mit seiner Ausdrucksweise allen Beteiligten ermöglichen, mit dem Ungewussten verweilen zu können («Da lag etwas Warmes ... etwas Geborgenes in den Satzfetzen ... So als ob ...»).

Die Akzeptanz und das Begrüßen der Unklarheit können in den Angehörigen Erinnerungen wecken, sie können Spuren der lebensgeschichtlichen Verbindung zum dementen Verwandten freilegen. Es kann zu einem Moment der Öffnung kommen in dem sich die Bedeutung der beobachteten Fragmente entfaltet (der fünfte Schritt des Focusing-Prozesses). Aus der Energie dieser Öffnung entstehen dann oftmals neue Handlungsideen, die zu Beginn des Gespräches für keinen der Teilnehmer vorstellbar waren (s. Kasten 9-5):

9.7 Abschluss

Wenn Mitarbeitende erleben, dass ihnen die Angehörigengespräche in der DCM-Handlungsplanung und in ihrer Pflegepraxis weiterhelfen, fördert das den DCM-Prozess sehr. Aber auch für Angehörige kann es hilfreich sein, mit ihrem Wissen zum Wohl des verwandten dementen Menschen beitragen können. Nicht zuletzt hilft es dem dementen Bewohner selbst,

> Die Tochter von Frau Becker, die wie ein schreitendes Kommunionkind wirkte, erinnerte im Feedbackgespräch, dass ihre Mutter ihre Kindheit in unmittelbarer Nachbarschaft zum Pfarrer verbracht hatte. Das Elternhaus Frau Beckers war stark religiös, und ihr prägte sich eine kindlich ehrfürchtige Büßerhaltung ein. Der von Frau Becker sehr verehrte Vater erlebte allerdings eine große Enttäuschung mit dem Pfarrer, die sich ambivalent auf ihr späteres Verhältnis zur Amtskirche auswirkte. Nach diesem Angehörigengespräch wurde ein Handlungsplan mit religiösen Ritualen aufgestellt. Dabei wurde sehr auf abwehrende Reaktionen Frau Beckers geachtet, da jetzt bekannt war, wie ambivalent ihr Verhältnis zur Kirche in ihrer Kindheit geprägt wurde. Ein großer Fortschritt entstand im Fall von Frau Reisiger, die immer «Rhabarber ... Rhabarber» murmelte. Ihre Tochter erinnerte sich im Gespräch plötzlich an ein traditionelles Familienfest ihrer Kindheit während der Rhabarber-Ernte. Das Fest wurde mit der ganzen Großfamilie gefeiert, ein freudiges Ereignis, das in einer Atmosphäre von Geborgenheit stattfand. Die Mitarbeitenden nutzten dieses neue Wissen, um der zeitweisen Nahrungsverweigerung Frau Reisigers beizukommen. Mit etwas Rhabarbermarmelade im Essen schien es ihr wieder zu schmecken, zur Erleichterung der Pflegenden und ihrer Tochter.

Kasten 9-5: Fortsetzung von Beispiel 4

wenn er nach dem Angehörigenfeedback einen biografisch verwurzelteren Umgang mit seiner Person erleben kann. Mit dem Einbezug der Angehörigen öffnet sich DCM den Anforderungen triadischer Demenzpflege, in dem alle beteiligten Personengruppen an seiner Durchführung teilhaben. Durch die Angehörigen bietet sich die Chance, im DCM lebensgeschichtliche Bedeutung im beobachteten Verhalten zu erkennen, zusammenzufügen und zu Ressourcen für den Menschen mit Demenz werden zu lassen.

Literatur

Dieris B. (2006). «Och Mutter, was ist aus dir geworden?!» Eine Grounded-Theory-Studie über die Neupositionierung in der Beziehung zwischen alternden Eltern und ihren erwachsenen, sich kümmernden Kindern. Forum Qualitative Sozialforschung, 7 (3), Art. 25, http://nbn-resolving.de/urn:nbn:de:0114-fqs0603253 [02.06.2013].

Engels D., Pfeuffer F. (2009). Die Einbeziehung von Angehörigen und Freiwilligen in die Pflege und Betreuung in Einrichtungen. In: Schneekloth, U., Wahl, H.-W. Pflegebedarf und Versorgungssituation bei älteren Menschen in Heimen. Demenz, Angehörige und Freiwillige, Beispiele für Good Practice. Forschungsprojekt MuG IV. Stuttgart: Kohlhammer. S. 242.

Franke L. (2006). Demenz in der Ehe. Über die verwirrende Gleichzeitigkeit von Ehe- und Pflegebeziehung. Frankfurt am Main: Mabuse.

Gendlin E., Wiltschko J. (1999). Focusing in der Praxis. Eine schulenübergreifende Methode für Psychotherapie und Praxis. Stuttgart: Klett-Cotta.

Gröning K., Kunstmann A. C., Rensing E., Röwekamp B. (2004). Pflegegeschichten. Pflegende Angehörige schildern ihre Erfahrungen. Frankfurt am Main: Mabuse.

Klessmann E. (1999). Wenn Eltern Kinder werden und doch die Eltern bleiben. Die Doppelbotschaft der Altersdemenz. Bern: Verlag Hans Huber.

MDS – Medizinischer Dienst des Spitzenverbandes Bund der Krankenkassen e. V. (2009). Qualitätsprüfungs-Richtlinien, MDK-Anleitung, Transparenzvereinbarung. Grundlagen der MDK-Qualitätsprüfungen in der stationären Pflege. Köln: Asmuth druck + crossmedia gmbh & co. Kg.

Morton I. (2002). Die Würde wahren. Person-zentrierte Ansätze in der Betreuung von Menschen mit Demenz. Stuttgart: Klett-Cotta.

Wilz G. (2002). Belastungsverarbeitung bei pflegenden Angehörigen von Demenzkranken. Eine Tagebuchstudie. Göttingen: Hogrefe. S. 173.

Woods B., Keady J., Seddon D. (2009). Angehörigenintegration. Beziehungszentrierte Pflege und Betreuung von Menschen mit Demenz. Bern: Verlag Hans Huber. S. 25.

10. DCM in innovativen Versorgungsformen – Das Beispiel häuslicher Tagespflege

Von Maria Zörkler und Renate Kirchgäßner

10.1 Einleitung

Im Folgenden wird ein innovatives Angebot im häuslichen Setting vorgestellt, das in zwei Modellprojekten modellhaft erprobt wurde. Die Häusliche Tagespflege, bei der eine kleine Gruppe von hilfebedürftigen Menschen als Gäste in Privathaushalten von Freiwilligen betreut wird, will als Teil der Versorgungskette die Leistungen professioneller Dienste und Einrichtungen ergänzen. Die hier präsentierten Untersuchungsergebnisse der wissenschaftlichen Begleitung belegen sowohl eine hohe Zufriedenheit der Nutzer des Angebots als auch der bürgerschaftlich Engagierten, die als Gastgeberinnen und Gastgeber ihr Zuhause öffnen und als Betreuungspersonen tätig sind. Das Dementia Care Mapping, bei dem die Mapperin als «Gast unter Gästen» zum Einsatz kam, spiegelt die besondere Qualität dieser Versorgungsform wieder.

10.2 Ausgangssituation

Die Gründe für die Notwendigkeit innovativer Versorgungsformen bei der bedarfsgerechten Weiterentwicklung von Pflege- und Betreuungsangeboten für Menschen mit Demenz sind vielfältig: Der demografische Wandel lässt die Schere zwischen dem Anteil der jüngeren und der älteren Personen immer weiter auseinanderklaffen. Einer wachsenden Anzahl von Pflegebedürftigen (vgl. Bundesministerium für Gesundheit, 2012) steht ein Rückgang von Pflege- und Betreuungskapazitäten in der Familie gegenüber. Hinzu kommt ein zunehmender Mangel an professionellen Fachkräften (vgl. Hackmann, 2010). Die mit dem Alter ansteigende Prävalenzrate von demenziell erkrankten Menschen stellt in dieser Situation eine besondere Herausforderung dar (vgl. Weyerer, 2005). Denn ein selbstbestimmtes Leben in der eigenen Häuslichkeit, wie es sich die Mehrheit der älteren Menschen auch im Falle von Pflegebedürftigkeit wünscht, ist vor allem dann in Frage gestellt, wenn eine Rund-um-die-Uhr-Betreuung erforderlich ist. Die psychische und physische Belastung pflegender Angehörige ist bei dieser zeitintensiven Alltagsbegleitung oft so immens, dass ein Wechsel der Demenzkranken in eine stationäre Einrichtung unausweichlich bleibt (vgl. Gräßel, 2002). Ein bedarfsgerechtes Angebot an Tagespflege ist längst nicht immer vorhanden.

Kreative Ideen, wie diese – sich zuspitzende – Lage bewältigt werden kann, sind dringend gefragt. So hat man sich im Main-Kinzig-Kreis aufgemacht und einen modellhaften Weg beschritten, der eine «neue Kultur des Helfens» möglich machen sollte, wie sie im Pflegeversicherungsgesetz gefordert wird. Dabei hat sich die Leitstelle für ältere Bürger des Main-Kinzig-Kreises ein schottisches Modell zum Vorbild genommen, um neue Ressourcen durch bürgerschaftliches Engagement zu gewinnen und «neue intelligente Mischungen aus familialer, professioneller und ehrenamtlicher Unterstützung beziehungsweise Pflege zur langfristigen Stabilisierung von privaten Hilfearrangements» (Bundesministerium für Familie, Senioren, Frauen und Jugend, 2005: 349) zu entwickeln. Bei einem Sommerkurs der Universität Stirling in Schottland, der von der Robert Bosch Stiftung finanziert worden war, hatte die Leiterin der Leitstelle 2004 erstmals Angebote von Tagespflege in Privathaushalten in Augenschein nehmen können und war von Beginn an fasziniert von dieser Form der Betreuung, die bedürfnisorientiert und mit hohen Qualitätsstandards angeboten wird (vgl. Gregor, 2004). Zwei Jahre nach ihrem Studienaufenthalt konnte ihr Anliegen, dieses Betreuungskonzept im Main-Kinzig-Kreis (Der Main-Kinzig-Kreis ist mit ca. 408 000 Einwohnern der bevölkerungsreichste Landkreis Hessens und umfasst sowohl städtischen Ballungsraum an der Stadtgrenze Frankfurts als auch ländlich geprägte Regionen.) modellhaft zu implementieren und zu erforschen, realisiert werden.

10.3 Die Erprobung qualitätsgesicherter häuslicher Tagespflege

Im Rahmen eines ersten Modellprojektes (gefördert vom GKV-Spitzenverband im Modellprogramm zur Weiterentwicklung der Pflegeversicherung nach § 8 Abs. 3 SGB XI) wurde ab 2006 für fünf Jahre erprobt, ob sich das in Schottland entwickelte und bewährte Konzept häuslicher Tagespflege auf deutsche Verhältnisse übertragen lässt. Besondere Beachtung fanden dabei qualitätssichernde Maßnahmen.
Konkret wurde untersucht,

- ob sich auch in Deutschland genügend Gasthaushalte und Betreuungspersonen finden lassen,
- ob und wie die in Schottland entwickelten Instrumente modifiziert und gegebenenfalls rechtlich geklärt werden müssen,
- ob sich durch die bedarfsgerechte Form eines teilstationären Angebots die Nutzungsfrequenz erhöht und
- ob sich Vergütungsstrukturen entwickeln lassen, die eine für die Qualitätssicherung erforderliche Begleitung durch Fachkräfte refinanzieren.

Das Institut für Sozialforschung und Sozialwirtschaft e. V. (*iso*) in Saarbrücken hat den Implementierungsprozess der qualitätsgesicherten häuslichen Tagespflege von Beginn an wissenschaftlich begleitet. Der Schwerpunkt lag dabei in diesem ersten Modellprojekt auf einer formativen Prozessevaluation, in deren Rahmen beständig Informationen über den Modellverlauf gesammelt und Bewertungen als Entscheidungshilfen für die Steuerung der Prozesse zur Verfügung gestellt wurden. Zu den Aufgaben gehörten auch die Beratung bei der Entwicklung und Modifizierung der Modellkonzeption sowie die Analyse von Umsetzungsproblemen. Der Neuaufbau der besonderen teilstationären Versorgungsstrukturen konnte so kontinuierlich unterstützt werden.

Am Ende des vom GKV-Spitzenverband geförderten Projektes (Laufzeit: 01.07.2006 bis 30.06.2011) war zu konstatieren: Das Angebot konnte unter den Modell-Rahmenbedingungen im Main-Kinzig-Kreis erfolgreich implementiert werden. So wurden genügend Gasthaushalte und Betreuungspersonen gefunden, die erforderlichen Verfahren und Instrumente entwickelt, die rechtlichen Fragen geklärt und Qualitätssicherungsmaßnahmen vereinbart. Im Ergebnis ist ein für Deutschland innovatives Angebot (s. Kasten 10-1) entstanden, das eine hochwertige Betreuung im familiären Setting ermöglicht (vgl. Gregor et al., 2011).

Der Einsatz von geschulten Laienhelfenden, die als Gastgeber ihren Haushalt öffnen und als Betreuungspersonen tätig werden, ist das zentrale Element der Häuslichen Tagespflege. Dabei muss es immer wieder neu gelingen, die Interessen und Kompetenzen der Betreuungspersonen mit den jeweiligen Hilfeerfordernissen der Nutzer des Angebots zusammenzuführen. Hier setzt die personennahe Beziehungsarbeit der Fachkräfte an, die unter anderem die Prozesse der

> An einem Tag oder an zwei Tagen in der Woche werden vier bis fünf hilfebedürftige, aber mobile Menschen für etwa fünfeinhalb Stunden (10 Uhr bis 15:30 Uhr) als Gäste in privaten Haushalten versorgt. Die Gastgeberin oder der Gastgeber arbeitet dabei immer mit einer anderen Betreuungsperson zusammen. Ein Team von Fachkräften begleitet das Angebot. Über die Anerkennung der Haushalte und Betreuungspersonen entscheidet ein Fachgremium, das sich aus Vertretern von Pflegekassen, Heimaufsicht, Sozial- und Gesundheitsamt, Altenberatung und Selbsthilfegruppen zusammensetzt. Als Aufwandsentschädigung erhält eine Gastgeberin 20 Euro pro Tag für die Öffnung des Haushaltes sowie 5 Euro pro Tag und Gast für die Verpflegung. Für die Betreuung ist ein pauschaler Betrag von 30 Euro pro Tag vorgesehen. Bei Übernahme des Fahrdienstes erhöht sich die Aufwandsentschädigung noch. Je nach Fahrstrecke sind dies: 5 Euro bis 5 km; 10 Euro ab 5,1 bis 10 km; 15 Euro ab 10,1 km. Für die im Projekt tätigen Betreuungspersonen wurde der Status einer nebenberuflichen Tätigkeit im Rahmen des bürgerschaftlichen Engagements gewählt (siehe Anm. d. Autorinnen).
>
> Die Gäste zahlen 30 Euro pro Tag für pflegebedingte Kosten und 10 Euro pro Tag für Unterkunft und Verpflegung. Falls ein Fahrdienst in Anspruch genommen wird, erhöhen sich die Kosten je nach Fahrstrecke um 5 bis 15 Euro pro Tag. Bei einer Einstufung in eine Pflegestufe können die pflegebedingten Kosten mit der Pflegekasse bis zum Höchstbetrag der jeweiligen Pflegestufe abgerechnet werden. Die Kosten für Unterkunft und Verpflegung sind privat zu zahlen oder ggf. nach § 45b SGB XI (zusätzliche Betreuungsleistungen) abzurechnen. Damit ist die Inanspruchnahme dieses neuen Angebots mit keinem bürokratischen Mehraufwand für die Nutzer verbunden.

Kasten 10-1: Angebotsstruktur

Qualifikation und Motivation gestalten. Den Angehörigen gibt es Sicherheit, dass bei der Auswahl der Betreuungspersonen und der Haushalte ganz bestimmte Kriterien erfüllt sein müssen und die jeweilige Eignung überprüft wird. Im Projektverlauf wurden neun Schulungen mit insgesamt 84 Teilnehmenden durchgeführt. Die durchschnittliche Betreuungsperson, die bei der Häuslichen Tagespflege aktiv wird, ist weiblich, zwischen 50 und 67 Jahre alt und Hausfrau beziehungsweise Rentner. Zu Beginn des Projektes waren es vor allem neu in ein Gemeinwesen Zugezogene, die sich für eine Mitarbeit entschieden, um dadurch in ihrem Umfeld Kontakte zu knüpfen. Eine Reihe von Betreuungspersonen verfügt bereits über Erfahrungen mit der Pflege und Betreuung von hilfebedürftigen Menschen, sei es in der eigenen Familie, durch ein anderes ehrenamtliches Engagement oder durch eine frühere Berufstätigkeit in diesem Bereich.

Die qualitätsgesicherte Häusliche Tagespflege hat über die Jahre hinweg ein ganz eigenes Profil entwickelt. Dieses umfasst insbesondere:

> Nach § 3 Nr. 26 Einkommensteuergesetz und § 14 Abs. 1 SGB IV sind Einnahmen aus der nebenberuflichen Pflege alter, kranker oder behinderter Menschen im Dienst oder im Auftrag einer inländischen juristischen Person des öffentlichen Rechts oder einer unter § 5 Abs. 1 Nr. 9 KStG fallenden Einrichtung zur Förderung gemeinnütziger, mildtätiger und kirchlicher Zwecke bis zur Höhe von 2100 Euro pro Jahr steuer- und sozialversicherungsfrei. Nebenberuflichkeit liegt vor, wenn der Zeitaufwand nicht mehr als ein Drittel der Arbeitszeit eines vergleichbaren Vollzeiterwerbs beträgt (Anm. d. Autorinnen).

- die familiäre, persönliche Atmosphäre in einem Privathaushalt
- kleine Gruppen
- einen hohen Betreuungsschlüssel
- geschulte, bürgerschaftlich engagierte Betreuungspersonen und
- die Qualitätssicherung durch Fachkräfte.

Zu diesem Profil gehört auch, dass die Grenzen der Betreuung, die bei der Arbeit von geschulten Laien auftreten, im Projektverlauf erkannt und definiert wurden. So gibt es allgemeine Ausschlusskriterien für die Häusliche Tagespflege, wie beispielsweise permanente Schmerzzustände oder Stuhlinkontinenz des Gastes, und es gibt Ausschlusskriterien, die sich auf die konkrete Situation in einem Haushalt beziehen, wie beispielsweise Unvereinbarkeit von Hilfebedarf und räumlichen Gegebenheiten des Haushalts (unter anderem Treppen). Dann wird gegebenenfalls von den Fachkräften ein anderer Haushalt gesucht. Dies gilt auch, wenn die «Chemie» zwischen Betreuungspersonen und Gästen nicht stimmt. Die Fachkräfte müssen stets die Balance zwischen den Bedürfnissen der Betreuungspersonen, den Erwartungen von Gästen und Angehörigen sowie den strukturellen und ökonomischen Rahmenbedingungen des Angebots im Blick haben.

Es zeigte sich, dass die Namensgebung für das neue Angebot im Main-Kinzig-Kreis ein Glücksfall war. «SOwieDAheim» – diese Wortkombination löst sowohl bei den Menschen, die sich als Gastgeber und Betreuungspersonen engagieren wollen, als auch bei den Hilfe- und Pflegebedürftigen und deren Angehörigen positive Assoziationen aus. Für sie ist der Name sozusagen auch Programm. So antwortete die Ehefrau eines demenzkranken Mannes auf die Frage, ob es für sie nicht befremdlich gewesen sei, als sie das erste Mal von der Idee hörte, Menschen in Privathaushalten zu betreuen: «Nein, weil im Prospekt ja auch gestanden hat, ‹so wie daheim›, also familiär, und da haben wir gesagt, wir probieren es» (Gregor/Zörkler, 2008: 59). Die Anzahl der Gasthaushalte konnte von drei im Jahr 2007 sukzessive auf 31 gesteigert werden. In 17 von 29 Kommunen waren zu Projektende Gasthaushalte vorhanden. Zu diesem Zeitpunkt besuchten 106 Gäste die Häusliche Tagespflege. Insgesamt haben im Projektzeitraum 238 Gäste das Angebot genutzt. Die Gäste (überwiegend weiblich und in Pflegestufe I) kommen aus fast allen Kommunen des Landkreises. Dabei bilden Menschen mit Demenz die größte Gruppe der in den Gasthaushalten betreuten Personen (vgl. Gregor et al., 2011).

Zentrales Ziel der Schulung der Laienhelfenden (mit zehn Tagen theoretischem Unterricht und fünf Tagen Praktikum) ist es, neben der Wissensvermittlung zum Thema Demenz die Sensibilität für das Wohlbefinden der Gäste zu schärfen und das Einfühlungsvermögen in die Lebenswelt von Menschen mit Demenz zu erhöhen. Die Betreuungspersonen fühlen sich durch die Schulung überwiegend gut auf den Betreuungsalltag vorbereitet. Die Möglichkeit, sich regelmäßig mit den Fachkräften austauschen zu können, gibt ihnen zusätzliche Sicherheit. In einem Handbuch sind die wichtigsten Inhalte, die die Betreuungspersonen für ihre Arbeit mit den Gästen brauchen, übersichtlich dargestellt und zusammengefasst. Es bietet ihnen schnelle Orientierung und Hilfestellung bei Fragen und Problemen.

Der Qualitätssicherung kommt bei SOwieDAheim ein hoher Stellenwert zu. Neben den Kriterien für die Anerkennung von Betreuungspersonen und Gasthaushalten sind aufgrund der gesammelten Erfahrungen auch Ausschlusskriterien für Betreuungspersonen formuliert worden (so beispielsweise Probleme im Umgang mit anderen – Grenzüberschreitungen, gestörte Umweltwahrnehmung, mangelnde Teamfähigkeit, Unflexibilität und Unzuverlässigkeit). Es gibt ein Beschwerdemanagement sowie Notfallpläne für möglicherweise auftretende Krisensituationen in den Haushalten (beispielsweise die plötzliche Erkrankung eines Gastes), die den Betreuungspersonen als Handlungsleitlinie dienen können.

Um den spezifischen Nutzen der Häuslichen Tagespflege detailliert zu belegen, wurde in einem zweiten Modellprojekt (gefördert vom Land Hessen und den Landesverbänden der Pflegekassen als Modellvorhaben zur Erprobung neuer Versorgungsstrukturen nach § 45 c Abs. 4 SGB XI; Laufzeit: 01.07.2011 bis 30.06.2013) die empirische Datenbasis verbreitert (vgl. Zörkler/ Kirchgäßner, 2013). Während in der Aufbauphase des Angebots in erster Linie Dimensionen der Struktur- und Prozessqualität untersucht worden waren, lag nun der Schwerpunkt auf der Ergebnisqualität. Im Fokus waren dabei:

1. die Zufriedenheit der Gäste und der Angehörigen beziehungsweise deren Entlastung
2. die Zufriedenheit der Betreuungspersonen mit ihrer Tätigkeit und ihr Belastungserleben sowie
3. das Wohlbefinden der Gäste.

10.3.1 Zufriedenheit der Gäste und Angehörigen

Zur Erfassung der Zufriedenheit der Nutzerinnen und Nutzer der Häuslichen Tagespflege hat das *iso*-Institut eine standardisierte Befragung durchgeführt. Dabei orientierte sich die wissenschaftliche Begleitung an einem Instrument, das im Rahmen eines Forschungsprojektes der Robert Bosch Stiftung entwickelt und validiert worden war (vgl. Matiaske et al., 2004; Bendel et al., 2000). Die spezifischen Bedingungen der Häuslichen Tagespflege machten es erforderlich, dieses Messinstrument in einzelnen Items leicht zu modifizieren. Insgesamt konnten 68 Fragebögen ausgewertet werden: 16 Bögen wurden von Gästen der Häuslichen Tagespflege beantwortet, 52 von Angehörigen beziehungsweise von anderen den Gästen nahe stehenden Personen. Die Rücklaufquote betrug 65,4 % (Gäste 67 %; Angehörige 65 %).

Bezogen auf das Angebot von SOwieDAheim konnten 28 verschiedene Items bewertet werden (Antwortskalierung 1 = sehr gut, 2v= eher gut, 3 = mittelmäßig, 4 = eher schlecht, 5 = sehr schlecht). Sie bezogen sich unter anderem auf die Räumlichkeiten des Haushalts/der Haushalte, die Mahlzeiten, die Gruppenaktivitäten bei «SOwieDAheim», die persönliche Betreuung der Gäste, das Eingehen von «SOwieDAheim» auf Wünsche, die Freundlichkeit und Höflichkeit der Betreuungspersonen, die Sicherheit der Gäste bei «SOwieDAheim», die Vertrauenswürdigkeit der Betreuungspersonen.

Die Mittelwerte der Nennungen für die einzelnen Items belegen insgesamt eine sehr hohe Zufriedenheit mit dem Angebot von «SOwieDAheim». Dabei weichen die Angaben von Gästen und Angehörigen nur geringfügig voneinander ab. 21,8 % aller Nennungen zur Leistungsbewertung entfielen auf «gut» und 75,5 % auf «sehr gut». Sowohl von Gästen als auch von Angehörigen wurde der höchste Wert für die Freundlichkeit und Höflichkeit der Betreuungspersonen vergeben (jeweiliger Mittelwert = 1,1). Die Verlässlichkeit und Vertrauenswürdigkeit der Betreuungspersonen, ihr Respekt den Gästen gegenüber erfahren ebenfalls eine besonders hohe Wertschätzung (Mittelwert Gäste = 1,2; Mittelwert Angehörige = 1,1). Dies gilt auch in Bezug auf die allgemeine Atmosphäre in den Haushalten (Mittelwert Angehörige = 1,1) sowie für den Fahrdienst, falls die Gäste bei «SOwieDAheim» dieses Angebot nutzen (Mittelwert Gäste = 1,1).

Ihr Wohlbefinden insgesamt bewerten die Gäste im Durchschnitt mit 2,1. Dabei besteht bei längerer Nutzungsdauer des Angebots von «SOwieDAheim» eine Tendenz zu besserem Wohlbefinden. Ihre Entlastung durch «SOwieDAheim» bewerten die Angehörigen durchschnittlich mit dem Wert 1,6. Dieses starke Gefühl der Entlastung ist nahezu unabhängig von der Nutzungsdauer des Angebots.

Die Gelegenheit zu Vorschlägen oder weiteren Kommentaren, zu der eine offene Frage am Ende des Fragebogens einlud, nutzten 19 Angehörige und drei Gäste. Die meisten brachten ihre Zufriedenheit noch einmal in eigenen Worten auf den Punkt, zum Beispiel: «Ich bin mit allem sehr zufrieden. Ich weiß, dass mein Mann in dem familiären Umfeld und in der Gruppe gut aufgehoben ist. Er fühlt sich wohl und ich kann ganz in Ruhe mal etwas für mich tun». «Wir Pflegenden sind dankbar, dass es diese Einrichtung im Main-Kinzig-Kreis gibt». Der am häufigsten genannte Wunsch einer Veränderung ist der nach einer zeitlichen Ausweitung des Angebotes, entweder durch «verlängerte Öffnungszeiten» oder ganz allgemein: «Betreuungsangebot erweitern – sollte auch an Feiertagen angeboten werden».

10.3.2 Zufriedenheit und Belastungserleben der Betreuungspersonen

Die Erfassung der Zufriedenheit der Betreuungspersonen und die Identifizierung belastender Betreuungssituationen sind wichtige Bestandteile des «Freiwilligenmanagements» bei «SOwieDAheim». Im Rahmen des Projektes hat die wissenschaftliche Begleitung eine standardisierte Befragung mit einem speziell dafür entwickelten Fragebogen durchgeführt. In einer Fokusrunde mit Betreuungspersonen wurde über den Zusammenhang zwischen Qualität des Angebots und Zufriedenheit mit der Tätigkeit bei «SOwieDAheim» diskutiert.

Insgesamt konnten 38 Fragebögen ausgewertet werden. Die Rücklaufquote betrug 83%. Der Bogen ist an alle Gastgeberinnen und alle zweiten Betreuungspersonen in einem Haushalt gegangen, die zum Zeitpunkt der Befragung bei «SOwieDAheim» aktiv tätig waren (24 Gastgeberinnen und 22 zweite Betreuungspersonen im Mai 2012). Rund 66% der Betreuungspersonen (mit dem Begriff Betreuungspersonen sind hier sowohl die Gastgeberinnen/Gastgeber als auch die zweiten Betreuungspersonen in einem Haushalt gemeint) engagieren sich bereits seit etwa drei Jahren und länger bei «SOwieDAheim». 28,9% der Befragten sind seit etwa zwei Jahren dabei. Diese lange Engagementdauer steht im Gegensatz zu Ergebnissen anderer empirischer Analysen, die zu dem Schluss gekommen sind, dass sich Freiwillige meist nur für kurze Zeit engagieren und dieses Tätigkeitsfeld oftmals durch eine hohe Fluktuation gekennzeichnet ist (vgl. Ehrhardt, 2011). Die Mehrheit derjenigen, die schon länger als drei Jahre bei «SOwieDAheim» tätig sind, findet sich in der Altersgruppe der 50- bis 59-jährigen.

Die überwiegende Mehrheit der Betreuungspersonen äußerte sich sehr zufrieden über die Möglichkeiten, ihr bürgerschaftliches Engagement mitzugestalten und sich entsprechend einbringen zu können. Die Mittelwerte der Nennungen der drei diesem Themenkomplex zugeordneten Aussagen bewegen sich in der fünfstufigen Antwortskala (1 = ja, genau; 2 = eher ja; 3 = teils, teils; 4 = eher schlecht; 5 = nein, gar nicht) zwischen 1,2 und 1,4.

Nahezu alle Betreuungspersonen fühlen sich gut ausgebildet (Mittelwert = 1,2) und kompetent (Mittelwert = 1,5), wenn sie bei «SOwieDAheim» im Einsatz sind. Von daher ist es nur folgerichtig, dass lediglich vier Befragte sich mehr Unterstützung in Krisensituationen wünschen und nur eine Person der Aussage zustimmt, dass die Betreuungsarbeit mit den Gästen zu schwierig sei. Sieben Betreuungspersonen sind sogar der Meinung, dass sie teilweise unterfordert sind bei ihrer Tätigkeit. Die Mehrheit fühlt sich in einem hohen Maße «optimistisch und schwungvoll» bevor die Gäste kommen (Mittelwert = 1,5).

Auch wenn die freiwillige Tätigkeit im wahrsten Sinne des Wortes «Einsatz» fordert und die Befragten zum Teil über die Betreuungszeiten hinaus «beschäftigt», ist das private Umfeld nahezu aller Betreuungspersonen mit diesem Engagement einverstanden (Mittelwert = 1,4). Vor allem für die Gastgeberinnen, die ihr Haus oder ihre Wohnung für hilfebedürftige Menschen öffnen, die zum großen Teil verwirrt sind, ist dies eine zentrale Rahmenbedingung für ihre Tätigkeit.

Die hohe Wertschätzung des bürgerschaftlichen Engagements in ihrer Gemeinde bestätigen 28 Befragte (Mittelwert = 1,9). Anders verhält es sich mit der «materiellen» Wertschätzung, die sie im Durchschnitt mit 3,2 bewerten. Nur neun Betreuungspersonen halten die Aufwandsentschädigung für angemessen. Dies korrespondiert mit den Ergebnissen früherer Erhebungen: In den Bewerbungsgesprächen mit den Interessenten wurde als Grund für die Mitarbeit bei «SOwieDAheim» an zweiter Stelle die Aussicht auf einen «Zuverdienst» genannt (vgl. Gregor et al., 2011). Einem ausgeprägten Selbstverständnis als freiwillig Engagierte mit großem Gestaltungsspielraum steht somit die Einschätzung gegenüber, dass diese «Arbeit» besser «entlohnt» werden müsste.

Dennoch ist die weit überwiegende Mehrheit der Betreuungspersonen im Großen und Ganzen zufrieden mit der Tätigkeit bei «SOwieDAheim» (36 von 38 Befragten stimmen dieser Aussage zu) und erlebt die Betreuungsarbeit als interessant und abwechslungsreich (37 von 38). Nur zwei der Betreuungspersonen geben an, ihren anfänglichen Idealismus für die Tätigkeit verloren zu haben; insgesamt 33 verneinen dies mit «eher nein» (12) und «nein, gar nicht» (21). Trotz gelegentlicher Frustrationen für einige der Betreuungspersonen (7 von 38) hat das Engagement bei «SOwieDAheim» für die meisten Befragten (Mittelwert = 1,3) eine große Bedeutung.

Auch wenn im Betreuungssetting bei «SOwieDAheim» «klassische» Stressoren der institutionellen Altenpflege, wie beispielsweise Arbeitsverdichtung und Zeitdruck, fehlen, sind die Betreuungspersonen dennoch mit Gegebenheiten konfrontiert, die sie vor allem emotional belasten können. Am meisten fühlen sich die Betreuungspersonen durch den starken körperlichen und geistigen Abbau mancher Gäste belastet: 29 % stimmten dieser Aussage mit «ja, genau» voll zu. Auch die eingeschränkten Kommunikationsmöglichkeiten mancher Gäste stellen für viele, zumindest «teils, teils» (37 %) eine Belastung dar. Die in einem stationären Setting häufiger auftretenden Verhaltensauffälligkeiten bei Menschen mit Demenz, wie beispielsweise Aggressivität, Apathie und Depressivität, die von den dort Pflegenden als stark belastend wahrgenommen werden (vgl. Bundesministerium für Gesundheit, 2006), haben für das Belastungserleben der Betreuungspersonen bei «SOwieDAheim» hingegen keine herausragende Bedeutung. Die Aggressivität einzelner Gäste stellt für 68 % in der Regel keine Belastung dar (31 % antworteten mit «nein, gar nicht» und 37 % mit «eher nein»). Auch durch Schwierigkeiten im Umgang mit depressiven und apathischen Gästen ist die Mehrheit «eher nicht» (53 %) oder «nein, gar nicht» (18 %) belastet.

Nur 8 % sehen die Notwendigkeit, sich bei der Tätigkeit mit einer zweiten Betreuungsperson abzustimmen, als belastend an. Auch die hohe soziale Wertschätzung, die die Betreuungspersonen bei «SOwieDAheim» erleben, spiegelt sich in den Ergebnissen zur Belastungssituation: Nur von einer Betreuungsperson wird die mangelnde Anerkennung der Tätigkeit durch Angehörige oder Gäste als Belastung angegeben.

Die große Zufriedenheit der Betreuungspersonen mit ihrem Einsatz bei «SOwieDAheim» drückt sich auch darin aus, dass auf die Frage nach der voraussichtlichen Dauer des bürgerschaftlichen Engagements niemand angegeben hat, die Tätigkeit in den nächsten sechs Monaten (vom Zeitpunkt der Befragung im Mai 2012 aus gesehen) aufgeben zu wollen. Für 32 % der Befragten war ein solcher Schritt unwahrscheinlich, für 63 % sogar sehr unwahrscheinlich. Umgekehrt schätzten es 74 % als sehr wahrscheinlich ein, die Tätigkeit während des nächsten Jahres (ebenfalls vom Zeitpunkt der Befragung im Mai 2012 aus betrachtet) fortzuführen, 24 % hielten dies für wahrscheinlich.

Für diejenigen Betreuungspersonen, die am längsten dabei sind (länger als drei Jahre), ist die Wahrscheinlichkeit einer Aufgabe der Tätigkeit am unwahrscheinlichsten (9 von 38). Es hat sich somit eine hohe Bindung entwickelt. Es sind mehrheitlich auch diese Betreuungspersonen, für die eine Fortsetzung der Tätigkeit bei «SOwieDAheim» sehr wahrscheinlich ist (11 von 38). In der überwiegenden Mehrheit (14 von 38) sind es Rentnerinnen und Retner, die sich sehr sicher sind, ihre Tätigkeit fortzusetzen, gefolgt von der Gruppe der Hausfrauen (8 von 38). Aber auch die Betreuungspersonen, die außerhalb des Projektes noch einen Minijob haben, arbeitslos oder teilzeitbeschäftigt sind (insgesamt 9 von 38), halten es alle für wahrscheinlich oder für sehr wahrscheinlich, sich weiterhin bei «SOwieDAheim» zu engagieren.

10.3.3 Wohlbefinden der Gäste

Das Wohlbefinden der Gäste bei «SOwieDAheim», die zum großen Teil an Demenz erkrankt sind, wurde mit dem Verfahren des Dementia Care Mapping (DCM) ermittelt. Die Evaluation wurde in zwei Zyklen (Dezember 2011 und Juni 2012) in jeweils sechs Haushalten durchgeführt. Die Evaluation umfasste die Datenerhebung in den Haushalten (Mapping und eine kurze Rückmeldung im jeweiligen Haushalt am gleichen Tag) sowie einen schriftlichen Bericht über die Ergebnisse. Zur Anwendung kam das DCM-Verfahren in der Version 8 nach Handbuch DCM 8 der Deutschen Ausgabe von 2008.

Die Zahl der anwesenden Gäste in den einzelnen Haushalten schwankte zwischen drei und fünf Personen. Als Betreuende waren bei jedem Termin jeweils die Gastgeberin und die zweite Betreuungsperson anwesend. Insgesamt wurde in den zwölf durchgeführten Mappings das Wohlbefinden von 46 Gästen begutachtet (24 im Dezember 2011 und 22 im Juni 2012).

Die Gäste wurden alle in Wohnungen betreut, die geräumig Platz boten, so dass die Gäste je nach Aktivität oder Vorliebe entweder die Räumlichkeiten wechseln oder innerhalb des Raumes in einen anderen Bereich wechseln konnten. In den meisten Fällen handelte es sich um die Wohnung der Gastgeberin, in zwei Fällen waren die Gäste in einer nicht ständig bewohnten, aber voll möblierten Wohnung zu Gast. Soweit die Wohnungen im Erdgeschoss lagen, gab es auch direkten Zugang zu Garten, Terrasse oder Hof. Die Außenbereiche beziehungsweise auch Balkone wurden, je nach Wetterbedingungen, auch für Aktivitäten genutzt.

Der Tagesablauf, von 10 Uhr bis 15:30 Uhr, war in allen Haushalten identisch strukturiert: Begrüßung am Vormittag – Mittagessen – Ruhezeit – Kaffeezeit – Verabschiedung am Nachmittag. Die Ausgestaltung der einzelnen Aktivitäten beziehungsweise Ruhezeiten orientierte sich an den Gewohnheiten und Vorlieben, aber auch an den aktuellen Wünschen der Gäste.

In den zwölf Haushalten (HH) wurden insgesamt 2546 Zeiteinheiten beobachtet (s. Tabelle 10-1).

Der Beginn der einzelnen Mappings schwankte zwischen frühestens 9:55 Uhr und spätestens 10:30 Uhr; beendet wurden sie zwischen frühestens 15:30 Uhr und spätestens 15:45 Uhr.

Tabelle 10-1: Beobachtete Zeiteinheiten in den Haushalten

Erster Mapping-Zyklus Dezember 2011	Beobachtete Zeiteinheiten pro Gruppe	Zweiter Mapping-Zyklus Juni 2012	Beobachtete Zeiteinheiten pro Gruppe
HH 1	147/3 Gäste	HH 1	183/3 Gäste
HH 2	298/5 Gäste	HH 2	250/5 Gäste
HH 3	211/5 Gäste	HH 3	204/3 Gäste
HH 4	190/4 Gäste	HH 4	224/4 Gäste
HH 5	179/3 Gäste	HH 5	245/4 Gäste
HH 6	248/4 Gäste	HH 6	167/3 Gäste

Ergebnisse der beiden Mapping-Zyklen

Wohlbefinden
(WIB- beziehungsweise ME-Werte)

Von allen möglichen ME-Werten, die kodiert werden können (+5+3+1/-1-3-5), wurden zum weitaus größten Anteil die ME-Werte +5 und +3, gefolgt von +1 beobachtet. Der ME-Wert -1 wurde bei fünf von insgesamt 46 Gästen kodiert, jedoch meist nur für wenige Zeiteinheiten. Die Werte -3 und -5 wurden nicht beobachtet (s. Tabelle 10-2).

Der jeweils individuelle ME-Wert der einzelnen Gäste bewegt sich im ersten Mapping-Zyklus (2011) mit insgesamt 24 Gästen zwischen 1,2 und 4,8, im zweiten Mapping-Zyklus (2012) mit insgesamt 22 Gästen zwischen 2,0 und 4,0.

Der jeweils für die Gruppen in den zwölf Haushalten errechnete gruppenbezogene WIB-Wert liegt im ersten Mapping-Zyklus (2011) zwischen 2,6 und 4,5, im zweiten Mapping-Zyklus (2012) zwischen 2,8 und 3,6 (s. Abbildungen 10-1 und 10-2).

Verhaltenskategorien (BCC)

Gemäß DCM Version 8 können insgesamt 23 Verhaltenskategorien (siehe Kapitel 2) kodiert werden. Diese werden, um die Entscheidung bei der Beobachtung zu erleichtern, in drei Potenzial-Stufen (hoch-mittel-gering) angegeben. Wenn in einem Zeitabschnitt mehrere Kategorien beobachtet werden, orientiert sich die Entscheidung für eine Verhaltenskategorie an den im DCM-Manual vorgegebenen operationalen Regelungen.

Als häufigste Verhaltenskategorien wurden in den zwölf Haushalten, bezogen auf die jeweiligen Gruppen-Profile, folgende beobachtet (s. Tabelle 10-3):

In allen zwölf Haushalten war durchgängig eine familiäre Atmosphäre vorzufinden, der Umgang untereinander war von Herzlichkeit geprägt. Im Folgenden werden typische Situationen für einzelne Verhaltenskategorien beschrieben, wie sie in den Haushalten zu beobachten waren.

Tabelle 10-2: Übersicht der ME-Werte für das Wohlbefinden in den zwölf Gästegruppen (prozentualer Anteil)

Haushalt/Jahr	ME-Wert +5	ME-Wert +3	ME-Wert +1	ME-Wert -1
1/11	27 %	49 %	24 %	-
2/11	45 %	51 %	4 %	-
3/11	6 %	68 %	25 %	1 %
4/11	77 %	22 %	1 %	-
5/11	18 %	59 %	23 %	-
6/11	44 %	51 %	5 %	-
1/12	3 %	90 %	7 %	-
2/12	36 %	60 %	5 %	-
3/12	34 %	64 %	1 %	1 %
4/12	9 %	77 %	13 %	1 %
5/12	2 %	89 %	7 %	2 %
6/12	35 %	54 %	6 %	4 %

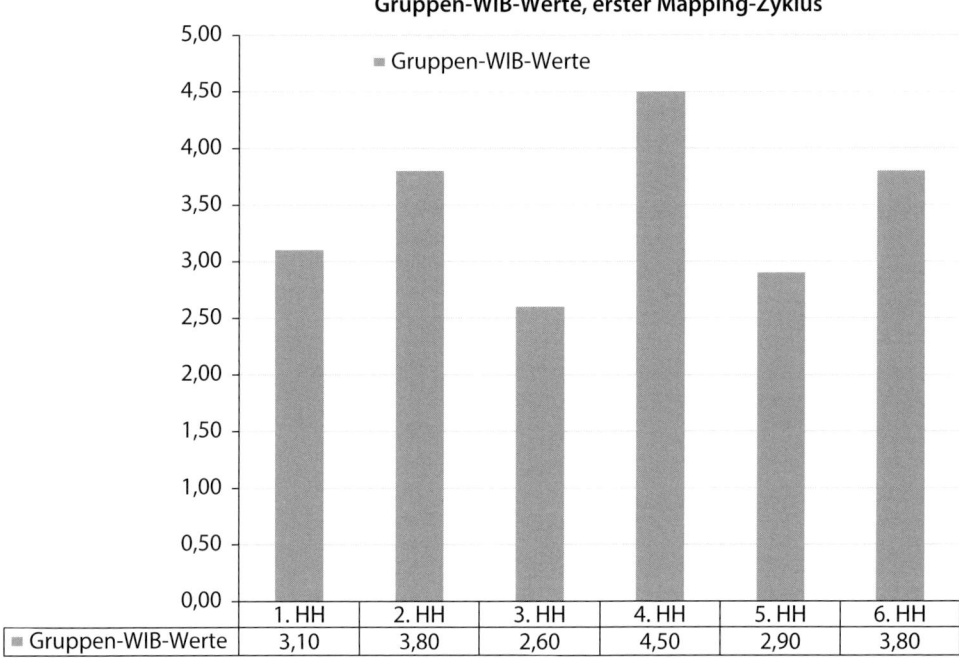

Abbildung 10-1: Erster Mapping-Zyklus

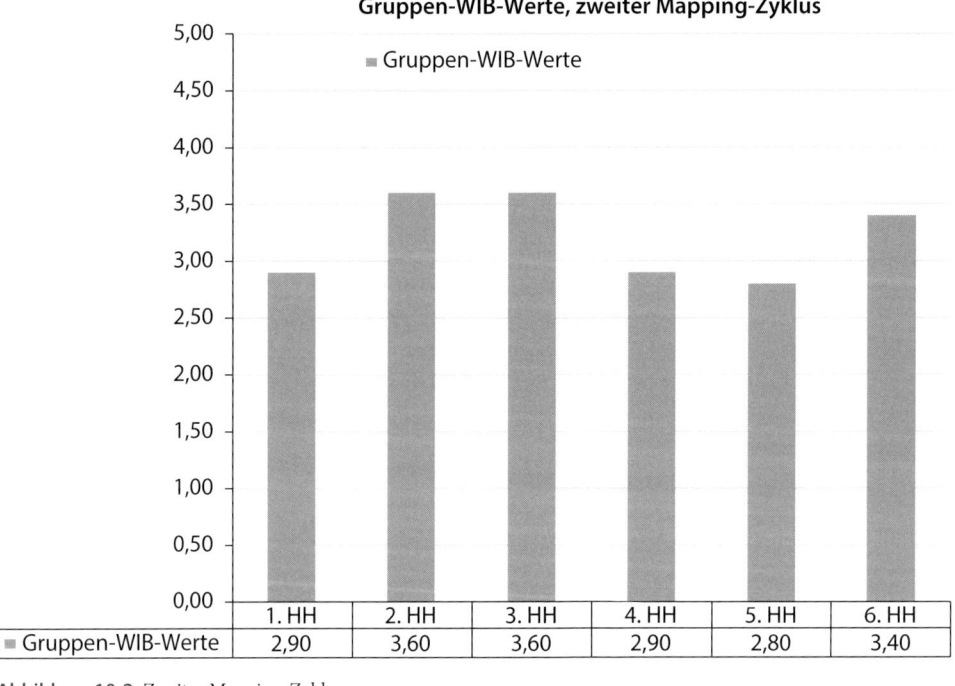

Abbildung 10-2: Zweiter Mapping-Zyklus

Tabelle 10-3: Die fünf häufigsten Verhaltenskategorien (BCC) in den einzelnen Haushalten

Haushalte/Jahr	Die fünf häufigsten BCC in % der Zeit (Zeiteinheiten)				
HH 1/2011	A 33,5 % (65)	N 24,2 % (47)	F 14,9 % (29)	E 10,8 % (21)	J 4,1 % (8)
HH 2/2011	A 19,1 % (65)	F 18,8 % (64)	E 14,7 % (50)	N 12,4 % (42)	L 11,5 % (39)
HH 3/2011	N 26,0 % (74)	F 20,4 % (58)	A 19,3 % (55)	L 18,9 % (54)	J 7,0 % (20)
HH 4/2011	L 31,4 % (80)	N 24,7 % (63)	A 16,1 % (41)	F 16,1 % (41)	J 7,8 % (20)
HH 5/2011	L 25,6 % (50)	B 18,5 % (36)	F 16,4 % (32)	A 12,3 % (24)	I 9,2 % (18)
HH 6/2011	L 34,4 % (90)	J 19,8 % (52)	A 15,3 % (40)	F 13,0 % (34)	E 7,6 % (20)
HH 1/2012	F 29,8 % (59)	L 18,7 % (37)	A 17,7 % (35)	I 16,7 % (33)	N 7,6 % (15)
HH 2/2012	N 27,5 % (95)	A 26,4 % (91)	F 17,4 % (60)	L 11,6 % (40)	E 8,4 % (29)
HH 3/2012	A 30,4 % (62)	L 24,5 % (50)	F 22,1 % (45)	E 9,8 % (20)	I 7,4 % (15)
HH 4/2012	A 24,0 % (64)	F 20,6 % (55)	N 15,7 % (42)	L 11,6 % (31)	E 10,1 % (27)
HH 5/2012	L 26,8 % (69)	A 19,5 % (50)	E 17,1 % (44)	F 14,8 % (38)	I 4,7 % (12)
HH 6/2012	L 32,1 % (60)	A 19,8 % (37)	F 16,6 % (31)	N 10,7 % (20)	E 8,0 % (15)

Kommunikation/Interaktion (Kategorie A)
Die Begrüßung am Morgen war häufig begleitet von einer spürbaren Freude aufeinander. Die Gäste lächelten sich zu, gaben sich die Hände, gingen gemeinsam in Begleitung der Betreuenden zum vertrauten Tisch und nahmen plaudernd ihren gewohnten Platz ein. Es herrschte eine vertraute Stimmung, in einzelnen Fällen kannten sich Gast und Betreuungsperson als Nachbarn. Gäste untereinander kannten sich durch nachbarschaftliche Beziehung oder waren sogar verwandt. Vereinzeltes Duzen in der Anrede untereinander wirkte in diesem Zusammenhang als Ausdruck von Vertrautheit so selbstverständlich wie unter Verwandten und Freunden üblich.

Die Gespräche während der Beobachtungszeit waren, moderiert durch die Betreuenden, geprägt durch Zuwendung, Freundlichkeit, entspanntes Miteinander und teilweise ausgesprochene Heiterkeit. Jeder Gast konnte sich mitteilen oder wurde, wenn die aktive verbale Kommunikationsfähigkeit eingeschränkt war, aufmunternd in die Unterhaltung mit einbezogen. Eine vorhandene und bekannte Schwerhörigkeit einzelner Gäste wurde durch gekonnte Unterstützung (die betreuende Person saß direkt neben einem schwerhörigen Gast) kompensiert, so dass sich alle als Teil einer Gemeinschaft fühlen konnten. In den Gesprächen fanden sich gemeinsame Bezüge zur Landschaft und zur Umgebung, oft wurden vorhandene Dorfstrukturen zum verbindenden Element. Es wurde Aktuelles aus der Zeitung vorgelesen und als Anlass genommen, um über Früher und Heute zu sprechen.

Gemeinsames Essen (Kategorie F)
Während der Begrüßungsphase am Morgen wurden Getränke und in den meisten Fällen auch Häppchen in unterschiedlicher Form (Kekse, Obst) gereicht. Es wurde gemeinsam und konzentriert gespeist, begleitet durch Gespräche oder leichter Unterhaltung. Dabei hatten die Betreuungspersonen die einzelnen Gäste aufmerksam im Blick und motivierten gezielt

diejenigen, die sich leicht von Essen und Trinken ablenken ließen oder sich nicht darauf konzentrieren konnten. Das Essen bereitete durchweg allen Gästen großes Vergnügen. Bei einem Gast wurde ein nachlassender Appetit beobachtet und dies mit der persönlichen Trauersituation in Verbindung gebracht.

Die Darreichung der Mahlzeiten wurde unterschiedlich gehandhabt. Zum Teil (in sechs HH) wurden die Portionen personenbezogen in der Küche gerichtet und an den Tisch gebracht oder es wurden Schüsseln, Töpfe oder ganze Kuchen (in sechs HH) aufgetragen, aus denen sich die Gäste mit Unterstützung der Betreuungspersonen schöpfen beziehungsweise nehmen konnten.

Die damit verbundene Geschäftigkeit (wer möchte wie viel und was), der Duft der Speisen, die Möglichkeit in den Topf zu schauen, machte diese Situation einerseits zu einer häuslichen im ursprünglichen Sinne, andererseits lehnten es die meisten Gäste ab, sich selbst zu nehmen, sie ließen sich lieber schöpfen. Dies kann sowohl der präsenten eigenen Rolle als Gast geschuldet sein, als auch der wahrnehmbaren Tatsache, dass bei einigen Gästen kognitive und auch körperliche Einschränkungen vorhanden waren.

An einigen Tischen wurde angeregt über die Zubereitung von einzelnen Speisen gesprochen und dadurch Erinnerungen wach gerufen und ausgetauscht. In einem Haushalt gab es zum Mittagessen Kartoffeln, die gemeinsam mit viel Freude (Wohlbefinden +5/+3) geschält wurden, unter den wachen Augen der zuschauenden Gäste.

Getränke wurden in allen Haushalten den ganzen Tag über angeboten, die Gäste wurden freundlich immer wieder zum Trinken animiert.

Gemeinsame Aktivitäten (Kategorien E, I, J, L)
Die Zeit zwischen den Mahlzeiten war ausgefüllt mit unterschiedlichen Arten der Unterhaltung und abwechslungsreichen Betätigungen. Die verschiedenen Angebote richteten sich sowohl nach den bekannten Vorlieben als auch nach den aktuellen Wünschen oder wurden als gewohnter Programmpunkt angeboten, wie beispielsweise sportliche Aktivität. Bis auf einen Gast (HH 3/2011) konnte bei allen Gästen Freude und Engagement dabei beobachtet werden. In der Regel waren Sitz-Gymnastik und Bewegungsspiele von munterer Unterhaltung und Gelächter begleitet. Es wurde in jedem Haushalt mit auffallender Freude gesungen. Dabei wurden persönliche musische Interessen von einzelnen Gästen thematisiert und näher besprochen. Spiele unterschiedlichster Art, zur Entspannung und Freude, aber auch solche, die das Gedächtnis forderten, wurden als freudiges Ereignis erlebt. Das Geschehen wurde durch die Betreuenden aufmerksam und sensibel moderiert.

Während der einzelnen Aktivitäten (Singen, Spielen etc.) wurden die Gäste zwischendurch immer wieder daran erinnert und dazu ermuntert, das Trinken nicht zu vergessen.

Schlaf und Beobachten (Kategorien N, B)
Nach dem Mittagessen war in allen Haushalten eine Ruhezeit vorgesehen, meist wurde von den Gästen der gewohnte Ruheplatz gezielt angesteuert. In Decken gehüllt saßen beziehungsweise lagen die meisten Gäste ruhend im Sessel oder auf der Couch, vereinzelte Gäste schauten beobachtend umher und genossen die Stille und Ruhe mit sichtlichem Wohlbehagen. In einem der Haushalte wurde stattdessen ausgiebig ein beliebtes Spiel genossen und viel Heiterkeit gelebt. Bei einem Gast trat nach dem Mittagessen eine bekannte, regelmäßig auftretende Unruhe ein, woraufhin eine Betreuungsperson mit dem Gast einen längeren Spaziergang machte.

Verhaltenskategorien in geringeren Zeiteinheiten (P, V, K)
Die Kategorie P für pflegeähnliche Tätigkeit konnte nur selten beobachtet werden. Die meisten Gäste waren mobil, bewegten sich selbstständig und benötigten wenig Hilfe. Im Einzelfall wurde Unterstützung geleistet, beispielsweise beim Ordnen der Kleidung, beim Auftreten eines Muskelkrampfes, beim Gang zur Toilette oder beim Aufstehen aus dem Sessel. Ein Gast

bekam Besuch durch einen ambulanten Pflegedienst zur Blutzuckerbestimmung und anschließender Insulininjektion.

Als arbeitsähnliche Tätigkeit (V) konnte vereinzelt Unterstützung der Gastgeberin bei Haushaltstätigkeiten beobachtet werden, wie Tisch abräumen, Geschirr abtrocknen und ähnliche Aktivitäten. In einem Fall konnte die Mitarbeit in diesem Bereich als ausgesprochen leidenschaftliches Bedürfnis eines Gastes beobachtet werden.

Die Kategorie Gehen (K) wurde wetterbedingt in nur geringer Zeiteinheit beobachtet. Der erste Mapping-Zyklus fand im Dezember 2011 bei zum Teil frischem Schneefall statt und beim zweiten Mapping-Zyklus im Juni 2012 gab es an einigen Tagen ausgiebigen Regen. Laut Aussagen der Betreuenden gehören Spaziergänge bei entsprechendem Wetter und je nach den Bedürfnissen der Gäste aber zu den regelmäßigen Aktivitäten.

Innerhalb der Wohnungen wurde je nach räumlicher Gegebenheit durchaus die Kategorie Kommen und Gehen (K) beobachtet. Gäste liefen kurz umher, in ein anderes Zimmer oder auf den Balkon. Da diese Bewegungen aber nur jeweils einen kurzen Zeitraum einer Zeiteinheit umfassten, wurden sie von anderen Kategorien überlagert (operationale Regelungen) und entsprechend kodiert.

Die Verhaltenskategorie C für Cool, zurückgezogen sein, wurde bei keinem Gast beobachtet.

Personale Detraktionen
Es wurden in keinem Haushalt personale Detraktionen (siehe Kapitel 2) beobachtet.

Personale Aufwerter
Das Verfahren sieht vor, dass personale Aufwerter (siehe Kapitel 2) in zwei Einstufungen aufgezeichnet werden: Aufwertung (a) und Hohe Aufwertung (ha).

Da in allen beobachteten Haushalten eine aufwertende Grundhaltung im Umgang mit den Gästen als Standard beobachtet wurde, wurden nur Hohe Aufwerter (ha) aufgezeichnet. Diese zeichnen sich dadurch aus, dass eine besonders einfühlende, persönlich zugewandte verbale und nonverbale Interaktion stattfand, die beispielsweise das Personsein würdigte, Bedürfnisse erfüllte, Fähigkeiten hervorhob oder auch beginnendes Unwohlsein auffing.

Es wurden bei 46 Gästen insgesamt 79 personale Aufwerter in der Einstufung ha aufgezeichnet. Gestärkt wurde das Bedürfnis

- nach Geborgenheit und Wohlbefinden 23 mal,
- nach Identität 17 mal,
- nach Bindung 8 mal,
- nach Tätigsein 15 mal,
- nach Einbeziehung 16 mal.

Hervorzuheben ist, dass es bei der Auswahl der Themen, über die gesprochen wurde oder die im Zusammenhang mit anderen Aktivitäten (Würfel- und Gedächtnisspiele, Singen, Gedichte, Zeitung, Essenssituation) aufgegriffen wurden, meist um Inhalte ging, die an der Biografie, den Lebenswelten und den Lebenserfahrungen der einzelnen Gäste orientiert waren. In einem Haushalt zog sich diese Ausrichtung bemerkenswert stabil durch den gesamten Tagesablauf (HH 1/12). Den Bedürfnissen der Gäste nach beispielsweise Nähe und Berührung, nach Tätig-sein-Wollen oder nach Bewegung wurde seitens der Betreuungspersonen durch einfühlende Interaktionen und mit großem Respekt entsprochen.

Umgang mit beginnendem Unwohlsein der Gäste
Während des gesamten Beobachtungszeitraums war immer wieder bemerkenswert, mit welch sensibler Aufmerksamkeit, Zuwendung und Einfühlungsvermögen verhindert wurde, dass sich Phasen des Unwohlbefindens (ME-Werte −1) vertieften beziehungsweise zeitlich verlängerten oder gar zu einer krisenhaften Zuspitzung führten. So wurde trotz schwieriger Phasen, insgesamt auf den Tagesablauf bezogen, stets ein stabiles Wohlbefinden für die Gäste erreicht, wie folgende Beispiele zeigen (s. **Kasten 10-2**).

(1) Die bei Fr. GZ aufgetretene Phase der Desorientierung (schreckgeweitete Augen, ängstlich um sich blickend) beim Erwachen aus dem Mittagsschlaf wurde sensibel durch zeitlich engen und intensiven verbalen (örtliche, zeitliche, personale Orientierung gebend) und nonverbalen Kontakt (berühren, streicheln, halten) durch die betreuende Person in ein dann sich zunehmend stabilisierendes Wohlbefinden gelenkt.

(2) Bei Fr. AM wurde auf ihr deutlich sichtbares Leiden (Stimme, Körperhaltung, Rückzug auf die Couch) immer wieder und kontinuierlich mit viel Zuwendung und tröstender Begegnung eingegangen. Ihren formulierten Ängsten vor dem Alleinsein wurde validierend begegnet, Vertrauen wurde hergestellt und damit ein zunehmendes Wohlbefinden erreicht (drei Zeiteinheiten mit einem Minuswert (–1) wurden nur zu Beginn beobachtet).

(3) Bei Frau MB wurden Situationen von Unsicherheit, beziehungsweise deutlich sichtbare Phasen der Bedrängnis (sich entscheiden zu sollen: welchen Sitzplatz? wohin soll die (Spiel-)Figur gesteckt werden?) durch zeitnahe, respektvolle und sensible Aufmerksamkeit und geschicktes Motivieren der Betreuungsperson positiv beeinflusst und damit entspanntes Wohlbefinden hergestellt. Die wenigen beobachteten Minuswerte (–1) wurden in kurzer Zeit in Wohlbefinden verwandelt.

(4) Dem Gast Hr. RW (er war in zwei Haushalten als Gast anzutreffen) wurde in den Phasen der zeitweise sehr starken Unruhe und des Bewegungsdrangs intensive Fürsorge zuteil. Er konnte mit Begleitung spazieren gehen und den Spaziergang auch unterbrechen, als er Angst bekam, seine Verwandten wären vielleicht schon angekommen, um dann – mit der Gewissheit, dass dies nicht der Fall war – eine weitere «Runde zu drehen». Die Wahrscheinlichkeit, dass Hr. RW ohne intensive personale Betreuung wesentlich stärkere Phasen des Unwohlseins durchleben würde, ist sehr hoch (HH 6/2012). Auch seinem Bedürfnis nach Tätig-sein-Wollen wurde fürsorglich begegnet. Er konnte zum Beispiel den Tisch decken, im Garten die Polsterungen (HH 5/2012) aufräumen, was ihn sichtlich zufrieden machte.

Kasten 10-2: Beispiele für stabiles Wohlbefinden

Persönlichem Kummer (Gäste IS, GB, AM, AA, EW), auftretender Traurigkeit und Sorge wurde zugewandt und einfühlsam validierend begegnet, die Betreuungspersonen brachten den betroffenen Gästen Anteilnahme und Aufmerksamkeit entgegen. Verbales Trösten, Berührungen und Körperkontakt wurden sensibel und behutsam eingesetzt (Gäste HB, GZ, GB). Durch gekonnte Intervention wurde das Wohlbefinden stabilisiert (Gäste IK, JF, EB, AS, AF) und eine negative Eskalation des Wohlbefindens blieb aus.

Die Schwerhörigkeit einzelner Gäste (AM, MF) wurde kontinuierlich durch entsprechende Intervention (Gesprochenes wurde laut wiederholt oder zugewandt in das intakte Ohr gesprochen) kompensiert, so dass Teilhabe am Geschehen möglich war, Gemeinschaftsgefühl erlebt werden konnte und Wohlbefinden sichtbar wurde.

Von Bedeutung ist in diesem Zusammenhang auch, dass die Verhaltenskategorie C für Cool, zurückgezogen sein, bei keinem der Gäste beobachtet wurde.

Schlussfolgerungen aus den Ergebnissen der Mappings

Das Konzept der Häuslichen Tagespflege scheint der Schlüssel für das ausgeprägte Wohlbefinden der Gäste zu sein. Die Gäste fühlen sich «So wie Daheim». Zwei Personen betreuen drei bis maximal fünf Gäste. Man ist vertraut miteinander, scheint sich aufeinander zu freuen. Es wird gemeinsam gegessen, gespielt, gesungen, geredet, geruht und geschlafen. Dies spiegelt sich in den am häufigsten beobachteten Verhaltenskategorien und im ausgeprägten Wohlbefinden wieder.

Die räumliche Nähe und kontinuierliche Präsenz der Betreuungspersonen ermöglichen Hinwendung und Blickkontakt und sorgen für die stete Aufmerksamkeit, die es möglich macht, Befindlichkeiten und Stimmungen zu erkennen. Es kann spontan und zeitnah auf Befinden reagiert werden.

Vor allem die Qualität der Betreuung (Aufmerksamkeit, Sensibilität, Humor, Einfühlungsvermögen, Gelassenheit, Zusammenarbeit) führten dazu, dass beginnende kritische Situationen, wie Unruhe, Desorientierung, Angst, Unsicherheit, Schmerzen schnell, quasi schon im Entstehen, wahrgenommen wurden. Krisenhafte Zuspitzungen, wie sie häufig beispielsweise im stationären Kontext zu beobachten sind, können bei frühzeitiger Intervention positiv beeinflusst werden und, so kann man annehmen, auch vermieden werden.

Auffallend war darüber hinaus die in jedem Haushalt zu beobachtende überaus erfreute Begrüßung der Gäste untereinander, die «Eroberung» der scheinbar vertrauten Räumlichkeiten durch die Gäste. Selbst die Verabschiedung am Nachmittag fiel herzlich aus (einzelne Gäste freuten sich auch auf ihre erwarteten oder eingetroffenen Angehörigen und auf ihr Zuhause).

Die Gastrolle scheint den Gästen vertraut zu sein, hin und wieder werden Lob und Komplimente über die dargebotenen Speisen/Getränke geäußert, das Auftragen und Servieren des Essens scheint dem Gaststatus angemessen zu sein und man lässt sich mit Freude und Genuss umsorgen.

Mapperin in eigener Sache
Als Beobachterin in der häuslichen Situation stellt die räumliche Enge eine besondere Herausforderung dar. So war es relativ schnell klar, dass der Beobachterstatus sich eher aufrechterhalten lässt, wenn die Mapperin ebenfalls als Gast akzeptiert wird. Nicht durchgängig, aber teilweise hat die Mapperin an gemeinsamen Mahlzeiten teilgenommen. Die Entscheidung darüber wurde hauptsächlich durch die Überlegung beeinflusst, dass es mehr Aufmerksamkeit verursacht, wenn die Mapperin an Essenszeiten, nur wenige Meter weg sitzend, nicht teilnehmen würde. Mit den Gastgeberinnen wurde vereinbart, dass es spontan entschieden wird, je nachdem wie die Mapperin in den Fokus gerät.

Die Anwesenheit der Mapperin als weiterer Gast wurde in allen Haushalten ohne Erstaunen akzeptiert, ist es doch nicht ungewöhnlich, dass hin und wieder unterschiedliche Gäste (Verwandte, Nachbarn, Enkel, Schornsteinfeger, Projektmitarbeiterinnen) anwesend sind. Dass der neue Gast vom Projekt käme und nun zuschauen und aufschreiben möchte, wie die Gäste den Tag verbringen, schien auch kein Problem zu sein und dass die Person sich im «Hintergrund» aufhielt, wurde nicht weiter als störend empfunden. Ab und zu wurde die Mapperin beäugt, es wurde auch mal gewunken. Zwei Gäste fragten explizit nach, woher die Mapperin käme und was sie da tue. Beide waren mit dem Hinweis auf das Projekt hoch zufrieden.

Bei den Ruhezeiten hat die Mapperin, um die Situation nicht zu verfälschen, teilweise zusammen mit den Betreuenden den Raum verlassen und ihre Beobachtungen durch die halb geöffnete Tür fortgesetzt.

Beim Abschlussgespräch wurde jede der anwesenden Betreuungspersonen befragt, inwieweit die Anwesenheit der Mapperin nach ihrer Einschätzung die Situation beeinflusst habe. Nach ihren Aussagen hat eine beobachtbare, wesentliche Beeinflussung der Gesamtsituation nicht stattgefunden.

10.4 Fazit und Ausblick

Der seit 2006 erfolgreiche Verlauf des innovativen Projektes häusliche Tagespflege hat nicht nur im Main-Kinzig-Kreis Aufmerksamkeit erregt. Immer wieder kommen Anfragen von Rundfunk und Fernsehen sowie von überregionalen Zeitschriften, die sich und andere über das Angebot informieren möchten. Bundesweit besteht großes Interesse an dieser neuen Versorgungsform – nicht nur in der Fachöffentlichkeit.

Die vorliegenden Ergebnisse belegen die große Zufriedenheit der Nutzer (Gäste und Angehörige) mit diesem Angebot. In den insgesamt zwölf Haushalten, die in das Dementia Care Mapping einbezogen waren, konnte eine hochwertige Betreuung beobachtet werden, die zu hohen Wohlbefindenswerten der Gäste führte. Es sind vor allem die für das spezifische Profil der Häuslichen Tagespflege typischen Merkmale (kleine Gruppen; familiäre, persönliche Atmosphäre; hoher Betreuungsschlüssel; geschulte, bürgerschaftlich engagierte Betreuungspersonen und Qualitätssicherung durch Fachkräfte), die Zufriedenheit und Wohlbefinden positiv beeinflussen.

Auch die Befragung der Betreuungspersonen hat gezeigt, dass diese in hohem Maße zufrieden sind mit ihrer Tätigkeit. Rund zwei Drittel engagieren sich bereits seit drei Jahren und länger bei «SOwieDAheim», auch wenn der körperliche und geistige Abbau einiger Gäste durchaus von manchen als Belastung empfunden wird. Die überwiegende Mehrheit der Betreuungspersonen hat eine enge Bindung an «SOwieDAheim» entwickelt und will das Engagement auch in Zukunft fortsetzen.

Allerdings ist der Erfolg der häuslichen Tagespflege kein Selbstläufer. Eine sorgfältige Begleitung des gesamten Hilfeprozesses ist unerlässlich. Das In-Verbindung-Bringen von unterschiedlichen Interessen, das Matching, ist daher zentraler Bestandteil der Arbeit der Fachkräfte. Dafür ist neben einer entsprechenden Fach- und Sozialkompetenz vor allem auch ein Arbeitszeitbudget nötig, das explizit für diesen Aufgabenbereich zur Verfügung steht. Nur so können immer wieder «passende» Betreuungskonstellationen herbeigeführt und positiv verstärkt werden.

Manche Angehörige haben sich ganz bewusst für solch ein Angebot entschieden, das keinen institutionellen Charakter hat und kein «Aufbewahrungshaus» ist, wie es eine Tochter formulierte. Für viele ist die häusliche Tagespflege eine wichtige, wohnortnahe Ergänzung zu anderen Hilfeformen geworden. Vor allem Angehörige, deren Verwandte schon in einem größeren Umfang hilfebedürftig sind, schauen sich die Haushalte genau an, bevor sie sich für das Angebot entscheiden. Für sie ist es dann beruhigend, wenn sie Betreuungspersonen begegnen, die schon über Erfahrungen im Umgang mit hilfebedürftigen Menschen verfügen. Aber sie akzeptieren auch, dass es in einem Privathaushalt Grenzen der Betreuungsmöglichkeiten gibt.

Zur Sicherung des Fortbestands des innovativen Angebots über den Modellkontext hinaus braucht es aber nicht nur zufriedene Nutzer und Freiwillige, die bereit sind, ihr Haus zu öffnen und sich als Betreuungsperson zu engagieren. Es ist vor allem auch ein ordnungs- und leistungsrechtlicher Rahmen vonnöten, der noch gefunden werden muss. In Bezug auf die «formale» Zukunftssicherung sind von den Modellbeteiligten bisher drei Varianten einer rechtlichen «Formgebung» diskutiert und vorgeschlagen worden:

1. Die qualitätsgesicherte häusliche Tagespflege als eine Sonderform der Tagespflege (neuer § 41 a im SGB XI).
2. Die qualitätsgesicherte häusliche Tagespflege als eine Sonderform eines niedrigschwelligen Betreuungsangebotes (neuer § 45 e SGB XI).
3. Das Pflege-Neuausrichtungs-Gesetz eröffnet vielleicht eine weitere Möglichkeit, das Angebot in eine Regelfinanzierung zu überführen. Es gilt zu sondieren, inwieweit die im § 124 SGB XI neu festgelegte «Übergangsregelung: häusliche Betreuung» auch in den Haushalten der qualitätsgesicherten häuslichen Tagespflege in Anspruch genommen werden könnte. Das Gesetz sieht vor, dass häusliche Betreuung «von mehreren Pflegebedürftigen oder Versicherten mit erheblich eingeschränkter Alltagskompetenz auch als gemeinschaftliche häusliche Betreuung im häuslichen Umfeld einer oder eines Beteiligten oder seiner Familie als Sachleistung in Anspruch genommen werden» (KKF-Ver-

lag, 2013: 257) kann. Bei einer eventuellen Ausweitung der Definition «häusliches Umfeld», die dann auch Haushalte im Rahmen einer qualitätsgesicherten Häuslichen Tagespflege einschließen würde, könnten Nutzer von SOwieDaheim dort die Leistung «Häusliche Betreuung» in Anspruch nehmen. Die «zusätzlichen Betreuungsleistungen» nach § 45 b SGB XI kämen dann gegebenenfalls noch gesondert hinzu.

Festzuhalten bleibt, dass die häusliche Tagespflege an der Schnittstelle zwischen professionellen und niedrigschwelligen Versorgungsangeboten eine wichtige Ergänzung bestehender Hilfeformen darstellt. Das Zusammenwirken von Professionellen, geschulten Laien und Angehörigen in einem privaten Umfeld hat eine eigene Qualität entwickelt, die von den Nutzern in hohem Maße wertgeschätzt wird und zu deren Wohlbefinden beiträgt.

Literatur

Bendel K., Matiaske W., Schramm F., Weller I. (2000). «Kundenzufriedenheit» bei ambulanten Pflegediensten. Bestandsaufnahme und Vorschläge für ein stresstheoretisch fundiertes Messinstrument. Bericht Nr. 03 der Werkstatt für Organisations- und Personalforschung e. V. Berlin.
Bundesministerium für Gesundheit (Hrsg.) (2006). Rahmenempfehlungen zum Umgang mit herausforderndem Verhalten bei Menschen mit Demenz in der stationären Altenhilfe. Witten.
Bundesministerium für Gesundheit (2012). Zahlen und Fakten zur Pflegeversicherung (05/13), online verfügbar unter: http://www.bmg.bund.de/zahlen-und-fakten-zur-pflegeversicherung.html. Abruf: 10.06.2013.
Bundesministerium für Familie, Senioren, Frauen und Jugend (Hrsg.) (2005). Fünfter Bericht zur Lage der älteren Generation in der Bundesrepublik Deutschland: Potenziale des Alters in Wirtschaft und Gesellschaft. Der Beitrag älterer Menschen zum Zusammenhalt der Generationen. Bericht der Sachverständigenkommission. Berlin.

Ehrhardt J. (2011). Ehrenamt: Formen, Dauer und kulturelle Grundlagen. Frankfurt a. M.
Gräßel E. (2002). Situation pflegender Angehöriger: von der Belastung über die Entlastung zur Prävention, online verfügbar unter: http://www.pychiatrie.uk-erlangen.de/e1852/e1819/…/PS_BinderGraess.pdf. Abruf: 10.06.2013.
Gregor B. (2004). Bericht über einen Sommerkurs «New Approaches to Dementia» im Dementia Services Development Centre an der University of Stirling in Schottland, Schlüchtern (unveröffentlicht).
Gregor B., Zörkler M. (2008). «So wie daheim? – Das probieren wir!» Hessisches Projekt lädt alte Menschen zur Betreuung in Privathaushalte ein. In: ProAlter, Jg. 40, H. 8, S. 56–60.
Gregor B., Fieres H., Zörkler M. (2011). Entwicklung qualitätsgesicherter häuslicher Tages- und Kurzzeitpflege im Main-Kinzig-Kreis. 01.07.2006 bis 30.06.2011. Endbericht zum Modellprojekt, gefördert im Rahmen des GKV-Modellprogramms zur Weiterentwicklung der Pflegeversicherung gemäß § 8 Abs. 3 SGB XI. Gelnhausen und Saarbrücken.
Hackmann T. (2010). Arbeitsmarkt Pflege: Bestimmung der künftigen Altenpflegekräfte unter Berücksichtigung der Berufsverweildauer. In: Sozialer Fortschritt 59(9), S. 235–244.
Kitwood T. (2000). Demenz. Der person-zentrierte Ansatz im Umgang mit verwirrten Menschen. Bern: Verlag Hans Huber.
KKF-Verlag (Hrsg.) (2013). Pflege VG-Handbuch-Soziale Pflegeversicherung, Sozialgesetzbuch XI mit Gesetz zur Neuausrichtung der Pflegeversicherung. Altötting.
Matiaske W., Ortlieb R., Bendel K., Schramm F. (2004). Patientenzufriedenheit mit ambulanten Pflegediensten, gefördert durch die Robert Bosch Stiftung im Rahmen des Programms «Gemeinsame Projekte von Theorie und Praxis», www.boschstiftung.de/content/language1/downloads/02020311_ab_matiaske.pdf. Abruf: 30.05.2011.
Weyerer S. (2005). Altersdemenz. In: Robert-Koch-Institut (Hrsg.) Gesundheitsberichterstattung des Bundes, H. 28. Berlin.
Zörkler M., Kirchgäßner R. (2013). Stabilisierung des erfolgreich entwickelten Konzeptes der qualitätsgesicherten Häuslichen Tagespflege. Bericht der wissenschaftlichen Begleitung. Modellprojekt nach § 45 c SGB XI gefördert vom Land Hessen und den Landesverbänden der Pflegekassen. Saarbrücken.

11. DCM unter ökonomischer Betrachtung

Von Lieseltraud Lange-Riechmann

11.1 Einleitung

Für Unternehmen und Organisationen hat die Bedeutung der ökonomischen Betrachtung zugenommen. Dies betrifft marktwirtschaftlich organisierte Systeme genauso wie auch Non-Profit-Systeme und ist an keine Form angewandter Qualitätsmodelle gebunden (Lennartz/Kersel, 2011).

In diesem Kapitel geht es um die ökonomische Dimension von DCM. Sie drückt sich darin aus, inwieweit DCM hilft, Wertschöpfungspotenziale zu nutzen und in Profit-Systemen Wettbewerbsvorteile umzusetzen. Die Zielsetzung eines solchen Handelns ist dabei im Versorgungsbereich von Menschen mit Demenz dreifach vorhanden. Die Zufriedenheit der Erkrankten und der Menschen im Umfeld der Erkrankten steht in der Ausführung des Verfahrens an erster Stelle. Für Unternehmen ist die Kundenzufriedenheit, die in diesem Kapitel sowohl die Menschen mit Demenz umfasst, als auch deren Angehörige, ein wichtiger Erfolgsfaktor.

An zweiter Stelle stehen Unternehmen und Organisationen, in denen Menschen mit Demenz betreut und gepflegt werden. Sie haben die Zielsetzung, die ökonomische Effizienz eines Verfahrens zu prüfen, um die langfristige Sicherung und Weiterentwicklung der Dienstleistung sowie des gesamten Unternehmens zu gewährleisten.

An dritter Stelle steht die gesellschaftliche Verantwortung. Darunter fällt insbesondere ein nachhaltiges Management, das ökonomische Effizienz und soziales Handeln in Einklang bringt. Nachhaltigkeit bildet sich dabei auf der Grundlage der Förderung und des Ausbaus wirkungsvoller Verfahren unter ökonomischen Begrenzungen. Management in der Pflege und Betreuung von Menschen mit Demenz steht vor der Herausforderung ökonomische Begrenzungen, soziale Entwicklungstrends und angemessene Verfahren in ein nachhaltig sinnvolles Handeln umzusetzen (Loffing/Geise, 2005).

Die genannten drei Zielsetzungen werden nachfolgend für den Einsatz von DCM betrachtet. Es soll deutlich werden, dass sich DCM wie jedes andere Verfahren, in der Pflege und Betreuung von Menschen mit bestimmten Krankheits- und Erscheinungsbildern unter die Fragestellung der ökonomischen Bedeutung stellt und dazu valide Antworten gegeben werden können.

11.2 Ökonomie und Zufriedenheit aller Betroffenen

Wenn es um die Versorgung von Menschen mit Demenz geht, darf und kann es nicht nur um ein ökonomisches Denken gehen. Es besteht ein wesentlicher Unterschied zwischen der wirtschaftlichen Bewertung von Sachgütern und Dienstleistungen in der Pflege. Jeder Mensch ist ein Individuum und ist als Person geprägt von Seele, Geist und Leib. Damit unterscheidet er sich als Person von jedem andern Lebewesen der Schöpfung. In der Gesellschaft besteht derzeit der Konsens, dass Ressourcen aufgewendet werden, um Leid zu verhindern, Krankheiten zu behandeln und Gesundheitsstörungen zu heilen. Die medizinische Versorgung soll nicht unter das ökonomische Diktat gesetzt werden (Füsgen/Laschet, 2003). Die Zuspitzung der Refinanzierungsprobleme und des Wettbewerbs auf dem Pflegemarkt zeigen die bevorstehende Herausforderung der Zukunft (Fleßa, 2005). Es ist absehbar, dass in Deutschland die Zahl der sozialversicherungspflichtigen Beschäftigten abnimmt und die Zahl der pflegebedürftigen Menschen stark ansteigt, sodass eine Finanzierungslücke in der Pflegeversicherung entstehen wird (Statistisches Bundesamt, 2013). Solange die Kosten der Pflege die Einnahmen der Pflegeversicherung nicht übersteigen, kann in einem funktionierenden System nach Verfahren gesucht werden, die nachweislich positive wirtschaftliche Auswirkungen haben und zugleich zur Zufriedenheit der Betroffenen führen.

Die Besonderheit der Pflege von Menschen mit Demenz besteht darin, dass eine maximale Zufriedenheit nur erreicht werden kann, wenn neben Hilfe bei den körperlichen Verrichtungen des täglichen Lebens insbesondere psychosoziale Pflege und Betreuung angeboten wird (Halek, 2003). Menschen mit Demenz benötigen eine ganzheitliche Pflege, die deutlich mehr Zeit und Engagement erfordert, als die Ausführung einer funktionalen Versorgung des Organismus. Die Besonderheit, dass Menschen mit Demenz mehr Hilfeleistungen in nicht leistungsbegründeten täglichen Verrichtungen nach Maßgabe der derzeit geltenden Begutachtungsrichtlinien des Medizinischen Dienstes der Krankenkasse haben, verstärkt das Bestreben, ein Verfahren zu finden, dass innerhalb des Finanzierungsbudgets eine Versorgung findet, die dem Betroffenen ein Höchstmaß an Zufriedenheit gibt.

Es ist daher wichtig, neben pauschalen Aussagen, wie der Wunsch nach mehr menschlicher Nähe, Gesprächen und Orientierungshilfen, eine Kenntnis zu erlangen, wann Erkrankte ein hohes Maß an Wohlbefinden und Zufriedenheit äußern. Dann können sich Pflegende in der Interaktion mit den Erkrankten sensibel und gezielt an den Bedürfnissen orientieren. In der Folge sollen damit für den Erkrankten unwesentliche Dienstleistungen eingespart und notwendige Dienstleistungen verstärkt werden.

11.2.1 Nachweis der Zufriedenheit

Die wissenschaftliche Begleitung des Projektes der Anna Luise Altendorf Stiftung von 2005 bis 2008 «DCM-gestützte Qualitätsentwicklung in der Sorge für Menschen mit Demenz in (teil-)stationären Altenhilfeeinrichtungen des Kreises Minden Lübbecke» weist nach, dass sich durch DCM eine hohe Kundenzufriedenheit ergibt (Lange-Riechmann, 2011).

Das Projekt wurde nach dreijähriger Planung mit der finanziellen Unterstützung der «Clarence Mielech Stiftung» in Berlin zur Verbesserung der Versorgungsqualität von Menschen mit Demenz in (teil-)stationären Einrichtungen der Altenhilfe durch Implementierung von DCM durchgeführt. Die vier im Projekt beteiligten Einrichtungen hatten sich in einer Kooperationsvereinbarung für die Projektdauer von drei Jahren verpflichtet, in ihren Einrichtungen Rahmenbedingungen für die Implementierung des DCM-Verfahrens zu schaffen, um sich den daraus ergebenden internen Handlungserfordernissen zur Qualitätsentwicklung zu stellen. Das Projekt enthielt ein inhaltliches Leitkonzept, demenzspezifische Fortbildungsangebote sowie die personelle Vernetzung und die Einbindung Ehrenamtlicher (weitere Informationen zum Projekt siehe Kapitel 12).

Mit diesem umfangreichen Projekt ist ermöglicht worden, Befragungen der Schwerpunktgruppen – Angehörige und Mitarbeitende – durchzuführen. Diese Befragungen ergaben unter anderem Erkenntnisse über notwendige Maßnahmen der Personalentwicklung, die auf eine Erhaltung und Steigerung der Kundenzufriedenheit ausgerichtet war. Dabei wurden durch die Eigenart und Komplexität des Projektes Untersuchungen auf notwendige Personalentwicklungsmaßnahmen im Blick auf einen multidimensionalen und multidisziplinären Personaleinsatz ermöglicht.

Mit einer quantitativen Erhebungsmethode in Form einer schriftlichen Befragung von Angehörigen von Menschen mit Demenz und einer Befragung der Mitarbeitenden auf der Grundlage eines standardisierten Fragebogens der Universität Bradford in England wurde der Bedarf der Personalentwicklung ermittelt und eine betriebswirtschaftliche Berechnung durchgeführt, damit der wirtschaftliche Aufwand in Bezug zu einer qualitativen Verbesserung gesetzt werden konnte (Lange-Riechmann, 2011).

Die Zielsetzung von DCM ist es, die Bedürfnisse der Erkrankten, die individuelle Lebenssituation, die persönlichen Eigenschaften und Erfahrungen, die erlebten Gefühle als Reaktion auf die Demenz und die vorhandenen Wünsche zu erkennen. Es kommt zur Bedürfnisorientierung und die Zufriedenheit des Erkrankten sowie aller im Prozess beteiligten Personen wird durch DCM gefördert. Dabei sind neben den erkrankten Personen, die Angehörigen und die Mitarbeitenden in den Einrichtungen, in denen Leistungen erbracht werden, zwei weitere große Gruppen. Das Ergebnis der Angehörigenbefragung (s. **Abbildung 11-1**) im Rahmen der Projektbegleitung im Kreis Minden zeigt, dass die Anwendung des qualitativen Verfahrens eine hohe Zufriedenheit der Kunden bringt.

Unter der genannten Zielsetzung bedeutet Bedürfnis- und Kundenorientierung in der Anwendung des DCM-Verfahrens das Bewusstsein, dass Dienstleistungen mehr Erfahrungs-

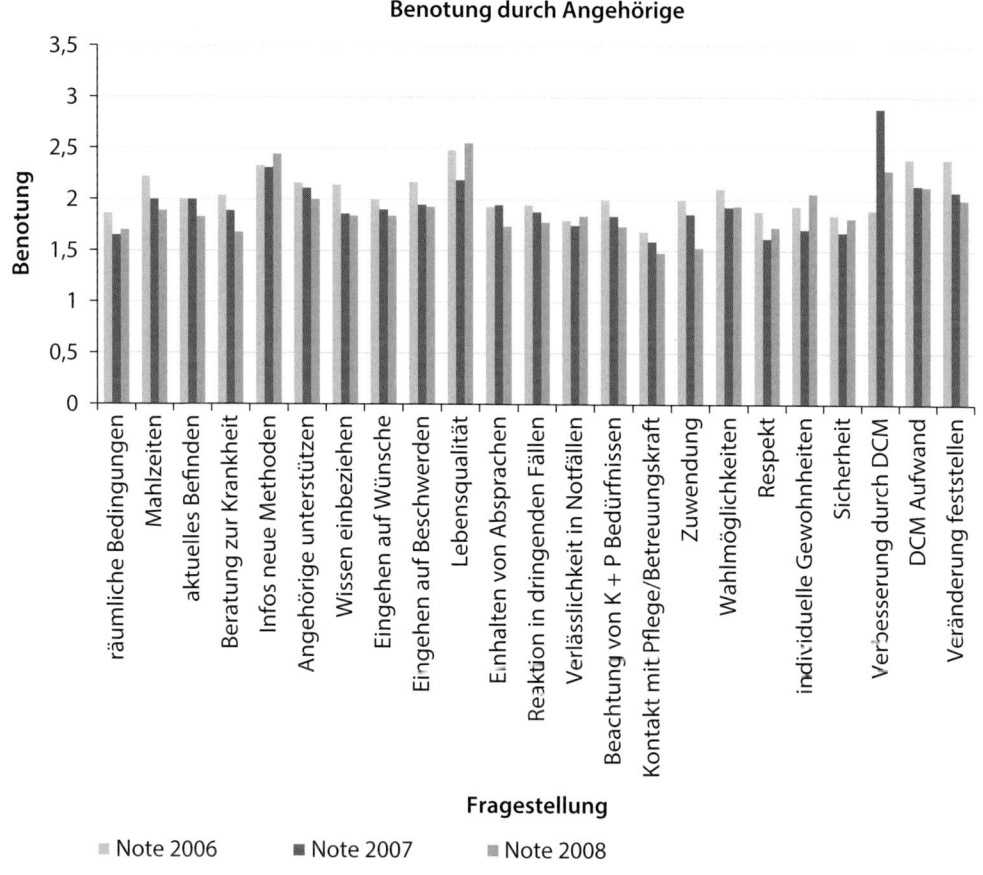

Abbildung 11-1: Ergebnis der Angehörigenbefragung

güter oder Vertrauensgüter mit vielen Anteilen subjektiver Empfindungen gleichzeitig auch objektiv messbare Leistungen sind. Die Interaktionen zwischen Anbieter und Nachfrager spielen eine große Rolle. Sie sind vergleichbar mit einem beziehungsorientierten Marketing im Sinne von Relationship-Marketing, bei dem sich der Ausgangspunkt sämtlicher Marketingbemühungen des Unternehmens an den Kundenbeziehungen orientiert (Bruhn, 2003). DCM führt über die Kundenzufriedenheit zu einer intensiven Kundenbindung, in deren Erfolgskette als nächstes Glied der wirtschaftliche Erfolg steht. Die Angehörigenbefragung erfolgte zeitlich vor dem ersten Mapping durch einen Fragebogen (Lange-Riechmann, 2011). Die Fragebogenuntersuchung orientierte sich an dem Ziel, die Zufriedenheit mit der Arbeit bei Menschen mit Demenz und die Wünsche, Bedürfnisse und Erwartungen, die durch das DCM-Verfahren erfüllt werden können, zu ermitteln.

Die Untersuchungen wurden als Paneluntersuchung im Projekt «DCM-gestützte Qualitätsentwicklung in der Sorge für Menschen mit Demenz in (teil-)stationären Altenhilfeeinrichtungen im Kreis Minden-Lübbecke» noch weitere zweimal durchgeführt. Damit konnten auch Veränderungen der Erwartungen der Angehörigen, der Gesamtaufwand für die Implementierung des Verfahrens im dreijährigen Projektverlauf und Umsetzungserfolge des Verfahrens erfasst werden.

Die Angehörigenbefragung zeigte in diesem Bezug, dass eine große Zufriedenheit in der Anwendung des Verfahrens vorliegt. Aspekte wie das Eingehen auf die Wünsche der Demenzerkrankten und die Beschwerden der Angehörigen, wie die Erkenntnis, dass das Sicherheitsempfinden der Demenzerkrankten durch Einhaltung von Absprachen mit den Angehörigen verbessert werden kann und dass bei guten räumlichen Bedingungen dem Demenzerkrankten mehr Entscheidungsmöglichkeiten gegeben werden können, zeigten, dass Angehörige die Erfolge der Verfahrensumsetzung DCM mit großer Zufriedenheit sehen (Lange-Riechmann, 2011).

Die Befragung der Mitarbeitenden (s. **Abbildung 11-2**) fand nach Ablauf der Basisschulungen vor dem ersten Mapping statt. Die Untersuchung erfolgte in einer umfangreichen Befragung, die sich aus drei Teilen zusammensetzte. Im ersten Teil wurde die persönliche Einschätzung der Mitarbeitenden der am beschriebenen Projekt teilnehmenden Einrichtungen erfasst. Dieser Befragungsteil wurde in Zusammenarbeit mit der Projektgruppe entwickelt. Zusätzlich wurde eine standardisierte zweiteilige Befragung der University of Wales mit dem «Approaches to Dementia Questionnaire» durchgeführt (Lintern, 1996).

Im beschriebenen Projekt wurde die Verhältnismäßigkeit in Vergleich gesetzt zu den Ergebnissen des ersten Teils der Mitarbeitendenbefragung. Im Blick auf die Zielsetzung des Themas «Personalentwicklung mit Ziel eines multidisziplinären und multidimensionalen Personaleinsatzes und dem Einfluss qualitativer Verfahren wie DCM» ergaben sich zusammenfassend folgende Ergebnisse: Die geleisteten Maßnahmen der Personalentwicklung im Bezug auf die Aus-, Fort- und Weiterbildung im Kontext des neuen DCM-Verfahrens haben dazu beigetragen, dass eine positive Zufriedenheit bei den Angehörigen der Demenzerkrankten geäußert wird. Des Weiteren empfinden die Mitarbeitenden den geleisteten Schulungsanteil als ausreichend, der Gesamtnutzen des Verfahrens wird ihrer Sicht nach mit sehr gut bewertet.

In Bezug auf die Ausführungselemente des Verfahrens – wie das Mapping – stellt die Auswertung der Befragung eine große Sicherheit dar, dass das Verfahren in seiner Anwendung weder bei den Erkrankten noch bei den Mitarbeitenden Störungen verursacht. Dazu zeigt die Erhebung, dass aus Sicht der Mitarbeitenden die Verfahrensanwendung verwertbare und objektive Ergebnisse erbringen wird. Aus diesen Ergebnissen ist weiterer Fortbildungsbedarf erkennbar, um dem organisationalen Ziel einer kontinuierlichen Verbesserung zu folgen.

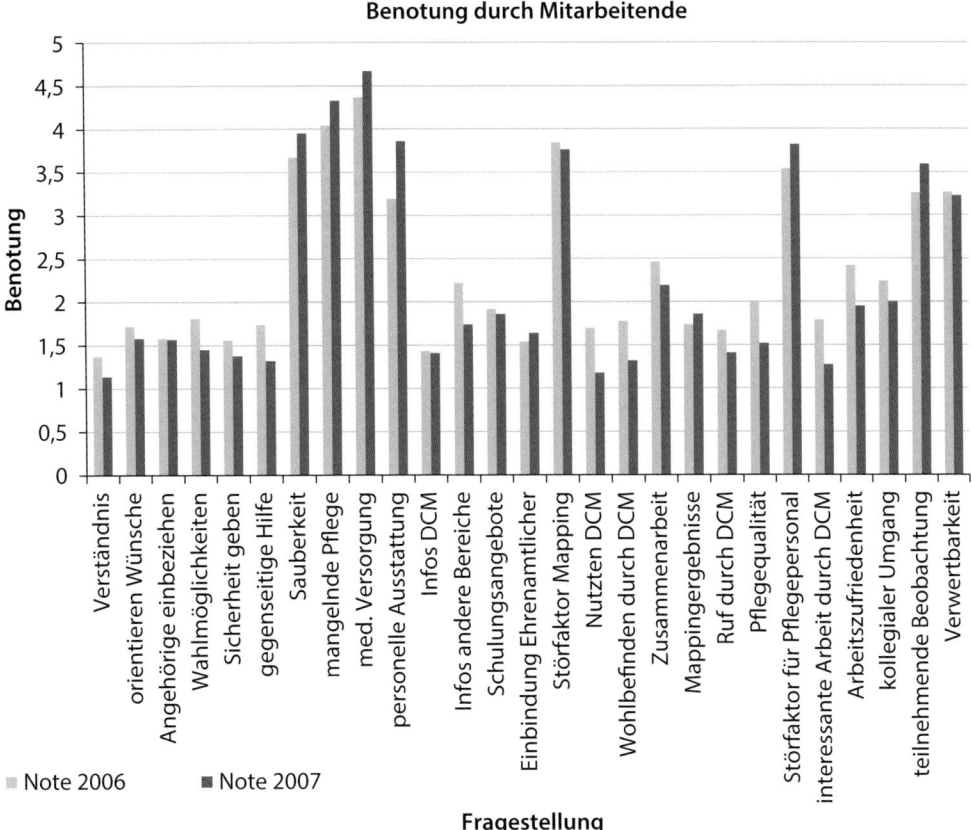

Abbildung 11-2: Befragung der Mitarbeitenden

Durch DCM wird die Arbeit interessanter, und auch der Gesamtnutzen wird als sehr hoch bewertet. Im Gegensatz dazu wird auch aufgezeigt, wo noch Aspekte der Personalentwicklung sind. So wird zwar die Einbindung der Ehrenamtlichen sehr positiv gesehen, aber im Gegensatz dazu die Verbesserung der Zusammenarbeit in den Hierarchien schlechter.

Hieraus kann der Rückschluss gezogen werden, dass in Bezug auf Teamarbeit und Arbeitsorganisation noch Entwicklungsbedarf besteht. Auch in der multidisziplinären Zusammenarbeit lassen sich Defizite durch die Auswertung erkennen. Die Verschiedenartigkeit der Disziplinen und Hierarchien – beispielsweise Pflege und Reinigungsservice – zeigen die Komplexität und Abhängigkeit auf. Gerade bei diesen Fragen wurde die Wirkung der multidimensionalen und multidisziplinären Personalentwicklung deutlich. Hier ist damit aber auch der Ansatz für die weitere multidimensionale und multidisziplinäre Personalentwicklung erkennbar. In der Zusammenarbeit verschiedener Professionen, wie auch verschiedener Hierarchien, kann ein Verfahren in allen Bereichen der Versorgung eines Demenzkranken auch eine hohe Zufriedenheit bei den Angehörigen Demenzerkrankter bringen.

Ein Verfahren wie DCM beeinflusst dabei die Personalentwicklung berufs- und hierarchieübergreifend, weil sich durch die qualitative Erhebung im DCM-Verfahren – die Mappings und der daraus entwickelte Maßnahmenplan – und durch den quantitativen Anspruch – die personenzentrierten Hilfen, die verschiedene Teammitglieder unter gemeinsamer Zielsetzung leisten können – für die Organisation immer neue Entwicklungspotentiale erschließen können.

Die Bewertung der Mitarbeitenden, dass sie das Verfahren als sehr interessant einstufen und DCM einen hohen Gesamtnutzen zusprechen, zeigte, welche Motivation Mitarbeitenden aus dem Verfahren heraus gegeben wird. Das Ergebnis der Mitarbeitendenbefragung zeigt auf, dass die individuelle Förderung – beispielsweise durch Basisschulungen für alle Mitarbeitenden und spezifische Fortbildung wie Kinästhetik – zu einer hohen Anwendung der personenzentrierten Pflege führen. In der vollzogenen Arbeitsstruktur werden multidisziplinär hauswirtschaftlicher Service, Pflege und ärztliche Versorgung mit positiver Wirkung beurteilt (Lange-Riechmann, 2011). Nach erfolgten Basisschulungen und der Beurteilung der Mitarbeitenden, dass die Schulungs- und Supervisionsmöglichkeiten ausreichen, wurde das Verfahren laut der Projektauswertung zu 66,76 % angewandt.

11.3 Ökonomische Effizienz für Unternehmen und Organisationen

Für Unternehmen und Organisationen in Dienstleistungsbereichen hat neben der Kundenzufriedenheit und der damit verbundenen Kundenbindung die ökonomische Effizienz eines Verfahrens eine hohe Bedeutung. Der höchste Kostenanteil im Dienstleistungsbereich der Pflege sind mit durchschnittlich 65 % die Personalkosten (Statistisches Bundesamt, 2013). Unternehmen versuchen deshalb Verfahren einzusetzen, die möglichst geringe Personalkosten verursachen und gleichzeitig eine langfristige Sicherung und Weiterentwicklung der Dienstleistung sowie des gesamten Unternehmens zu gewährleisten.

Bedingt durch die Reformen im Gesundheitswesen und die Entwicklungen der Gesundheits- und Pflegewissenschaft hat sich die Bedeutung dieser Werkzeuge geändert. So können sich ohne eine erfolgreiche Personalentwicklung Pflegeeinrichtungen auf lange Sicht weder von Wettbewerbern absetzen noch am Markt etablieren (Kowalzik, 2005).

11.3.1 Personalkosten und die Weiterentwicklung einer Dienstleistung in Unternehmen

Die Darstellung der Dienstleistung durch eine repräsentative Personal-, Informations-, Preis- und Kommunikationspolitik erbringt nach Erkenntnissen des Projektes in der betriebswirtschaftlichen Berechnung einen Erfolg. Das Ergebnis der Mitarbeitendenbefragung zeigte auf, dass die Anwendung der personenzentrierten Pflege und des DCM-Verfahrens in der vollzogenen Arbeitsstruktur, mit multidisziplinärem hauswirtschaftlichem Service, Pflege und ärztlicher Versorgung, mit positiver Wirkung beurteilt wurde. Personalentwicklungsmaßnahmen sind grundsätzlich erforderlich, um bestmögliche Bedingungen und Kompetenzen im Pflegebetrieb zu schaffen und unterstützen die Einführung neuer Verfahren in der Pflege. Je höher die Qualifizierung der Beschäftigung, desto größere Bedeutung hat die Personalentwicklung. Bei Ausführung aller Maßnahmen zur Sicherung und Erweiterung der Handlungskompetenzen wie Aus-, Fort- und Weiterbildung, zielgerichtete Personalentwicklung und die individuelle Förderung der Lernprozesse, ergibt sich ein hoher Umsetzungserfolg neuer Verfahren (Lange-Riechmann, 2011).

Die spezielle Ausrichtung der Personalentwicklung auf spezielle gerontologische Erkrankungen und moderne Pflege- und Betreuungsverfahren zeigt den vielfältigen Anspruch, in dem der Fachbereich der Altenhilfe steht. Im Kontext der Veränderungen im Gesundheitswesen, der gesetzlichen und betrieblichen Anforderungen haben sich auch die Aufgaben und Bedeutung der Personalentwicklung verändert. Zudem wird zukünftig ein Mangel an Pflegefachkräften durch mangelnden Nachwuchs beschrieben (Ministerium für Gesundheit, 2012).

Immer weniger junge Menschen beginnen die Ausbildung zur Altenpflegerin beziehungsweise zum Altenpfleger. Die Fluktuationsrate ist hoch. Mitarbeitende müssen sich immer neuen fachlichen Herausforderungen stellen und neue Verfahren der Pflege und Betreuung anwenden. In allen Fachbereichen der Altenhilfe, sei es beispielsweise Wundmanagement, Palliativpflege oder Demenz, sind in der Anwendung spezieller Verfahren mehrere Berufsdisziplinen beteiligt und die beteiligten Mitarbeitenden stehen in einem multidimensionalem Personaleinsatz (Bertelsmann Stiftung, 2012). Dem allen gemeinsam ist, den Zielen der Personalentwicklung zu folgen (Kolhoff/Kortendieck, 2006):

- den Einrichtungszielen, wie beispielsweise die aufgabengerechte quantitative, qualitative, zeitliche und örtliche Bereitstellung von Mitarbeitenden und damit die Wertsteigerung für Kunden und Klienten;
- den Zielen der Führungskräfte, wie beispielsweise die Abstimmung von Mitarbeitenden- und Einrichtungszielen;
- den Zielen der Mitarbeitenden, wie beispielsweise die Übernahme anspruchsvollerer Tätigkeiten und größerer Verantwortung.

Personalentwicklung umfasst dabei alle Maßnahmen der Sicherung und Erweiterung der Handlungskompetenzen der Mitarbeitenden. Personalentwicklung im Pflegebereich geht dabei über reine Aus-, Fort- und Weiterbildung hinaus und bezieht die Arbeitsgestaltung mit all ihren wesentlichen Aspekten mit ein. Motivationsbezogene Überlegungen stehen im Zentrum aller zu planenden Maßnahmen (Müller, 2006). Personalentwicklung setzt damit bei der Bereitschaft der Mitarbeitenden an, um für gegenwärtige und zukünftige fachliche und soziale Herausforderungen ihren Einsatz zu erbringen. Über die Ermittlung von Fähigkeitsprofilen, wie Beobachtungen, Testverfahren oder Personaldatenrecherchen oder über Zielvereinbarungsgespräche erfolgt eine Abstimmung der Einrichtungsziele mit den Zielen für die Mitarbeitenden. Immer mehr ist die (teil-)stationäre Altenpflege in ihrer quantitativen und qualitativen Personalentwicklung an dem Wachstumszyklus von Dienstleistungen oder dem Produktlebenszyklus orientiert (Bohns, 2006). In der Pflege ist ein Paradigmenwechsel eingetreten hin zur veränderten Zielerreichung durch professionelles Handeln, Agieren und Planen statt Reagieren und umfassende Verantwortlichkeit in festgelegten Budgets (Bartholomeyczik, 2013). Dieser Paradigmenwechsel findet seine Ausprägung in einem multidimensionalen und multidisziplinären Personaleinsatz. Dieser beinhaltet in seinem positiven Gesamtnutzen den Bedarf der personenbezogenen Hilfe des Demenzkranken. Ziel ist dabei auch, eine Aufwandserstattung über eine angemessene Einstufung in eine Pflegestufe oder eine entsprechende Erstattung über die Pflegesätze zu leisten. Bei der projektbezogenen Mitarbeitenden- und Angehörigenbefragung wurde deutlich, dass für die Pflegeeinstufung nach dem Pflegeversicherungsgesetz das DCM-Verfahren eine höhere Pflegestufe begründen kann. So ist beispielsweise der Wunsch der Angehörigen, dass demenzerkrankte Menschen in ihrem Wunsch zur Nutzung der räumlichen Bedingungen unterstützt werden, mit zusätzlichem Zeitaufwand durch die Pflege belegt. Die allgemeingültige Auffassung, dass bei zunehmender Bedürfnisbefriedigung auch die medikamentöse Ruhigstellung durch Psychopharmaka zurückgeht, bedeutet, dass die Kosten für die Pflegekasse durch die Einsparung medikamentöser Behandlung zur Ruhigstellung eher zu einer Einsparung aus Sicht der Krankenkassen führen (Ollenschläger et al., 2006).

Für die im beschriebenen Projekt beteiligen Einrichtungen ergab sich auf der Berechnungsgrundlage des genannten Projektes folgende Darstellung:

Der Erlös pro Bewohnerin beziehungsweise Bewohner mit dem Erlösbetrag aus der Differenz von Pflegestufe I zu Pflegestufe II ergibt einen Betrag von 20 Euro pro Pflegetag, also 7300 Euro pro Pflegejahr. Den Erlösen stehen Kosten für die Personalentwicklungsmaßnahmen – vor allem für die Schulungen – von

1 250 000 Euro für 50 Mitarbeitende gegenüber (s. Tabelle 11-1).

Nach der Berechnung zeigt sich, dass schon bei einer Zahl von 247 Bewohnerinnen beziehungsweise Bewohnern, die ein Jahr lang stationär versorgt werden, ein betriebswirtschaftlicher Gewinn ergibt (s. **Abbildung 11-3**). Dieses Ergebnis macht deutlich, dass Maßnahmen der Personalentwicklung zielgerichtet auf ein Verfahren mit Basis eines multidisziplinären und multidimensionalen Personaleinsatzes zum betriebswirtschaftlichen Erfolg beitragen.

In der (teil-)stationären Altenhilfe ist die Anzahl der Arbeitsplätze insbesondere abhängig von der Anzahl der Bewohnerinnen und Bewohner, ihren Pflegestufen und bei gemeinnützigen Einrichtungen von der Personalbemessung (Köhler, 2003), die bei den Pflegesatzverhand-

Tabelle 11-1: Break-even-Analyse

Break-even Analyse:				
1. **Erlöse:**		pro Pflegejahr		7300,00 €
Im Entgeltsatz beträgt die Differenz von Pflegestufe I zu Pflegestufe II ca. 20,00 € pro Tag Pro Bewohnerjahr ergibt sich dabei die oben angegebene Summe				
2. **Kosten:**				
a) **Kosten Bereitstellung der DCM-Organisation, Aufwendungen für Dozenten usw.**				
				Fixkosten
		siehe gesonderte Aufstellung		61 885,00 €
b) **Fortbildungskosten Mitarbeitenden Ausfallzeit**				
Die Schulungskosten für die Mitarbeitenden sind sehr hoch. Durch die hohen Stundenzahlen und die Schulung sämtlicher Mitarbeitenden ergibt sich folgende Summe:				Fixkosten
Mitarbeitende	Häuser	Stundenanzahl	Stundensatz	1 250 000,00 €
50	4	250	25,00 €	
Durchschnittskosten pro Jahr 2004:		Bruttopersonalkosten Arbeitgeber	Stunden	
	Pflegefachkraft	45 000,00 €	1602	28,09 €
	Pflegehilfskraft	38 000,00 €	1602	23,72 €
	Wirtschaftsdienst	30 000,00 €	1602	18,73 €
		angenommener Satz:		25,00 €
c) **variabler Satz pro Bewohnerbetreuung pro Jahr**				
	pro Bewohnerjahr	2000,00 €		
Nur dieser Betrag steht pro Bewohnerjahr an zusätzlichen variablen Kosten zur Verfügung Dies bedeutet, dass durch die höhere Pflegestufe nur minimal zusätzliches Personal zur Verfügung gestellt werden kann!				

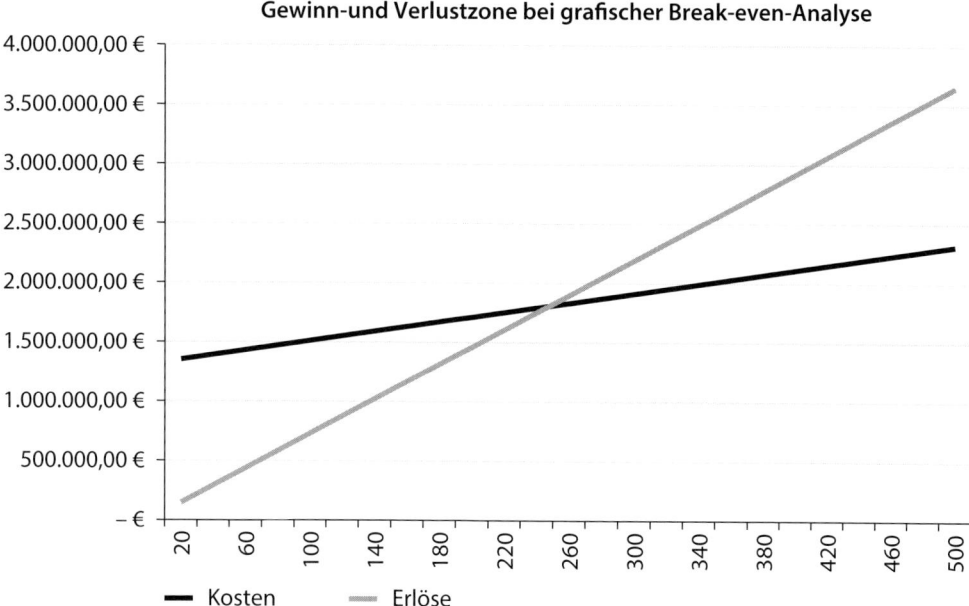

Abbildung 11-3: Darstellung des betriebswirtschaftlichen Gewinns

lungen zwischen Einrichtung und Krankenkasse verhandelt worden ist. In besonderen Fällen sind für besondere Krankheitsbilder – wie Koma-Patienten oder infektiös Erkrankten – besondere Zuschüsse möglich. Einrichtungen müssen daher eine strategieorientierte Weiterbildung und Personalentwicklung einsetzen, um die richtigen Mitarbeitenden zur richtigen Zeit am richtigen Einsatzort zu haben. Strategieumsetzende Personalentwicklung wird durch die aktiv unterstützende Entwicklungsarbeit der Führungskräfte bewirkt (Stiefel, 2006). Unter Einfluss der Markt- und Wettbewerbssituation entsteht aus dem Unternehmensplan heraus eine Personalplanung. Innerhalb der Personalplanung entsteht ein Personalentwicklungsplan, der sich sowohl an den strategischen Überlegungen des Managements wie auch den Bedürfnissen der Mitarbeitenden orientiert.

Ein wesentlicher Baustein (teil-)stationärer Arbeit ist die Versorgung von an Demenz erkrankten Menschen mit unterschiedlichster Hilfe- und Pflegebedürftigkeit. Die Zunahme der Erkrankung einerseits und die Zunahme neuer Pflege- und Betreuungskonzepte und Verfahren andererseits, stellen hohe Anforderungen an die Umsetzung. In Deutschland liegen derzeit widersprüchliche Erkenntnisse und Erfahrungen für den Bereich der Demenzpflege und -forschung vor (Palm/Dichter, 2013). (Teil-)stationäre Einrichtungen wenden daher verschiedene Verfahren im Teilgebiet der Altenhilfe an. Ein Verfahren ist Dementia Care Mapping. Die umfangreichen Kenntnisse zur Pflege und Betreuung, die strategische Entscheidung der Versorgung Demenzerkrankter, und die strukturellen und qualitativen Anforderungen betreffen immer den Bereich Personalentwicklung.

Die Anwendung eines Verfahrens, das nachweislich eine Erhöhung der Qualität in der Pflege Demenzerkrankter bewirkt, hat Auswirkungen auf die Personalentwicklung (Rüsing, 2003). Aus den drei Säulen der Personalentwicklung: Bildung, Förderung und Arbeitsstruktur, kann sich ein multidimensionaler und multidisziplinärer Personaleinsatz ergeben, der nach den Ergebnissen der Angehörigenbefragung aus dem Projekt «DCM-gestützte Qualitätsentwicklung in der Sorge für Menschen mit Demenz in (teil-)stationären Altenhilfeeinrichtungen im Kreis Minden-Lübbecke» zu einer hohen Zufriedenheit in der Arbeit mit demenzerkrankten Menschen führt.

Nach den derzeitigen statistischen Berechnungen wird es in den kommenden Jahren zu einem Mangel an Fachkräften kommen (Bertelsmann Stiftung, 2013). (Teil-)stationäre Altenpflegeeinrichtungen wollen durch gezielte Ausbildung den eigenen Nachwuchs heranbilden (Koderisch/Steffen-Kuhn, 2006). Das bedeutet in der Ausführung, dass die Ausbildung, soweit es Ausbildungsbestimmungen zulassen, auf die Bedürfnisse des Trägers abgestimmt werden kann. In der Verfahrensanwendung DCM bedeutet dies auch, dass die Träger mit dem kooperierenden Fachseminar als Altenpflegeausbildungsträger über eine Aufnahme in dem Unterrichtsmodul Demenz beraten. Damit erhalten Nachwuchskräfte bereits Grundschulungen. Den Einrichtungen bleibt dieser spätere Fortbildungsbedarf erspart, Einarbeitungszeiten können verkürzt und spezielle Trainingsprogramme eingespart werden. Viele Ausbildungsträger bieten zusätzlich auch Fort- und Weiterbildung an, sodass diese Module auch von Berufseinsteigern – beispielsweise nach Elternzeit – wahrgenommen werden können (Diakonie Stiftung Salem, 2013). Diese Lernmodule sind auch belegbar, um im Sinne von off the job Weiterbildungen zur Befähigung anderer Fachverantwortungen, wie beispielsweise Gerontopsychiatrie, beizutragen.

Die sich aus der Bewertung des beschriebenen Projektes ergebende hohe Ausführung der personenzentrierten Pflege veranschaulicht, wie wirksam Grundkenntnisse sind (Lange-Riechmann, 2011). Im Rahmen der Personalbildung kann DCM in die einrichtungsinternen Einarbeitungskonzepte mit aufgenommen werden und spezielle Hospitationstage für den Einblick in den Arbeitsbereich ermöglicht werden.

Neben der Personalentwicklung ist die Personalförderung für die Organisation ein hoher Kostenaufwand. Personalförderung umfasst alle Maßnahmen, die ein Lernen am Arbeitsplatz ermöglichen. (Klimecki/Gmür, 1998). Darunter werden Lernpartnerschaften – wie beispielsweise Coaching – genauso verstanden wie die Qualität fördernde Arbeitsgestaltung im Ausdruck von job enlargement und job enrichment oder job rotation. Des Weiteren können auch gelenkte Erfahrungsvermittlung und Projektarbeit zur Personalförderung gehören. In der Umsetzung sind viele Verfahren nicht eindimensional, sondern durch ihre Konzeption und Komplexität multidimensional (Bröckermann/Müller-Vorbrüggen, 2010). Das DCM-Verfahren basiert in seiner Konzeption auf einer Erhöhung der Pflegequalität Demenzerkrankter. Es hat in seinen Auswirkungen eine hohe Komplexität, die auch multidisziplinäre Auswirkungen hat:

Die Beobachtung, dass sich beispielsweise ein Demenzerkrankter nach seinem milchhaltigen Lieblingsgetränk mit gleichzeitiger Medikamentengabe unwohl fühlt, kann Maßnahmen der Hauswirtschaft, der Pflege und des Arztes nach sich ziehen. Ziel ist die Zufriedenheit des Erkrankten und der Angehörigen. Das Erkennen und die Beachtung der Wünsche des Betroffenen sowie die Reaktion auf die Beschwerden der Angehörigen ist Aufgabe des multidemensional und multidisziplinär arbeitenden professionellen Personals. Dies führt wiederum zu einer hohen Zufriedenheit (Lange-Riechmann, 2011). In der Schlussfolgerung ergibt sich daher, die Zufriedenheit des Bewohners mittels bestimmter Verfahren zu erfassen, um dann in multidisziplinärem und multidimensionalem Handeln eine Verbesserung einzuleiten.

In der Verfahrensanwendung DCM ist aufgrund der Multidimensionalität und multidisziplinären Weise die Supervision im Sinne von «zum Nachdenken bringen» implementiert. Dabei stehen die Verarbeitung von Spannungen und Konflikten sowie die Kompensation von Enttäuschungen im Vordergrund. Während im Vergleich dazu beim Coaching die Leistungsfähigkeit im Vordergrund steht, ist beim

DCM-Verfahren die Zielsetzung, mehr den Menschen bei der solidarischen Lösung von Problemen zu unterstützen (Bröckermann/ Müller-Vorbrüggen, 2006).

Aufgrund der vorliegenden Befragungsergebnisse ergibt sich die Frage, ob über Ausführung von job rotation, die in der Mitarbeiterbefragung negativ dargestellten prozentualen Teile des Normalisierungsansatzes minimiert werden können. Die Beantwortung bedarf weiterführender Untersuchungen. Ein systematischer Arbeitsplatzwechsel steht in der (teil-)stationären Pflege den Grundsätzen der Bezugspflege des Pflegeversicherungsgesetzes – SGB XI § 80 – entgegen.

Im Zuge der Ausführung des Maßnahmenplans des DCM-Verfahrens ergibt sich ein Lern- und Entwicklungskonzept im Sinne von job enrichment. Dabei werden verschiedene zusammenhängende Tätigkeiten zu einer abgegrenzten Aufgabe gefasst. Der Arbeitsinhalt ist mit qualitativ höherwertigen Aufgaben angereichert, sodass der jeweilige Mitarbeitende einen größeren Handlungsspielraum hat. Im DCM-Verfahren kann eine Servicekraft zu ihrer Aufgabe des Auftragens und Abräumens von Speisen auch beispielsweise die Bestellung von Lebensmitteln vornehmen. Hieraus ergeben sich für die Organisation Einsparungsmöglichkeiten.

11.4 Veränderungen von Hierarchien

In Bezug auf die Arbeitsstruktur geht das DCM-Verfahren in seinem Grundsatz vom Einsatz in vorhandenen Teams aus (Bradford Dementia Group, 1997). Ziel ist dabei die Hierarchieebenen zu reduzieren und mehr Kompetenz und Verantwortung auf die Ebene zu verlagern, auf der Aufgaben ausgeführt und Entscheidungen vorbereitet werden. Mitarbeitende im Team können schnell reagieren, sodass kunden- und marktorientierte Entscheidungen schneller getroffen werden können. Kompetenz und Verantwortung werden an den Ort des Geschehens delegiert und unnötiger Einbezug von Vorgesetzten vermindert. Diese Verfahrensweise passt sich in die seit 1980 in Deutschland praktizierte Verflachung der Hierarchien in Organisationen ein (Olfert/Pischulti, 2002).

Qualifizierte Mitarbeitende mit hoher Methoden- und Sozialkompetenz – wie Problemlösung, Kommunikation, Entscheidungsfindung und Lernen über das Arbeiten im Team – sind dazu notwendig. Unternehmen müssen weiterhin bedenken, dass in der Break-Even-Point Berechnung die Anwendung des Verfahrens aus Kosten-Nutzen-Sicht an eine Versorgungsgröße gebunden ist und mittels Sensitivitätsanalyse eine Versorgungsgröße unternehmensspezifisch berechnet werden kann.

11.5 Humankapital

Qualifizierte Mitarbeitende mit hoher Methoden- und Sozialkompetenz – wie Problemlösung, Kommunikation, Entscheidungsfindung und Lernen über das Arbeiten im Team – sind dazu notwendig. Diese Mitarbeitenden tragen wesentlich zum Humankapital im Unternehmen bei. Unter Humankapital wird der Wert beschrieben, der für das Unternehmen notwendig wäre, wenn es den Mitarbeitenden am Markt beschaffen müsste. Die Erhöhung des Humankapitals ist damit unternehmerisches Ziel. Über die drei Säulen der Personalentwicklung: Bildung, Förderung und Arbeitsstruktur, kann sich ein multidimensionaler und multidisziplinärer Personaleinsatz ergeben, der das Humankapital erhöhen soll. Hohe Motivation, lange Beschäftigungszeiten und hohe Wissensrelevanzzeiten sind für die Humankapitalberechnung bedeutsam. Maßnahmen aus der strategieumgesetzten Personalentwicklung, mit der ein Personalentwicklungsplan nach den Bedürfnissen der Einrichtung, der Mitarbeitenden und des Verfahrens entsteht, wirken sich auf das Humankapital aus. In dem Projekt «DCM-gestützte Qualitätsentwicklung in der Sorge für Menschen mit Demenz in (teil-)stationären Altenhilfeeinrichtungen im Kreis Minden-Lübbecke» wurde untersucht, welchen Beitrag das DCM-Verfahren im Bereich von Human Ressources Management auf die Unternehmenswertesteigerung leistet.

Neben der Betrachtung auf das mit 60 % hohe Verhältnis der Personalkosten zu den Gesamtkosten des Unternehmens steht die Betrachtung, Mitarbeiter als Erfolgsfaktor des Unternehmens zu sehen. Ein rein kostenorientiertes Personalmanagement entspricht nicht einer zeitgemäßen Bewertung von Projekten (Pfister/Jakobi, 2007).

Mit Hilfe von Kennzahlen wird der Wertschöpfungsbereich des Human Ressources Managements mess- und steuerbar. Für die Einführung internationaler Verfahren in Projekten wie DCM liegt die Bedeutung insbesondere darin, dem qualitativen Wertbeitrag auch einen quantifizierbaren Wertbeitrag beizustellen, um so die Akzeptanz bei Businesspartnern und anwendungsinteressierten Unternehmen zu finden. Als problematisch erweist sich derzeit die aktuelle Diskussion um den unbefriedigenden theoretischen Entwicklungstand vorliegender Bewertungskonzepte (Marr/Schloderer, 2007).

Für das Projekt gilt beispielhaft, wie für viele Projekte, die in Gestaltung und Steuerung im nationalen und globalen Wettbewerb stehen (Patzak/Rattay, 2004), dass die Bedeutung des Humanpotenzials hilfreich ist, um zu kurz greifende, durch einen schnellen Vermarktungswunsch getriebene Bewertungsansätze zu verhindern. Damit werden aus der Sicht eines Betriebes Fehlinvestitionen, Enttäuschungen und schlimmstenfalls Fehlentscheidungen, die sich auf Mitarbeitende beziehen, vermieden (Patzak/Rattay, 2004).

$$HC := \sum_{i=1}^{g} \left[\left(FTE_i * l_i * \frac{w_i}{b_i} + PE_i \right) * M_i \right]$$

Legende	
i	Beschäftigtengruppen: hier nach dem Kriterium «höchster erreichter Ausbildungsabschluss» mit i = 9; nämlich: Beschäftigte mit Hauptschulabschluss, Mittlerer Reife, Abitur, Lehre, Berufsakademieabschluss, Fachhochschulabschluss, Universitätsabschluss, MBA oder Promotion
FTE_i	Full-Time Equivalent: in Vollzeitkräfte umgerechnete Beschäftigte des Unternehmens der Beschäftigtengruppe i
l_i	branchenübliche Durchschnittsgehälter und -löhne als Arbeitsmarktpreise pro Beschäftigtengruppe i gemäß aktueller Gehaltsstudien (hier: www.gehaltsstudie.de)
w_i	durchschnittliche Wissensrelevanzzeit für die Beschäftigtengruppe i
b_i	durchschnittliche Betriebszugehörigkeit: der Beschäftigtengruppe i
PE_i	im letzten Einjahreszeitraum für die Beschäftigtengruppe i aufgewendete Personalentwicklungskosten
M_i	Motivationsindex der Beschäftigtengruppe i

Abbildung 11-4: Human-Capital-Berechnung nach Scholz

Für die Bewertung von Verfahren in Bereichen der Dienstleistung, wie die Pflege von Menschen mit Demenz, spielen nach der Saarbrücker Formel der Referenzwert am Markt, die Wissensrelevanzzeit, die Personalentwicklung und die Motivation eine bedeutsame Rolle (Scholz et al., 2005).

Vor der Berechnung des Humankapitalwertes nach der Berechnungsart der Saarbrücker Formel betrugen die berechneten Personalentwicklungskosten in dem Projekt fast 1,5 Millionen Euro. Während bei Investitionskosten dieser hohe Betrag kaum Verwunderung auslöst, erscheinen die hohen Kosten hier zunächst befremdlich (Flemming et al., 2005). Sie machen aber auch deutlich, dass das Humankapital für den Erhalt und die Steigerung der Leistungsfähigkeit des gesamten Unternehmens eine große Rolle spielen (s. Abbildung 11-4).

Die Berechnung ergibt, dass die sich aus den Befragungen im Projekt ergebende Zufriedenheit und Motivation eine wichtige Rolle als Multiplikationsfaktor spielt (s. Tabelle 11-2).

Im Human-Capital-Ergebnis zeigt sich, dass vordergründige Einzelziele – wie Umsatz- und Gewinnmaximierung –, die sich am tatsächlich durch das Unternehmen geschaffenen ökonomischen Mehrwert messen, durch eine Wertorientierung auf das Humankapital ergänzt werden müssen. In der (teil-)stationären Altenhilfe unterstützt sie die Feststellung, dass der Marktwert einer Belegschaft, verstanden als Wiederbeschaffungswert am Arbeitsmarkt, wenig über die Leistungsfähigkeit aussagt. Entscheidend ist der Beitrag der Mitarbeitenden am nachhaltigen Unternehmenserfolg. Dieser konditionelle Wert der Mitarbeitenden, der sich aus den Bestimmungsgrößen Leistung, Beförderlichkeit und Einsatzort, verbunden mit Zufriedenheit in der Organisation ergibt, ermöglicht hohe Wertschöpfungspotentiale (Schwuchow et al., 2007). Sie haben dabei für den betroffenen Erkrankten, für den Mitarbeitenden selber und für das Unternehmen eine wirksame Bedeutung.

11.6 Bedeutung von Wissensmanagement für die ökonomische Effizienz in Unternehmen

Das DCM-Verfahren basiert in seiner Konzeption auf einer Erhöhung der Pflegequalität Demenzerkrankter. Es hat in seinen Auswirkungen eine hohe Komplexität, die auch multidisziplinäre Auswirkungen hat. Daraus ergibt

Tabelle 11-2: Human-Capital-Rechnung nach Scholz
Bei der Berechnung wird nicht nach unterschiedlichen Berufsgruppen vorgegangen sondern der durchschnittliche Bruttopersonalkostensatz für Pflegepersonal angesetzt, also für Pflegefachkräfte und Pflegehilfskräfte.

FTE:	50	Vollzeitstellen
l:	43 760,75 €	branchenübliche Durchschnittsgehälter, hier Pflegefach- und Pflegehilfskräfte lt. üblicher Entgeltvereinbarung NRW
w:	10	
b:	7	Durchschnittliche Betriebszugehörigkeit
PE:	1 400 000,00 €	Bei den Personalentwicklungskosten wird die Einmalzahlung i. H. von 1 400 000 €
M:	1,5	Berücksichtigt. Der Motivationsindex ist als hoch anzusehen.
FTE	= (50 × 43 760,75 € × 10/7 + 1 400 000 €) × 1,5	
FTE	= 6 788 651,79 €	

sich im Kontext eines erwarteten zukünftigen Fachkräftemangels eine hohe Verantwortung an die Personalentwicklungsaufgabe der Personalbildung. In einer Zeit mit schnellem Wandel ist dabei die Beachtung des Dienstleistungsproduktzyklus von hoher Bedeutung. Das DCM-Verfahren ermöglicht als Teil einer Unternehmensstrategie im «top-down-prinzip» und bei gleichzeitiger Ausführung des DCM-Verfahrens im «bottom-up-prinzip» eine schnelle Beurteilung, wann das Dienstleistungsprodukt in seinem Produktzyklus den Reifepunkt erreicht hat und damit neue Verfahren als neue Dienstleistungsprodukte personalentwicklungsbezogen bedacht werden müssen. Nach den vorliegenden Daten sind die Kosten der Personalentwicklung schon nach zwei Jahren der Verfahrensanwendung durch die Erlöse ausgeglichen. Das Controlling des relevanten Transfers in die Organisation der Einrichtung wurde beim DCM-Verfahren noch nicht erfasst. Es können demnach noch keine Aussagen zu geeigneten Controllingsystemen gemacht werden. An dieser Stelle besteht noch weiterer Forschungsbedarf.

Die Betrachtung, ob das DCM-Verfahren der gesellschaftlichen Verantwortung dient und nachhaltiges Management, ökonomische Effizienz und soziales Handeln in Einklang bringen kann, hat eine zunehmende Bedeutung gewonnen. Demenz ist in Altenpflegeeinrichtungen eine der häufigsten Ursachen von Pflegebedürftigkeit. In Deutschland geht man davon aus, dass 0,7 Millionen Menschen mit Demenz auch pflegebedürftig sind (Rothgang et al., 2010). Solange die Grundlagenforschung auf Hochtouren läuft und keine Prävention und Therapie Erfolg versprechend ist, bleibt die Versorgung von Menschen mit Demenz auf die Pflege, Physio- und Ergotherapie sowie die ärztliche Behandlung von Begleiterscheinungen fokussiert. Es ist nicht nur eine große gesellschaftliche Verantwortung, diesen Hilfebedürftigen die notwendige Unterstützung zukommen zu lassen, es ist auch eine enorme Herausforderung, Verfahren mit einer hohen ökonomischen Effizienz in der Versorgung einzusetzen. Für die Menschen, die zu Hause von Angehörigen versorgt werden, kann das DCM-Verfahren außer Acht gelassen werden, weil das relative Wohlbefinden subjektiv leichter erkennbar ist. In der Betrachtung der Menschen, die mit schwerer Demenz in stationären Pflegeeinrichtungen betreut werden, ist das Erkennen des Wohlbefindens eine gesellschafts- und unternehmerische Herausforderung. Dies sind 717 000 Menschen, die in vollstationären Einrichtungen überwiegend von Altenpflegerinnen und Altenpflegern sowie Gesundheits- und Krankenpflegerinnen und -pflegern betreut werden (Statistisches Bundesamt, 2010).

Es gibt in Deutschland noch keine adäquate und an die Bedingungen der deutschen Versorgungslandschaft angepasste Untersuchung. Nach bisherigen Untersuchungen von sechs pflegerischen Interventionskonzepten – Validation/emotionsorientierte Pflege, Ergotherapie, sensorische Stimulation, Entspannungsverfahren, Realitätsorientierung, Reminiszenz – verfügen alle Konzepte nach Aussagen der Autoren nicht über ausreichende Evidenz (Institut für Qualität und Wirtschaftlichkeit im Gesundheitswesen, 2009).

Das Evaluationsinstrument IdA (Innovatives demenzorientiertes Assessmentsystem) hat gezeigt, dass es am sinnvollsten ist, wenn das Verstehen des Verhaltens der Menschen mit Demenz gemeinsam im Team zusammengetragen wird. Die Bildung von Verstehenshypothesen und die Verständigung über durchzuführende Maßnahmen tragen zur sinnvollen Unterstützung der Pflegeversorgung bei (Halek/Bartholomeyczik, 2009).

DCM ist ausgerichtet auf eine teamorientierte multidisziplinäre und multidemensionale Personalarbeit. Das Erfassen des Wohlbefindens mit dem DCM-Verfahren, die Auswertung im Team und darüber hinaus in den verschiedenen Disziplinen und personellen Verantwortungsebenen, ermöglicht eine vergleichsweise sinnvolle Unterstützung der Pflegeversorgung von Menschen mit Demenz.

DCM erhebt den Anspruch, ein Verfahren mit hohem Beitrag zur Versorgungsqualität zu sein, leistet einen wesentlichen Beitrag zum nachhaltigen Unternehmenserfolg und zeigt auf, welche Beiträge es zur Erleichterung der gesellschaftlichen Verantwortung leistet (Lange-Riechmann, 2011).

Die Verbesserung der Versorgungsqualität durch DCM ergibt sich im Ursprung dadurch, dass DCM den Menschen, die die Versorgung zu leisten haben, wesentliches Wissen zu Verfügung stellt. Dieses Wissen ist die Basis für weiteres Handeln. Wissen basiert auf Informationen, die im Gegensatz zu Daten mehr als nur Zeichen oder Signale sind. Informationen sind nur subjektiv wahrnehmbar, bilden eine höhere Ordnung im Vergleich zu Daten und sind immer empfängerorientiert (von Eckardstein et al., 1999). Informationen werden einer technischen und organisatorischen Infrastruktur als Wissen innerhalb des Gesamtunternehmens in Form einer Wissensbasis zur Verfügung gestellt. In der praktischen Ausführung werden die Mappingauswertungen damit Teil der Wissensbasis. Um durch die Bewirtschaftung der unternehmerischen, technischen und organisatorischen Kompetenzen Mehrwert zu schaffen, ist für den Bereich der (teil-)stationären Altenhilfe die Betrachtung der Elemente der Wissensbasis wichtig (von Eckardstein et al., 1999). Die Ausrichtung auf die Ziele, der Einsatz der Instrumente und die technologische und organisatorische Unterstützung entscheiden darüber, wie das Wissen letztendlich im Unternehmen verbreitet wird.

Ziel im Wissensmanagement ist, das Wissen in der Betrachtung als gelernte Information auf die Organisation zu übertragen und dadurch das Endprodukt, organisationale Lernprozesse, entstehen zu lassen (Falk, 2007). Im praktizierten Wissensmanagement stehen die richtigen Informationen zur richtigen Zeit am richtigen Ort den richtigen Personen zur Verfügung und werden in logischer Weise auf eine Aufgabenlösung hin verknüpft. Wissensmanagement ist damit vielfältiger als ein Daten- und Informationsmanagement, weil die Wissensnutzung im Vordergrund steht. Für die Wissensnutzung aller im Versorgungsprozess stehenden Helfer bietet DCM eine Wissensnutzung für alle Professionen und Verantwortungsebenen an.

Unter dem Bewusstsein, dass Wissen bewegt werden muss, also im Unternehmen überprüft, verteilt, ersetzt, übertragen, getestet und gegebenenfalls auch gelöscht werden muss, wird Wissen unter Einsatz technologischer Unterstützung in den Köpfen der Mitarbeitenden erschlossen, erworben, intern verankert und neu entwickelt. Das Gewinnen der Erkenntnis, in welchen Situationen Menschen mit Demenz ein hohes Wohlbefinden haben, erschließt den Helfern Unterstützungsmöglichkeiten, die dann weiterentwickelt werden können. In der Folge werden für den Erkrankten unwichtige oder unwirksame Angebote vernachlässigt.

In Betrachtung der deutschsprachigen Ansätze zum Wissensmanagement stehen für die (teil-)stationäre Altenhilfe die Ansätze von Pautzke und Wilke zur Verfügung (1989). Während Pautzke mehr von der organisationalen Wissensbasis mit Darstellung eines Schichtenmodells ausgeht, betont Wilke die Eigenständigkeit von individuellem und organisationalem Wissen. Nach Wilkes Ansicht können auch «intelligente Menschen in dummen Organisationen operieren». Die organisationale Wissensbasis nach Pautzke bezeichnet die Gesamtheit des kooperativ vermittelten Wissens und Könnens innerhalb einer Organisation.

Die **Abbildung 11-5** zeigt die fünf von Pautzke benannten Schichten, die sich gemäß einer Nutzungswahrscheinlichkeit des in den einzelnen Schichten enthaltenen Wissens in organisatorischen Entscheidungsprozessen unterscheiden lassen. Die höchste Nutzungswahrscheinlichkeit liegt in der Nutzung des von allen Personen geteilten Wissens.

Wilke meint, dass Organisationen zu ihrem Wissen kommen, indem relevantes Wissen von Personen formuliert, festgehalten und in eine Wissensbank eingebracht wird. Die Intelligenz einer Organisation hängt damit von der indi-

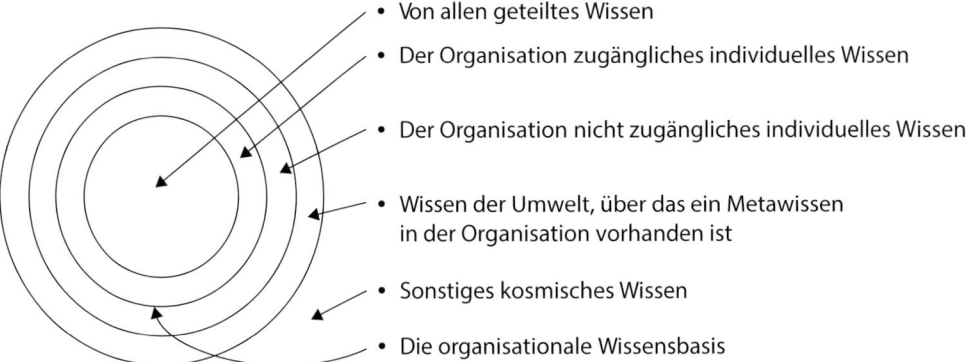

Abbildung 11-5: Das horizontale Modell der organisatorischen Wissensbasis. Quelle: Pautzke, G. (1998: 79).

viduellen Nutzung der organisationalen Wissensbasis ab. Sie umfasst kognitive, operative, zeitliche, soziale und sachliche Dimensionen (Wilke, 1998).

Für den Bereich der (teil-)stationären Altenhilfe ist in Zielsetzung des Wissensmanagements auf Kosten- und Zeitersparnis sowie mehr Kundenorientierung und Kundenzufriedenheit durch die mulitdisziplinäre und multidimensionale Anwendung verschiedener Verfahren – wie beispielsweise DCM – die individuelle Nutzung der organisationalen Wissensbasis von Bedeutung (Hentze/Kammel, 2001). In diesem Zusammenspiel soll Wissensmanagement als ein Mittel zur lernenden Organisation verstanden werden.

Die Funktionen des Wissensmanagements stehen in ständiger Entwicklungserweiterung. (Davenport et al., 1996). Während in der Vergangenheit mit der Wissensentwicklung, Wissensverteilung und Wissenstransformation drei wesentliche Bereiche benannt wurden, sind heute aufbauend mindestens sechs Bereiche maßgeblich (Nonaka/Takeuchi, 1997).

Dabei baut das Wissensmanagement in erster Linie auf die Unternehmenskultur auf und im Weiteren auf Strukturen, Prozesse und Informationstechnologien. Es gilt dabei zuerst, Wissen zu lokalisieren und eine Wissenstransparenz zu schaffen sowie Wissenslücken aufzuzeigen. Das Erzeugen und Erwerben von Wissen kann intern wie extern beispielsweise durch Rekrutierung externer Wissensträger erfolgen. In der (teil-)stationären Altenhilfe ist dabei das «not-invented-here-Syndrom» zu beachten. Es bezeichnet, dass fremdes Wissen nicht von eigenen Mitarbeitenden angenommen wird und deshalb nicht transferiert werden kann. Im Fachbereich der Demenz hat das traditionelle medizinische Modell der Demenz für eine pessimistische Sichtweise des «da kann man nichts machen» gesorgt (Bär, 2004). Damit wurde das Umsetzen aktueller pflegewissenschaftlicher Erkenntnisse mit positiven Auswirkungen im Gesundheits- und Krankheitsprozess verzögert. Bei DCM wird durch Selektion, Speicherung und Aktualisierung identifiziertes, erworbenes, entwickeltes und verteiltes Wissen für spätere Prozesse nutzbar gemacht. Zur Differenzierung von individuellem oder kollektivem Wissen sowie zur Aktualisierung leistet die Informationstechnologie Unterstützung (Heinrich/Lehner, 2005). Für den Bereich der (teil-)stationären Pflege ist die in dieser Weise beschriebene Nutzung von DCM geeignet, Funktionen und Fachwissen theoretisch und praxisnah umzusetzen und weiter zu entwickeln.

In den Fachbereichen der Altenhilfe spielt die Bearbeitung spezieller Themen eine große Rolle, denn die Bearbeitungen stehen in der Zielsetzung, Expertenwissen zu erzeugen und zusammenzutragen, damit gegebenenfalls Kompetenzzentren entstehen können. Die Kompetenzen beziehen sich dabei auf alle, die in der Versorgung des Menschen mit Demenz stehen. Das Verfahren ermöglicht ehrenamtlich tätigen Menschen ein Verständnis für wirksames Tun. Mit diesem Verständnis können Hilfeleistungen ausgeführt werden, die eine Entlastung für die hauptberuflichen Pflegefachkräften im Bereich des niederschwelligen Angebotes Zeitressourcen freigeben. Mit der Unterstützung aller Beteiligten wird eine Entlastung ermöglicht und gleichzeitig die Qualität der Hilfeleistung nicht eingeschränkt. Fachbereiche der Altenhilfe stehen in komplexen Systemen und wenden komplexe Verfahren in der Aufgabenerfüllung an.

Die Arbeit durch DCM soll nicht nur die Aufmerksamkeit auf Zahlen und Daten richten, sondern vielmehr auf die Frage, wie die Mitarbeitenden von dem Prozess lernen und ihre Arbeit verbessern können. Der Prozess der Veränderung soll von unten nach oben als «bottom-up-prinzip» laufen. Im «top-down-prinzip» ist eine Unterstützung des Verfahrens seitens des oberen Managements notwendig, um im Rahmen der Unternehmensstrategie mit den gegebenen Visionen und operationalisierten Zielen, Mitarbeitenden in der Ausführung des Verfahrens Orientierung zu geben (Peterke, 2006). Damit können Unternehmensleitung und Mitarbeitende die Umgestaltung und Fortentwicklung erfolgreich bewältigen.

Die Unternehmensstrategie umsetzende Wissensarbeit strebt danach, die Wettbewerbsfähigkeit des Unternehmens zu verbessern, indem sie Lernprozesse im Unternehmen initiiert und gezielt unter Einsatz der möglichen Instrumente des Wissensmanagements die Ausführung der Wissensmanagement-Funktionen, wie Wissensentwicklung, -verteilung und -transformation, fördert. Das soziale Handeln und der ökonomische Einsatz der Ressourcen insbesondere in Form von Bildung einer organisationalen Wissensebene, unterstützen die Bestrebungen eines nachhaltigen Managements in Unternehmen.

11.7 Marketingaspekt von DCM im Unternehmen

Im Fachbereich Demenz der (teil-)stationären Altenhilfe sind die Marketingaktivitäten in Bezug auf besondere Verfahren – wie DCM – zu bedenken:

- bei der Personalintensität die individuellen Qualitätsschwankungen,
- bei der Integration und Transformation des externen Faktors die unmittelbare Verrichtung am Versorgungsobjekt,
- bei der Interaktivität die besondere Bedeutung der Standortentscheidung und des Leistungsbereitschaftsgrades wegen der Notwendigkeit einer Raum-Zeit-Koordination,
- bei der Immaterialität die Darstellungsprobleme der Leistungsfähigkeit und -bereitschaft und im Bereich allgemeiner Kennzeichen die Probleme der weit reichenden staatlichen Auflagen.

In Bezug auf die Dienstleistungsprodukte, Transaktionsformen und die Marktorientierung hat das DCM-Verfahren wirtschaftliche Auswirkungen. Das DCM-Verfahren fügt sich teilweise in das Marketingmanagement einer Organisation ein und steht unter der unternehmerischen wie gesellschaftlich wahrnehmbaren Zielsetzung:

- Den wirtschaftlichen Bestand der Organisation zu sichern. Eine wichtige Bedeutung hat hier die Auslastung der Einrichtung.
- Die Erfüllung qualitativer Standards – wie der Pflege – nach dem aktuellen Stand der pflegewissenschaftlichen Erkenntnis. Als Unterziel ist dabei die Ausstattung mit finanziellen, personellen, räumlichen und sachlichen Ressourcen zur Aufrechterhaltung eines qualitativ angemessenen Dienstleistungsbetriebes zu betrachten (Informations- und Koordinierungsstelle KDA, 2013). Zur Erfüllung qualitativer Standards gehört auch, die Qualität der sozialen Dienstleistung messbar zu machen.

- Die optimale Nutzenstiftung unter umweltorientierter Wahrnehmung von Veränderungen durch Internationalisierung und gesellschaftlicher Entwicklung. Hier wirken umweltbezogene, politische, rechtliche und technischer Determinanten beeinflussend (Loffing/Geise, 2005).
- Die evolutionäre Weiterentwicklung, die insbesondere durch die Positionierung des Selbstverständnisses sowie durch die Definition der Unternehmensphilosophie in Leitbildern und durch kulturelle Wertmaßstäbe erfolgt (Mayer, 2001).

Für die Non-Profit-Organisationen sind insbesondere folgende Aspekte zu betrachten: In Bezug auf die Marktbeeinflussungsstrategie ist eine häufige Zielsetzung die Qualitätsstrategie (Müller, 2006). Das Unternehmen hat das Ziel, ein unverwechselbares Image aufzubauen. Es stehen keine preislichen Leistungsvorteile im Vordergrund, sondern die vom Kunden subjektiv empfundene höhere Produktqualität, die mehr zählt als die objektive Qualität. In der Altenhilfe sind viele Einrichtungen diesem Trend durch eine Zertifizierung der Einrichtung nach Industrienormen wie ISO (International Standardisation Organisation) oder EFQM (European Foundation for Quality Management) gefolgt (Selbmann, 2002).

Mit der Marktsegmentierungsstrategie legt das Unternehmen seinen Zielmarkt nach Art und Umfang der Marktbearbeitung fest. Mit Hilfe der Marktforschung werden Segmentstrukturen in der Abnehmerschaft identifiziert und dann eine Auswahl erfolgträchtiger Segmente als Zielgruppe bearbeitet (Kotler, 2003). In Non-Profit-Organisationen der (teil-)stationären Altenhilfe hat die Nischenstrategie Bedeutung erlangt (Meffert, 2000). Unternehmen konzentrieren sich dabei auf das Segment, das den höchsten Zielerreichungsgrad aufweist. Für Fachbereiche der Altenhilfe wie Demenz gilt, zu erforschen, ob ein differenziertes Marketing mit dem Kennzeichen einer selektiven Zielgruppenabdeckung geeignet ist.

Die Bedeutung von Innovationsstrategien ist in der (teil-)stationären Altenhilfe gewachsen. Im Fachbereich Demenz ist die Atemtherapie nach Middendorf ein aktuelles Beispiel für neue therapeutische Innovationen in der Pflege (Grodenhagen, 2007). In der Orientierung an strategischen Denkmodellen – wie der Produkt-Markt-Matrix nach Ansoff (1957, 1958, 1965) – bei denen die Auswahl der Strategien Marktdurchdringungsstrategie, Marktentwicklungsstrategie, Produktentwicklung und Diversifikation nach dem Gesetz der abnehmenden Synergie erfolgt und die Diversifikation damit den schwächsten Synergiewert hat, ist die Bedeutung für Non-Profit-Organisationen gering. Gerade in der Diversifikation, und hier insbesondere im Bereich der vertikalen Diversifikation, sind viele Einrichtungen durch Erweiterung auf vor- beziehungsweise nachgeschaltete Beschaffung, wie die Gründung eines Pflegedienstes als ambulantes Versorgungsmodell, zur wirtschaftlichen Erfolgssicherung gekommen (Stuhlmann et al., 2004). Dies steht in enger Verzahnung zur beschriebenen Kundenbindung, die durch die Erhöhung der Kundenzufriedenheit mit einem Verfahren wie DCM erreicht werden kann (Lange-Riechmann, 2011).

Von strategischen Denkmodellen gehen auch die Port-Folio-Methode und die Wettbewerbsmatrix nach Porter aus (Nieschlag et al., 2002). Die Wettbewerbsmatrix nach Porter zur Erhaltung oder Verbesserung der Gewinnaussichten gegenüber der Konkurrenz hat als Wettbewerbsstrategie das Ziel, Wettbewerbsvorteile zu schaffen und bestehende zu verteidigen. Dabei muss die Leistung ein Merkmal haben, das dem Kunden wichtig ist. In Bezug auf den Fachbereich der Demenz mit dem DCM-Verfahren gewinnt Porters Theorie dadurch Bedeutung, dass Stärken und Schwächen eines Unternehmens sich in zwei Grundtypen von Wettbewerbsvorteilen einordnen lassen: In die Differenzierung durch die Einzigartigkeit der Leistung und in die Profilierung durch möglichst geringe Kosten. Nach Porter erreichen entweder große marktanteilsstarke Unternehmen oder kleine spezialisierte Unternehmen am schnellsten eine befriedigende Rentabilität. Im Kontext der beschriebenen Veränderungen im Gesundheitswesen hat sich die Bedeutung von Marketing verändert.

Dies betrifft Non-Profit-Organisationen wie Profit-Organisationen. Als Non-Profit-Organisationen werden diejenigen Organisationen bezeichnet, die keinem der beiden klassischen Wirtschaftssektoren (privater und öffentlicher Sektor) angehören und die auch nicht dem informellen Sektor – Familie, Nachbarschaft, Freundschaft, Primargruppen – zugerechnet werden (Hassemer, 1994). Es können Rechtsformen des öffentlichen oder privaten Rechts angenommen werden – beispielsweise die GmbH, oder der Verein.

Die unternehmerische und gesellschaftliche Ausrichtung von Marketing-Instrumenten auf neue Verfahren am Beispiel von qualitativen Verfahren wie Dementia Care Mapping erfordert kostenverursachende Maßnahmen und den Einsatz verschiedener Werkzeuge.

Die Gesamtheit aller steuerbaren Werkzeuge, um einen Marktpartner zu beeinflussen, sind unter den »7 Ps« im Dienstleistungsmarketing zumeist als Marketing-Mix inhaltlich, quantitativ, qualitativ und zeitlich aufeinander abgestimmt (Meffert, 2000). Im Bereich der Produktqualität werden die Gestaltung des Nutzens des DCM-Anwendungsverfahrens, die Entwicklung des Verfahrens und die eindeutigen Leistungsteile zugeordnet.

11.8 Preisfindung

Bei der Preisfindung steht bei Non-Profit-Organisationen durch die abzuschließenden Rahmenverträge nur die Möglichkeit einer kundenorientierten Preisfindung zur Verfügung. Die Vereinbarung von Sonderpflegesätzen für Sonder-, Zusatz- und Wahlleistungen im Fachbereich der Demenz orientiert sich auch an denen der Konkurrenz. Infolge der Dringlichkeit des qualitativen Bedarfs im Fachbereich Demenz ist die Nachfrage unrealistisch (Füsgen/Laschet 2003). Die Kontrolle und Sicherstellung der Qualität stationärer Einrichtungen fällt überwiegend in die Zuständigkeitsbereiche der Heimaufsicht, die mit den Folgeverordnungen – wie Heimmindestbauverordnung und Heimpersonalverordnung – die Erlaubnis zum Heimbetrieb prüft und der Pflegeversicherung, die mit den Qualitätsprüfungen nach § 80 die Struktur-, Prozess- und Ergebnisqualität bezogen auf die Bewohnerinnen und Bewohner prüft.

Die Anschauung der Vertragsbeziehungen (siehe Abbildung 11-6) macht deutlich, dass es

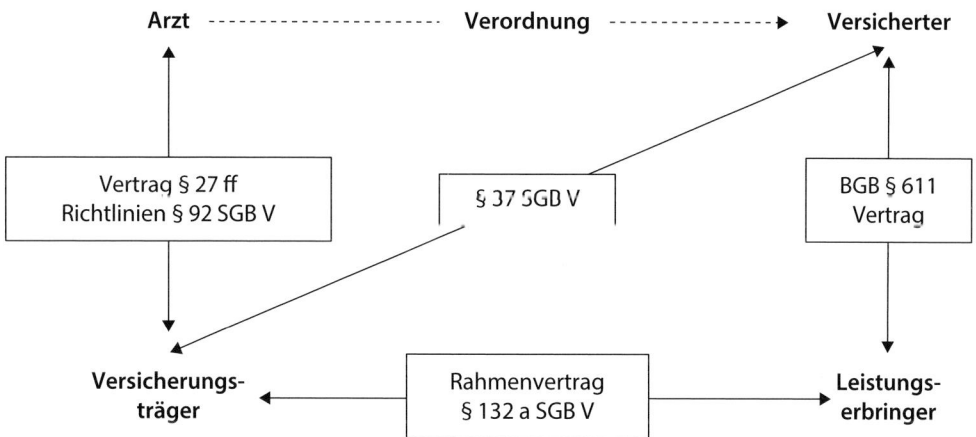

Abbildung 11-6: Vertragsbeziehungen im Versorgungssystem

zwar ein Vertragsverhältnis zwischen Arzt und Krankenkasse gibt, nicht aber zwischen Arzt und Pflegeeinrichtung. Inwieweit die Zusammenarbeit mit den Ärzten für die Pflegeeinrichtungen zur Kundenakquise nutzbar zu machen ist, ist bei Anwendung besonderer Verfahren in Fachbereichen der Pflege noch nicht erforscht.

In vergleichbarer Weise bleibt zu erforschen, welche Vorteile sich ergeben, wenn die pauschalen Leistungsvergütungen der Versicherungsträger, die über Rahmenverträge festgelegt werden, um Zusatzleistungen mit entsprechender Vergütung erhöht werden. In der teilstationären Pflege ist im Pflegefachbereich Demenz die Pflegeüberleitung und die Vermittlung anderer therapeutischer Dienste beispielhaft. In der direkten Vertragsbeziehung zwischen Versicherten und Leistungserbringern können Pflegeeinrichtungen private Leistungen direkt mit dem Versicherten vereinbaren und damit diese Leistungen auch aus Marketingsicht betrachten (Loffing/Geise, 2005).

In Bezug auf ein Dienstleistungsmarketing fällt im Bereich Kommunikationspolitik die Werbung in den zurückhaltenden Bereich. Nicht der allgemeine Bekanntheitsgrad, sondern das Vertrauen in das Unternehmen, das eine Dienstleistung anbietet, nimmt eine sozialpolitische Informationsfunktion wahr und ist als Öffentlichkeitsarbeit beziehungsweise Public Relation der wichtigste Teil der Kommunikationspolitik in Non-Profit-Unternehmen (Loffing/Geise, 2005). Die Öffentlichkeitsarbeit schließt dabei die Corporate Identity beziehungsweise die Corporate Communication als strategisches Leitkonzept der Unternehmenskommunikation ein. Die Aktivitäten des Unternehmens zu koordinieren, zu steuern und inhaltlich wie formal aufeinander abzustimmen, um ein einheitliches Erscheinungsbild zum Imageaufbau des Unternehmens zu transportieren, dient der Kundenbindung und dem Aufbau einer vertrauensvollen Kundenbeziehung. Insbesondere für den Fachbereich Demenz und für Bereiche der Altenhilfe, in denen neue Verfahren angewandt werden, ist diese Vertrauensbildung die Grundlage für eine Pflegebeziehung (George/George 2003). Die Übermittlung der Angebotsleistungen an den Kunden erfolgt direkt als Dienstleistung an den Kunden. Qualitative Verfahren – wie DCM – haben einen Einfluss auf die gesamte Personalentwicklung. Daraus ergibt sich für die Personalentwicklung, dass alle Maßnahmen geplant, in sich aufeinander abgestimmt, in nachfolgenden Phasen und Schritten sowie in unbedingter Abstimmung mit den Unternehmenszielen anhand gegebener Möglichkeiten, Gegebenheiten und Ressourcen erfolgen müssen. In diesem Zusammenhang ermöglicht ein multidisziplinärer und multidimensionaler Personaleinsatz einen betriebswirtschaftlichen Erfolg.

In gewisser Weise sind qualitative Verfahren – wie DCM – selbst Bestandteil der Ausstattungspolitik (Rosenkötter/Gräßle, 2005). Sie sind das immaterielle Hilfsmittel zur Erfüllung der Dienstleistung im Fachbereich Demenz. Qualitative Verfahren wie DCM können mit der im Prozess entstandenen Maßnahmenregelung die Notwendigkeit materieller Ausstattung bedingen, beispielsweise eine angemessene Beleuchtungsform. Im Marketing werden materielle wie immaterielle Ausstattung damit über das Corporate Design des Unternehmens hinaus betrachtet (KDA, 2001).

Das Pflegeversicherungsgesetz unterscheidet in seinen Prüfkriterien zur Pflegequalität in § 80 die Struktur-, Prozess-, und Ergebnisqualität. Die Planung, Steuerung und Kontrolle des Dienstleistungsprozesses steht in enger Verbindung zur Kundenbindung. Der Einbezug der Erkrankten und ihrer Angehörigen in den Dienstleistungsprozess hat unter anderem die Verbesserung der Kundenzufriedenheit zum Ziel und ist damit auch für das Marketing von Bedeutung.

In der Umsetzung von Marketing für Dienstleistungsunternehmen streben die Verantwortlichen mit dem Einsatz der Marketinginstrumente danach, das Vertrauen der Menschen zu erlangen und insbesondere die Kundenzufriedenheit als Teilbereich der Kommunikationspolitik zu vermarkten.

Die Darstellung der Dienstleistung durch eine repräsentative Personal-, Informations-, Preis- und Kommunikationspolitik erbringt in der betriebswirtschaftlichen Berechnung einen Erfolg (Lange-Riechmann, 2011).

11.9 Gesellschaftliche Verantwortung

Gesellschaftliche Verantwortung, nachhaltiges Management und die Anwendung von DCM stehen in einer vertikalen Linie. Gesellschaftlich gesehen, wird deutlich, dass es Möglichkeiten gibt, innerhalb bestehender wirtschaftlicher Budgets Menschen ein Angebot zu machen, das in ethischer und medizinisch-pflegerischer Betrachtung wirksam ist.

DCM berücksichtigt als Verfahren der Feststellung des Wohlbefindens des Erkrankten, der nicht mehr verbal erklären kann, wann er sich besonders wohl fühlt, die Besonderheiten und Charakteristika einer Dienstleistung. Die Bedeutung der Verbindung – Gesellschaftliche Verantwortung, nachhaltiges Management und die Anwendung von DCM als vertikale Linie – ist beispielhaft am Case- und Caremanagement abzubilden. Mit der Weiterentwicklung der Pflegemodelle und speziell der Bezugspflege haben Case- und Caremanagement über den Rahmen der (teil-)stationären Pflege hinaus an Bedeutung zugenommen (Ollenschläger et al., 2006). Unter Casemanagement wird heute mehr als nur die Begleitung und Beratung in der Überleitung zum Krankenhaus und den Krankenhausaufenthalten nachfolgenden Versorgungsinstitutionen verstanden (Block, 2005). Casemanagement als Methode zur Realisierung von Patientenorientierung und Patientenpartizipation bedeutet, dass Menschen in Hilfesituationen eine wegweisende Orientierung in der Betreuung und Versorgung angeboten wird, die ihnen eine in höchstem Maße mögliche Partizipation ermöglicht und dadurch zu ihrer Zufriedenheit führt. Unter Anwendung des DCM-Verfahrens zeigt sich diese Partizipationsmöglichkeit durch die Angehörigenbefragung, insbesondere durch die große Zufriedenheit der Angehörigen in der Sicht, wie mit den Wünschen der Demenzerkrankten und den Beschwerden der Angehörigen umgegangen wird. Die individuelle Berücksichtigung der Bedürfnisse der Betroffenen beeinflusst das Sicherheitsempfinden der Demenzerkrankten. Forschungsergebnisse zeigen, dass sich durch die hohe Beziehung von Zufriedenheit und Sicherheitsempfinden der Erkrankten eine Stärkung der Vertrauensbeziehung zum Kunden ergibt. Erkrankte und ihre Angehörigen haben danach eine Orientierung im Betreuungs- und Versorgungsverfahren (Lange-Riechmann, 2011). Dazu zeigt die Erhebung, dass aus Sicht der Mitarbeitenden die Verfahrensanwendung verwertbare und objektive Ergebnisse erbringen wird, die dem Betroffenen immer neue Wege eröffnen.

Der unter dem Begriff Caremanagement zusammengefassten, vernetzten Koordinierung von Hilfeangeboten kommt im Fachbereich der Demenz eine weitere große gesellschaftliche Bedeutung zu.

Insgesamt hat das DCM-Verfahren für den Erkrankten mit seinen Angehörigen und für das Unternehmen eine die Qualität steigernde Wirkung und bringt in der Vereinbarung von Ökonomie und ethischer Wertschätzung der Gesellschaft einen Gewinn.

Diese motivierende Praxisrelevanz geht über die Anforderungen der im Fachbereich Altenhilfe relevanten Ansprüche aus dem Pflegeversicherungsgesetz § 112 hinaus. Das Verfahren erfüllt mehr als nur die Kriterien in Struktur-, Prozess- und Ergebnisqualität. DCM hat als höchsten Maßstab den Menschen mit Demenz im Blick, der innerhalb ökonomischer Begrenzungen wesentliche Verbesserungen erfahren kann:

- individuelle Pflege- und Betreuungsmaßnahmen
- Kooperation aller Professionen
- Konkretisierung der Bezugspflege.

Für Unternehmen, die sich im budgetrestriktiven Gesundheitswesen und in der Pflegeversorgung den betriebswirtschaftlichen Herausforderungen stellen und mit dem Anspruch eines nachhaltigen Managements Unternehmensführung wahrnehmen, bietet das DCM-Verfahren folgende Verbesserungen an:

- kontinuierliche Weiterentwicklung und Evaluation
- Orientierung an der Kundenzufriedenheit
- standardisierte Verfahrensweise der Erhebungen/Mapping
- Nutzung vorhandener Ressourcen
- Funktionalität der Aufbau- und Ablauforganisation
- Stress- und Angstreduktion durch Orientierung im Pflege- und Betreuungsprozess
- Steigerung der Handlungskompetenz in multidisziplinären Teams
- Erhöhung der Arbeitszufriedenheit durch motivierende Arbeitsmethoden
- vielfältige Möglichkeiten zur Marketingnutzung hin
- Wettbewerbsvorteile umzusetzen.

Unternehmen leisten damit gesellschaftlich gesehen einen wesentlichen Beitrag zur sinnvollen Pflege und Betreuung von Menschen mit Demenz. Sie erhalten gesellschaftliche Normen und führen mit nachhaltigem Management eine hohe Versorgungsqualität der Demenzerkrankten aus, die gesellschaftlich alle Einwohner eines Landes vor Herausforderungen stellt.

Für die Gesellschaft bedeutet die Komplexität des DCM-Verfahrens im Fachbereich Demenz der (teil-)stationären Altenhilfe, dass es durch das DCM-Verfahren eine sinnvolle, ökonomische und die Qualität sichernde Möglichkeit zur Versorgung von Menschen mit schwerer Demenz gibt.

Folgende gesellschaftliche Aspekte sind außerdem noch vorhanden:

- Wertschätzung der Erkrankten
- ehrenamtliche Unterstützung der Erkrankten und der Angehörigen
- Anschlussfähigkeit an verschiedene Versorgungsformen: ambulant, teilstationär, stationär und Hospiz
- effektive Mittelverwendung beispielsweise aus der Pflegekasse
- Unterstützung ethischer Ansprüche.

11.10 Zusammenfassung

DCM ist damit ein Verfahren, das demenzerkrankten Menschen, Unternehmen und der Gesellschaft hilft, Wertschöpfungspotenziale zu nutzen. Die evolutionäre Weiterentwicklung und Positionierung des Selbstverständnisses ermöglichen innerhalb eines Budgets, qualitativ hochwertige Versorgungswege zu finden, Das Verfahren ermöglicht eine Kosten-Nutzen-Berechnung und kann auch intangible Wirkungen, die nicht unmittelbar monetär dargestellt werden können, aufzeigen. Das DCM-Verfahren zur Feststellung des Wohlbefindens eines Menschen mit schwerer Demenz unterstützt soziales Handeln, hat eine ökonomische Effizienz und fügt sich in die Zielsetzung eines nachhaltigen Managements ein.

Literatur

Ansoff H. J. (1957). Strategies for Diversifikation. In: Harvard Business Review. Vol. 35, No. 5, pp. 113–124.
Ansoff H. J. (1958). A Model for Diversifikation. In: Management Science. Vol. 4, No. 4, pp. 392–414.
Ansoff H. J. (1965). Corporate Strategy. New York.
Bär M. (2004). Demenzkranke Menschen im Pflegeheim besser begleiten. Hannover: Schlütersche Verlagsgesellschaft.
Bartholomeyczik S. (2013). Professionalisierung der Pflege zwischen Abhängigkeit und Omnipotenz. In: Palm Rebecca, Dichter Martin. Pflegewissenschaft in Deutschland – Errungenschaften und Herausforderungen. Bern: Verlag Hans Huber.
Bertelsmann Stiftung (2012). Versorgungslücke in der Pflege sorgt für Handlungsdruck bei den Kommunen. http://www.bertelsmann-stiftung.de/cps/rde/xchg/SID-7BF 34348-E 61606CE/bst/hs.xsl/nachrichten_114244.htm letzter Aufruf am 18.05.2013.
Block S. (2005). Marketing und Verkauf. Hannover: Vincentz Network. 83.
Bohns S. (2006). Ein Berufsbild mit Zukunft. Altenheim, Nr. 6.

Bradford Dementia Group. (1997). Demenzpflege evaluieren – Die DCM Methode. Bradford: University of Bradford.

Bröckermann R., Müller-Vorbrüggen M. (2006). Handbuch der Personalentwicklung. Stuttgart: Schäffer-Poeschei Verlag.

Bruhn M. (2003). Marketingmanagement. New York: Campus Management.

Davenport T., Jarvenpaa S. L., Beers M. C. (1996). Improving Knowledge Work Processes. Sloan Management Review, summer.

Diakonie Stiftung Salem gGmbH (2013). Fortbildung/Weiterbildung – Berufliche Kompetenzen steigern. http://www.diakonie-stiftung-salem.de/index.php/fachseminarweiterbildung letzter Zugriff am 18.05.2013.

Falk S. (2007). Personalentwicklung, Wissensmanagement und lernende Organisation in der Praxis. 2. Auflage. Mering: Hampp Verlag.

Flemming J., Coffman C., Harter J. (2005). Manage your Human Sigma. Harvard Buisness, Vol. 83 No. 7.

Fleßa S. (2005). Gesundheitsökonomik. Berlin, Heidelberg, New York: Springer Verlag.

Füsgen I., Laschet U. (2003). Zukunftsforum Demenz Dokumentationsreihe Band 2. Frankfurt a. M.: Merz Verlag.

George W., George U. (2003). Angehörigenintegration in der Pflege. München: Ernst Reinhardt Verlag.

Grodenhagen E., Krüger H. (2007). Die zweite Luft. Magazin für Fachkräfte in der Altenpflege, Nr. 2.

Halek M. (2003). Wie misst man Pflegebedürftigkeit? Eine Analyse der deutschsprachigen Assessmentverfahren zur Erhebung der Pflegebedürftigkeit. Pflegekolleg. Hannover: Schlütersche Verlagsgesellschaft.

Halek M., Barholomeyczik S. (2009). Assessmentinstrument für die verstehende Diagnostik bei Demenz: Innovatives demenzorientiertes Asseessmentsystem (IdA). In: Halek M., Barholomeyczik S. Assessmentinstrumente in der Pflege, Möglichkeiten und Grenzen. Vol. 2. Hannover: Schlütersche Verlagsgesellschaft.

Hassemer K. (1994). Produktmanagement in Nonprofit-Organisationen. Mannheim: GESIS-Leibniz-Institut für Sozialwissenschaften.

Heinrich L., Lehner F. (2005). Informationsmanagement. München, 8. Auflage. Oldenburg Wissenschaftsverlag

Hentze J., Kammel A. (2001). Personalwirtschafslehre 1. Bern: Uni-Taschenbücher http://webcache.googleusercontent.com/search?q=cache:qEFel3ZlIv0J:http://www.beginnerag.de/modules.php%3Fop%3Dmodload%26name%3DDownloads%26file%3DiOrganisation und Personal aufgerufen 1704.2013.

Informations- und Koordinierungsstelle der Landesinitiative Demenz-Service Nordrhein-Westfalen im Kuratorium Deutsche Altershilfe: «Alleine Geht es nicht»: Jahrestagung 2013 der Landesinitiative Demenz-Service gibt neue Impulse für die Netzwerkarbeit für und mit Menschen mit Demenz. (2013). http://www.demenz-service-nrw.de/nachricht/items/Jahrestagung_2013_R%C3%BCckschau.html letzter Zugriff am 18.05.2013.

Institut für Qualität und Wirtschaftlichkeit im Gesundheitswesen (2009). Nicht Medikamentöse Behandlung der Alzheimer Demenz. http://www.iqwig.de/download/A 05-19D_Kurzfassung_AB_Nichtmedikamentoese_Behandlung_der_Alzheimer_Demenz.pdf letzter Aufruf am 18.05.2013.

KDA Kuratorium Deutsche Altershilfe (2001). Qualitätshandbuch: Leben mit Demenz. Köln: Kuratorium Deutsche Altershilfe. X/399.

Klimecki R., Gmür M. (1998). Personalmanagement – Ein entwicklungsorientierter Ansatz. Stuttgart: Lucius und Lucius.

Koderisch A., Steffen-Kuhn J. (2006). Heime profitieren von gezielter Ausbildung. Altenheim, Nr. 6, 16.

Köhler A. (2003). Bundessozialhilfegesetz § 93 d Verordnungsermächtigung, Rahmenverträge. http://www.sozialgesetzbuch.de/gesetze/13/index.php?norm_ID=1309304 zuletzt aufgerufen am 1.05.2013.

Köhler A. (2003). Sozialgesetzbuch Elftes Buch Soziale Pflegeversicherung. http://www.sozialgesetzbuch.de/gesetze/11/index.php?norm_ID=1108000 zuletzt aufgerufen am 1.05.2013.

Kolhoff L., Kortendieck G. (2006). Personalmanagement und Personalwirtschaft. Baden-Baden: Nomos Verlag.

Kotler P. (2003). Grundlagen des Marketings. 3. Auflage. München: Addison-Wesley Verlag.

Kowalzik U. (2005). Erfolgreiche Personalentwicklung. Hannover: Schlütersche Verlagsgesellschaft. 5.

Lange-Riechmann L. (2011). Betriebswirtschaftliche Bedeutung einer DCM-gestützten Fachbetreuung in der (teil-)stationären Altenhilfe. Stuttgart: Steinbeis Edition.

Lennarts P., Kersel H. (2011). Stationärer Pflegemarkt im Wandel, Gewinner und Verlierer 2020. Stuttgart: Ernst & Young GmbH.

Lintern T. (1996). Approaches to Dementia Questionnaire. Bangor: University of Wales.

Loffing C., Geise S. (2005). Management und Betriebswirtschaft in der ambulanten und stationären Altenhilfe. Bern: Verlag Hans Huber. 363.

Marr R., Schloderer F. (2007). Humankapitalbewertung als Herausforderung. In: Schwuchow Karlheinz, Gumann Joachim. Jahrbuch Personalentwicklung 2007. München: Luchterhand-Verlag.

Mayer H. (2001). Pflegeforschung – Elemente und Basiswissen. 2. Auflage. Wien: Facultas Universitäts Verlag.

Meffert H. (2000). Marketing. 9. Auflage. Wiesbaden: Gabler Verlag.

Ministerium für Gesundheit: Erster großer Erfolg im Kampf gegen Pflegenotstand. (2012). http://www.mgepa.nrw.de/ministerium/presse/pressemitteilungsarchiv/pm2012/pm20121206a/index.php letzter Aufruf am 18.05.2013.

Müller H. (2006). Qualitätsmanagement in der Altenpflege erfolgreich umsetzen. München: WEKA media. 39.

Nieschlag R., Dichtl E., Hörschgen H. (2002). Marketing. Berlin: Duncker & Humblot.

Nonaka I., Takeuchi H. (1997). Die Organisation des Wissens. Wie japanische Unternehmen eine brachliegende Ressource nutzbar machen. New York: Campus Verlag.

Olfert K., Pischulti H. (2002). Kompakttraining Unternehmungsführung. 2. Auflage. Kiel: Friedrich Verlag.

Ollenschläger G., Bucher H., Donner-Banhoff C. et al. (2006). Kompendium evidenzbasierte Medizin. 5. Auflage. Bern: Verlag Hans Huber.

Palm R., Dichter M. (2013). Pflegewissenschaft in Deutschland – Errungenschaften und Herausforderungen. Bern: Verlag Hans Huber.

Patzak G., Rattay G. (2004). Projektmanagement. Wien: Linde Verlag.

Pautzke G. (1989). Die Evolution der organisatorischen Wissensbasis: Bausteine zu einer Theorie des organisationalen Lernens. München.

Peterke J. (2006). Handbuch der Personalentwicklung. Berlin: Cornelsen Verlag.

Pfister J., Jakobi K. (2007). Unternehmenswertsteigerung durch Human Resources Management. In: Schwuchow K., Gutmann J.. Jahrbuch Personalentwicklung. München: Luchterhand Verlag.

Rosenkötter J., Gräßle R. (2005). Dementia Care Mapping – Was es braucht, damit es nützt. In: Altenheim, Nr. 10, 36.

Rothgang H., Iwansky S., Müller R., Sauer S., Unger R. (2010). Barmer GEK Pflegereport 2012. Schwerpunktthema: Demenz und Pflege. Band 5. St. Augustin, Statistisches Budesamt Pflegestatistik 2009, Pflege im Rahmen der gesetzlichen Pflegeversicherung. Wiesbaden: Asgrad-Verlag.

Rüsing D. (2003). Die Reliabilität und Validität des Beobachtungsinstruments «Dementia Care Mapping». Dorsten: Verlag Ingrid Zimmermann.

Scholz C., Stein V., Bechtel R. (2005). Human Capital Management. München: Luchterhand Verlag.

Schwuchow K., Gutmann J. (2007). Jahrbuch Personalentwicklung. München: Luchterhand Verlag.

Selbmann H. K. (2002). Qualitätsmanagement im Gesundheitswesen. Gesundheitswissenschaften, Nr. 1, 248.

Statistisches Bundesamt (2010). Personenorientiertes Dienstleistungsunternehmen in Deutschland. http://www.hannover.ihk.de/uploads/media/Personenorientierte_DL_Kennziffern_2010.pdf letzter Zugriff am 18.05.2013.

Stiefel R. (2006). Personalentwicklung KMU. 5. Auflage. Renningen: Rosenberger Fachverlag.

Stuhlmann R., Laeis Z., von Lützau-Hohlbein H. (2004). Band 5. Tagungsreihe der Deutschen Alzheimer Gesellschaft e. V. Berlin: Deutsche Alzheimer Gesellschaft e. V.

von Eckardstein D., Kasper H., Mayrhofer W. (1999). Management – Theorien – Führung – Veränderung. Stuttgart: Schäffer-Poeschel-Verlag.

Wilke H. (1998). Systemisches Wissensmanagement. Stuttgart: Lucius und Lucius.

12. Vernetzung von DCM-Partnern

Von Lieseltraud Lange-Riechmann

12.1 Einleitung

Dieses Kapitel zur strategischen Vernetzung von DCM-Partnern stellt einen Erfahrungsbericht dar. Der Bericht soll zeigen, welche Vorteile sich für ein Unternehmen, welches das Verfahren Dementia Care Mapping anwendet, bieten. Der Erfahrungsbericht beschreibt den Implementierungsprozess in einem Einrichtungsverbund von vier Einrichtungen.

12.2 Das Implementierungsprojekt

Dieses Implementierungsprojekt wurde als Vernetzungsprojekt regional mit vier verschiedenen Einrichtungen durchgeführt. Bei den Einrichtungen handelte es sich um drei stationäre Alten- und Pflegeheime sowie eine Tagespflegeeinrichtung. Die Träger der Einrichtungen waren verschiedene Wohlfahrtsverbände, die jeweils als Non Profit Unternehmen Anbieter über den Altenhilfebereich auch andere Leistungen wie beispielsweise Behindertenhilfe anbieten; nach dem Projekt Vernetzung von DCM-Partnern. Diese Vernetzung umfasst Partner, die derzeit ausschließlich als stationäre Alten- und Pflegeeinrichtungen am Markt sind. Die im ursprünglichen Implementierungsprojekt beteiligte Tagespflegeeinrichtung gehört nicht mehr zum Verbund, weil die Bedarfe sich von der stationären Versorgung allein schon deshalb unterscheiden, dass zum Charakteristikum der Tagespflege gehört, dass die Tagespflegegäste oft nur ein oder zwei Tage im Monat die Tagespflege besuchen und nicht wie in einer stationären Einrichtung für einen bestimmten ununterbrochenen Zeitraum geplant, längerfristig in einer Einrichtung leben. Hier besteht der Unterschied zum Gaststatus, der sich in der Tagespflege zumeist auch nur auf die Tageszeit von 8 Uhr bis 16 Uhr bezieht. Es besteht somit auch ein Unterschied zur teilstationären Versorgung, die im Rahmen einer Kurzzeitpflege im Leistungsbereich der derzeit im Verbund beteiligten Pflegeeinrichtungen möglich ist (SGB XI). Die aktuelle Zielsetzung der Verbundeinrichtungen ist eine überregionale Netzwerkerweiterung.

Die Darstellung des DCM-Verbundes wird in einer SWOT-Analyse durchgeführt (dt. Abk. für *Analysis of strengths, weakness, opportunities and threats*; die Stärken-Schwächen-Chancen-Risiken-Analyse) (Von der Gathen/Simon, 2002).

DCM-Anwender erhalten mit dieser Erfahrungsanalyse einen Einblick in die Besonderheiten der Vernetzung im Verbund. Die Idee, regional durch die 8. Auflage des DCM (siehe Kapitel 2) die Qualitätsentwicklung in der Sorge für Menschen mit Demenz in (teil-)stationären Altenpflegeeinrichtungen praktisch weiter zu entwickeln, entstand aus einem Projekt, das von 2005 bis 2007 im Landkreis Minden-Lübbecke durchgeführt wurde.

12.3 Der Landkreis Minden-Lübbecke

Zum Projektzeitraum stellte sich die demografische Situation wie folgt dar:

Der Landkreis Minden-Lübbecke ist in elf Städte und Gemeinden aufgegliedert. Mit 324 000 Einwohnern und einer Bevölkerungsdichte von durchschnittlich 280 Einwohnern pro km² gehört der Landkreis zu den eher ländlich geprägten Flächenlandkreisen.

Die Stadt Minden ist mit rund 82 000 Einwohnern Zentrum des Kreises. 20 % der Bevölkerung sind älter als 65 Jahre. Ausgehend von den gängigen Prävalenzangaben über dementielle Erkrankungen im Alter schätzen wir die Zahl der davon Betroffenen auf ca. 8500 Personen. Prognosen über eine starke Zunahme der Zahl von Menschen mit Demenz in den nächsten 30 Jahren machten deshalb auf der regionalen Ebene gezielte Strukturentwicklungsmaßnahmen erforderlich (Kommunale Pflegeplanung Minden, 2013).

Im Jahr 2007 gab es im Kreisgebiet 56 zugelassene Altenpflegeheime mit ca. 3600 Plätzen. Zirka 60 % (2100) der Bewohnerinnen und Bewohner waren demenzerkrankt. Im professionellen Altenhilfesystem trugen die stationären Pflegeeinrichtungen die Hauptlast der Versorgung der Menschen mit schwerer und schwerster Demenz. Dies bedeutete für die Betroffenen, Angehörigen und Pflegenden unter Berücksichtigung der gegebenen defizitären und funktional ausgerichteten Pflegebedingungen eine enorme Belastung.

Die Erkenntnisse über regionale Sorgestrukturen im Kreis Minden-Lübbecke, die sich aus Fachgesprächen, Arbeitskreisen und Befragungen ergeben hatten, bestätigten im Wesentlichen, dass das stationäre Pflegeangebot für Menschen mit Demenz in der Region entwicklungsbedürftig war.

12.4 Das Projekt

Auf die Initiative der Anna Luise Altendorf Stiftung, einer gemeinnützigen Stiftung der Altersfürsorge, wurde das Projekt «*DCM-gestützte Qualitätsentwicklung in der Sorge für Menschen mit Demenz in (teil-)stationären Altenhilfeeinrichtungen im Kreis Minden-Lübbecke*» begonnen. Die Anna Luise Altendorf Stiftung ist eine fördernde und operative Stiftung in Minden. Sie will durch die Organisation und Durchführung von wissenschaftlichen und sozialen Veranstaltungen dazu beitragen, dass Verbesserungen für hochaltrige und pflegebedürftige Menschen im ambulanten wie stationären Bereich praxisnah umgesetzt werden (www.Altendorf.de). Dabei sollen die Anliegen der älteren Generation erforscht werden, der Öffentlichkeit vermittelt werden oder Missstände, die dem Wohl der älteren Generation entgegen stehen, abgebaut werden.

Ziel des Projektes war es, das Wohlbefinden dementiell erkrankter alter Menschen und ihrer Angehörigen sowie die Arbeitszufriedenheit der Mitarbeitenden in stationären und teilstationären Einrichtungen zu steigern, insbesondere durch

- Einführung der person-zentrierten Pflege nach Kitwood und des DCM-Verfahrens,
- Demenzspezifischer Fortbildungsangebote,
- Abstimmung und Vernetzung vorhandener Angebotssegmente, insbesondere der ambulanten und teilstationären regionalen Angebote der Altenhilfe für Menschen mit Demenz,
- Förderung, Stärkung und Verstetigung von Freiwilligenarbeit durch Qualifizierung und Anerkennung.

An dem Projekt beteiligten sich vier Einrichtungen, die sich aus eigener Motivation heraus für die Mitarbeit entschieden hatten. Diese Einrichtungen waren motiviert, auf der Grundlage einer «freiwilligen Selbstverpflichtung» das Verfahren Dementia Care Mapping als zentrales Modul zur Qualitätsentwicklung ihrer Betreuung von Menschen mit Demenz zu praktizieren. Erklärtes Ziel war, gemeinsame und überprüfbare Qualitätsmaßstäbe für demenzspezifische Angebote zu vereinbaren und angepasst an die jeweiligen institutionellen Rahmenbedingungen zu verwirklichen. Dies geschah auf der Grundlage der Erkenntnis, dass sich Pflegequalität in einer person-zentrierten Arbeit, die den alten Menschen und seine Bedürfnisse im Auge hat, nur aus der inhaltlichen Arbeit der Einrichtung heraus entwickeln kann. Ein weiterer Schwerpunkt des Projektes war die Einbindung von freiwilligen und ehrenamtlichen Mitarbeitenden. Diese wurden im Projektverlauf systematisch geschult, qualifiziert und verantwortlich eingebunden.

Das freiwillige Engagement für Menschen mit Demenz wurde als besonders notwendig und wichtig betrachtet, weil freiwillig tätige Menschen in den Einrichtungen einen großen Teil der sozialen Betreuung übernommen hatten. Sie waren an das Gemeinwesen außerhalb des Hauses angebunden und brachten mit ihrem Engagement neue Impulse und Anregungen in den Heimalltag. Viele Freiwillige äußerten allerdings Berührungsängste im Umgang mit Menschen mit Demenz und gaben an, dass sie oft nicht wüssten, wie sie mit diesen Menschen kommunizieren könnten. Dies führte dazu, dass der Anteil der Freiwilligen gerade in diesem Bereich besonders gering war. Gerade deshalb war die Qualifizierung der Freiwilligen ein wichtiger Bestandteil und die Voraussetzung für das Engagement für Menschen mit Demenz.

Ein weiteres Argument für die Einbindung Freiwilliger war, dass diese die Heim- und Pflegesituation anders wahrnahmen als hauptamtliche Pflegefachkräfte. Professionelle und Freiwillige hatten eine jeweils eigene Perspektive und somit andere selektive Wahrnehmung, die sich zu einem vollständigen Beurteilungsbild zusammenfügen ließ. Deshalb wurden neben pflegeprofessionellen Mitarbeitern auch ehrenamtliche Mitarbeiter geschult.

Durch die enge Kooperation sollten unter zugleich klar abgegrenzten Verantwortungs- und Arbeitsbereichen Synergieeffekte ermöglicht werden, die allen Beteiligten in qualitativer wie finanzieller Hinsicht nutzen sollten.

Zielvorteile sollten sein:

- gemeinsame, kostengünstige Qualifizierungs- und Fortbildungsmöglichkeiten durch ein bedarfsorientiertes regionales Bildungsangebot,
- Erfahrungs- und Wissensaustausch,
- Wissen über Versorgungsalternativen bei unterschiedlichen Schweregraden der Demenz und Reduzierung von Ängsten gerade bei Angehörigen,
- Werbung von Freiwilligen und,
- verstärkte Öffentlichkeit für die Probleme von Menschen mit Demenz und für ihr soziales Umfeld.

Die Einführung des DCM-Verfahrens war zentraler Gegenstand der Projektmaßnahme. Die Grundidee war es, einen Lernprozess in Gang zu setzen, der von Pflegenden für Pflegende gestaltet wurde und dessen Ausgangspunkt die Anschaulichkeit von «best practice» und nicht die Theorie und deren «Umsetzung» war.

Im Rahmen des regionalen Verbundes der Pflegeeinrichtung wurde institutionsübergreifendes, anschauliches, regional vernetztes Lernen erprobt. Das Projekt war für den Jahreszeitraum von 2005 bis 2007 konzipiert (s. Tabelle 12-1 und Abbildung 12-1):

Das Schaubild visualisiert die verschiedenen Gremien und ihre Hauptaufgaben. Nach einem Jahr erhielten die Mapper die Gelegenheit, ihre DCM-Kenntnisse in einem eintägigen Vertiefungskurs zu überprüfen. Das Projekt wurde wissenschaftlich im Rahmen einer Masterarbeit begleitet (Lange-Riechmann, 2011). Darin enthalten war eine abschließende Befundung der Pflege- und Lebensqualität am Ende der Projektmaßnahme, das nach den gleichen Prinzipien der Eingangsbefundung durchgeführt wurde.

Eine abschließende Auswertung und Bewertung der Gesamtmaßnahme erfolgte in einer einrichtungsinternen Feedbackkonferenz unter Beteiligung aller Mitarbeitenden. Hier ging es um einen resümierenden Erfahrungsaustausch, um Ergebnissicherung und um die Klärung weiterer Qualitätsentwicklungsprozesse (Lange-Riechmann, 2011).

Die Anna Luise Altendorf Stiftung sicherte durch die Projektleitung die Rahmenbedingungen für die enge Abstimmung und Kooperation

Tabelle 12-1: Projektablauf (Lange-Riechmann, 2011)

1	Einführung in person-zentrierte Pflege und DCM für verantwortlichen Leitungsmitarbeiter – Methode des DCM-Verfahrens (Tagesseminar)
2	Informationen gegeben und die Zustimmung der Angehörigen und Betreuer aus ethischen und Datenschutzgründen eingeholt
3	Einführungsveranstaltung in Einrichtungen (Basisinformationen und Ablauforganisation), für die ausgewählten Mitarbeiter
4	Einführung in person-zentrierte Pflege und DCM für alle beteiligten Personen, die in den ausgesuchten Projektbereichen arbeiteten (Tagesseminar)
5	Erstbefundung der im Projekt geschulten Mapper in den beteiligten Einrichtungen und Feedback
6	DCM-Basic User Kurs für ausgewählte Mitarbeiterinnen (Mapper)
7	praktisches Training in den Einrichtungen und Begleitung der Mapper durch einen externen Supervisor
8	Maßnahmenplanung und -umsetzung mit externem Supervisor. Begleitung
9	nachgehende Feedback-Konferenz in den Einrichtungen. Die Mapper stellen den DCM-Bericht dem jeweiligen Mitarbeiter-Team der beobachteten Einrichtung ausführlich vor.
10	Als Organisationsentwicklung und Beratung folgt der «Runde Tisch»

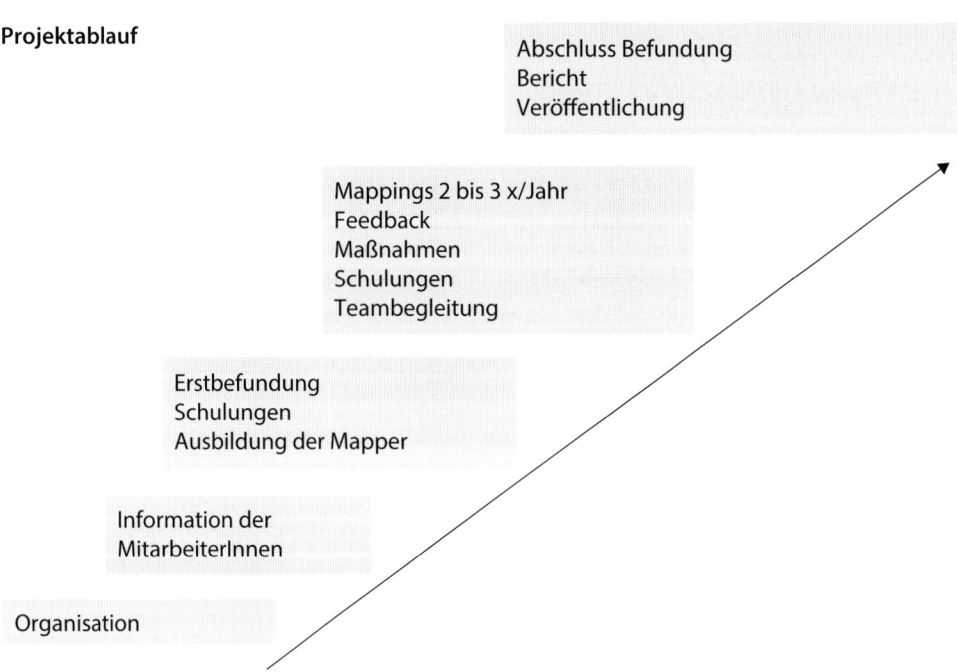

Abbildung 12-1: Projektablauf

aller projektbeteiligten Einrichtungen, unterstützte und beriet die Einrichtungen bei komplexen Organisationen der Maßnahmen, leistete Dokumentation und Auswertung der Daten und zeichnete sich verantwortlich für die Verwaltung der Projektmittel und für die Öffentlichkeitsarbeit.

Die direkten Kosten, das heißt die Kosten für Schulung, Supervision und DCM, wurden mit 75 000 Euro veranschlagt. Für die Freistellung der Mitarbeitenden, der Projektleitung und für die Sachkosten ergaben sich Projektkosten von insgesamt 220 000 Euro (s. **Abbildung 12-2**).

Unter der Zielsetzung, dass die Betrachtung im Alltagsgeschehen einen Entwicklungsprozess in Gang setzt, der das Wohlbefinden des Erkrankten ergründen, abbilden und nachhaltig verbessern soll, wurde das Projekt im Verlaufszeitraum über drei Jahre wissenschaftlich begleitet (Lange-Riechmann, 2011). Es sollte die Frage beantwortet werden, wie durch DCM eine Verbesserung der regionalen Versorgungsqualität von Menschen mit Demenz in (teil-)stationären Einrichtungen der Altenhilfe erreicht werden kann.

Mitarbeiter, Institutionen, Organisation und das soziale und räumliche Milieu wurden in den Vordergrund der Untersuchung gestellt, weil hier die Operationalisierung der Messfaktoren und die Abbildung der Veränderung valide darstellbar erschien.

Dabei standen die multidisziplinäre und multidimensionale Zusammenarbeit, die innovative Einbindung von Freiwilligen und Angehörigen, das Kommunikationsmanagement, die Zufriedenheit aller am Prozess den Beteiligten und die interdisziplinäre innovative Weiterentwicklung nach dem Modell der person-zentrierten Pflege (Kitwood, 2000) im Vordergrund.

Die Untersuchung des regionalen Projektes bezog sich schwerpunktmäßig auf die Beschreibung, Analyse und Bewertung der Struktur-, Prozess- und Ergebnisqualität und auf den Ver-

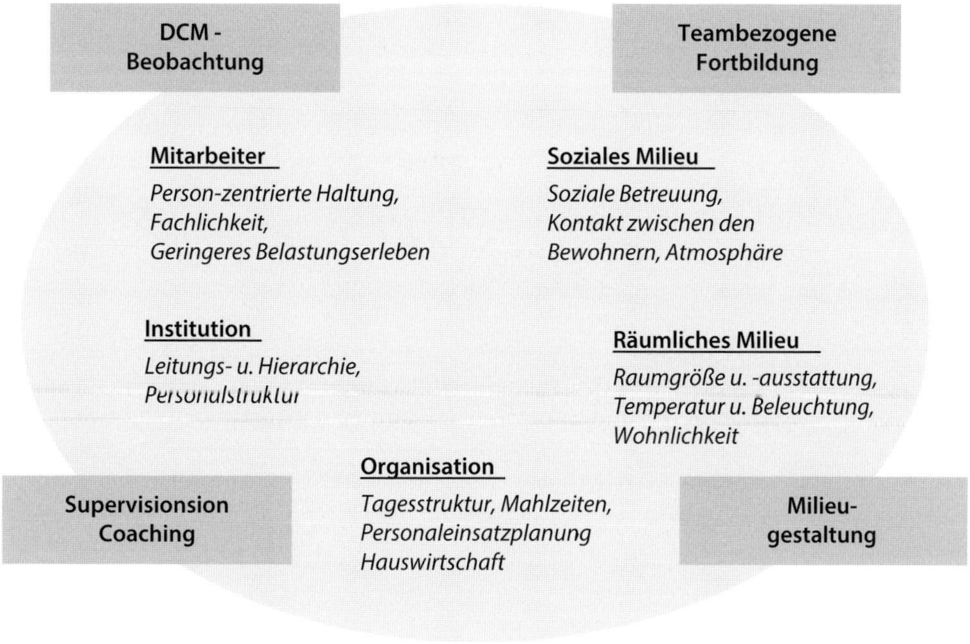

DCM - Beobachtung

Mitarbeiter
Person-zentrierte Haltung,
Fachlichkeit,
Geringeres Belastungserleben

Institution
Leitungs- u. Hierarchie,
Personalstruktur

Supervisionsion Coaching

Organisation
Tagesstruktur, Mahlzeiten,
Personaleinsatzplanung
Hauswirtschaft

Teambezogene Fortbildung

Soziales Milieu
Soziale Betreuung,
Kontakt zwischen den
Bewohnern, Atmosphäre

Räumliches Milieu
Raumgröße u. -ausstattung,
Temperatur u. Beleuchtung,
Wohnlichkeit

Milieugestaltung

Abbildung 12-2: Projektkomponenten

gleich von Beginn und Ende des Projektes. Insbesondere auf die Bereiche Organisation und Personal, Kommunikationsmanagement und Kundenorientierung wurden Akzeptanz-, Lern- und Transferkriterien operationalisiert und in Bezug auf das Ergebnis gesetzt.

12.4.1 Projekt-Evaluation

Ein Schwerpunkt wurde auf die Evaluation der Akzeptanz-, Lern- und Transferkriterien gelegt. Dies wurde über einen Mitarbeiterbefragung als Paneluntersuchung durchgeführt (Lange-Riechmann, 2011). Die Evaluation der Akzeptanzkriterien untersuchte dabei, wie die Inhalte von DCM bei den Teilnehmenden des Projektes angekommen sind. Dabei sind beispielsweise bei der Strukturqualität die Untersuchung, wo Defizite bei den Rahmenbedingungen erkennbar sind, evaluiert worden. Im Bereich der Prozessqualität ist die Untersuchung der Akzeptanzkriterien für die Aufgaben der in Betreuung und Pflege notwendigen Hilfsmittel wie Standards, Vereinbarungen und Dokumentationen ausgewertet worden. In Bezug auf die Ergebnisqualität die Zufriedenheit von Angehörigen und Mitarbeitenden mit der Vermittlung und Zugänglichkeit von Informationen untersucht worden, dies wird in Tabelle 12-2 dargestellt.

Die Auswertung ergab, dass die Anwendung des Verfahrens eine Erhöhung der Qualität in der Pflege von Menschen mit Demenz bewirkt (Rüsing, 2003). Dafür waren folgende Punkte wesentlich verantwortlich:

- hohe Ausführung der person-zentrierten Pflege
- Anstieg der Nachfrage nach Supervision
- Verflachung der Hierarchien/Verzicht auf DCM-Beauftragte oder übergeordnete DCM-Stellen

Die Auswertung einer Befragung (Lange-Riechmann, 2011) der Mitarbeitenden zeigte, dass hier noch ein deutlicher Entwicklungsbedarf bestand:

- Kontinuierlicher Schulungsbedarf.

Die geleisteten Maßnahmen der Information und Kommunikation hatten im Kontext des neuen DCM Verfahrens dazu beigetragen, dass Zufriedenheit bei den Angehörigen der Demenzerkrankten geäußert wurde. Des Weiteren empfanden die Mitarbeitenden den geleisteten Schulungsanteil als ausreichend. Der Gesamtnutzen des Verfahrens wurde aus Sicht der Mitarbeitenden als sehr gut bewertet:

- Nutzung der Mappingberichte zur Qualitätsentwicklung.

In Bezug auf die Ausführungselemente des Verfahrens – wie das Mapping – stellte die Auswertung der Befragung dar, dass das Verfahren in seiner Anwendung weder bei den Erkrankten

Tabelle 12-2: Lern- und Transferkriterien

Lernkriterien:	Die Betrachtung der Lernkriterien bezog sich explizit auf die Untersuchung, wie das im Rahmen des DCM-Projekts Gelernte korrekt angewendet werden kann. Die Bedeutsamkeit verschiedener, der person-zentrierten Arbeit eigener Aspekte, wie z. B. Verständnis, Orientierung an den Wünschen und Bedürfnissen, Zusammenarbeit und der Einbezug ehrenamtlicher Helfer wurde untersucht.
Transferkriterien:	Die Untersuchung der Transferkriterien umfasste die Änderungen des Verhaltens der Teilnehmenden im DCM-Projekt. Dazu ist die Implementierung der Anwendung person-zentrierter Elemente gegenüber medizinischen oder verhaltensorientierten Aspekten untersucht worden.

noch bei den Mitarbeitenden Störungen verursacht:

- Mangelnde Fachbegleitung der Fachprofessionen wie beispielsweise Ärzte.

Das DCM-Verfahren wurde von den Teilnehmenden so bewertet, dass es die Arbeit interessanter macht und auch der Gesamtnutzen sehr hoch ist. Es zeigte auf, dass es noch offene Teile des Wissensmanagements gab, insbesondere in der Verbesserung der Zusammenarbeit in den Hierarchien. Die Teilnehmerinnen und Teilnehmer äußerten einen veränderten Bedarf an Information und Kommunikation. Es wurde die Erweiterung von kommunikationstechnologischen Möglichkeiten geschaffen (Intranet). Zum Erhebungszeitraum hatten Ehrenamtliche sowie andere Professionen und Hierarchien nur über die Facharbeitskreise fachlichen Austausch ohne Anbindung an das Internet oder Intranet gepflegt (Lange-Riechmann 2011):

- Fehlen von Informations- und Kommunikationsstandards.

In dem Projekt gaben Mitarbeitende bezüglich der Mappings eine hohe Verwertbarkeit der Informationen an. In Korrelation mit der Bewertung, dass die Arbeit durch DCM interessant gewertet wurde und dass es für die Erkrankten wichtig war, die Zeit mit stimulierenden und unterhaltsamen Aktivitäten zu verbringen, bestand hier Bedarf für eine weitere Entwicklung. Die Maßnahmenpläne wurden teilweise nicht berücksichtigt, umgesetzt und auch nicht immer mit beteiligten Professionen und Hierarchien evaluiert. Dies zeigte sich darin, das Mappingergebnisse, die dem Team als Grundlage für das Einsetzen von Maßnahmen diente, nicht allen Teilnehmern im Pflegeprozess bekannt waren:

- Hohe Kundenzufriedenheit.

Nach Angaben der Projektteilnehmenden führte DCM zu einer hohen Kundenzufriedenheit durch intensive Kundenbindung, in deren Erfolgskette als nächstes Glied durch steigende Belegungsanfrage der wirtschaftliche Erfolg stand (Lange-Riechmann, 2011).

Das Ergebnis der Befragung der Mitarbeitenden zeigte auf, dass die Anwendung der personzentrierten Pflege und das DCM-Verfahren in der vollzogenen Arbeitsstruktur mit multidisziplinärem hauswirtschaftlichem Service, Pflege und ärztlicher Versorgung mit positiver Wirkung beurteilt wurde (Lange-Riechmann, 2011).

12.5 Case- und Caremanagement

Mit Weiterentwicklung der Pflegemodelle und speziell der Bezugspflege haben Case- und Caremanagement über den Rahmen der stationären Pflege hinaus an Bedeutung zugenommen (Ollenschläger et al., 2006). Unter Casemanagement wird heute mehr als nur die Begleitung und Beratung in der Überleitung zum Krankenhaus und den Krankenhausaufenthalten nachfolgenden Versorgungsinstitutionen verstanden (Block, 2005). Durch die Informationen, die durch DCM im Team zur Verfügung standen, ergaben sich Zeiteinsparungen durch die Übermittlung wesentlicher Ansprüche des Erkrankten. Als Beispiel wird der Überleitungsbericht von der stationären Pflegeeinrichtung zur Akuteinrichtung, genannt. Es wurde das Wohlbefinden des Erkrankten aufgeführt mit der Besonderheit, dass der demenzerkrankte Bewohner der Pflegeeinrichtung nur auf Absatzschuhen laufen kann und andere Schuhe nicht als Schuhe identifiziert. In dessen Folge würde er dann auch der Bitte aufzustehen niemals nachkommen. Diese Information hat die pflegerischen Zeiten und vielleicht auch die gesamte Einschätzung der Fähigkeiten aus Sicht der behandelnden Chirugen in eine bestimmte Richtung geleitet. Ohne dieses Wissen wäre voraussichtlich das Bild entstanden, dass der Patient nicht gehfähig wäre.

Am 11. Februar 2009 wurde in der Sitzung des «Runden Tisches» die Gründung eines DCM-Verbundes beschlossen.

Die drei stationären Einrichtungen gaben sich eine eigene Struktur für den DCM-Verbund.

Zunächst wurden die Ziele des DCM-Verbundes definiert:

1. Weiterentwicklung und Verbesserung der Versorgungsqualität für an Demenz erkrankte Menschen.
2. Sicherstellung regelmäßiger Mappings in den Einrichtungen.
3. Schaffung eines Qualitätsmerkmals gegenüber Mitbewerbern.
4. Kooperation und Austausch auf Organisationsebene und zwischen Mitarbeitenden.
5. Kostensenkung durch gemeinsame Schulungen.

Die Voraussetzungen für eine Mitgliedschaft im DCM-Verbund wurden festgelegt. Für die Aufnahme und damit verbunden die Mitgliedschaft muss ein Antrag an den «Runden Tisch» gestellt werden und dieser muss die Aufnahme genehmigen.

In einer Selbstverpflichtung legen sich die beteiligten Einrichtungen fest, organisatorische und strukturelle Rahmenbedingungen zu schaffen und zu sichern, um während ihrer Mitgliedschaft optimale Voraussetzungen für die Einführung und Weiterentwicklung der personenzentrierten Pflege sicherzustellen.

Dazu wurde Folgendes festgelegt:

1. Die Verpflichtung zur konstruktiven Begleitung und Unterstützung des Teams und seiner Mitarbeitenden bei allen Fragen, die die Versorgung der Menschen mit Demenz betreffen.
2. Die Auswahl und Sicherstellung eines geeigneten Wohnbereichs in der Einrichtung für die Mappings.
3. Die Verpflichtung, das Personal für alle DCM-Aktivitäten (beispielsweise Mappen, Teamsitzungen, Fortbildungen) freizustellen und deren verbindliche Teilnahme an diesen Aktivitäten zu gewährleisten.
4. Die gemeinschaftliche Organisation der Basisqualifikation in Absprache mit den Partnereinrichtungen.
5. Die Bereitschaft mit allen Partnern des DCM-Verbundes vertrauensvoll zusammenzuarbeiten.
6. Die Absprachen und Beschlüsse des «Runden Tisches» in den Einrichtungen umzusetzen.
7. Die Ergebnisse der Maßnahmenpläne im Rahmen des Qualitätsmanagements untereinander weiterzugeben.
8. Die Einwilligung zur Weitergabe relevanter Informationen zur Dokumentation (Ausnahme: personenbezogene Informationen), durch beispielsweise Koordinator oder Supervisor.
9. Die Bereitschaft, an im Prozessverlauf sich ergebenden Fragestellungen aktiv mitzuwirken und gewonnene Erkenntnisse zur Verbesserung der Pflegequalität in die Pflegepraxis umzusetzen. Dies umfasst die Umsetzung der Maßnahmenpläne.
10. Die Bereitschaft, die entstehenden Kosten für den DCM-Verbund anteilig zu finanzieren.

12.6 Umsetzung in die Praxis

Die beteiligten Pflegepersonen verfolgen die Aufgabe, die Ergebnisse des jeweiligen Mappings zu verarbeiten. Dazu gehören die in den Feedbackgesprächen erarbeiteten Maßnahmen ebenso wie die Kontrolle der kontinuierlichen Umsetzung notwendiger Veränderungen.

Dies wird in der DCM-Methode (s. Abbildung 12-3) beschrieben, hier verstanden als Maßnahmen der Qualitätssicherung als Regelkreis. Die Maßnahmenplanung erfolgt auf Basis der vom Team erarbeiteten Maßnahmen. Der Durchführung folgt die Kontrolle der Verbesserungen durch ein Mapping, dessen Erkenntnisse wieder in die Maßnahmenplanung eingehen.

Die Mappergruppe bestand zum Beginn des Verbundes aus zehn ausgebildeten Mapperinnen und Mappern, von denen vier ehrenamt-

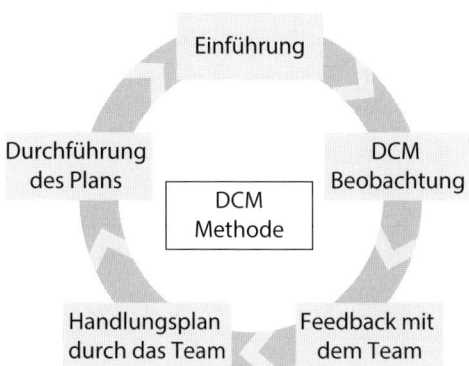

Abbildung 12-3: Die DCM-Methode

liche Mitarbeitende waren. Die Aufgaben der Mapper bestehen gemäß der Vereinbarung des Verbundes darin, zweimal pro Jahr Mappings im cross-over-Verfahren in den beteiligten Partnereinrichtungen inklusive Berichterstellung und Feedback durchzuführen. Optional werden darüber hinaus kurze Mappings bei verändertem Verhalten von Bewohnerinnen oder Bewohnern – beispielsweise beim Einzug in die Einrichtungen oder bevorstehendem Besuche des Medizinischen Dienstes – durchgeführt.

Die Mapper werden zu regelmäßigen Mappertreffen eingeladen. Mapper, die Teilnehmenden aller Arbeitsgruppen sowie die Leitungen der Partnereinrichtungen im DCM-Verbund treffen sich zu Beginn des Jahres bei einem Neujahrsaustausch.

Für die Ausführung der Mappings werden sechs Stunden veranschlagt. In der Praxis benötigt das zweiköpfige Mapperteam mit An- und Abreise, Anfangsgespräch und Pausen ungefähr acht Stunden am Tag des Mappings. Weitere zehn Stunden sind für die Ausarbeitung des Berichtes vorgesehen, und die Feedbacktermine werden zusätzlich mit zwei Stunden veranschlagt. Es werden von den Mappern im DCM-Verbund pro Mapper «nur» zwei bis drei Menschen mit Demenz ausführlich im Bericht bearbeitet und bis zu vier Menschen mit Demenz beobachtet. Die maximale Anzahl der beobachteten Personen liegt bei acht Bewohnerinnen oder Bewohnern.

Im DCM-Verbund Minden sind im Jahr 2013 aktuell elf Mapper aktiv tätig.

Die Mapper erhalten nur Aufträge der im Verbund angeschlossenen Einrichtungen. Die Mapper führen keine Mappings in dem Haus durch, in dem sie tätig oder ehrenamtlich tätig sind, um ohne Abhängigkeiten neutral in das Mapping zu gehen.

Die Mapper kommen aus unterschiedlichsten Berufsfeldern. Zurzeit kommen drei aus dem kaufmännischen Bereich, eine Lehrerin, zwei Ergotherapeutinnen und fünf Mapperinnen arbeiten in der Pflege. Alle Mapper sind weiblichen Geschlechtes, im Altersschnitt 45 bis 46 Jahre alt. Sieben Mapperinnen sind fest in den Mitgliedshäusern angestellt und werden für die Mappings und die Ausarbeitung freigestellt. Vier Mapperinnen arbeiten ehrenamtlich und erhalten eine Aufwandsentschädigung nach gesetzlichen Vorgaben bis maximal 200 Euro pro Jahr. Mapper arbeiten immer im Zweierteam. Pro Mapper werden in einem Setting zwei bis vier Bewohnerinnen oder Bewohner bewertet. Ein Mapping wird insgesamt mit zwanzig Arbeitsstunden veranschlagt. Zweimal pro Jahr werden Mappings eingeplant, das entspricht zehn Beobachtungen. Das Zweierteam erstellt für jeweils vier Bewertungen einen bis zu 25-seitigen Mappingbericht.

Die Befähigungsvoraussetzung eines Mappers entspricht den Teilnahmevoraussetzungen, die vom zuständigen DCM Partner in Deutschland (www.dcm-deutschland.de) an die Basic-User-Ausbildung gestellt werden. Danach wird keine Zugehörigkeit zu einer bestimmten Berufsgruppe vorausgesetzt. Wichtig sind jedoch:

- lebendiges Interesse an Menschen mit Demenz
- persönliche Erfahrungen in der Arbeit mit diesen Personen (nicht zwingend in der Pflege)
- kommunikative Kompetenzen
- Erfahrungen mit Gruppen, Fähigkeit und Mut, anderen Rückmeldung zu geben
- Bereitschaft, zu anstrengendem und forderndem Lernen.

Für die Partner im DCM-Verbund gilt als Grundlage für die Möglichkeit, Mappings durchzuführen, ein Basic-User-Seminar, welches ermöglicht, in drei Tagen – 25 Stunden – alle Codes, Verhaltenskategorien sowie die Regeln zur Anwendung zu erlernen.

Um die kontinuierliche Arbeit sicherzustellen, wurde eine Koordinatorin mit Durchführungsverantwortung eingesetzt. Aufgaben der Koordinatorin sind:

- Terminplanung, Einladung, Protokollerstellung für den «Runden Tisch»
- Terminplanung und Koordinierung der Mappings
- Unterstützung der Mapper bei der standardisierten Berichterstattung
- Planung, Einladung, Durchführung, Leitung, Protokollerstellung der fünfmal jährlich stattfindenden Mappertreffen.

Die Partner des Verbundes haben sich verpflichtet, haupt- und ehrenamtliche Mitarbeitende entsprechend eines gesondert verabschiedeten Schulungsplans fortzubilden und neue Mitarbeitende nachzuschulen.

Der Kostenbeitrag der Partner im Verbund beträgt 520 Euro pro Jahr. Die Kosten für die Schulungen der Mitarbeiter und die Kosten für die Veranstaltungen des DCM-Verbundes werden gesondert abgerechnet.

Der «Runde Tisch» dient dazu, dass die Partner innerhalb des Verbundes auch fachlich von der Mitgliedschaft profitieren können und ein Austausch untereinander gewährleistet ist. Die oder der Vorsitzende des «Runden Tisches» wird für zwei Jahre von den Partnern des DCM-Verbundes gewählt. Aufgaben des «Runden Tisches» sind, die Mitglieder zu beraten und über alle Belange, die den DCM-Verbund betreffen, Entscheidungen zu fällen und diese in der Öffentlichkeit zu vertreten.

Daraus ergeben sich insbesondere folgende Aufgaben:

- Aufnahme neuer Mitglieder
- Relegation von Mitgliedern bei Nichteinhaltung der Vereinbarungen

- Maßnahmen zur Öffentlichkeitsarbeit
- Genehmigung des Budgets
- Bestellung einer Koordinatorin mit Stabsstellenfunktion
- Festlegung verbindlicher Qualitätskriterien
- Festlegung des jährlichen Mitgliedsbeitrages.

12.6.1 Bewertung der Umsetzung in die Praxis

Seit der Gründung des DCM-Verbundes wurde aktiv Teilnehmerwerbung betrieben. Inzwischen umfasst der Verbund fünf stationäre Pflegeeinrichtungen. Bisher befinden sich diese Einrichtungen in regionaler Nähe. Eine überregionale Erweiterung ist bereits geplant und wird derzeit vorbereitet.

Die Zielsetzung und Vision der Anwender unter dem Dach eines DCM-Verbundes Stärken, Schwächen, Chancen und Risiken zu bewerten und daraus weitere sinnvolle Schritte zu tun, bezieht sich auf gezielte Ansprache neuer Partner, auf die Planung bestimmter Schulungen und gezielter Öffentlichkeitsarbeit.

Die Stärken-Schwächenanalyse wird inhaltlicher Bestand des Runden Tisches. Sie wird sowohl aus der Sicht der Unternehmen, wie aus Sicht der Mapper erstellt.

12.6.2 Finanzierung

Dabei stellt sich die Frage der Partner, wie eine Finanzierung der notwendigen Schulungen

- wie person-zentrierte Pflege
- basale Stimulation
- Validation.

durchgeführt werden können, ohne dass der Mitgliedsbeitrag erhöht werden muss.

Derzeit ist für die Vernetzung von DCM-Partnern keine spezielle Förderung gefunden worden. Dennoch versuchen die Partner des Verbundes, durch aktive Öffentlichkeitsarbeit und Antragsstellungen auf Förderungen an spezielle Stiftungen, Mittel für notwendigen Fort- und Weiterbildungen der Partner im Verbund zu bekommen.

In der Praxis fällt den Partnern auf, dass allein die Information der Angehörigen zu einer erhöhten Spendenbereitschaft führt.

12.7 SWOT-Analyse

12.7.1 SWOT-Analyse des Unternehmens

In der Eigenwahrnehmung des Verbundes wird auf Basis der SWOT-Analyse seitens der Unternehmen folgende Wahrnehmung mitgeteilt:

Als interne **Stärken** werden aufgeführt:

- neues Fachwissen
- ein intensiver Austausch
- eine Ideenbörse
- beständige Mitgliedsbeiträge
- eine positive Werbung für den DCM-Verbund sowie
- eine lokale Unterstützung insbesondere durch die kommunale Pflegekonferenz und den Kreis sowie ein intensiver Austausch der Partner untereinander.

In der Eigenwahrnehmung des Verbundes werden folgende **Schwächen** des Verbundes gesehen:

- es gibt zu wenig Fachwissen zu DCM
- ein Wissensaustausch insbesondere auch zu Forschungsbereichen wird vermisst
- es wird der anfangs hohe Schulungsbedarf für Einrichtungen, die DCM neu einsetzen möchten, genannt
- dazu werden aufwändige Abläufe in den jeweiligen Partnereinrichtungen genannt, deren
- Standardisierung und Hilfestellung nur über Verbundsmitglieder gesichert ist
- die DCM-Partner erklären, dass es eine unklare strategische Ausrichtung für DCM selbst gibt.

In der Eigenwahrnehmung des Verbundes werden die **Chancen** darin gesehen

- neue Verbundsmitglieder zu finden und
- im «bottom-up» DCM regional und überregional voranzutreiben

- Eine Chance ist die Erweiterung der Akzeptanz durch weitere Marktdurchdringung
- besser und deutlicher in der Öffentlichkeit auftreten zu können und
- Sichtweisen klarer und transparenter in der Fachpresse und
- für Laien zu transportieren.

Für die Zukunft werden nicht nur die Chancen, sondern auch die **Risiken** betrachtet. Hierzu gibt der Verbund an,

- dass die Vergleiche von DCM mit anderen Verfahren, die das Wohlbefinden der Menschen mit Demenz messen in Konkurrenz gestellt werden (Becker et al., 2011).
- das Risiko des Verlustes der Marktstellung durch DCM wird bewertet.
- ein großes Risiko wird im Datenschutz gesehen.

Die Bewertung aus Sicht externer Personen oder Unternehmen erfolgt jährlich in Expertengesprächen, die verschiedenen Fachkreisen zugehörig sind. Maßstäblich sind dies der Arbeitskreis Stationäre Pflege/Hausärzte in Minden und die Teilnehmerinnen und Teilnehmer der kommunalen Pflegekonferenz Minden zu nennen.

Die **Fremdwahrnehmung der Vernetzung von DCM-Partnern** bezog sich in der Vergangenheit in Bezug auf die Stärken und Schwächen insbesondere darauf, dass Menschen außerhalb des internen Organisationsgefüges in der Anwendung des DCM-Verfahrens Fachkompetenz, bessere Hilfestellung, mehr Lösungsansätze, angemessenere Umgangsformen, bessere Erfüllung der MDK-Richtlinien, Hervorhebung der Stärken, Gewinnung neuer Kunden und bessere Kontakte zu bestehenden Partnern als Vorteil sehen.

Einrichtungen im Kreis Minden, die sich als **Außenstehende** des DCM Verbundes sehen, bewerten die **Schwächen** der Vernetzung von DCM-Partnern darin, dass

- sie eine Transparenz vermissen lassen und
- dass sie in der Anwendung von DCM noch mehr Dokumentation und

- weniger Zeit für die Bewohner sehen
- gewachsene Hierarchien sollen unterbrochen werden.
- teilweise werden Äußerungen der Erhöhung von Pflegesätzen bedingt durch die Erhöhung von Pflegestufen, durch die Anwendung von DCM aufgeführt.

Für die Zukunft betrachtet sehen externe Personen die Chancen in einer Vernetzung von DCM-Partnern darin, dass spezielles Fachwissen ausgetauscht wird, mehr für Menschen mit Demenz in stationären Einrichtungen getan wird; dass DCM dafür sorgt, dass Einrichtungen Marketingvorteile haben, dass die Anwendung von DCM zu einer Anerkennung der von ihnen als Angehörige bisher geleisteten Arbeit führt und praktikable Anwendungsmethoden der Angehörigen teilweise übernimmt.

Als Risiko benennen die beschriebenen externen Personen die Sorge, dass ein vernetzter Partner, der keine positive Arbeit darlegen kann, und somit den Ruf auf sämtliche in der Vernetzung stehenden Partner übertragen kann.

12.7.2 Swot-Analyse aus Sicht der Mapper

Innerhalb des DCM-Verbundes bewerten die Beteiligten, insbesondere die Mapper, die einzelnen Mappings und fassen diese in einem Bericht zusammen. Dieser Bericht wird von den Mappern innerhalb einer Teamsitzung im Feedbackgespräch vorgestellt und diskutiert. Aus Sicht der Mapper ergibt sich dadurch als **Stärke**:

- dass Verbesserungen im Verhalten gegenüber dem Menschen mit Demenz
- strukturelle oder räumliche Veränderungen im Team als verbesserungsbedürftig dargestellt werden und unter einem gemeinsamen Konsens entwickelt werden müssen.

Während im Verbund wesentlich die Erweiterung der organisationalen Wissensebene, die Kooperation aller Professionen und die Verbesserung der Funktionalität bezüglich Ablauf- und Arbeitsorganisation von höchster Bedeutung sind, bezieht sich die Stärke von DCM aus der ausführenden Teamarbeit eher darin, eine Verbesserung zu erwirken oder in Gang zu setzen. Diese Prozessveränderung wird unter anderem aus Sicht der Mapper darin gesehen, dass durch die Struktur der Kommunikation Erkenntnisse bis zur Leitungsebene transparent gemacht werden. Als Beispiel wird das Feedbackgespräch genannt, das nicht nur im Team von den Mappern geführt wird, sondern auch ein Leitungsgespräch von den Mappern mit der Einrichtungsleitung geführt wird. So können strukturelle Veränderungen, die in der Praxis überhaupt erst Prozessveränderungen ermöglichen, durchgeführt werden.

Aus Sicht der DCM-Mapper und der Teams der Mitarbeitenden besteht eine **Schwäche** in der punktuell erhobenen und erfassten Wohlbefindlichkeitsdarstellung der einzelnen Bewohnerinnen und Bewohner. Die Bewohner mit Demenz werden auf verschiedenste Weise eingeschätzt, ob sie glücklich oder zufrieden sind. Dabei wird von den Mappern nicht berücksichtigt, was sie gerade erlebt haben, was nicht messbar ist, was durch einen normalen Umgang ohne Bewusstsein auf eine personenenzentrierte Pflege auch verbessert worden wäre, welche Medikamente aktuell wirksam sind, welches Tages- oder Nachtgeschehen das Verhalten des Bewohners bei dem Mapping beeinflusst haben, ob das Mapping Auskunft gibt, wo mehr Aufmerksamkeit sinnvolle Beschäftigung und Sinneswahrnehmungen, oder ob körperliche Veränderungen – wie beispielsweise eine Gewichtsreduktion oder Gewichtszunahme – notwendig sind. Als weitere Schwäche wird bei den DCM-Mappern aufgezeigt, dass neben der Prozess- und Strukturqualität auch eine Bewertung der tätigen Mitarbeitenden erfolgt. Diese bezieht sich auf alltagsübliche Umgangsformen, Freundlichkeit und Erscheinungsbild und hat auch mit Etablierung der regelmäßigen Mappings nicht abgenommen.

Die DCM-Mapper sehen in dem DCM-Verfahren eine **Chance,** dass das Verfahren Einfluss nimmt auf Strukturprozesse innerhalb der Einrichtung, die sonst nicht betrachtet würden. Diese werden wesentlich nicht durch die Mapper und die direkte Betrachtung des Bewohners gesehen, sondern meist im Zusammenhang mit der Bewertung der Verhaltensweisen in Verbindung mit der räumlich-strukturellen Umgebung.

Ein Beispiel: Ein Mapping wird in einem Gruppengeschehen, das im Dachgeschoss einer Einrichtung liegt durchgeführt. Es wird festgestellt, dass viele Bewohner mobil und aktiv sind.

Es wird beobachtet, dass mehr Bewegung im Tagesprogramm integriert werden könnte. Aus dem Maßnahmenplan des Teams ergibt sich, viele Aktivitäten der Bewohner auszuweiten und erst aus dieser Umsetzungsidee im Team, also nicht der unmittelbaren Feststellung der Mapper, erfolgt die Chance, Veränderungspotenziale zu suchen, wie beispielsweise eine räumliche Verlagerung der Gruppe in einen Bereich, von dem aus man direkt in die vorhandene Gartenanlagen gehen kann oder in eine beschützte Außenanlagen kommen kann.

Das Ergebnis konnte in einem Fall anstoßen, das ein Fahrstuhl im Außenbereich gebaut wurde, der es nun den Bewohnerinnen und Bewohnern ermöglicht, direkt in einen Gartenbereich zu gelangen, der den speziellen Bedürfnissen entgegenkommt.

Ein weiteres Beispiel ist das Eindecken eines Tisches zu den jeweiligen Mahlzeiten. Wird also bei einem Mapping festgestellt, dass viele Bewohner eine große Zufriedenheit bei der Bewegung von Geschirr zeigen, kann im Feedbackgespräch des Teams überlegt werden, welche Möglichkeiten der Eigenaktivität des Bewohners gefördert werden kann.

Während für den DCM-Verbund die Risiken einer Weitergabe von Informationen im Rahmen des Risikomanagements gesehen werden, betrachten die DCM-Anwender den Austausch von Informationen und Praktiken in der Versorgung von Menschen mit Demenz als selbstverständlich. Sie bewerten das Risiko eher darin, zu sehen, dass in einzelnen Bereichen des Verbundes unterschiedliche Arbeitsbedingungen vorhanden sind und diese aus Mapper-Sicht einer Verbesserung bedürfen. Es besteht ein **Risiko aus Sicht der Mapper** darin, dass zu sehr an den großen Prozessen und Strukturen des Verbundes sowie der Einrichtungen im Verbund «gearbeitet» wird. Weniger wird dabei an die Möglichkeiten, die den Mitarbeitenden zur Verfügung gestellt werden, um Verbesserungen im Alltag durchzuführen, gedacht. Ihr Handlungsziel, Situationen und personenzentriertes Arbeiten zu bewältigen und darauf stolz sein zu können, steht nach Ansicht der befragten Mapper prioritätenmäßig über der Zielsetzung des Gesamtverbundes, nämlich zu verhindern, dass Informationen ungewollt außerhalb der Einrichtungen preisgegeben werden.

Die DCM-Anwender im DCM-Verbund sehen zudem das Risiko, dass der DCM-Verbund insbesondere auch durch einen immer größer werdenden Verbund viel mehr auf die strukturelle Ausrichtung wirken will. Anliegen der DCM-Mapper selbst ist es, sichtbar und zum Anfassen Verbesserungen im Umgang mit an Demenz erkrankten Menschen zu finden.

Andererseits wird seitens der Mapper betont, dass neue Partner wesentlich dazu beitragen, dass die Anwendung von DCM immer neue Innovationen und Ideen vorantreibt und verhindert, dass ein eingefahrenes System etabliert ist. Dies wird als eine wesentliche Voraussetzung dafür angesehen, sich selbst weiter zu entwickeln und Menschen zu zeigen, welche Möglichkeiten es beim Umgang mit an Demenz erkrankten Menschen gibt.

12.8 Zusammenfassung

Zusammenfassend kann mit dem Erfahrungsbericht dargestellt werden, dass die Partner im beschriebenen DCM-Verbund sicher sind, dass sie ohne die Vernetzung nicht die hohe Motivation und Fachkompetenz in der Sorge um Menschen mit Demenz gehabt hätten.

Das Ziel des im Jahr 2005 begonnenen Projektes, «DCM-gestützte Qualitätsentwicklung in der Sorge für Menschen mit Demenz in (teil-)stationären Altenhilfeeinrichtungen im Kreis Minden-Lübbecke», das stationäre Pflegeangebot für Menschen mit Demenz in der Region qualitativ weiter zu entwickeln, ist erfüllt. Das Projekt konnte bewirken, dass in gemeinsamer Vernetzung von DCM-Partnern nicht nur eine qualitative Verbesserung erreicht, sondern darüber hinaus auch überregionales Interesse geweckt wurde.

Die über das Projekt hinaus seit vier Jahren bestehende Vernetzung von DCM-Partnern in einem Verbund zeigt, dass diese Vernetzung auch zukunftsträchtig erscheint. Die Erweiterung auf überregionale interessierte Partnerausweitung ist dafür ein eindeutiges Signal. Der Erfahrungsbericht zeigt in der Stärken-Schwächen-Analyse auf, dass noch einige Schwächen bearbeitet werden sollten. Insbesondere die wissenschaftliche Vernetzung, die Schnittstellenlösung zur EDV-gestützten Pflegedokumentation, wird als entwicklungswürdig angesehen. Die innerhalb des Verbundes gegebene Erweiterung der Wissensbasis hat derzeit noch wenig Verbindung mit einer zentralen wissenschaftlichen Stelle. Ob die Erweiterung der Informationstechnologie hier eine Entwicklung vorantreiben kann, ist nicht erkennbar. Auf dem Weg der gelungenen Zielerreichung der Anwender von DCM im Verbund zeigt das Ergebnis der Stärken-Schwächen-Analyse, dass die Weiterentwicklung der praktischen Anwendung von DCM über einen Verbund von DCM-Partnern besser zu erreichen ist, als eine DCM-Anwendung in einer Einrichtung. Ein Verbund von DCM-Partnern hat insbesondere deshalb große Vorteile, weil die auf Basis der Mappings zu erstellenden Maßnahmenpläne der Teams eine intensive Teamförderung unterstützen und multidisziplinär wie multidimensional verschiedenen Berufsgruppen und Berufshierachien auf einer Fach- und Sachebene zu einer kreativen Weiterentwicklung einer Dienstleistung unterstützen.

12.9 Ausblick

Im Ausblick lässt sich auf Grund der Erkenntnisse der DCM-Partner im Verbund aufzeigen, dass es den Partnern wichtig erscheint, den Einsatz von Dementia Care Mapping nicht als Einzelanwender durchzuführen.

Die Anwendung von DCM im Verbund von Einrichtungen, die das Wohlbefinden der Menschen mit Demenz in stationären Einrichtungen mit dem Anspruch einer nachhaltigen Wirkung im Auge hat, benötigt dazu zukunftsorientierte Rahmenbedingungen. Für weitere Vernetzungen und die Verbesserung von Information und Kommunikation besteht noch Unterstützungsbedarf. Die Weiterentwicklung kann weder monetär noch inhaltlich allein von den Partnern im Verbund getragen werden. Eine Steuerung der Entwicklung wird zukunftsorientiert als notwendig betrachtet. In verschiedenen Schnittstellenbereichen – wie der EDV-gestützten Dokumentation oder der Risikopotentialanalyse – besteht noch weiterer Forschungs- und Entwicklungsbedarf.

Literatur

Altendorf Stiftung. http://www.alten-dorf.de/ aufgerufen 13.07.2013.
Becker S., Kaspar R., Kruse A. (2011). H.I.L.D.E – Heidelberger Instrument zur Erfassung der Lebensqualität demenzerkrankter Menschen. Bern: Verlag Hans Huber.
Block S. (2005). Marketing und Verkauf: Pflegerische Dienstleistungen anbieten. Hannover: Vincentz-Verlag.
BMI – Bundesministerium des Innern (2013). Organisationshandbuch, Stärken/Schwäche-Analyse. http://www.orghandbuch.de/nn_414926/Organisations-Handbuch/DE/6_MethodenTechniken/63_Analysetechniken/634_SWOT-Analyse/swot-analyse-node.html abgerufen am 01.05.13.
Bradford; Dementia Group (1997). Demenzpflege evaluieren – Die DCM Methode. Bradford: University of Bradford.
Kitwood T. (2000). Demenz: Der personenzentrierte Ansatz im Umgang mit verwirrten Menschen. Bern: Verlag Hans Huber.
Kommunale Pflegeplanung im Kreis Minden. http://www.minden-luebbecke.de/PDF/Bericht_im_Rahmen_der_kommunalen_Pflegeplanung_im_Kreis_

Minden_L%C 3 %BCbbecke.PDF?ObjSvrID=322&ObjID=2030&ObjLa=1&Ext=PDF&WTR=1&_ts=1368541492 letzter Aufruf am 13.07.20013.

Lange-Riechmann L. (2011). Betriebswirtschaftliche Bedeutung einer DCM-gestützten Fachbetreuung in der (teil-)stationären Altenhilfe. Stuttgart: Steinbeis Edition.

Ollenschläger G., Bucher H., Donner-Banzhoff C. (2006). Kompendium evidenzbasierte Medizin. 5. Auflage. Bern: Verlag Hans Huber.

Rüsing, D. (2003). Die Reliabilität und Validität des Beobachtungsinstruments DCM. Literaturanalyse im Rahmen einer Bachelorarbeit., Institut für Pflegewissenschaft. Werne: Universität Witten/Herdecke.

Von der Gathen, A., Simon, H. (2002). Handbuch der Strategie-Instrumente, Frankfurt, Campus Verlag.

Deutschsprachige Literatur, Adressen und Links zum Thema «Demenz»

Literatur (deutsch)

Auf Grundlage der Empfehlungen der Deutschen Alzheimer Gesellschaft e. V., ergänzt von Jürgen Georg, Elke Steudter, Gaby Burgermeister und Swantje Kubillus (Juli 2013).

Informationen über das Krankheitsbild und den Umgang mit Demenzkranken

Alzheimer Europe (Hrsg.) (2005). Handbuch der Betreuung und Pflege von Alzheimer-Patienten. 2., aktualisierte und erweiterte Aufl. Stuttgart: Thieme.

Bell V., Troxel D. (2007). Richtig helfen bei Demenz, Ein Ratgeber für Angehörige und Pflegende. 2. Aufl. München: Reinhardt Verlag.

Bowlby Sifton C. (2011). Das Demenz-Buch. Ein «Wegbegleiter» für Angehörige und Pflegende. 2. überarb. Aufl. Bern: Verlag Hans Huber.

Beyreuther K., Einhäupl K. M., Förstl H., Kurz A. (2002). Demenzen. Grundlagen und Klinik. Stuttgart: Thieme.

Böhme G. (2008). Förderung der kommunikativen Fähigkeiten bei Demenz. Bern: Verlag Hans Huber.

Bredenkamp R., Albota M., Beyreuther K., Bruder J., Kurz A., Langehennig M., Prümel-Philippsen U., Tillmann C., von der Damerau-Dambrowski V., Weller M., Weyerer S. (2008). Die Krankheit frühzeitig auffangen. Bern: Verlag Hans Huber.
aus der Reihe: Gemeinsam für ein besseres Leben mit Demenz.

Bruhns A., Lakotta B., Pieper D. (Hrsg.) (2010). Demenz: Was wir darüber wissen, wie wir damit leben. München: Deutsche Verlags-Anstalt.

Bundesministerium für Gesundheit: Wenn das Gedächtnis nachlässt. Ratgeber für die häusliche Betreuung demenzkranker älterer Menschen.
Zu bestellen beim BMG, per: E-Mail: publikationen@bundesregierung.de
Telefon: 01805/77 80 90 (kostenpflichtig. 14 Ct/Min. aus dem dt. Festnetz, abweichende Preise aus den Mobilfunknetzen möglich)
Fax: 01805/77 80 94 (kostenpflichtig. 14 Ct/Min. aus dem dt. Festnetz, abweichende Preise aus den Mobilfunknetzen möglich),
Schriftlich: Publikationsversand der Bundesregierung
Postfach 48 10 09
18132 Rostock
oder als PDF zum Herunterladen auf http://www.bmg.bund.de.

Bundesministerium für Gesundheit (Hrsg.) (2007). Rahmenempfehlungen zum Umgang mit herausforderndem Verhalten bei Menschen mit Demenz. Berlin: Bundesministerium für Gesundheit.

Buijssen H. (2003). Demenz und Alzheimer verstehen – mit Betroffenen leben. Weinheim: Beltz.

Chapman A., Jackson G. A., McDonald C. (2004). Wenn Verhalten uns herausfordert. Stuttgart: Demenz Support.

de Klerk-Rubin V. (2009). Mit dementen Menschen richtig umgehen, Validation für Angehörige. 2. Aufl. München: Rheinhardt.

Fischer-Börold C., Zettl S. (2006). Demenz. NDR Visite – Die Gesundheitsbibliothek. Hannover: Schlütersche.

Förstl H. (Hrsg.) (2002). Lehrbuch der Gerontopsychiatrie und -psychotherapie. Stuttgart: Thieme.

Förstl H., Kleinschmidt C. (2009). Das Anti-Alzheimer-Buch. Ängste, Fakten, Präventionsmöglichkeiten. München: Kösel-Verlag.

Forstmeier S., Maercker A. (2008). Probleme des Alterns. Göttingen: Hogrefe.

Furtmayr-Schuh A. (2000). Die Alzheimer Krankheit – das große Vergessen. Stuttgart: Kreuz.

Gutzmann H., Zank S. (2004). Demenzielle Erkrankungen, medizinische und psychosoziale Interventionen. Stuttgart: Kohlhammer Urban.

Hallauer J. F.; Kurz A. (Hrsg.) (2002). Weißbuch Demenz. Stuttgart: Thieme.

Hauser U. (2009). Wenn die Vergesslichkeit noch nicht vergessen ist – zur Situation Demenzkranker im frühen Stadium. 2. Aufl. Köln: KDA.

Höhn M. (2004). Häusliche Pflege: ... und sich selbst nicht vergessen. Was pflegende Angehörige wissen sollten. Köln: PapyRossa.

Kastner U., Löbach R. (2007). Handbuch Demenz. München: Elsevier.

Klessmann E. (2012). Wenn Eltern Kinder werden und doch die Eltern bleiben. 7. Aufl. Bern: Verlag Hans Huber.

Kompetenznetzwerk Demenzen e. V. (Hrsg.) (2009). Alzheimer und Demenzen verstehen. Der Ratgeber des Kompetenznetzes Demenzen. Diagnose, Behandlung, Alltag, Betreuung. Stuttgart: MVS Medizinverlage.

Krämer G. (2000). Alzheimer Krankheit. Antworten auf die häufigsten Fragen. Stuttgart: Trias.

Landesinitiative Demenz-Service NRW (Hrsg.) (2005). «Wie geht es Ihnen?» – Konzepte und Materialien zur Einschätzung des Wohlbefindens von Menschen mit Demenz. Köln: KDA.

Leuthe F. (2009). Richtig sprechen mit dementen Menschen. München: Reinhardt.

Mace N. L., Rabins P. V. (2012). Der 36-Stunden-Tag. Die Pflege des verwirrten älteren Menschen, speziell des Alzheimer-Kranken. 6. Aufl. Bern: Verlag Hans Huber.

Martin M., Schelling H. R. (Hrsg.) (2005). Demenz in Schlüsselbegriffen. Bern: Verlag Hans Huber.

Moniz-Cook E., Manthorpe J. (2010). Frühe Diagnose Demenz. Bern: Verlag Hans Huber.

Niemann-Mirmehdi M., Mahlberg R. (2003). Alzheimer – was tun, wenn die Krankheit beginnt? Stuttgart: Trias.

Perrar K. M., Sirsch E., Kutschke A. (2011). Gerontopsychiatrie für Pflegeberufe. 2. aktualisierte und erweiterte Aufl. Stuttgart: Thieme.

Piechotta G. (2008). Das Vergessen erleben. Lebensgeschichten von Menschen mit einer demenziellen Erkrankung. 1. Aufl. Frankfurt: Mabuse-Verlag.

Powell J. (2003). Hilfen zur Kommunikation bei Demenz. Köln: Kuratorium Deutsche Altershilfe. Tel. 0221 931 847 0, http://www.kda.de.

Powell J. (2002). Hilfen zur Kommunikation bei Demenz. 4. Aufl. Köln: KDA. [vergriffen]

Richter B., Richter R. W. (2004). Alzheimer in der Praxis. Bern: Verlag Hans Huber. *Ärztlicher Ratgeber.*

Riesner Ch. (2010). Menschen mit Demenz und ihre Familien. Das person-zentrierte Bedarfsassessment CarnapD: Hintergründe, Erfahrungen, Anwendungen. Hannover: Schlütersche. [Pflegebibliothek: Wittener Schriften]

Rösner M. (2007). Humor trotz(t) Demenz – Humor in der Altenpflege. Köln: KDA.

Schäfer U. (2004). Demenz – Gemeinsam den Alltag bewältigen, Ein Ratgeber für Angehörige und Pflegende. 1. Aufl. Göttingen: Hogrefe.

Schwarz G. (2009). Basiswissen: Umgang mit demenzkranken Menschen. 1. Aufl. Bonn: Psychiatrie-Verlag.

Stechl E., Steinhagen-Thiessen E., Knüvener C. (2008). **Demenz** – mit dem Vergessen leben. Ein Ratgeber für Betroffene. 1. Aufl. Frankfurt: Mabuse-Verlag.

Steffen N. (2008). Lernstationen: Demenzielle Erkrankungen. Lernzirkel in der Pflegeausbildung. München: Elsevier.

Stiftung Warentest – Verbraucherzentrale Nordrhein-Westfalen (Hrsg.) (2009). Demenz – Hilfe für Angehörige und Betroffene. 2. Aufl. Berlin: Stiftung Warentest.

Tackenberg P., Abt-Zegelin A. (Hrsg.) (2004). Demenz und Pflege: Eine interdisziplinäre Betrachtung. Frankfurt a. M.: Mabuse Verlag.

Tönnies I. (2007). Abschied zu Lebzeiten. Wie Angehörige mit Demenzkranken leben. Bonn: Balance Buch- und Medien-Verlag.

Wächtler C. (Hrsg.) (2003). Demenzen – Frühzeitig erkennen, aktiv behandeln, Betroffene und Angehörige effektiv unterstützen. 2. Aufl. Stuttgart: Thieme.

Weidenfelder M. (2004). Mit dem Vergessen leben: Demenz, Verwirrte alte Menschen verstehen und einfühlsam begleiten. Stuttgart: Kreuz.

Whitehouse P. J., George D. (2009). Mythos Alzheimer. Bern: Verlag Hans Huber.

Wojnar J. (2007). Die Welt der Demenzkranken. Leben im Augenblick. 1. Aufl. Hannover: Vincentz-Verlag.

Pflege, Pflegekonzepte

Archibald C. (2007). Menschen im Krankenhaus. Ein Lern- und Arbeitsbuch für Pflegekräfte. Köln: Kuratorium Deutsche Altershilfe.

Barker P., Buchanan-Barker P. (2013). Das Gezeiten-Modell. Der Kompass für eine recovery-orientierte, psychiatrische Pflege. Bern: Huber.

Barrick A. L. et al. (2011). Körperpflege ohne Kampf – Personenorientierte Pflege von Menschen mit Demenz. Bern: Verlag Hans Huber.

Böhm E. (2009). Verwirrt nicht die Verwirrten. Neue Ansätze geriatrischer Krankenpflege. 14. Aufl. Bonn: Psychiatrie Verlag.

Bölicke C., Mösle R., Romero B., Sauerbrey G., Schlichting R., Weritz-Hanf P., Zieschang Tania T. (2007). Ressourcen erhalten. Bern: Verlag Hans Huber.
aus der Reihe: Gemeinsam für ein besseres Leben mit Demenz.

Bonner, C. (2013). Stressmindernde Pflege bei Menschen mit Demenz. Bern: Huber.

Breuer P. (2009). Visuelle Kommunikation für Menschen mit Demenz. Bern: Verlag Hans Huber.

Brooker D. (2008). Person-zentriert pflegen – Das VIPS-Modell zur Pflege und Betreuung von Menschen mit Demenz. Bern: Verlag Hans Huber.

Buchholz T., Schürenberg A. (2013). Basale Stimulation in der Pflege alter Menschen. 4., überarb. und erw. Aufl. Bern: Verlag Hans Huber.

Chalfont G. (2010). Naturgestützte Therapie. Tier- und pflanzengestützte Therapie für Menschen mit einer Demenz planen, gestalten und ausführen. Bern: Verlag Hans Huber.

Chapman A., Jackson F. A., McDonald C. (2004). Wenn Verhalten uns herausfordert ... Ein Leitfaden für Pflegekräfte zum Umgang mit Menschen mit Demenz. Stuttgart: Demenz Support Stuttgart.

Falk J. (2004). Basiswissen Demenz. Lern- und Arbeitsbuch für berufliche Kompetenz und Versorgungsqualität. Weinheim: Juventa.

Feil N. (2007). Validation. 5. Aufl. München: Reinhardt-Verlag.

Fischer T. (2011). Schmerzeinschätzung bei Menschen mit schwerer Demenz. Bern: Verlag Hans Huber.

Gatterer G., Croy A. (2005). Leben mit Demenz. Heidelberg/Berlin: Springer.

Gauer J. (2009). Du hältst deine Hand über mir. Gottesdienste mit Demenzkranken. Düsseldorf: Patmos.

Gogl A. (Hrsg.) (2013). Selbstvernachlässigung bei alten Menschen. Bern: Huber.

Grond E. (2009). Pflege Demenzkranker. 4. Aufl. Hannover: Schlütersche.

Gutensohn S. (2000). Endstation Alzheimer? Ein überzeugendes Konzept zur stationären Betreuung. Frankfurt: Mabuse.

Hammerla M. (2009). Der Alltag mit demenzerkrankten Menschen. Pflege in den verschiedenen Phasen der Erkrankung. München/Jena: Elsevier, Urban und Fischer.

Hegedusch E. und L. (2007). Tiergestützte Therapie bei Demenz. Hannover: Schlütersche.

Held C. (2013). Was ist «gute» Demenzpflege. Demenz als dissoziatives Geschehen – ein Praxishandbuch für Pflegende. Bern: Verlag Hans Huber.

Höwler E. (2008). Herausforderndes Verhalten bei Demenz. Stuttgart: Kohlhammer.

Innes A. (Hrsg.) (2004). Die Dementia Care Mapping Methode (DCM). Bern: Verlag Hans Huber. [vergriffen]

Jenkins D. (2006). Der beste Anzug. Hautpflege bei Menschen mit Demenz. Köln: KDA.

Kasten E., Utecht C., Waselewski M. (2004). Den Alltag demenzerkrankter Menschen neu gestalten. Hannover: Schlütersche.

Kitwood T. (2013). Demenz. Der person-zentrierte Ansatz im Umgang mit verwirrten Menschen. 5. Aufl. Bern: Verlag Hans Huber.

Killick J., Craig C. (2013). Kreativität und Kommunikation bei Menschen mit Demenz. Bern: Huber.

Krasberg U. (2013). «Hab ich vergessen, ich hab nämlich Alzheimer!» – Beobachtungen einer Ethnologin in Demenzwohngruppen. Bern: Huber.

König J., Zemlin C. (2008). 100 Fehler im Umgang mit Menschen mit Demenz und was Sie dagegen tun können. Hannover: Schlütersche.

Kolb C. (2003). Nahrungsverweigerung bei Demenzkranken. PEG-Sonde – ja oder nein? Frankfurt: Mabuse Verlag.

Kostrzewa S. (2010). Palliative Pflege von Menschen mit Demenz. 2. Aufl. Bern: Verlag Hans Huber.

Kotsch L., Hitzler, R. (2013). Selbstbestimmung trotz Demenz? Ein Gebot und seine praktische Relevanz im Pflegealltag. Weinheim: Beltz Juventa.

Kuhlmann A. (2005). Case Management für demenzkranke Menschen. Eine Betrachtung der gegenwärtigen praktischen Umsetzung. Münster: LIT-Verlag.

Kuhn D., Verity J. (2012). Die Kunst der Pflege von Menschen mit einer Demenz. Bern: Verlag Hans Huber.

Kuratorium Deutsche Altershilfe (2001). Qualitätshandbuch Leben mit Demenz. Köln: KDA.

Kuratorium Deutsche Altershilfe (2008). DazugeHÖREN. Türen öffnen zu hörgeschädigten Menschen mit Demenz. Köln: KDA.

Marshall M., Allan K. (2011). «Ich muss nach Hause» – Ruhelos umhergehende Menschen mit einer Demenz verstehen. Bern: Verlag Hans Huber.

Morton I. (2002). Die Würde wahren – Personzentrierte Ansätze in der Betreuung von Menschen mit Demenz. Stuttgart: Klett-Cotta.

Münch M., Schwermann M. (2007). Professionelles Schmerzassessment bei Menschen mit Demenz. Stuttgart: Kohlhammer.

Plemper B., Beck G., Freter H.-J., Gregor B., Gronemeyer R., Hafner I., Klie T., Pawletko K.-W., Rudolph J., Schnabel E., Steiner I., Trilling A., Wagner J. (2007). Gemeinsam betreuen. Bern: Verlag Hans Huber. *aus der Reihe: Gemeinsam für ein besseres Leben mit Demenz.*

Panke-Kochinke B. (2013). Menschen mit Demenz in Selbsthilfegruppen. Krankheitsbewältigung im Vergleich zu Menschen mit Multipler Sklerose. Weinheim: Beltz Juventa.

Richter B., Richter R. W. (2004). Alzheimer in der Praxis. Bern: Verlag Hans Huber. *Ärztlicher Ratgeber.*

Robert Bosch Stiftung (Hrsg.) (2007). Gemeinsam für ein besseres Leben mit Demenz – Gesamtausgabe. Bern: Verlag Hans Huber.

Sachweh S. (2008). Spurenlesen im Sprachdschungel. Kommunikation und Verständigung mit demenzkranken Menschen. Bern: Verlag Hans Huber.

Schindler U. (Hrsg.) (2003). Die Pflege demenziell Erkrankter neu erleben. Mäeutik im Praxisalltag. Hannover: Vincentz.

Staack S. (2004). Milieutherapie, Ein Konzept zur Betreuung demenziell Erkrankter. Hannover: Vincentz.

Tackenberg P., Abt-Zegelin A. (2004). Demenz und Pflege. Eine interdisziplinäre Betrachtung. Frankfurt: Mabuse.

Urselmann, W. (2013): Schreien und Rufen. – Herausforderndes Verhalten bei Menschen mit Demenz. Bern: Huber.

van der Kooij C. (2012): «Ein Lächeln im Vorübergehen». Erlebensorientierte Altenpflege mit Hilfe der Mäeutik. 2. erg. Aufl. Bern: Verlag Hans Huber.

van der Kooij C. (2010): Das mäeutische Pflege- und Betreuungsmodell. Bern: Verlag Hans Huber.

Verbraucher-Zentrale Nordrhein-Westfalen e. V. (2003). Pflegende Angehörige – Balance zwischen Fürsorge und Entlastung. Düsseldorf: Verbraucher-Zentrale NRW.
Weissenberger-Leduc M. (2009). Palliativpflege bei Demenz. Ein Handbuch für die Praxis. Wien: Springer.
White E. (2013). Sexualität bei Menschen mit Demenz. Bern: Huber.
Wissmann P. et al. (2007). Demenzkranken begegnen. Bern: Verlag Hans Huber. *Aus der Reihe: Gemeinsam für ein besseres Leben mit Demenz.*

Person-zentrierte Pflege

Arens, F. (2005). Kommunikation zwischen Pflegenden und dementierenden alten Menschen. Frankfurt am Main: Mabuse-Verlag.
Arens, F. (2003). «Lebensweltlich-kommunikatives Handeln»: Ein Ansatz zur Situationsbewältigung zwischen Pflegenden und dementierenden alten Menschen? In: Pflege und Gesellschaft 8 (2) 68–73.
Baer, U. (2007). Innenwelten der Demenz: Das SMEI-Konzept. Neukirchen-Vluyn: Affenkönig.
Bartholomeyczik, S.; Halek, M. (Hrsg.) (2009). Assessmentinstrumente in der Pflege. Hannover: Schlütersche.
Bartholomeyczik, S.; Halek, M. (2006). Verstehen und Handeln. Hannover: Schlütersche.
Bell, V.; Troxel, D. (2004). Personzentrierte Pflege bei Demenz. München: Reinhardt Verlag.
Bradford Dementia Group (2008). Pflege von Menschen mit Demenz evaluieren. Die DCM-Methode, 8. Aufl. Witten: Priv. Universität Witten/Herdecke.
Bosch, C. F. M. (1998). Vertrautheit: Studie zur Lebenswelt dementierender alter Menschen. Wiesbaden: Ullstein Medical.
Bowlby Sifton C. (2011). Das Demenz-Buch. Ein «Wegbegleiter» für Angehörige und Pflegende. 2. überarb. Aufl. Bern: Verlag Hans Huber.
Brooker, D., Surr, C. (2008). Dementia Care Mapping. Grundlagen und Praxis. Witten: Priv. Universität Witten/Herdecke.
Brooker, D. (2008). Person-zentriert pflegen. Bern: Verlag Hans Huber.
Diakonisches Werk Württemberg (Hrsg.), Bär, M. (2004). Demenzkranke Menschen im Pflegeheim besser begleiten. Hannover: Schlütersche.
Franke, L (2006). Demenz in der Ehe: Über die verwirrende Gleichzeitigkeit von Ehe- und Pflegebeziehung. Frankfurt: Mabuse-Verlag.
Gröning, K.; Kunstmann, A.-C. (Hrsg.) (2004). Pflegegeschichten: Pflegende Angehörige schildern ihre Erfahrungen. Frankfurt: Mabuse Verlag.
Hennig A.; Riesner C.; Schlichting, R.; Zörkler, M. (2006). Qualitätsentwicklung in Pflegeeinrichtungen durch Dementia Care Mapping? Saarbrücken: Institut für Sozialforschung und Sozialwirtschaft e. V.

Innes, A. (Hrsg.) (2004). Die Dementia Care Mapping Methode (DCM). Bern: Verlag Hans Huber.
Institut für Sozialforschung und Sozialwirtschaft e. V. (2005). Menschen mit Demenz: Wegweisende Impulse für die häusliche Pflege und Betreuung. Saarbrücken.
Menzen, K.-H. (2004). Kunsttherapie mit altersverwirrten Menschen. München: Reinhardt Verlag.
Morton, I. (2002). Die Würde wahren. Personenzentrierte Ansätze in der Betreuung von Menschen mit Demenz. Stuttgart: Klett-Cotta.
Müller-Hergl, C. (2004). Aus Sicht des Subjektiven. In: Im Brennpunkt: Lebensqualität/ Pflegequalität. Demenz Support Stuttgart (Hrsg.) Stuttgart: Demenz Support Stuttgart: 105–130.
Pörtner, M. (2004). Ernstnehmen-Zutrauen-Verstehen. Stuttgart: Klett-Cotta.
Pörtner, M.: (2005). Alt sein ist anders. Personenzentrierte Betreuung von alten Menschen. Stuttgart: Klett-Cotta.
Stuhlmann, W. (2004). Demenz – wie man Bindung und Biographie einsetzt. München: Reinhardt Verlag.
Tackenberg, P.; Abt-Zegelin, A. (Hrsg.) (2000). Demenz und Pflege: Eine interdisziplinäre Betrachtung. Frankfurt am Main: Mabuse Verlag.
Uhlmann, P.; Uhlmann, M. (2006). Was bleibt …: Menschen mit Demenz. edition uhlensee.
Weyerer, S.; Schäufele, M. (2006). Demenzkranke Menschen in Pflegeeinrichtungen. Stuttgart: Kohlhammer.
Welling, K. (2005). Interaktionen in der Pflege von Menschen mit Demenz, Heft 16. Brake: Prodos Verlag.
Wissmann, P. (Hrsg.) (2004). Werkstatt Demenz. Hannover: Vincentz Verlag.
Zieres, G.; Weibler, U. (Hrsg) (2007). Herausforderung Demenz: Optimierung der Versorgung von Menschen mit Demenzerkrankung. Dienheim: IATROS Verlag.

Zusammenstellung: Christian Müller-Hergl, ergänzt von Jürgen Georg

Demenz und Zivilgesellschaft

Demenz Support Stuttgart (Hrsg.) (2010). «Ich spreche für mich selbst» – Menschen mit Demenz melden sich zu Wort. Frankfurt: Mabuse.
Förstl H., Kleinschmidt C. (2010). Das Anti-Alzheimer-Buch. Ängste, Fakten, Präventionsmöglichkeiten. München: Kösel.
Taylor R. (2011). Der moralische Imperativ des Pflegens. Bern: Verlag Hans Huber.
Wissmann P., Gronemeyer R. (2008). Demenz und Zivilgesellschaft – Eine Streitschrift. Frankfurt: Mabuse.

Beschäftigung, Training, Erinnern

Bayerisches Staatsministerium für Arbeit und Sozialplanung, Familie und Frauen (2006). Musizieren mit dementen Menschen. Ratgeber für Angehörige und Pflegende. München: Reinhardt.

Becker J. (1999/2001). «Die Wegwerfwindel auf der Wäscheleine» und «Gell, heut geht's wieder auf die Rennbahn» – Die Handlungslogik dementer Menschen wahrnehmen und verstehen. afw-Arbeitshilfe Demenz I und II. Darmstadt: Arbeitszentrum für Fort- und Weiterbildung im Elisabethenstift. (Pädagogische Akademie Elisabethenstift gGmbH, Stiftstr. 14, 64287 Darmstadt, Tel. 06151 4095-100, E-Mail: pae@elisabethenstift.de, Internet: http://elisabethenstift.de).

Bell V., Troxel D., Tonya C., Hamon R. (2007). So bleiben Menschen mit Demenz aktiv. 17 Anregungen nach dem Best-Friends-Modell. München: Reinhardt.

Bendlage R., Nix A., Schützendorf E., Wölfel A. (2009). Gärten für Menschen mit Demenz und Alzheimer. Stuttgart: Ulmer.

Friese A. (2007). Sommerfrische. 28 Kurzaktivierungen im Sommer für Menschen mit Demenz. Hannover: Vincentz.

Friese A. (2008). Herbstvergnügen. 28 Kurzaktivierungen im Herbst für Menschen mit Demenz. Hannover: Vincentz.

Friese A. (2009). Frühlingsgefühle. 28 Kurzaktivierungen im Frühling für Menschen mit Demenz. Hannover: Vincentz.

Gatz S., Schäfer L. (2002). Themenorientierte Gruppenarbeit mit Demenzkranken. 24 aktivierende Stundenprogramme. Weinheim: Beltz.

Joppig W. (2004). Gedächtnistraining mit dementen Menschen. Troisdorf: Bildungsverlag Eins.

Kiefer B., Rudert B. (2007). Der therapeutische Tischbesuch, TTB – die wertschätzende Kurzzeitaktivierung. Hannover: Vincentz.

Kleindienst J., Rath B. (2011). Momente des Erinnerns. Auswahl: Vorlesebücher für die Altenpflege. Bd. 3 und 4. Berlin: Zeitgut.

Kuratorium Deutsche Altershilfe (Hrsg.) (2007). Tiere öffnen Welten. Leitlinien zum fachgerechten Einsatz von Hunden, Katzen und Kaninchen in der Altenhilfe. Köln: KDA.

Meier E., Teschauer W. (2009). Reise ins unbekannte Land. Bildgestaltung mit demenzkranken Menschen. Norderstedt: Books on Demand.

Midi-Music-Studio: Da klingt dein Herz. Senioren singen mit. CD und Textbuch. Zu beziehen über Midi-Music-Studio, Tel: 054 05-33 21, www.mm-studio.eu

Möllenhoff H., Weiß M., Heseker H. (2005). Muskeltraining für Senioren. Ein Trainingsprogramm zum Erhalt und zur Verbesserung der Mobilität mit CD Hamburg: Behr's Verlag.

Oswald W.D., Ackermann A. (2009). Kognitive Aktivierung mit SimA-P: Selbständig im Alter. Wien: Springer.

Radenbach J. (2009). Aktiv trotz Demenz. Handbuch für die Aktivierung und Betreuung von Demenzerkrankten. Hannover: Schlütersche.

Schmidt-Hackenberg U. (1996). Wahrnehmen und Motivieren. Die 10-Minuten-Aktivierung für die Begleitung Hochbetagter. Hannover: Vincentz.

Schmidt-Hackenberg U. (2003). Zuhören und Verstehen. Warum man im Januar Brezel aß und im Juli nicht zur Ruhe kam …. Hannover: Vincentz.

Schmidt-Hackenberg U. (2004). Anschauen und Erzählen, Gedankenspaziergänge mit demenziell Erkrankten. Hannover: Vincentz.

Strätling U. (2011). Als die Kaffeemühle streikte. Geschichten zum Vorlesen für demenzkranke Menschen. Köln: KDA, auch zu beziehen über: www.geschichtenfuerdemenzkranke.de.

Sulser R. (2010). Ausdrucksmalen für Menschen mit Demenz. 3. Aufl. Bern: Verlag Hans Huber.

Tageszentrum Wetzlar: Lieder-CDs und dazugehörige Liederbücher (Volkslieder, Schlager, Weihnachts- und Kirchenlieder etc. – instrumental und/oder mit Gesang. Zu beziehen über das Tageszentrum am Geiersberg, Geiersberg 15, 35578 Wetzlar, Tel. 06441 4 37 42; www.tageszentrum-am-geiersberg.de.

Wissmann P. (Hrsg.) (2004). Werkstatt Demenz. Hannover: Vincentz.

Reminiszenztherapie, Biografiearbeit, Erinnerungspflege

Enßle J. (2010). Demenz und Biografiearbeit. Hamburg: Diplomica-Verlag.

Fotokiste zur Biografiearbeit mit dementen Menschen. Box mit Begleitbuch «Leitfaden zur Biografiearbeit». Hannover: Vincentz 2003.

Höwler E. (2011). Biografie und Demenz. Stuttgart: Kohlhammer.

Lambrecht J. (2004). Jule. Geschichten, wie die heute alten Menschen ihre Kindheit erlebten Hannover: Vincentz.

Medebach D. (2011). Filmische Biografiearbeit im Bereich Demenz: Eine soziologische Studie über Interaktion, Medien, Biographie und Identität in der stationären Pflege. Berlin, Münster: Lit Verlag.

Oswald W.D., Ackermann A. (2009). Biographieorientierte Aktivierung mit SimA-P: Selbständig im Alter. Wien: Springer.

Rath B. (2010). Vorlesebücher für die Altenpflege: Momente des Erinnerns. Zeitzeugen erzählen von früher. Bd. 1 und 2. Berlin: Zeitgut.

Schweitzer P., Bruce E. (2010). Das Reminiszenz-Buch – Praxishandbuch zur Biografie- und Erinnerungsarbeit mit alten Menschen. Bern: Verlag Hans Huber.

Stuhlmann W. (2004). Demenz – wie man Bindung und Biographie einsetzt. München: Ernst Reinhardt.

Trilling A., Bruce E., Hodgson S., Schweitzer P. (2001). Erinnerungen pflegen. Unterstützung und Entlastung für pflegende und Menschen mit Demenz. Hannover: Vincentz.

Spiele

Damals. Memoryspiel zum Sich-Erinnern. Bad Rodach: Wehrfritz.
Wehrfritz GmbH, August-Grosch-Str. 28–38, 96476 Bad Rodach. Tel.: 09564 929-0; E-Mail: service@wehrfritz.de; Internet: http://www.wehrfritz.de
Wehrfritz GmbH, Businesscenter 271, AT–4000 Linz. Tel.: 0800 8809402, Fax: 0800 8809401; E-Mail: service@wehrfritz.at; www.wehrfritz.at
Fiedler P. (2004). Sonnenuhr. Hannover: Vincentz.
Fiedler P. (2005). Waldspaziergang. Hannover: Vincentz. http://shop.altenpflege.vincentz.net
Fiedler P., Hohlmann U. (2006). «Vertellekes». Brettspiel. Hannover: Vincentz. http://shop.altenpflege.vincentz.net
Fiedler P., Hohlmann U. (2010). «Vertellekes – das neue (Spiel). Ein Frage- und Antwortspiel für ältere Menschen. Hannover: Vincentz. http://shop.altenpflege.vincentz.net
Fiedler P., Hohlmann Ub (2011). Ergänzungsset «Vertellekes – das neue (Spiel). 120 Ergänzungskarten zum Spiel. Hannover: Vincentz. http://shop.altenpflege.vincentz.net
Sprichwortbox. 400 farbige Karten. Hannover: Vincentz. http://shop.altenpflege.vincentz.net
1. 'Ne gute Figur
2. In voller Blüte
Beide Spiele wurden von der Firma HeiMap entwickelt. Die Dipl.-Gerontologin Heike Manger-Plum hat ihre Firma «HeiMap – sinnesstimulierende Beschäftigungsmaterialien für die Altenhilfe» 2010 gegründet und mit ihrem Team, die Spiele entwickelt und produziert. 2010/2011: Bezugsquelle: HeiMap. http://www.heimap.de/1,000000035564,8,1
Paillon M. (2008). Mit Sprache erinnern. Kommunikative Spiele mit dementen Menschen. München: Reinhardt.
Schmidt-Hackenberg U. (2004). Anschauen und Erzählen – Gedankenspaziergang. Kartensatz und Begleitheft. Hannover: Vincentz.
Yalniz Degilsiniz! – Du bist nicht allein! Erinnerungskarten mit türkischen Weisheiten für die Beschäftigung mit demenziell erkrankten türkischen Menschen. (Projekt Demenz & Migration).
Bezug: Arbeiterwohlfahrt Bezirk Westliches Westfalen e. V., Kronenstr. 63–69, 44139 Dortmund, Tel.: 0231/5483-0, E-Mail: info@awo-ww.de, Internet: http://www.awo-ww.de

Ernährung

Bayerisches Staatsministerium für Arbeit und Sozialordnung, Familie und Frauen (2007). Ratgeber für die richtige Ernährung bei Demenz. 2. Aufl. München: Reinhardt.
Borker S. (2002). Nahrungsverweigerung in der Pflege. Bern: Verlag Hans Huber. [vgr.]
Crawley H. (2008). Essen und Trinken bei Demenz. Köln: Kuratorium Deutsche Altershilfe (Tel. 0221 931 847 0).
Deutsche Expertengruppe Dementenbetreuung e.V. (DED) (2005). Die Ernährung Demenzkranker in stationären Einrichtungen, 1. Aufl.
Deutsche Expertengruppe Dementenbetreuung e.V., c/o Alzheimer Gesellschaft Bochum, Universitätsstr. 77, 44789 Bochum; Tel.: 03221 105 6979
E-Mail: info@demenz-ded.de; Internet: http://www.demenz-ded.de/
Kolb Ch. (2003). Nahrungsverweigerung bei Demenzkranken. PEG-Sonde – ja oder nein? 3. Aufl. Frankfurt: Mabuse Verlag.
Menebröcker C., Rebbe J., Gross A. (2008). Kochen für Menschen mit Demenz. Norderstedt: Herstellung und Verlag: Books on Demand GmbH.
Rückert W. et al. (2007). Ernährung bei Demenz. *Aus der Reihe: Gemeinsam für ein besseres Leben mit Demenz.* Bern: Verlag Hans Huber.

Wohnen und Pflegeheim

Alzheimer-Gesellschaft Brandenburg e.V. (2009). Leben wie ich bin. Menschen mit Demenz in Wohngemeinschaften – selbst organisiert und begleitet. Ein Leitfaden und mehr. Potsdam.
Bestellung über Alzheimer-Gesellschaft Brandenburg, Tel: 0331 704 3747, E-Mail: denkert@alzheimer-brandenburg.de, www.alzheimer-brandenburg.de
Bär M. (2008). Demenzkranke Menschen im Pflegeheim besser begleiten. Arbeitshilfe für die Entwicklung und Umsetzung von Pflege- und Betreuungskonzepten. Herausgegeben vom Diakonischen Werk Württemberg. 2., aktualisierte Aufl. Hannover: Schlütersche.
Chalfont G. (2010). Naturgestützte Therapie. Tier- und pflanzengestützte Therapie für Menschen mit einer Demenz planen, gestalten und ausführen. Bern: Verlag Hans Huber.
Dettbarn-Reggentin J., Reggentin H., Risse T. (2009). Alternative Wohnformen für Menschen mit demenziellen, geistigen und körperlichen Einschränkungen. Konzepte, Finanzierung, Betreuung, Praxisbeispiele. Merching: Forum Gesundheitsmedien.
Dürrmann P. (Hrsg.) (2001). Besondere stationäre Dementenbetreuung I. Hannover: Vincentz.
Dürrmann P. (Hrsg.) (2005). Besondere stationäre Dementenbetreuung II. Konzepte, Kosten, Konsequenzen. Hannover: Vincentz.

Gutensohn S. (2000). Endstation Alzheimer? Ein überzeugendes Konzept zur stationären Betreuung. Frankfurt: Mabuse-Verlag.

Heeg S., Bäuerle K. (2004). Freiräume – Gärten für Menschen mit Demenz. Stuttgart: Demenz-Suppport Stuttgart.

Heeg S., Bäuerle K. (2008). Heimat für Menschen mit Demenz. Aktuelle Entwicklungen im Pflegeheimbau – Beispiele und Nutzungserfahrungen. Frankfurt: Mabuse-Verlag.

Held C., Ermini-Fünfschilling D. (2004). Das demenzgerechte Heim. Lebensraumgestaltung, Betreuung und Pflege für Menschen mit Alzheimerkrankheit. Basel: Karger.

Klie T. (Hrsg.) (2002). Wohngruppen für Menschen mit Demenz. Hannover: Vincentz.

Kuhn C., Radzey B. (2005). Demenzwohngruppen einführen. Ein Praxisleitfaden für die Konzeption, Planung und Umsetzung. Stuttgart: Demenz Support Stuttgart, Zentrum für Informationstransfer.

Kuratorium Deutsche Altershilfe (Hrsg.) (2009). Licht + Farbe: Wohnqualität für ältere Menschen.

Planer K. (2010). Haus- und Wohngemeinschaften – Neue Pflegekonzepte für innovative Versorgungsformen. Bern: Verlag Hans Huber.

Staack S. (2004). Milieutherapie. Ein Konzept zur Betreuung demenziell Erkrankter. Hannover: Vincentz.

Weyerer S., Schäufele M. (2006). Demenzkranke Menschen in Pflegeeinrichtungen. Stuttgart: Kohlhammer.

Winter P., Genrich R., Haß P. (2002). KDA-Hausgemeinschaften. Die 4. Generation des Altenpflegeheimbaus. Eine Dokumentation von 34 Projekten. = BMG Modellprojekte Bd. 9, 2001/2002. Köln: Kuratorium Deutsche Altershilfe.

Technische Unterstützung

Heeg S., Heusel C., Kühnle E., Külz S., von Lützau-Hohlbein H., Mollenkopf H., Oswald F., Pieper R., Rienhoff O., Schweizer R. (2007). Technische Unterstützung. Bern: Verlag Hans Huber. *Aus der Reihe: Gemeinsam für ein besseres Leben mit Demenz.*

Beratung und Unterstützung für Angehörige (wissenschaftliche Beiträge)

Engel S. (2006). Alzheimer und Demenzen – Unterstützung für Angehörige. Die Beziehung erhalten mit dem neuen Konzept der einfühlsamen Kommunikation. Stuttgart: MVS Medizinverlage.

Hedtke-Becker A., Steiner-Hummel I., Wilkening K., Arnold K. (2000). Angehörige pflegebedürftiger alter Menschen – Experten im System häuslicher Pflege. Eine Arbeitsmappe. Frankfurt am Main: Deutscher Verein für Öffentliche und Private Fürsorge.

Franke L. (2006). Demenz in der Ehe. Über die verwirrende Gleichzeitigkeit von Ehe- und Pflegebeziehung. Frankfurt a. Main: Mabuse-Verlag.

George W., George U. (2003). Angehörigenintegration in der Pflege. München: Reinhardt.

Lipinska D. (2010). Menschen mit Demenz personzentriert beraten. Bern: Verlag Hans Huber.

Perrig-Chiello P., Höpflinger F. (2012). Pflegende Angehörige älterer Menschen. Bern: Verlag Hans Huber.

Wadenpohl S. (2008). Demenz und Partnerschaft. Freiburg i. Brsg.: Lambertus.

Wilz G., Adler C., Gunzelmann T. (2001). Gruppenarbeit mit Angehörigen von Demenzkranken. Leitfaden. Göttingen: Hogrefe.

Woods B., Keady J., Seddon D. (2009). Angehörigenintegration. Beziehungszentrierte Pflege und Betreuung von Menschen mit Demenz. Bern: Verlag Hans Huber.

Zeisel J. (2011). «Ich bin noch hier!» Bern: Verlag Hans Huber.

Erfahrungsberichte, Tagebücher und Prosa

Alzheimer-Gesellschaft Berlin, Christa Matter, Noel Matoff (Hrsg.) (2009). «Ich habe Fulsheimer». Angehörige und ihre Demenzkranken. 1. Aufl. Hamburg/München: Dölling und Galitz Verlag.

Andersson, B. (2013). Am Ende des Gedächtnisses gibt es eine andere Art zu leben. Giessen: Brunnen Verlag.

Anonymus (2007). Wohin mit Vater? Ein Sohn verzweifelt am Pflegesystem. Frankfurt a. Main: Fischer.

Basting A. D. (2012). Das Vergessen vergessen. Bern: Verlag Hans Huber.

Bayley J. (2002). Elegie für Iris. Taschenbuch zum Film. München: dtv.

Bernlef J. (2007). Bis es wieder hell ist. München: Nagel & Kimche.

Blasius C. (2002). Gestern war kein Tag. Bielefeld: Verlag Neues Literaturkontor.

Braam S. (2008). «Ich habe Alzheimer». Wie die Krankheit sich anfühlt. Weinheim: Beltz-Verlag.

Bryden C. (2011). Mein Tanz mit der Demenz – Trotzdem positiv Leben. Bern: Verlag Hans Huber.

Buell-Whitworth H. (2013). Das Lewy-Body-Demenz Buch. Wissen und Tipps zum Verstehen und Begleiten. Bern: Verlag Hans Huber.

Degnacs D. (2006). Ein Jahr wie tausend Tage. Ein Leben mit Alzheimer. Düsseldorf: Walter.

Forster M. (2006). Ich glaube, ich fahre in die Highlands. 10. Aufl. Frankfurt a. Main: Fischer.

Ganß M. (2009). Demenz-Kunst und Kunsttherapie. Künstlerisches Gestalten zwischen Genius und Defizit. Frankfurt: Mabuse.

Genova L. (2009). Mein Leben ohne gestern. Bergisch Gladbach: Bastei Luebbe.

Held W. (2000). Uns hat Gott vergessen. Tagebuch eines langen Abschieds. Bucha bei Jena: Quartus-Verlag.

Horwatitsch B. (2013). Das Herz der Dings. Geschichten über das Leben mit Demenz. Frankfurt: Mabuse.
Hummel K. (2009). Gute Nacht, Liebster. 3. Aufl. Bergisch Gladbach: Bastei Lübbe.
Jens T. (2009). Demenz. Abschied von meinem Vater. 3. Aufl. Gütersloh: Gütersloher Verlagshaus.
Klessmann E. (2012). Wenn Eltern Kinder werden und doch die Eltern bleiben. 7. Aufl. Bern: Verlag Hans Huber.
Lambert M. (2000). Mutter … Aufarbeitung einer Beziehung. Toppenstedt: Schmitz.
Maurer K., Maurer U. (2009). Alzheimer und Kunst. Carolus Horn – Wie aus Wolken Spiegeleier werden. Frankfurt a. Main: Frankfurt University Press.
McCarthy, B. (2012). Nur nicht den Verstand verlieren. Bern: Verlag Hans Huber.
Offermans C. (2007). Warum ich meine demente Mutter belüge. München: Kunstmann.
Obermüller K. (Hrsg.) (2006). Es schneit in meinem Kopf. Erzählungen über Alzheimer und Demenz. München: Nagel & Kimche Verlag.
Rohra H. (2012). Aus dem Schatten treten. Warum ich mich für unsere Rechte als Demenzbetroffene einsetze. Frankfurt: Mabuse.
Schänzle-Geiger H., Dammann G. (2009). Alois und Auguste. Alzheimer und Demenz – Geschichten über das Vergessen. Frauenfeld: Huber.
Snyder L. (2011) Wie sich Alzheimer anfühlt. Bern: Verlag Hans Huber.
Suter M. (1999). Small World. Zürich: Diogenes. *Kriminalroman.*
Taylor R. (2010). Alzheimer und Ich. – Leben mit Dr. Alzheimer im Kopf. 2. Aufl. Bern: Verlag Hans Huber.
Taylor R. (2011). Im Dunkeln würfeln. (Bild-Text-Band). Bern: Verlag Hans Huber.
Taylor R. (2011). Der moralische Imperativ des Pflegens. Bern: Verlag Hans Huber.
Taylor R. (2013). Hallo Mr. Alzheimer. Wie kann man weiterleben mit Demenz? – Einsichten eines Betroffenen. Bern: Verlag Hans Huber.
Veld E. (2000). Klein, still & weiß. Frankfurt: Fischer.
Vilsen L. (2000). Die versunkene Welt der Lucie B. – Das Leben mit meiner alzheimerkranken Frau. Stuttgart: Urachhaus Verlag.
Von Rotenhan E. (2009). Paradies im Niemandsland: Alzheimer. Eine literarische Annäherung. Stuttgart: Radius-Verlag.
Zander-Schneider G. (2006). Sind Sie meine Tochter? Leben mit meiner alzheimerkranken Mutter. Reinbek: Rowohlt.
Zimmermann C., Wissmann P. (2011). Auf dem Weg mit Alzheimer. Wie sich mit einer Demenz leben lässt. Frankfurt: Mabuse.

Bücher für Kinder und Jugendliche

Abeele van den V., Dubois C. K. (2007). Meine Oma hat Alzheimer. Gießen: Brunnen-Verlag. *Ab 5 Jahre.*
Alzheimer Europe (Hrsg.) (2007). Liebe Oma. 3. Aufl. *7–12 Jahre; Deutsche Alzheimer Gesellschaft e. V.* Luxembourg: Alzheimer Europe.
Hula S. (2006). Oma kann sich nicht erinnern. Wien: Dachs-Verlag. *Ab 8 Jahre*
Körner-Armbruster A. M. (2009). Oma Lenes langer Abschied. *Ab 5 Jahre.* Mötzingen**:** Sommer-wind-verlag.
Kuijer G. (2007). Ein himmlischer Platz. Hamburg: Verlag Friedrich Oetinger. *Ab 10 Jahre.*
Langston L., Gardiner L. (2004). Omas Apelkuchen. Kiel: Friedrich Wittig Verlag. *3–5 Jahre.*
Messina L. (2005). Opa ist … Opa! Frankfurt: Kinderbuchverlag Wolff. *Ab 3 Jahre.*
Mueller D. (2006). Herbst im Kopf. Meine Omi Anni hat Alzheimer. Wien: Annette Betz Verlag. *Ab 4 Jahre.*
Musgrove M. (2010). Als Opa alles auf den Kopf stellte. Weinheim: Beltz & Gelberg.
Nilsson U., Erriksson E. (2008). Als Oma seltsam wurde. Bilderbuch. Frankfurt a. M.: Moritz-Verlag.
Park B. (2003). Skelly und Jake. Gütersloh: C. Bertelsmann Verlag. *10–16 Jahre.*
van Kooij R. (2007). Nora aus dem Baumhaus. Wien: Jungbrunnen.
Vendel van de E. (2004). Was ich vergessen habe. Hamburg: Carlsen Verlag. *6–12 Jahre.*
Vendel van de E., Godon I. (2006). Anna Maria Sofia und der kleine Wim. Hamburg: Carlsen Verlag. *Ab 4 Jahre.*

Medizinische Fachliteratur

Beyreuther K. et al. (2002). Demenzen. Grundlagen und Klinik. Stuttgart: Thieme.
Förstl H. (Hrsg.) (2002). Lehrbuch der Gerontopsychiatrie und -psychotherapie. 2. Aufl. Stuttgart: Thieme.
Förstl H. (2010). Demenz Diagnose und Therapie. Stuttgart: Schattauer.
Förstl H. (2012). Demenzatlas spezial. Stuttgart: Thieme.
Gutzmann H., Zank S. (2004). Demenzielle Erkrankungen, medizinische und psychosoziale Interventionen. Stuttgart: Kohlhammer.
Kastner U., Löbach I. (2007). Handbuch Demenz. München: Urban & Fischer.
Martin M., Schelling H. R. (Hrsg.) (2005). Demenz in Schlüsselbegriffen. Bern: Verlag Hans Huber.
Richter B., Richter R. W. (2004). Alzheimer in der Praxis. Bern: Verlag Hans Huber.
Wallesch C.-W., Förstl, H. (2012). Demenzen. Stuttgart: Thieme.

Recht und Pflegeversicherung

Bundesministerium für Justiz (Hrsg.) (2007). Betreuungsrecht mit ausführlichen Infos zur Vorsorgevollmacht, Broschürenversand der Bundesregierung. Tel.: 01805 / 77 80 90.
Internet: http://www.bmj.de/SharedDocs/Downloads/DE/broschueren_fuer_warenkorb/DE/Das_Betreuungsrecht.pdf?__blob=publicationFile

Coeppicus R. (2009). Patientenverfügung, Sterbehilfe und Vorsorgevollmacht. Rechtssicherheit bei Ausstellung und Umsetzung – Mustertexte und Lexikon. Essen: Klartext.

Klie T. (2005). Pflegeversicherung. Einführung, Lexikon, Gesetzestexte, Nebengesetze, Materialien. 7. Aufl. Hannover: Vincentz.

Petzold Ch. et al. (2007). Ethik und Recht. *Aus der Reihe: Gemeinsam für ein besseres Leben mit Demenz.* Bern: Verlag Hans Huber.

Schriftenreihe der Bundesarbeitsgemeinschaft Selbsthilfe e. V.: Die Rechte behinderter Menschen und ihrer Angehörigen. 37. Aufl. 2010/11.
Bezugsadresse: BAG Selbsthilfe e. V., Broschürenversand, Dieter Gast, Kirchfeldstr. 149, 40215 Düsseldorf, E-Mail: dieter.gast@bag-selbsthilfe.de, Tel. 0211 310060 Internet: www.bag-selbsthilfe.de > Veröffentlichungen > Literaturverzeichnis.

Verbraucherzentrale (2011). Pflegefall – was tun? Leistungen der Pflegeversicherungen und anderer Träger verständlich gemacht. 8. Aufl. www.vz-nrw.de.

Ferner stellt das Bundesministerium für Gesundheit kostenlos verschiedene Broschüren zur Verfügung:
1. Pflegen zu Hause. Ratgeber für die häusliche Pflege (2007)
2. Pflegeversicherung. Schutz für die ganze Familie (2006)
3. Ratgeber Pflege – Alles was Sie zur Pflege wissen müssen (2008)
4. Gut zu wissen – das Wichtigste zur Pflegereform 2008 (2008)
Zu bestellen beim BMG, per: E-Mail: publikationen@bundesregierung.de
Telefon: 018 05 77 80 90 (kostenpflichtig: 14 Ct/Min. aus dem dt. Festnetz, abweichende Preise aus den Mobilfunknetzen möglich).
Fax: 018 05 77 80 9490 (kostenpflichtig: 14 Ct/Min. aus dem dt. Festnetz, abweichende Preise aus den Mobilfunknetzen möglich).
Schriftlich: Publikationsversand der Bundesrgierung
Postfach 48 10 09
18132 Rostock
oder als PDF zum Herunterladen auf http://www.bmg.bund.de

Fachzeitschriften

pflegen DEMENZ
Kallmeyer Verlag im Erhard Friedrich Verlag
Im Brande 17
30926 Seelze/Velber
Tel.: +49 (0)511 4 00 04-0
Fax: +49 (0)511 4 00 04-1 19
abo@friedrich-verlag.de
www.pflegen-demenz.de
(4 Hefte/Jahr)

demenz-DAS MAGAZIN
Brinkmann Meyhöfer GmbH & Co. KG
An der Strangriede 54 A
30167 Hannover
Tel. +49 511 261775- 11
Fax +49 511 261775-29
E-Mail: info@brinkmann-meyhoefer.de
(4 Hefte/Jahr)

NOVAcura (Alten- und Langzeitpflege)
Verlag Hans Huber
Länggass-Str. 76
CH-3000 Bern 9
Tel.: 0041 (0)31 300 45 00
Fax: 0041 (0)31 300 45 93
Internet: http://www.verlag-hanshuber.com
E-Mail: verlag@hanshuber.com
(11 Hefte/Jahr)

Videos und DVDs

Apfelsinen in Omas Kleiderschrank. DVD inklusive Arbeitsblätter und Begleitheft mit methodisch-didaktischen Empfehlungen für die Umsetzung im Unterricht. Drei Filme, insgesamt 70 Minuten. Regie: Wilma Dirksen und Ralf Schnabel.

Demenzielles Verhalten verstehen, Abschied von den Spielregeln unserer Kultur (DVD) (2007). Hannover: Vincentz (Fortbildung, Schulung).

Der Tag, der in der Handtasche verschwand. Zu bestellen bei Marion Kainz, die den Film gedreht hat, Tel: 0179 502 40 88.

Der schleichende Verfall des Gehirns. Die Alzheimersche Krankheit (DVD) (2006). Hannover: Vincentz.

Erinnerungspflege mit demenziell Erkrankten. Hannover: Vincentz, 2002. DVD, 30 Minuten.

Eyre, R. (2003). Iris. Spielfilm. 87 min. Aus dem Englischen.

Integrative Validation nach Nicole Richard. Hannover: Vincentz, 1999. DVD, 30 Minuten.

Kuratorium Deutsche Altenhilfe (2010). DVD-Box «Demenz – Filmratgeber für Angehörige»; beinhaltet den Spielfilm «Eines Tages ...», zwei weitere DVDs mit 12 Themenfilmen sowie eine CD-Rom mit Begleitmaterialien.

zu beziehen über: KDA, Versand, An der Pauluskirche 3, 50677 Köln, Fax.: 0221/9318476, E-Mail: versand@kda.de, http://www.kda.de/kdaShop/filme/5014/demenz.html

Medienprojekt Wuppertal e. V. Projektleitung: Andreas von Hören (2010). Vom Leben mit Demenz. Viele Abschiede. DVD. 140 Minuten plus 109 Minuten Bonus. Bezugsquelle: www.medienprojekt-wuppertal.de.

Mein Vater – Coming Home. Spielfilm (Regie: Andreas Kleinert; Darsteller: Klaus J. Behrendt; Götz George; Ulrike Krumbiegel). Euro Video 2006. *Emmy-Gewinner 2003.*

Österreichisches Institut für Validation: Zurück zu einem unbekannten Anfang – Leben mit Alzheimerkranken. Dokumentarfilme und Fortbildungseinheiten (DVD). Bestellung über Filmcasino & polyfilm BetriebsGmbH, Margaretenstrasse 78, A-1050 Wien, Informationen: http://www.leben-mit-alzheimerkranken.at

Polley S. (2006). An ihrer Seite. Spielfilm. 110 min. Aus dem Englischen.

Rosentreter S.: Ilses weite Weit: Filme für Menschen mit Demenz.
 – Ein Tag im Tierpark (2010)
 – Musik – gemeinsam singen! (2011)
 Beide DVDs sind auch mit Begleitbuch, Fotokarten und Haptik-Set erhältlich. Bezugsquelle: www.ilsesweitewelt.de.

Ulmer E.-M. (2005). Interaktionen mit dementen Menschen. Hannover: Schlütersche. (DVD)
Fortbildung, Schulung.

Weck R. (Hrsg.) (2007). Einfach Alltag. Personenzentrierte Pflege in der Praxis. Stuttgart: Demenz Support Stuttgart. (DVD) *Dokumentarfilm.*

X 1. Dieser Film wurde unter der Projektleitung des LVR Zentrums für Medien und Bildung von Ester.Reglin. Film produziert und vom Land Nordrhein-Westfalen und den Landesverbänden der Pflegekassen in NRW finanziert.

10-Minuten-Aktivierung bei Verwirrten. Aufbruch in die Vergangenheit. Hannover: Vincentz. Zwei VHS-Kassetten, 92 Minuten.

Veröffentlichungen der Deutschen Alzheimer Gesellschaft e. V.

Selbsthilfe Demenz
Schriftenreihe

Band 1: Leitfaden zur Pflegeversicherung. Antragstellung, Begutachtung, Widerspruchsverfahren, Leistungen. 11. aktualisierte Aufl. 2009.

Band 2: Ratgeber in rechtlichen und finanziellen Fragen für Angehörige von Demenzkranken, ehrenamtliche und professionelle Helfer. 5. aktualisierte Aufl. 2008.

Band 3: Stationäre Versorgung von Demenzkranken. Leitfaden für den Umgang mit demenzkranken Menschen. 6. aktualisierte Aufl. 2008, Band 5: Ratgeber Häusliche Versorgung Demenzkranker. 3. überarbeitete Aufl. 2010.

Tagungsreihe der Deutschen Alzheimer Gesellschaft

Band 3: Demenz und Pflegebedürftigkeit. 1. Aufl. 2001.

Band 4: Gemeinsam handeln, Referate auf dem 3. Kongress der Deutschen Alzheimer Gesellschaft, Friedrichshafen, 1. Aufl. 2003.

Band 6: «Demenz – eine Herausforderung für das 21. Jahrhundert. 100 Jahre Alzheimer-Krankheit», Referate auf dem 22. Internationalen Kongress von Alzheimer's Disease International (12.–14.10.2006, Berlin), als CD-ROM.

Band 7: «Aktiv für Demenzkranke», Referate auf dem 5. Kongress der Deutschen Alzheimer Gesellschaft (9.–11.10.2008, Erfurt), inkl. CD-ROM.

Praxisreihe der Deutschen Alzheimer Gesellschaft

Band 1: Betreuungsgruppen für Demenzkranke. Informationen und Tipps zum Aufbau. 4. aktualisierte Aufl. 2009.

Band 2: Alzheimer- Was kann ich tun? Erste Hilfe für Betroffene. 11. Aufl. 2010.

Band 3: Mit Musik Demenzkranke begleiten. Informationen und Tipps. 3. Aufl. 2009.

Band 4: Helferinnen in der häuslichen Betreuung von Demenzkranken. Aufbau und Arbeit von Helferinnenkreisen. 4. Aufl. 2009.

Band 5: Leben mit Demenzkranken. Hilfen für schwierige Verhaltensweisen und Situationen im Alltag. 4. Aufl. 2007.

Band 6: Ernährung in der häuslichen Pflege Demenzkranker. 7. Aufl. 2008.

Band 7: Gruppen für Angehörige von Demenzkranken. 1. Aufl. 2005.

Band 8: Inkontinenz in der häuslichen Versorgung Demenzkranker. Informationen und Tipps bei Blasen- und Darmschwäche. 2. Aufl. 2006.

Band 9: Prävention, Therapie und Rehabilitation für Demenzkranke. 1. Aufl. 2009.

Band 10: Frontotemporale Demenz. Krankheitsbild, Rechtsfragen, Hilfen für Angehörige, 1. Aufl. 2009.

Band 11: Wenn die Großmutter demenzkrank ist. Hilfen für Eltern und Kinder. 1. Aufl. 2010.

CD-ROMs und DVDs

Allein leben mit Demenz. Herausforderung für Kommunen – Handbuch zum Projekt. Schulungsmaterialien, Interviews und kurze Filme. DVD, 1. Aufl. 2010.

Deutsche Alzheimer Gesellschaft e. V. «Hilfe beim Helfen». Schulungsreihe für Angehörige von Alzheimer- und anderen Demenzkranken. CD-ROM, 3. aktualisierte Aufl. 2008.
 Das interaktive modulare Seminarprogramm wendet sich an pflegende Angehörige.

Demenz interaktiv. Informationen und Übungen für Angehörige und Betroffene. CD-ROM, 2. Aufl. 2009.

Leben mit FTD. Dreiteiliger Dokumentarfilm über frontotemporale Demenz der Deutschen Alzheimer Gesellschaft, 2010. Bezugsquelle: www.deutsche-alzheimer.de.

Sonstige Veröffentlichungen
Das Wichtigste über die Alzheimer-Krankheit und andere Demenzformen. Ein kompakter Ratgeber. 17. aktualisierte Aufl. 2010.
Das Buch der Erinnerungen. Buch mit Beiträgen verschiedener Prominenter zur Unterstützung der Arbeit der DAlzG.
Fotoband «Blaue und graue Tage», Portraits von Demenzkranken und ihren Angehörigen, 1. Aufl. 2006.
Liebe Oma. Kinderbuch. 3. Aufl. 2007.
Pflege und Betreuung von Menschen mit Demenz am Lebensende. Hrsg.: Alzheimer Europe, Deutsche Alzheimer Gesellschaft, Schweizerische Alzheimervereinigung, 1. Aufl., November 2009.
Vergesst die Demenzkranken nicht! Forderungen der Deutschen Alzheimer Gesellschaft e. V., 3. Aufl. 2010.
Zeitschrift Alzheimer Info – Vierteljährlich erscheinende Mitgliederzeitschrift

Zu bestellen bei: Deutsche Alzheimer Gesellschaft e. V.
Selbsthilfe Demenz,
Friedrichstraße 236, 10969 Berlin
Tel. 030 – 259 37 95-0, Fax 030 259 37 95-29
http://www.deutsche-alzheimer.de

Links

Im Internet gibt es inzwischen eine Vielzahl von interessanten Websites mit Informationen über Demenz bzw. die Alzheimer-Erkrankung. Im Folgenden wird lediglich eine Auswahl der verschiedenen Seiten vorgestellt und näher beschrieben. Der Verlag übernimmt keine Verantwortung für die Aktualität der Inhalte bzw. mögliche Links der Internetseiten. Stand der Informationen Oktober 2009.

http://www.aktion-demenz.de: Seite des Vereins Aktion Demenz e. V. Der Verein möchte das bürgerschaftliche Engagement wecken und fördern und wendet sich nicht nur an Fachpublikum.
http://www.alois.de: firmengebundenes Informationsportal zur Alzheimer Krankheit des Alzheimer Online Informationsservice.
http://www.alz.ch: Die Seite der schweizerischen Alzheimervereinigung informiert über aktuelle Themen rund um die Krankheit. Der Schwerpunkt der Vereinigung liegt auf der Beratung von Betroffenen und ihren Angehörigen. Die Vereinigung unterhält ein sogenanntes Alzheimer-Telefon.
http://www.alzheimer.lu. Internetseite der Luxemburgischen Alzheimergesellschaft

http://www.alzheimer-europe.org. Dachverband der europäischen Alzheimergesellschaften
http://www.alzheimerforum.de: Seite der Angehörigen Initiative e. V. mit wichtigen Informationen zur Krankheit mit Schwerpunkt auf der Unterstützung der Angehörigen. Aktuelles auch zu den Themen Recht, Pflegeversicherung, Behandlungsansätze und Hilfsmittel. Möglichkeit der telefonischen Beratung. Bietet umfassende Adressenliste auch über Angehörigengruppen in Österreich.
http://www.alzheimerforum.ch: Alzheimer Forum Schweiz.
http://www.alzheimer-forschung.de: Alzheimer Forschung Initiative e. V.
http://www.alzheimer-gesellschaft.at: Seite der österreichischen Alzheimer Gesellschaft mit Schwerpunkt auf Wissenschaft und Forschung.
http://www.alzheimer-net.ch: eine firmengebundene Schweizer Info-Plattform (deutsch/französisch)
http://www.alzheimer-selbsthilfe.at: Seite des Alzheimer Angehörigen Austria Vereins mit nützlichen Informationen zu vielen Themen der Krankheit für Betroffene und Angehörige.
http://www.brad.ac.uk. Website der Bradford Dementia Group.
http://www.bmfsfj.de. Website des Bundesministeriums für Familien, Senioren, Frauen und Jugendliche mit Online-Publikationen und Broschüren zum Thema «Demenz»
http://www.bmfsfj.de/RedaktionBMFSFJ/Broschuerenstelle/Pdf-Anlagen/Demenz-aktuelle-Forschung-und-Projekte,property=pdf,bereich=bmfsfj,sprache=de,rwb=true.pdf
http://www.bmg.bund.de. Website des Bundesministeriums für Gesundheit mit Online-Publikationen zu Broschüren und Abschlussberichte der «Leuchtturmprojekte» (s. u.).
http://www.bmg.bund.de. Website des Bundesministeriums für Gesundheit mit Online-Publikationen zu Broschüren und Abschlussberichte der «Leuchtturmprojekte» (s. u.).
http://www.dcm-deutschland.de: Offizielle deutsche Seite des DCM-Verfahrens unter der Trägerschaft der Privaten Universität Witten/Herdecke mit Informationen über Aus- und Fortbildung für Pflegende und andere Angehörige des Gesundheitswesens.
http://www.demenz-service-nrw.de: Seite der Landesinitiative Demenz-Service Nordrhein-Westfalen. Dies ist eine gemeinsame Plattform einer Vielzahl von Akteuren, in deren Zentrum die Verbesserung der häuslichen Situation von Menschen mit Demenz und die Unterstützung ihrer Angehörigen stehen. Die Seite bietet vielfältige Informationen.
http://www.demenz-support.de: Zentrum für Informationstransfer zum Thema Demenz. Herausgeber der Zeitschrift «Demenz», ein Gesellschaftsjournal, in dem das Thema Demenz aus einer zivilgesellschaft-

lichen, übergreifenden Perspektive beleuchtet wird. Sie richtet sich an pflegende Angehörige, an Alzheimer-Betroffene, an bürgerschaftlich engagierte Menschen, an Vertreter der Kommunen, der Kirche, der Kultur und vieler anderer gesellschaftlicher Bereiche.

http://www.deutsche-alzheimer.de: Seite der deutschen Alzheimer Gesellschaft mit Hilfen für Betroffene und ihre Angehörigen. Sie bietet den Service der Online-Beratung, die Möglichkeit, Informationsblätter, Materialien und Broschüren herunterzuladen bzw. zu bestellen. Darüber hinaus bietet sie eine umfassende Adressenliste von allen regionalen Alzheimer Gesellschaften, Beratungsstellen und Angehörigengruppen in Deutschland.

http://www.demenz-service-nrw.de. Landesinitiative Demenz-Service Nordrhein-Westfalen.

http://www.dialogzentrum-demenz.de. Seite des «Dialogzentrum Demenz» an der Privaten Universität Witten/Herdecke. Wissenschaftlicher Arbeitsplatz der Herausgeber.

http://www.dgn.org: Deutsche Gesellschaft für Neurologie.

http://www.dgpalliativmedizin.de: Die Deutsche Gesellschaft für Palliativmedizin befasst sich unter anderem auch mit der Palliativbetreuung fortgeschritten demenziell Erkrankter (s. «DPG Arbeitsgruppen, Palliativmedizin Nichttumorpatienten»).

http://www.evidence.de/Leitlinien/leitlinien-intern/index.html: Evidenzbasierte medizinische Leitlinie (Experten, Fachleute im Gesundheitswesen).

http://www.hospiz.net: Die Seite des Deutschen Hospiz- und Palliativverbandes (DHPV) beschäftigt sich unter anderem auch mit der hospizlichen Begleitung von Menschen mit Demenz in fortgeschrittenen Stadien bzw. in der Sterbephase.

http://www.kda.de: Seite des Kuratoriums Deutsche Altershilfe mit vielen nützlichen Informationen zur Pflege und Betreuung von alten Menschen und hilfreichen Informationen zu aktuellen Veröffentlichungen zum Thema Demenz.

http://www.kosch.ch: Website zur Koordination und Förderung von Selbsthilfegruppen in der Schweiz.

http://www.mas.or.at. Internetseite der Österreichischen Alzheimergesellschaft. **http://www.oegn.at:** Österreichische Gesellschaft für Neurologie.

http://www.patientenleitlinien.de: Internetseite mit gut verständlichen medizinischen Informationen für Patienten.

http://www.pflegen-demenz.de: Erste deutschsprachige Fachzeitschrift für die professionelle Pflege von Personen mit Demenz mit Beiträgen, deren Schwerpunkte auf der praktischen Umsetzung und Verbesserung im Alltag von Menschen mit Demenz und ihren Pflege- und Betreuungspersonen liegen.

http://www.wegweiser-demenz.de: Internetportal des Bundesministeriums für Familien, Senioren, Frau und Jugend (BMFSFJ) mit vielen Informationen zum Thema Demenz.

http://www.wg-qualitaet.de: vom Bundesministerium für Familie, Senioren, Frauen und Jugend gefördertes Modellprojekt zur Qualitätssicherung in ambulant betreuten Wohngemeinschaften für Menschen mit Demenz.

http://www.zfg.uzh.ch: Zentrum für Gerontologie; interdisziplinäres und interfakultäres Kompetenzzentrum der Universität Zürich; auch psychologische Beratung zum Altern.

Leuchtturmprojekte

http://www.bmg.bund.de/fileadmin/dateien/Publikationen/Pflege/Berichte/Abschlussbericht_Leuchtturmprojekt_Demenz.pdf

http://www.bmfsfj.de/RedaktionBMFSFJ/Broschuerenstelle/Pdf-Anlagen/Demenz-aktuelle-Forschung-und-Projekte,property=pdf,bereich=bmfsfj,sprache=de,rwb=true.pdf

http://www.demenz-service-nrw.de Landesinitiative Demenz Service NRW: http://www.demenz-service-nrw.de/startseite.html

Adressen

Deutschland

Alzheimer-Ethik e. V.
Nassauerstrasse 31
59065 Hamm
Tel.: 02381 972 28 84
E-Mail: anfrage@alz-eth.de
Internet: http://www.alzheimer-ethik.de
http://www.alzheimer-alternativ-therapie.de

Alzheimer Forschung Initiative e. V.
Kreuzstr. 34
40210 Düsseldorf
Postadresse: Postfach 20 01 29,
40099 Düsseldorf
Tel.: 0211 862 066-0;
Service-Tel.: 0800 200 400 1 (gebührenfrei)
Fax: 0211 862 066-11
E-Mail: info@alzheimer-forschung.de
Internet: http://www.alzheimer-forschung.de

**BAGA Bundesarbeitsgemeinschaft
für Alten- und Angehörigenberatung e. V.**
Lisa Berk
Berliner Platz 8
97080 Würzburg
Tel.: 0931 28 43 57
E-Mail: info@baga.de
http://www.baga.de

BAG SELBSTHILFE e. V.
Bundesarbeitsgemeinschaft SELBSTHILFE von
Menschen mit Behinderung und chronischer
Erkrankung und ihren Angehörigen e. V.
Kirchfeldstr. 149
40215 Düsseldorf
Tel.: 0211 310 06-0
Fax: 0211 310 06-48
E-Mail: info@bag-selbsthilfe.de
Internet: http://www.bag-selbsthilfe.de

**Bundesarbeitsgemeinschaft
der Freien Wohlfahrtspflege (BAGFW) e. V.**
Oranienburger Straße 13–14
10178 Berlin
Tel.: 030 240 89-0
Fax: 030 240 89-134
E-Mail: info@bag-wohlfahrt.de
Internet: http://www.bagfw.de

**Bundesministerium für Familie,
Senioren, Frauen und Jugend**
11018 Berlin
Tel.: 01 80 190 705 0
(Montag bis Donnerstag: von 9.00–18.00 Uhr)
(Anrufe aus dem Festnetz: 9–18 Uhr
3,9 Cent pro angefangene Minute)
Tel: 030 185 55-0 (Zentrale)
Fax: 030 185 554 400
E-Mail: Kontaktformular
http://www.bmfsfj.de (dann weiter zu → Ältere
Menschen → Demenz)

Bundesministerium für Gesundheit (BMG)
Erster Dienstsitz: Rochusstr. 1, 53123 Bonn
Zweiter Dienstsitz: Friedrichstraße 108,
10117 Berlin (Mitte)
Telefon: 030 18441-0 (bundesweiter Ortstarif)
Fax: 030 18441-4900
E-Mail: info@bmg.bund.de oder Kontakt-
formular

http://www.bmg.de (dann weiter zu → Pflege → Demenz).

**Demenz Support Stuttgart –
Zentrum für Informationstransfer**
Hölderlinstr. 4
70174 Stuttgart
Tel.: 0711 997 87 10
Fax: 0711 997 87 29
E-Mail: info@demenz-support.de
Internet: http://www.demenz-support.de

Demenz – Das Magazin
Vincentz Network GmbH
Postfach 6247
30062 Hannover
Internet: http://www.altenpflege.vincentz.net/zeitschriften/demenz/

Deta-Med
Karl-Marx-Str. 188 (Ärztehaus)
12043 Berlin
Tel.: 030 689 89 970
Fax: 030 89 979689457
E-Mail: info@deta-med.com

**Demenz Support Stuttgart –
Zentrum für Informationstransfer**
Hölderlinstr. 4
70174 Stuttgart
Tel.: 0711 997 87 10
Fax: 0711 997 87 29
E-Mail: info@demenz-support.de
Internet: http://www.demenz-support.de

Deutsche Alzheimer Gesellschaft e. V.
Friedrichstr. 236
10969 Berlin
Tel.: 030 259 37 95 0
Fax: 030 259 37 95 29
E-Mail: info@deutsche-alzheimer.de
Internet: http://www.deutsche-alzheimer.de/
Mit ausführlichen Informationen zu allen regionalen Beratungsstellen in Deutschland.

**Deutsche Arbeitsgemeinschaft
Selbsthilfegruppen e. V.**
Kontaktstelle für Selbsthilfegruppen Gießen
Friedrichstr. 28
35392 Gießen
Tel.: 0641 994 56 12
Fax: 0641 994 56 19
E-Mail: dagshg@gmx.de
Internet: www.dag-shg.de

**Deutsche Expertengruppe
Dementenbetreuung e. V.**
Herr Martin Hamborg
Haberkamp 3
22399 Hamburg
Tel.: 03221 105 69 79
Fax: 040 2787 1381
E-Mail: info@demenz-ded.de
http://www.demenz-ded.de

**Deutsche Gesellschaft für Gerontologie
und Geriatrie (DGGG) e. V.**
Geschäftsstelle
Seumestr. 8
10245 Berlin
Tel. 030 52137271
Fax: 030 52137272
E-Mail: gs@dggg-onli.de
http://www.dggg-online.de

**Deutsche Gesellschaft für Neurologie e. V.
(DGN)**
Geschäftsstelle
Reinhardtstr. 14
10117 Berlin
Tel.: 030 531 437 93-0
Fax: 030 531 437 93-9
E-Mail: info@dgn.org
Internet: http://www.dgn.org

**Deutsche Gesellschaft für Gerontopsychiatrie
und -psychotherapie e. V. (DGGPP)**
Geschäftsstelle
Postfach 1366
51675 Wiehl
Tel.: 02262 797 683

Fax: 02262 999 99 16
E-Mail: GS@dggpp.de
Internet: http://www.dggpp.de/

Deutsche Gesellschaft für Psychiatrie, Psychotherapie und Nervenheilkunde (DGPPN)
Hauptgeschäftsstelle:
Reinhardtstr. 14
10117 Berlin
Tel.: 030 240 477 20
Fax: 030 240 477 229
E-Mail: sekretariat@dgppn.de
Internet: http://www.dgppn.de

Deutsche Seniorenliga e. V.
Heilsbachstr. 32
53123 Bonn
Tel.: 0228 367 93 0
Fax: 0228 367 93 90
E-Mail: info@deutsche-seniorenliga.de
Internet: http://www.deutsche-seniorenliga.de

Deutsches Grünes Kreuz e. V.
Im Kilian
Schuhmarkt 4
35037 Marburg
Tel.: 064 21 29 30
Fax: 064 21 229-10
E-Mail: dgk@kilian.de
Internet: http://www.dgk.de

Deutsches Zentrum für Altersfragen (DZA)
Manfred-von-Richthofenstr. 2
12101 Berlin-Tempelhof
Tel.: 030 260740 0
Fax: 030 7854350
E-Mail: Kontaktformular auf der Homepage («Kontakt»)
Internet: http://www.dza.de

Dialog- und Transferzentrum Demenz (DZD) an der Universität Witten/Herdecke
Universität Witten/Herdecke
Stockumer Straße 10
58453 Witten

Sekretariat: Claudia Kuhr
Tel.: 02302 926-306
Fax: 02302 926-310
E-Mail: Claudia.Kuhr@uni-wh.de oder Kontaktformular auf der Homepage («E-Mail»)
Internet: http://www.uni-wh.de/gesundheit/pflegewissenschaft/institute-und-einrichtungen/dialogzentrum-demenz-dzd/

Forum gemeinschaftliches Wohnen e. V.
Bundesvereinigung
Haus der Region, Hildesheimer Str. 20
30169 Hannover
Tel.: 0511 475 3253
Fax: 0511 475 3530
E-Mail: info@fgwa.de
Internet: http://www.fgwa.de

Hirnliga e. V.
Geschäftsstelle
Postfach 1366
51657 Wiehl
Tel.: 02262 999 99 17
(montags bis freitags von 8.30 bis 12.30 Uhr)
E-Mail: buero@hirnliga.de
Internet: http://www.hirnliga.de

IdeM
Informationszentrum für dementiell und psychisch erkrankte sowie geistig behinderte MigrantInnen und ihre Angehörigen
Frau Derya Wrobel
Rubensstr. 84
12157 Berlin
Tel.: 030 856 296 57
Fax: 030 856 296 58
E-Mail: derya.wrobel@vdk.de
Internet: http://www.idem-berlin.de
Allgemeine Sprechzeiten:
dienstags 9.00–12.00 Uhr
donnerstags 13.00–15.00 Uhr
Muttersprachliche Sprechzeiten:
Jeweils in der ersten Woche des Monats
Türkisch: montags von 9.00–12.00 Uhr
Arabisch: montags von 15.00–18.00 Uhr
Polnisch: dienstags von 15.00–18.00 Uhr

Serbisch-Kroatisch:
mittwochs von 15.00–18.00 Uhr.

Kompetenznetz Demenzen e. V.
Sprecher Prof. Dr. med. Wolfgang Maier
Zentralinstitut für Seelische Gesundheit
J 5
68159 Mannheim
Beratung und Hilfe s. Deutsche Alzheimer Gesellschaft
Internet: http://www.kompetenznetz-demenzen.de

Kuratorium Deutsche Altershilfe (KDA)
Wilhelmine-Lübke-Stiftung e. V.
An der Pauluskirche 3
50677 Köln
Tel.: 0221 931 847 0
Internet: http://www.kda.de

**Selbsthilfewegweiser für Bremen
und Nordniedersachsen**
Angehörigengruppe für Alzheimererkrankte
Faulenstr. 31
28195 Bremen
Tel.: 0421 4988634 und 0421 704581
Fax: 0421 707472
E-Mail: info@netzwerk-selbsthilfe.com
Internet: http://www.netzwerk-selbsthilfe.de

Österreich

Alzheimer-Selbsthilfe.at
Obere Augartenstr. 26–28
1020 Wien
Tel./Fax: 01 332 51 66
Internet: http://www.alzheimer-selbsthilfe.at

Schweiz

Alzheimer – Schweizerische Alzheimervereinigung
Rue des Pêcheurs 8 E
1400 Yverdon-les-Bains
Tel.: 024 426 20 00

Alzheimer-Telefon: 024 426 06 06,
bedient von Montag bis Freitag,
jeweils von 8–12 und von 14–17 Uhr.
E-Mail: info@alz.ch
Internet: http://www.alz.ch

Alzheimer Forum Schweiz
Postfach 7832
3001 Bern
E-Mail: info@alzheimerforum.ch
Internet: http://www.alzheimerforum.ch

Schrittweise …
Palliative Betreuung in Ihrer Nähe
Mühlegasse 33
8001 Zürich
Tel.: 044 463 13 10
Fax: 044 463 18 86
E-Mail: kontakt@schrittweise.ch

Offene Kirche – in der Heiliggeistkirche
Postfach 1040
3000 Bern 23
Jeweils Dienstag, 16.30–18.30 Uhr:
Persönliche Kurzberatung durch die
Alzheimervereinigung Bern.
Keine Voranmeldung nötig
Tel.: 031 370 71 14
Fax: 031 370 71 91
E-Mail: info@offene-kirche.ch
Internet: www.offene-kirche.ch

Bezugsquellen für Materialien

Für einzelne Aktivierungen benötigtes Material (Instrumente, Geräte, Baselutensilien, aber auch Puppen, Spiele etc.) findet man in einschlägigen Fachgeschäften (z. B. Sanitätshäuser, Schreibwarengeschäfte, Spielwarengeschäfte). Vieles wird auch online vertrieben. Nachfolgend eine kleine Auswahl von Bezugsadressen, die neben dem örtlichen Geschäft auch über einen Online-Shop verfügen:

Deutschland

**Gehrmeyer Orthopädie-
und Rehatechnik GmbH**
Averdiekstr. 1
49078 Osnabrück
Tel.: 0541 94545-00
E-Mail: info@gehrmeyer.de
Internet: www.gehrmeyer-spielewelt.de
Materialien, Instrumente, Spielgeräte, Spielsachen, Puppen für jedes Alter
Sehr gut strukturierte, übersichtliche Internet-Seite, große Auswahl.

**Boutique Karthaus
Werkstätten Karthaus**
Weddern 14
48249 Dülmen
Tel.: 02594 8932-254
E-Mail: vertrieb@werkstaetten-karthaus.de
Internet: werkstaetten-karthaus.de
Kleine Auswahl an schönen Brettspielen (z. T. mit extra großen Figuren), Domino, Memospielen (auch 3D), alles aus Holz, Holzkalender (auch fremdspachig).

Ellhol GmbH
Holger Ellinger
Oberhofer Platz 1
80807 München
Tel.: 089 2033-1323
(Anrufbeantworter, wenn Büro nicht besetzt; Nachricht hinterlassen)
E-Mail: info@ellhol.de oder Kontaktformular auf d. Homepage.
Internet: www.aktivierungen.de
Sehr große Auswahl, Suche braucht aber wegen der eingeschränkten Übersichtlichkeit etwas Geduld u. Zeit. Vieles, das man auch selbst basteln/herstellen kann. Fundgrube für eigene Ideen.

Kreativsport
Inh. Arnd Corts,
Diplom-Wirtschaftsingenieur (FH)
Hermesstr. 38
58095 Hagen
Tel.: 0 23 31 204 44 34
E-Mail: info@kreativsport.de
Internet: www.kreativsport.de → «Seniorensport»
Vor allem für körperliche Aktivierungen, im Kinderbereich aber auch große Auswahl an Spielen.

Schweiz

Betzold Lernmedien GmbH
Winkelriedstr. 82
8203 Schaffhausen
Tel.: (0041) (0)52 644 80 90
E-Mail: service@betzold.ch
Internet: www.betzold.ch
Ob Basteln, Malen oder Sport – hier finden sich Materialien und Gegenstände für alle Sinne, auch in größeren Mengen/größerer Anzahl. Schnäppchen suchen!

Deutschsprachige Kurse zum DCM-Verfahren.

Das im Buch mehrfach erwähnte DCM-Verfahren stellt eine Möglichkeit dar, anhand von recht zuverlässigen und validen Beobachtungen festzustellen, ob und wie eine Einrichtung positive Arbeit an der Person erbringt. Menschen mit Demenz werden hinsichtlich ihres Verhaltens und ihres Wohlergehens beobachtet mit dem Ziel, Ansatzpunkte herauszufinden, wie die Qualität der Pflege und Betreuung verbessert werden kann. Im Anschluss an ein «Mapping» werden die gesammelten Daten in vorgegebenen Schritten verdichtet und dem Pflegeteam zurückgemeldet. Diese Rückmeldung leitet das ein, was Kitwood in seinem Buch «Entwicklungsschleife» nennt: Team und Mapper vereinbaren im Idealfall quantifizierbare Entwicklungsziele zusammen mit einem Handlungsplan, dessen Umsetzung beim nächsten Mapping überprüft werden kann.

Die strategischen Partner der Universität Bradford im deutschsprachigem Raum sind unter den folgenden Anschriften erreichbar:

DCM Strategic Lead Deutschland

Private Universität Witten/Herdecke gGmbH
Zentrum Weiterbildung
Private Universität Witten/Herdecke
Alfred-Herrhausen-Straße 50
58448 Witten
Tel.: 0 23 02 926-759
Email: zwb@uni-wh.de
www.dcm-deutschland.de
www.zentrum-weiterbildung.de

Dipl.-Theol., BPhil
Christian Müller-Hergl
Fakultät für Gesundheit
(Department für Pflegewissenschaft)
Dialog- und Transferzentrum Demenz
Wissenschaftlicher Mitarbeiter
Universität Witten/Herdecke
Stockumer Str. 10
58453 Witten
Raum: D.91
Tel.: +49 (0) 23 02 926-176
Fax: +49 (0) 23 02 926-310
E-Mail: Christian.Mueller-Hergl@uni-wh.de

Dr. rer. medic.
Christine Riesner BScN, MScN
Deutsches Zentrum
für Neurodegenerative Erkrankungen (DZNE)
Wissenschaftliche Mitarbeiterin
Stockumer Str. 12
58453 Witten
Tel.: +49 (0) 23 02 926-175
Fax: +49 (0) 23 02 926-239
E-Mail: Christine.Riesner@dzne.de

DCM Strategie Lead Schweiz

Carsten Niebergall
Careum Weiterbildung
Mühlemattstrasse 42
Postfach
CH-5001 Aarau
Tel.: +41 62 837 58 58
Fax: +41 62 837 58 60
E-Mail: info@careum-weiterbildung.ch

Trainings werden zentral selbst oder als «In-House-Seminar» in der interessierten Einrichtung durchgeführt. Nähere Infos bitte beim Ansprechpartner anfordern.

MitarbeiterInnenverzeichnis

Dr. Christine Riesner (Hrsg.), geb. 1960, lebt in Wuppertal. Sie ist Krankenschwester und Pflegewissenschaftlerin, beschäftigt im Deutschen Zentrum für Neurodegenerative Erkrankungen (DZNE), Standort Witten. Sie besitzt langjährige DCM-Erfahrung als Anwenderin und Trainerin und übt die Rolle der strategischen Partnerschaft gegenüber der University Bradford aus. Langjährige Publikationstätigkeit zu verschiedenen Themen der person-zentrierten Demenzversorgung und wissenschaftliche Beschäftigung mit person-zentrierten Assessments im Versorgungsfeld der Demenz zeichnen ihre Berufslaufbahn aus. Ebenso beschäftigt sie sich mit Implementierungs- und Disseminationsforschung. Sie ist die Herausgeberin dieses Werks und hat das Kapitel «DCM – Instrument und Methode» verfasst.
Kontakt
E-Mail: christine.riesner@dzne.de

Christian Müller-Hergl, geb. 1957, lebt in Dortmund. Er ist Wissenschaftlicher Mitarbeiter der Universität Witten/Herdecke, Institut für Pflegewissenschaft, Dialog- und Transferzentrum Demenz. Nach einem Studium der kath. Theologie (Diplom-Theol.) und Philosophie (BPhil) machte er eine Ausbildung zum Altenpfleger. Anschließend diverse Fachweiterbildungen, u. a. zum Supervisor und DCM-Trainer. Diverse Publikationen zur Positiven Personenarbeit nach Tom Kitwood, zum DCM-Verfahren und anderen praxisbezogenen Themen in der professionellen Altenarbeit. Er verfasste das Kapitel zu dem Thema «DCM im Kontext von Konzepten zur Lebensqualität von Menschen mit Demenz».

Kontakt
E-Mail: christian.mueller-hergl@uni-wh.de

Dr. Claudia Zemlin, geb. 1958, lebt in Berlin. Sie ist klinische Psychologin, Gerontologin, Gesprächspsychotherapeutin und Verhaltenstherapeutin. Sie leitet seit 10 Jahren den Fachbereich «Demenzielle Erkrankungen» in der Vitanas Gruppe und begleitet dort u. a. als DCM-Trainerin den Implementierungsprozess des DCM-Verfahrens. Als lizensierte Enpp-Lehrerin unterstützt sie Einrichtungen inhaltlich, die nach dem so genannten «Böhm-Modell» arbeiten. Sie ist externe Lehrbeauftrage im Masterstudiengang Demenz an der Universität Witten/Herdecke. Sie verfasste das Kapitel zum Thema «Biografie, psychobiografisches Pflegemodell nach Böhm und DCM» zusammen mit Beate Radzey und arbeitete außerdem an den Kapiteln 6 und 8 mit.
Kontakt
E-Mail: c.zemlin@vitanas.de

Beate Radzey, geb. 1967, wohnhaft in Bondorf, einem kleinen Ort südlich von Stuttgart. Die Diplom-Haushaltsökonomin ist seit Gründung der Demenz Support Stuttgart gGmbH im Jahr 2002 dort wissenschaftliche Mitarbeiterin. Sie verantwortet den Fachbereich Wohn- und Unterstützungssettings und ist eine der verantwortlichen Redakteurinnen des Online Journals «dess orientiert». Darüber hinaus führt sie eine Reihe von Fortbildungen primär zu Themen der stationären Versorgung von Menschen mit Demenz durch und ist Trainerin für Dementia Care Mapping. Sie verfasste das Kapitel «Dementia Care Mapping und der Einfluss von Umgebungsfaktoren auf das Wohlbefinden».

Iris Hochgraeber, geb. 1982, lebt in Hagen. Sie ist Gesundheits- und Krankenpflegerin und Pflegewissenschaftlerin (MScN). Seit 2010 arbeitet sie am Deutschen Zentrum für Neurodegenerative Erkrankungen (DZNE) in Witten und beschäftigt sich mit niedrigschwelligen Betreuungsangeboten für Menschen mit Demenz und ihre Angehörigen. Sie absolvierte 2013 den Basic User und 2013 den Advanced Kurs und führt seitdem gelegentlich DCM-Mappings in Pflegeeinrichtungen durch. In ihrer Masterarbeit untersuchte sie eine Betreuungsgruppe für Menschen mit Demenz mittels DCM und Interviews. Diese Arbeit ist auch Thema ihres Beitrages, sie verfasste das Kapitel zum Thema «Erfassung des Erlebens von Menschen mit Demenz mittels DCM und Interviews».
Kontakt
E-Mail: iris.hochgraeber@dzne.de

Detlef Rüsing. geb. 1966, lebt in Werne. Er ist examinierter Altenpfleger und Pflegewissenschaftler (BScN; MScN). Zudem ist er DCM-Trainer und nutzt das Verfahren in der Forschung. Er leitet seit 2007 das Dialog- und Transferzentrum Demenz (DZD) an der Universität Witten/Herdecke und forscht und arbeitet im Bereich des Wissenstransfers und der Lebensqualität von Menschen mit Demenz. Er verfasste zusammen mit Claudia Zemlin das Kapitel «DCM im Krankenhaus – Erfahrungen in Deutschland im internationalen Kontext».

Tina Quasdorf, geb. 1977, lebt in Gevelsberg. Sie ist examinierte Krankenschwester und Pflegewissenschaftlerin (MScN). Sie arbeitet seit 2010 beim Deutschen Zentrum für Neurodegenerative Erkrankungen in Witten. Ihr Arbeitsschwerpunkt ist die Erforschung von Implementierungs- und Disseminationsprozessen im Kontext der Versorgung von Menschen mit Demenz. Sie verfasste das Kapitel zu dem Thema «Dementia Care Mapping in der Tagespflege – ein Erfahrungsbericht».
Kontakt
E-Mail: Tina.Quasdorf@dzne.de

Milena von Kutzleben, geb. 1978, lebt in Dortmund und hat Gesundheitswissenschaften in Bremen und Bielefeld studiert (MScPH). Seit 2010 arbeitet sie als wissenschaftliche Mitarbeiterin am Deutschen Zentrum für Neurodegenerative Erkrankungen (DZNE) in der Helmholtz-Gemeinschaft am Standort Witten in der Arbeitsgruppe Versorgungstrukturen. Sie beschäftigt sich schwerpunktmäßig mit der Versorgung von Menschen mit Demenz in der Häuslichkeit und den Versorgungsstrukturen für Menschen mit Demenz im internationalen Kontext. Sie verfasste das Kapitel «DCM in der Tagespflege – ein Erfahrungsbericht».
Kontakt
E-Mail: Milena.vonKutzleben@dzne.de

Johannes van Dijk, geb. 1957 in den Niederlanden, lebt in Hamburg seit 1994. Er ist Krankenpfleger und als Fachreferent für Gerontopsychiatrie in den Seniorenpflegezentren der Frank Wagner Holding, Hanseatische Management GmbH, in Hamburg- und als DCM-Trainer tätig. Seit 2005 führt er Dementia Care Mapping durch in den Wohnbereichen in denen demenzerkrankte Menschen betreut werden. Er verfasste gemeinsam mit Frau Dr. Zemlin das Kapitel «Die DCM-Evaluation ist zu lang – geht es auch kürzer?»
Kontakt
E-Mail: johannes.vandijk@fw-holding.de

Stefan Ortner, geb. 1970, lebt in Köln. Er ist Diplom-Heilpädagoge und DCM-Trainer. Seit 2008 arbeitet er für die Johanniter Seniorenhäuser GmbH und leitet dort derzeit das dreijährige Modellprojekt «Leben-QD-Lebensqualität von Menschen mit Demenz stärken». Er verfasste das Kapitel zu dem Thema «Angehörige von Menschen mit Demenz im Dementia Care Mapping Prozess beteiligen».

Kontakt
E-Mail: stefan.ortner@jose.johanniter.de

Maria Zörkler, geb. 1957. Sie ist Soziologin, M. A. und seit 1992 als wissenschaftliche Mitarbeiterin am Institut für Sozialforschung und Sozialwirtschaft e. V. (*iso*) in Saarbrücken tätig. Ihre Arbeitsschwerpunkte sind personenbezogene Dienstleistungen im Gesundheitswesen, ambulante Versorgungsstrukturen, Sozialpolitik für Menschen mit Demenz, Lebenssituation älterer Menschen. Sie ist Mitverfasserin des Kapitels 10 «DCM in innovativen Versorgungsformen – Das Beispiel Häusliche Tagespflege».
Kontakt
E-Mail: zoerkler@iso-institut.de

Renate Kirchgäßner, geb. 1950, lebt in Plankstadt. Sie ist Diplom-Gerontologin und Diplom-Pflegewirtin (FH). Nach ihrer Tätigkeit als Pflegeleitung in Berlin und der Ausbildung zur DCM-Evaluatorin arbeitet sie seit 2002 als QM-Beauftragte und freiberuflich als Dozentin in der Fort- und Weiterbildung für Pflegekräfte. Sie ist Mitverfasserin des Kapitels 10 «DCM in innovativen Versorgungsformen – Das Beispiel Häusliche Tagespflege».

Lieseltraud Lange-Riechmann, geb. 1961, lebt in Petershagen. Sie ist Krankenschwester, Diakonin, Qualitätsbeauftragte, Pflegedienstleitung und Heimleitung. Sie hat 2005 den Bachelor of Business Administration und 2007 den Master of Business Administration an der Steinbeis Hochschule Berlin erworben. Neben ihrer Tätigkeit als Einrichtungsleitung promoviert sie derzeit im Institut für Diakoniewissenschaft und Diakoniemanagement an der Kirchlichen Hochschule Wuppertal/Bethel. Sie verfasste die Kapitel 11 und 12 zu den Themen «DCM unter ökonomischer Betrachtung und Vernetzung von DCM – Partner».
Kontakt
E-Mail:
Lieseltraud.Riechmann-Lange@t-online.de

Sachwortverzeichnis

A
Ablehnungsgründe 133–134
ADQ 68–70
Affekt-Kodierung 42
Aktivitätsecken 78
Angehörigenfeedback 149–163
– Ablauf 152
– Angehörige 154
– Beobachter als Advokaten 158
– Beobachter als Moderatoren 157
– Beobachterrolle 155
– Dynamik, öffnende 159
– Einbeziehung 149
– Gesprächsorganisation 151
– Literatur 163
– Perspektivendifferenzierung 159
– Pflegeteam 153
– Prozessaufbau 150
– Teilnehmer 153
– Verstehen, biografisches 161
– Zusammenfassung 162
Angehörigenzufriedenheit 185
Ansatz nach Kitwood s. Pflege, personenzentrierte
Arbeiten, biografisches 57–70
Aufwerter, personale 37, 42, 45

B
Bedürfnisse, psychologische 43
Behaglichkeit, hermische 77
Behaviour Category Coding/BCC 37–41, 44
Beobachtung 19–20
Bewegungsraum 79
Beziehungsqualität 41–44
Biografie 57–70, 161
– Ansatz Böhm/Kitwood 65
– Fazit 70
– Implementierung, trägerinterne 63
– Literatur 70
– Modell nach Böhm 57
– Zugang, theoretischer 57
Blendung 76

C
Care- und Casemanagement 203, 213–214

D
Dementia Care Mapping/DCM 13–14
Demenz 13, 15–29, 31–35
Demenzerleben 89–103
– Analyse 91
– Aspekt, ethischer 90
– Aufwerter, personaler 96
– BCC 93
– DCM-Erhebungen 92
– Detraktion 96
– Diskussion 100
– Ergebnisse 91
– Fazit 102
– Fragestellung 90
– Gruppensitzungen 92
– Hintergrund 89
– Interviews 97
– Interviewergebnisse 98
– Literatur 102
– Methodik 90
– Personen, teilnehmende 91
– Untersuchungsfeld 90
– Wohlbefinden 93, 95
– Ziel 90
Detraktion, personale 37, 41, 45, 96
Dichte, große soziale 81

E
Effizienz, ökonomische s. Ökonomie
Einsatzgebiete 51–53
Einschränkung, kognitive/MMSE 49
Einschüchtern 42–43
Entwicklung, wertorientierte 15–16, 24–26, 47
Erinnerungspflege 58–59
Ethik 47

F
Fachkräftemangel, zukünftiger 196
Freibereiche 79–80

G
Geborgenheit 43
Gerüche 76–77

H
Handlungsanreize 77–78

Häuslichkeit 82–83
Hierarchien 193
Humankapital 193–195

I
Implementierungsprozess, trägerinterner 62–70
– Ansatz Böhm/Kitwood 65
– Ausgangssituation 62
– Ergebnisqualität 67
– Fazit 70
– Literatur 70
– Mitarbeiterhaltung 67
– Modell, psychobiografisches 63
– Neuausrichtung 62
– Projektverlauf 64
– Weiterentwicklung 65
Implementierungsstruktur 43–47
Instrument 31, 36–41, 45
– Beziehungsqualität 41
– Literatur 55
– Verhaltenskategorien 37
– Wohlbefinden 41
– Zusammenfassung 53

K
Konstrukt-Validität 47–48
Kontakt-Kodierung 42
Kosten s. Ökonomie
Kostenaufwand 135–136
Krankenhaus 105–113
– DCM 108
– DCM-Anwendung 109
– DCM-Studien 110
– Demenz 106
– Fazit 112
– Literatur 113
– Patientensituation 106
– Projekte/Studien 107
Kundenzufriedenheit 183
Kurz-DCM 138, 140–147
– Einsatzempfehlungen 146
– Erfahrungen 140
– Literatur 147
– Mitarbeitereinschätzung, 143
– Modelle/Untersuchungen 140
– Parallelmappings 141
– Praxisbeispiel, positives 142
– Teilnutzung der Voll-DCM 145

L
Langeweile 77
Lebensqualität 15–29, 48
– Aspekte, objektive/subjektive 17
– Beobachtung 19
– Erhebungszweck 22
– Fazit 26
– Fremdeinschätzung 17
– Goldstandard 20
– Konstrukt, multidimensionales 16
– Literatur 26
– Personsein 23
– Selbstauskunft 21
– Selbstbekundung 17
Lebenswürdigkeit 16
Lichtverhältnisse 75–76
Liebe 37
Lieblingsplätze 83–84
Luftfeuchtigkeit 77

M
Marketingaspekt 199–201
Methode 31, 43–47
– Literatur 55
– Zusammenfassung 53
Milieutherapie 84–85
Mitarbeiterzufriedenheit 187

N
Nähe 43
Non-Profit-Organisationen 200–202

O
Ökonomie/Effizienz, ökonomische 133, 135, 183–206
– Gesellschaft 203
– Gewinn, betriebswirtschaftlicher 191
– Break-even-Analyse 190
– Hierarchien 193
– Humankapital 193
– Literatur 204
– Marketing 199
– Organisation/Unternehmen 188
– Personalkosten 188
– Preise 201
– Verträge 201
– Wissensmanagement 195
– Zufriedenheit 183
– Zufriedenheitsnachweis 184
– Zusammenfassung 204

P
Parallelmappings 141–142
Partnervernetzung s. Vernetzungsprojekt
Passivität 77
PDCA-Zyklus 46
Personal Detraction Coding s. Detraktion, personale
Personalkosten 188
Personenarbeit, positive 35–36, 45
Personsein 23–24, 32, 45
Pflege, personzentrierte 11, 13–14, 23–26, 31, 44, 57, 62
– Begriffe, zentrale 36
Pflegemodell, psychobiografisches nach Böhm 57, 60–61, 63, 65
Pflegequalität 15–16

Preisfindung 201–203
Prozessdarstellung 45
Psychotherapie, personzentrierte 23

Q

Qualitätsmanagement 133
Quality of Life/QoL s. Lebensqualität

R

Raum, persönlicher 80
Raumluft 76–77
Rumposition 81
Remenz-These 34

S

Sehen, besseres 75
Selbstauskunft 21–22
Sitzordnung 81
SOwieDAheim 168
Sozialpsychologie 41–44
Sozialpsychologie, maligne 32–36, 41, 45
Subjektivität 15–16
SWOT-Analysen 217–219
– Mapper 218
– Unternehmen 217

T

Tageslicht 75
Tagespflege, häusliche 165–181
– Angebotsstruktur 167
– Ausgangssituation 165
– Betreuerzufriedenheit 170
– Erprobung/Modellprojekt 166
– Fazit 179
– Gästezufriedenheit 172
– Literatur 181
– Mapping-Zyklen 173
– Nutzerzufriedenheit 169
– Unwohlsein, beginnendes 177
– Verhaltenskategorien 173, 175
– Wohlbefinden 173, 178
– Zeiteinheiten 172
Tagespflege Sprockhövel 115–131
– Aufwertungen, personale 120
– Bedürfnisse, psychologische 121
– Datenzusammenfassung 119
– Detraktion 120
– Diskussion 122, 130
– Ergebnisse 118
– Ergebnisse, gruppenbezogene 119
– Fazit 128
– Feedbackgespräch 127
– Literatur 130
– Tagesverlauf
– Tätigkeitsspektrum 120
– Verhaltenskategorien 120
– Versorgung, teilstationäre 115
– Zwischenfazit 122
– Zusammenarbeit mit Mitarbeitern 127
Tagespflege Sprockhövel/Fallbeispiel I 122–125
– Bedürfnisse, psychologische 124
– Datenzusammenfassung 122
– Diskussion/Zwischenfazit 124
– Stimmungslagen 123
– Tagesverlauf 123
Tagespflege Sprockhövel/Fallbeispiel II 125–127
– Bedürfnisse, psychologische 126
– Datenzusammenfassung 125
– Diskussion/Zwischenfazit 127
– Tagesverlauf 126

U

Überstimulation, akustische 74
Umgebungsfaktoren 71–87
– Ausblick 85
– Bedeutung 73
– Handlungsanreize 77
– Heimisch u. vertraut fühlen 82
– Konzepte, theoretische 72
– Literatur 85
– Verhalten, räumlich-soziales 80
Umgebungsgestaltung, sozialpsychologische 31–32
Umweltstimuli, sensorische 74
Untersuchungen, psychometrische 47–51
– Diskussion 49

V

Verantwortung, gesellschaftliche 203–204
Verhaltenskategorien 37–41, 64, 67, 120, 129, 173, 175–176
Vernetzungsprojekt 207–221
– Ausblick 220
– Case-/Caremanagement 213
– DCM-Methode 215
– Evaluation 212
– Finanzierung 216
– Implementierungsprojekt 207
– Landkreis-Minden-Lübbecke 207
– Lernkriterien 212
– Literatur 220
– Maßnahmenplanung 214
– Projekt 208
– Projektablauf 210
– Projektkomponenten 211
– SWOT-Analyse 217
– Transferkriterien 212
– Zusammenfassung 219
Versorgung, teilstationäre 115–117
Vertragsbeziehungen 201
VIPS-Modell 46

W

Wahlmöglichkeit, räumliche 83
Wärme 43

WIB-Werte 38–40,, 47–51
Wir-Sie-Beziehung nach Kitwood 33
Wissensbasismodell, organisatorisches 198
Wissensmanagement 195–199
Wohlbefinden 35–36, 41–42, 44–45, 48, 71, 93, 95, 173, 178
Wohnküche 78

Z
Zeitaufwand 133–147
–, geringer s. Kurz-DCM
– Sechs-Stunden-Beobachtung 137
Zimmertemperatur 77
Zufriedenheit 183–188